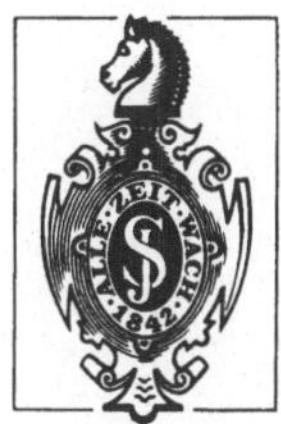

Standardisierte Krebsbehandlung

Zweite, neubearbeitete Auflage

Herausgegeben von

G. Ott, H. Kuttig und P. Drings

Mit Beiträgen von
W. Becker, D. Bokelmann, G. A. Bothmann,
W. E. Brandeis, R. Dietz, P. Drings,
H. Feldmann, D. von Fournier, H. Fritsch,
K. Hochberg, H. Isele, E. G. Jung,
K. Junghanns, K. H. Kärcher, M. Kaufmann,
H. Krebs, F. Kubli, H. Kuttig, F. Linder,
B. Luban-Plozza, R. Ludwig, H. Osswald,
G. Ott, K. Piscol, H. Rudolph, R. Schunck,
B. Spiessl, H. Toomes, I. Vogt-Moykopf,
H. H. Vollhaber

Mit 86 Abbildungen

Springer-Verlag
Berlin Heidelberg New York 1982

Professor Dr. GERHARD OTT, Evangelisches Krankenhaus,
Waldstraße 73, D-5300 Bonn-Bad Godesberg

Professor Dr. HELMUT KUTTIG, Universitäts-Strahlenklinik,
Voßstraße 3, D-6900 Heidelberg

Professor Dr. PETER DRINGS, Krankenhaus Rohrbach,
Klinik für Thoraxerkrankungen
der Landesversicherungsanstalt Baden,
Amalienstraße 5, D-6900 Heidelberg

ISBN-13: 978-3-642-88239-5   e-ISBN-13: 978-3-642-88238-8
DOI: 10.1007/978-3-642-88238-8

CIP-Kurztitelaufnahme der Deutschen Bibliothek
Standardisierte Krebsbehandlung/hrsg. von G. Ott, H. Kuttig u. P. Drings.
Mit Beitr. von W. Becker ... – 2., neubearb. Aufl.
Berlin; Heidelberg; New York: Springer, 1982.
    ISBN-13: 978-3-642-88239-5

NE: Ott, Gerhard [Hrsg.]; Becker, Wolfgang [Mitverf.]

2121/3130-543210

Vorwort zur zweiten Auflage

Eine „standardisierte Krebsbehandlung" ist nach wie vor eine wichtige Aufgabe und Fernziel der klinischen Onkologie. Eine Optimierung von Behandlungsrichtlinien ist aber nur realisierbar. wenn eine standardisierte Dokumentation, Klassifizierung, Nomenklatur, die diagnostischen Maßnahmen, die Organisation der Nachsorge, die Spätschicksalserfassung unter Berücksichtigung aller prognoserelevanten Faktoren und die Berechnungsverfahren für die Heilergebnisse verbindlich festgelegt sind. Auch in dieser 2. Auflage können nur „interdisziplinär erarbeitete Kompromisse" als vorläufige, wissenschaftlich ausreichend gesicherte Behandlungsrichtlinien vorgelegt werden. Obgleich die 1. Auflage in wenigen Monaten vergriffen war, verzögerte sich die Neuauflage, da erst eine gewisse Beruhigung in der stürmischen Entwicklung der Chemotherapie abgewartet werden sollte.

Alle Beiträge wurden neu bearbeitet, einige wichtige Kapitel zugefügt. Jedes Kapitel der Organtumoren wurde durch die derzeitig gültigen Prinzipien des TNM-Systems und durch seinen Lokalisationsschlüssel ergänzt. Weiterhin finden sich erste Richtlinien für das Timing und ein ökonomisches Untersuchungsprogramm für die Nachsorge. Das Tabellenwerk für die grobe Orientierung wurde wesentlich gestrafft.

In der Zwischenzeit wurden in der Bundesrepublik Deutschland zahlreiche Tumorzentren, onkologische Arbeitskreise und klinische Krebsregister gegründet, welche eine Standardisierung in ihrem Bereiche anstreben, das gleiche gilt für die deutschen wissenschaftlichen Fachgesellschaften, die Therapieempfehlungen für Krebserkrankungen und Nachsorgerichtlinien herausgeben. Jedoch ist noch keine auf reproduzierbaren klinischen Therapieergebnissen beruhende allgemeine Standardisierung der Krebsbehandlung in unserem Lande erkennbar. Unsere Monographie wurde aber von dem ersten deutschen interdisziplinären onkologischen Arbeitskreis herausgegeben, so daß es wohl legitim sein dürfte, auch in dieser kritischen Phase diese 2. Auflage vorzulegen, in der Hoffnung, daß sie als Grundlage für eine allgemein akzeptierbare Therapiestandardisierung dienen möge.

Bonn-Bad Godesberg – Heidelberg 1982   Die Herausgeber

Vorwort zur ersten Auflage

Mit der Standardisierung der Krebsbehandlung sollen für alle Krebspatienten Behandlungsfolgen bei bestimmbaren klinischen Ausgangssituationen festgelegt werden. Ein solches Ziel ist nur durch Erfahrungsanalysen zu erreichen, die auf reproduzierbaren Meßwerten beruhen. Dies war bislang nicht möglich, weil die vorgewiesenen Erfahrungen bei Krebspatienten nicht vergleichbar waren. Solche Untersuchungen führen ohne standardisierte Klassifizierungen für die zahlreichen prognostisch bedeutsamen Faktoren, ohne verbindliche Dokumentation und Berechnungsmethoden und ohne die notwendige vergleichbare Nachsorgebetreuung der Patienten zu den widersprüchlichsten Ergebnissen. Sie werden durch die vielen prognostisch so bedeutsamen Unterschiede bei jedem Patienten, wie Lokalisation, Ausbreitungsgrad, Histologie und Begleitkrankheiten, erschwert.

Für die Krebsbehandlung stehen die Chirurgie, Strahlentherapie, zytostatische Behandlung, Hormon- und Immuntherapie zur Diskussion. Bis heute ist die Indikation und eventuelle Kombination der einzelnen Behandlungsformen für die meisten Tumoren umstritten. Nur zu oft ist der Einsatz einer therapeutischen Maßnahme von den unterschiedlichen Lehrmeinungen der verschiedenen Fachdisziplinen oder dem mehr oder weniger fundierten Wissen eines oder mehrerer Ärzte abhängig.

Die hier vorgelegten Therapierichtlinien können nur als vorläufiger Versuch einer Standardisierung angesehen werden. Sie sind das Ergebnis von interdisziplinär erarbeiteten Kompromissen, welche die unterschiedlichen Lehrmeinungen der verschiedenen Fachdisziplinen, die gemeinsamen Erfahrungen, zahlreiche eigene retro- und prospektive klinische Untersuchungen sowie Literaturstudien synoptisch berücksichtigen. Diese Richtlinien wurden gemeinsam mit den Mitgliedern des „Onkologischen Arbeitskreises der Universitätskliniken Heidelberg" erarbeitet. In diesem klinisch-wissenschaftlichen Department haben sich seit 1966 die Spezialisten der klinischen Onkologie der verschiedenen Fachdisziplinen, Vertreter der experimentellen Krebsforschung, der Statistik und Dokumentation sowie Ärzte für Allgemeinmedizin zusammengefunden (s. Kapitel 1.1). Wesentlich für die Konstituierung des Arbeitskreises waren zunächst die ermutigenden Anregungen der Herren Professoren Dr. Dr. h.c. BECKER, Dr. Dr. h.c. LINDER u. Dr. Dr. h.c. SCHETTLER.

Es ist unser Ziel, mit dieser Monographie allen Ärzten, die Krebspatienten betreuen, sowie den Studenten der Medizin in gedrängter Form einen Leitfaden zur ersten Orientierung für die einzuschlagende Therapie nach Sicherung der Diagnose zu geben. Es ist selbstverständlich, daß jeder Krebspatient für seinen Arzt ein individuelles Problem darstellt. Dies entbindet uns Ärzte aber nicht davon, bei bestimmbaren klinischen Ausgangssituationen die unterschiedlichen Erfolgschancen der einzelnen Therapieverfahren als übergeordnete Richtlinien zu beachten.

Im ersten Teil des vorliegenden Buches werden die Möglichkeiten, Grenzen und Grundprinzipien der verschiedenen Therapieverfahren diskutiert. Auf eine Darstellung der Immuntherapie wurde bewußt verzichtet, da diese noch zur experimentellen Therapie zählt und generelle Therapierichtlinien nicht gegeben werden können. Aus jeder Fachdisziplin erwächst die Forderung zur interdisziplinären Kooperation. Im zweiten Teil des Buches werden für die einzelnen Krebslokalisationen die Statistik, Vorsorgemaßnahmen, Diagnostik, Therapie, Nachsorge und Rehabilitationsmöglichkeiten besprochen. Jedem Kapitel schließen sich einige wesentliche weiterführende Literaturangaben an. In einem dritten Abschnitt wurde versucht, die Therapierichtlinien tabellarisch zusammenzustellen. Es wurden die Indikationen für die Operation, Strahlentherapie und Chemotherapie – geordnet nach topographischen Gesichtspunkten sowie dem feingeweblichen Bild – angegeben. Die Empfehlungen gelten für drei Ausbreitungsgrade. Das Stadium I erfaßt operable Primärtumoren ohne regionale Metastasierung, das Stadium II operable Primärtumoren mit regionaler Metastasierung und das Stadium III inoperable Tumoren, bedingt durch lokale Faktoren oder infolge einer Fernmetastasierung.

Dem Springer-Verlag dürfen wir für die gezeigte Geduld und Hilfe bei der Erstellung dieses Buches herzlich Dank sagen.

Bonn-Bad Godesberg – Heidelberg   DIE HERAUSGEBER
September 1974

Inhaltsverzeichnis

Mitarbeiterverzeichnis

BECKER, W., Prof. Dr., Ärztl. Direktor der Orthopädischen Klinik
Volmarstein, D-5802 Wetter an der Ruhr II

BOKELMANN, D., Prof. Dr., Chefarzt der Chirurgischen Klinik am
Bethesda Krankenhaus, Bocholter Straße 11,
D-4300 Essen-Borbeck

BOTHMANN, G. A., Prof. Dr., Chefarzt der Geburtshilflichen
Gynäkologischen Abteilung am Stadtkrankenhaus Wolfsburg,
Sauerbruchstraße 7, D-3180 Wolfsburg

BRANDEIS, W. E., PD Dr., Oberarzt an der Universitäts-Kinderklinik,
Im Neuenheimer Feld 150, D-6900 Heidelberg

DIETZ, R., PD Dr., Chefarzt der Chirurgischen Abteilung am
Evangelischen Krankenhaus, Pferdebachstraße 27, D-5810 Witten

DRINGS, P., Prof. Dr., Chefarzt der Onkologischen Sektion am
Krankenhaus Rohrbach, Klinik für Thoraxerkrankungen der LVA
Baden, Amalienstraße 5, D-6900 Heidelberg

FELDMANN, H., Prof. Dr., Direktor der Hals-Nasen-Ohren-Klinik der
Westfälischen Wilhelms-Universität, Kardinal-von-Galen-Ring 10,
D-4400 Münster

FOURNIER, D. VON, Prof. Dr., Oberarzt an der Universitäts-
Frauenklinik, Voßstraße 9, D-6900 Heidelberg

FRITSCH, H., Prof. Dr., Leitender Arzt der Medizinischen Abteilung
des Städtischen Krankenhauses, Grundelbachstraße 26,
D-6940 Weinheim

HOCHBERG, K., Prof. Dr., Chefarzt der Urologischen Abteilung der
Städtischen Krankenanstalten Konstanz, Luisenstraße 7,
D-7750 Konstanz

ISELE, H., Prof. Dr., Arzt für Allgemeinmedizin, Handschuhsheimer
Landstraße 62, D-6900 Heidelberg

JUNG, E. G., Prof. Dr., Direktor der Hautklinik der Städtischen
Krankenanstalten Mannheim, Fakultät für Klinische Medizin
der Universität Heidelberg, Theodor-Kutzer-Ufer 10,
D-6800 Mannheim

JUNGHANNS, K., Prof. Dr., Chefarzt der Chirurgischen Abteilung des Städtischen Krankenhauses des Landkreises Ludwigsburg, Kosilipostraße 49, D-7140 Ludwigsburg

KÄRCHER, K. H., Prof. Dr., Direktor der Strahlentherapeutischen Klinik der Universität Wien im Allgemeinen Krankenhaus, Ahlserstraße 4, A-1097 Wien

KAUFMANN, M., Dr., Universitäts-Frauenklinik, Voßstraße 9, D-6900 Heidelberg

KREBS, H., Prof. Dr., Leiter der Sektion Unfallchirurgie an der Chirurgischen Universitätsklinik, Kirschnerstraße 1, D-6900 Heidelberg

KUBLI, F., Prof. Dr., Geschäftsführender Ärztlicher Direktor der Universitäts-Frauenklinik, Voßstraße 9, D-6900 Heidelberg

KUTTIG, H., Prof. Dr., Universitäts-Strahlenklinik, Voßstraße 3, D-6900 Heidelberg

LINDER, F., Prof. Dr. Dr. h.c. mult., em. Direktor der Chirurgischen Universitätsklinik, Kirschnerstraße 1, D-6900 Heidelberg

LUBAN-PLOZZA, B., Prof. Dr., Piazza Fontana Petrazzini, CH-6600 Locarno

LUDWIG, R., Dr., Universitäts-Kinderklinik, Im Neuenheimer Feld 150, D-6900 Heidelberg

OSSWALD, H., Prof. Dr., Institut für Experimentelle Toxikologie und Chemotherapie am Deutschen Krebsforschungszentrum, Im Neuenheimer Feld 280, D-6900 Heidelberg

OTT, G., Prof. Dr., Chefarzt der Chirurgischen Abteilung des Evangelischen Krankenhauses Bonn-Bad Godesberg, Waldstraße 73, D-5300 Bonn-Bad Godesberg

PISCOL, K., Prof. Dr., Chefarzt der Neurochirurgischen Klinik im Zentralkrankenhaus Bremen, St.-Jürgen-Straße, D-2800 Bremen

RUDOLPH, H., Dr., Chefarzt der II. Chirurgischen Klinik am Diakonissen-Krankenhaus, Elise-Averdieck-Straße 17, D-2130 Rotenburg-Wümme

SCHUNCK, R., Dr., Oberarzt der Chirurgischen Abteilung des Evangelischen Krankenhauses Bonn-Bad Godesberg, Waldstraße 73, D-5300 Bonn-Bad Godesberg

SPIESSL, B., Prof. Dr., Direktor der Klinik für Kieferchirurgie und plastische Chirurgie der Universitäts-Klinik, CH-4000 Basel

TOOMES, H., Dr., Oberarzt der Chirurgischen Abteilung des Krankenhauses Rohrbach, Klinik für Thoraxerkrankungen der LVA Baden, Amalienstraße 5, D-6900 Heidelberg

VOGT-MOYKOPF, I., Prof. Dr., Ärztlicher Direktor des Krankenhauses
Rohrbach, Klinik für Thoraxerkrankungen der LVA Baden,
Amalienstraße 5, D-6900 Heidelberg

VOLLHABER, H. H., Dr., Chefarzt der Inneren Abteilung
des Krankenhauses Rohrbach, Klinik für Thoraxerkrankungen
der LVA Baden, Amalienstraße 5, D-6900 Heidelberg

1 Allgemeiner Teil

1.1 Onkologischer Arbeitskreis

K. H. Kärcher

Trotz zahlreicher neuer Erkenntnisse der Grundlagenforschung hinsichtlich der Entstehung und Behandlung des Krebses ist ein entscheidender Durchbruch in den letzten Jahrzehnten nicht gelungen. Es sind weiterhin daher Stahl und Strahl neben der Chemotherapie die tragenden Säulen der Krebsbehandlung des Menschen. Die besseren Resultate sind v. a. den Fortschritten auf dem Gebiet der Diagnostik, der allgemeinen Chirurgie, der Strahlentherapie und Chemotherapie zu danken. Nach wie vor ist die Frühdiagnose ein entscheidendes Moment für den Erfolg der Behandlung der bösartigen Geschwülste. Hier haben die Fortschritte der Zytologie und Zytochemie, der Biochemie zusammen mit den röntgendiagnostischen Verfahren sowie der Ausreifung direkter Beobachtungsmethoden durch Fiberglasoptiken zu einer wesentlichen Verfeinerung der Frühdiagnostik geführt. Die Erweiterung der chirurgischen Operationsmöglichkeiten und die Einführung der Hochvoltstrahlentherapie haben in ihrer Kombination zu einer deutlichen Verbesserung der Heilungschancen geführt. Trotz dieser erfreulichen Entwicklung muß man zugeben, daß die Behandlung geschwulstkranker Patienten auch heute noch meist fachbezogen erfolgt und die Vorteile einer interdisziplinären Zusammenarbeit wieder verlorenzugehen drohen. Erinnern wir uns doch, daß bereits zu Beginn dieses Jahrhunderts der berühmte Chirurg, der sich vor allem der operativen und radiologischen Behandlung der Krebskranken widmete, Vinzenz von Czerny, die unbedingte Notwendigkeit der Zusammenarbeit aller Fachdisziplinen erkannte und v. a. die enge Koordination von Grundlagenforschung und Klinik verwirklichte. Er hatte schon erkannt, daß die Operation mit der Strahlentherapie, der Behandlung mit radioaktiven Isotopen, der Chemotherapie und der Allgemeinbehandlung verbunden sein muß, wenn das für den Patienten beste Resultat erzielt werden soll. Die Möglichkeiten auf jedem der genannten Gebiete haben sich im Laufe der medizinischen Entwicklung geradezu unübersehbar vermehrt. Um so dringender wurde ein wechselseitiges Gespräch der Ärzte, die sich der Tumorbehandlung widmen.

Es sollte heute selbstverständlich sein, daß die Behandlung eines Tumorpatienten nicht allein von einem Arzt festgelegt wird. Besser wäre es sicherlich, wenn ein Gremium der verschiedenen Fachkollegen in einer interdisziplinären Diskussion Einigkeit hinsichtlich der optimalen Behandlungsfolge aufgrund des derzeitigen Wissens um die Krebstherapie erzielen könnte. Zu diesem Zweck wurde an den Heidelberger Universitätskliniken ein „Arbeitskreis für Geschwulstbehandlung" gegründet, in welchem aus zahlreichen Kliniken interessierte Kollegen vertreten sind, die mit den wissenschaftlichen und klinischen Problemen der Geschwulstforschung und Behandlung vertraut sind. Nachdem sich ein solcher Kreis von Ärzten gefunden hatte, wurde zunächst an klinischen Fällen der jeweilige Standpunkt diskutiert und die derzeitigen Ansichten der Literatur vorgetragen, woraufhin die Mitarbeiter einen Beschluß über das weitere therapeutische Vorgehen für diesen Patienten faßten.

Ich glaube, wir können nach mehrjähriger Erfahrung des Heidelberger Arbeitskreises für Geschwulstbehandlung sagen, daß hier ein Modell für die Lösung schwieriger wissenschaftlicher und klinischer Krebsprobleme erfolgreich erprobt wurde.

Inzwischen gibt es „Onkologische Arbeitskreise" in der Bundesrepublik an allen Tumorzentren; sie sind zudem an zahlreichen Schwerpunktkrankenhäusern für Krebsbehandlung eine bewährte, feststehende Einrichtung geworden. Eine interdisziplinäre Krebsbehandlung braucht außer der Zentralisierung auch eine organisatorisch sichergestellte Koordination, wie sie die onkologischen Arbeitskreise gewährleisten. Der 1966 in Heidelberg gegründete „Onkologische Arbeitskreis" darf für sich in Anspruch nehmen, wohl der älteste so umfassende interdisziplinäre Arbeitskreis in der Bundesrepublik Deutschland zu sein, nach dessen Erfahrungen und Konzepten sich die anderen ausrichten konnten.

Literatur

Bokelmann D, Drings P, Fritsch H, Isele H, Krebs H, Kuttig H, Ott G (1974) Interdisziplinäre Krebsbehandlung. 23. Dtsch. Kongr. f. ärztl. Fortbildung, Berlin
Drings P, Fölsch E, Kärcher KH et al. (1969) Arbeitskreis für Geschwulstbehandlung. Ein Modell klinischer Zusammenarbeit an den Heidelberger Universitätskliniken. Med Welt 20:1815
Kuttig H, Becker W, Bokelmann D et al. (1972) Interdisziplinäre Zusammenarbeit am Beispiel des Onkologischen Arbeitskreises der Universitätskliniken Heidelberg. 13. Tagg. d. Österr. Ges. f. Chirurgie, Krems
Regionale Onkologische Versorgung in der Bundesrepublik Deutschland. Empfehlungen der Arbeitsgemeinschaft Deutscher Tumorzentren. Heidelberg 1980
Zur Konzeption und zum Personal- und Finanzbedarf der Tumorzentren in der Bundesrepublik Deutschland. Memorandum der Arbeitsgemeinschaft Deutscher Tumorzentren, 2. Aufl. Heidelberg 1979 (Deutsches Krebsforschungszentrum Heidelberg)

1.2 Krebsgefährdung und Krebsstatistik

G. OTT und R. SCHUNCK

Bei nahezu 22% aller 1980 verstorbenen Bundesbürger war die Todesursache Krebs. In der Statistik aller Todesursachen stehen bis zum 30. Lebensjahr die Unfälle mit über 50% an erster Stelle. Auch in diesen ersten 3 Lebensjahrzehnten sind 6%, vor dem 10. Lebensjahr über 10%, aller Sterbefälle durch eine Krebserkrankung bedingt. Im Kindes- und Jugendalter sind es meist Malignome der lymphatischen und blutbildenden Organe, Sarkome, im frühen Kindesalter Wilms-Tumoren der Niere und neurogene Geschwülste. Zahlenmäßig sind im höheren Lebensalter Krankheiten des Kreislaufsystems die häufigere Todesursache; dies ist aber nur dadurch bedingt, daß hier sehr verschiedenartige Krankheiten (Hochdruck, Herzinfarkt, Apoplexie, arterielle Verschlußerkankungen u. a.) zu einer sehr komplexen Krankheitsgruppe zusammengefaßt werden. Krebs – als einheitliche Krankheit unterschiedlicher Organmanifestierung – ist wohl die wichtigste Todesursache unserer Zeit (Abb. 1).

Mehr als 85% aller bösartigen Geschwülste – die Karzinome – gehen von epithelialen Zellen aus. Malignome des Bindegewebes, Sarkome genannt, stellen

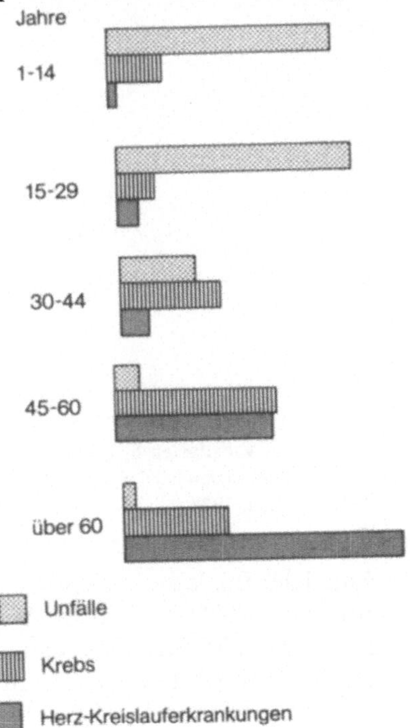

Abb. 1. Todesursachen in verschiedenen Altersgruppen (Todesursachenstatistik BRD 1978)

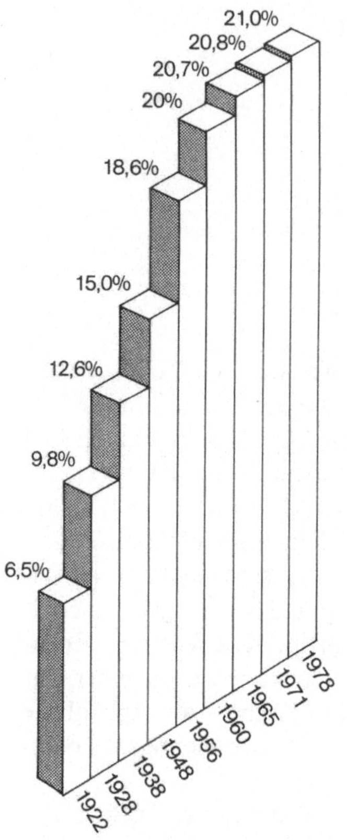

Abb. 2. „Tumortreppe". Prozentualer Anteil der Krebssterbefälle in der Todesursachenstatistik von 1922–1978

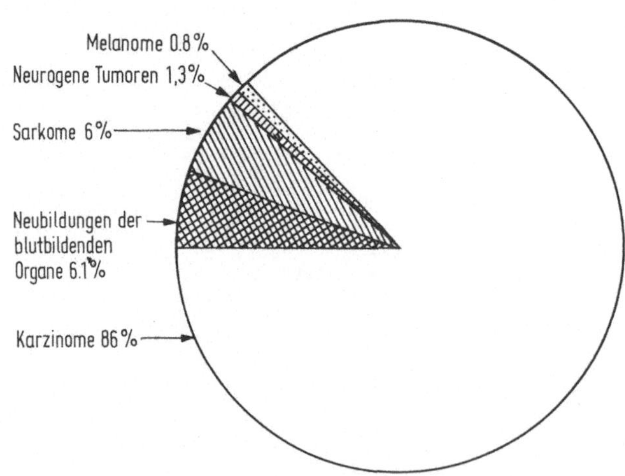

Abb. 3. Prozentuale Verteilung der wichtigsten histologischen Krebsarten bei den Krebssterbefällen 1978

rund 6% aller Krebsgeschwülste dar, obwohl der Anteil der Bindegewebe als Muttergewebe dieser Sarkome am gesamten Körpergewebe über 80% beträgt (Abb. 2 u. 3). Die Gefährdung durch Sarkome steigt nur gering mit dem Alter, im Gegensatz zur sprunghaft ansteigenden Gefährdung durch Karzinome. Das Karzinom/ Sarkom-Verhältnis verschiebt sich daher in höheren Altersgruppen wie auch in Be-

Erkrankungsfälle je 100 000 gleichaltrige Frauen

Abb. 4. Morbidität an Brustkrebs im Alter von 55–60 Jahren in verschiedenen Ländern

Land	Erkrankungsfälle
Japan	239
Nigeria	333
Südafrika Eingeborene	496
Indien	613
Polen	866
Finnland	891
Deutschland Hamburg	1152
Dänemark	1182
England Schottland	1221
Schweden	1381
Kanada	1429
USA	1618

völkerungsgruppen mit einer höheren mittleren Lebenserwartung immer mehr zugunsten der Karzinome.

Von diesen soliden Geschwülsten zu unterscheiden sind die meist disseminiert auftretenden bösartigen Geschwulstformen des lymphatischen und blutbildenden Gewebes, die nur 6% aller Krebserkrankungen bei uns ausmachen. Demgegenüber sind Krebsgeschwülste der neurogenen Gewebe, der melaninbildenden Gewebe und Teratome noch seltener.

Es bestehen zahlreiche Unterschiede in der Krebsgefährdung in verschiedenen Ländern, Städten und Regionen; ein Phänomen, mit dem sich die Krebsepidemiologie befaßt. Diese Unterschiede können z. T. durch die unterschiedliche mittlere Lebenserwartung und andere Bevölkerungsparameter dieser Gebiete erklärt werden, zum anderen geben diese Unterschiede aber auch wichtige erste Hinweise auf die Verursachung bestimmter Krebserkrankungen. In Japan, Indien und vielen afrikanischen Ländern ist beispielsweise die Gefahr einzelner Altersgruppen der Frauen, an Brustkrebs zu erkranken, ungleich geringer als in Amerika und Europa (Abb. 4). Ähnliche epidemiologisch interessante geographische Unterschiede wurden für das Rektum- und Colonkarzinom, wie auch für andere Organkrebse, nachgewiesen. Diese epidemiologischen Unterschiede sind äußerst wertvoll. Sie geben uns erste Anhaltspunkte für krebsbegünstigende Faktoren und können so zum Ausgangspunkt für die Ursachenforschung und für krebsverhütende Maßnahmen werden.

Der Prozentsatz der in Deutschland an Krebs verstorbenen Menschen unter allen Todesursachen stieg besonders seit der Jahrhundertwende an. Seit 1961 bis heute flacht dieser Anstieg ab (derzeit 21%; Tabelle 1). Der Anstieg ist z. T. Folge der immer noch zunehmenden mittleren Lebenserwartung des Menschen, da die Krebsgefährdung älterer Menschen durchweg höher ist als in jüngeren Altersgruppen. Die „mittlere Lebenserwartung" eines Neugeborenen hat sich in den letzten 100 Jahren in Deutschland mehr als verdoppelt. Ein kleinerer Teil der zunehmenden Krebserkrankungen verdankt seine Erkennung der verbesserten Vorsorge, Diagnostik und ärztlichen Betreuung der Bevölkerung. Der größere Teil muß aber

Tabelle 1. Zahl der Todesfälle an Tumoren und Prozentanteil an der Gesamtsterblichkeit in der BRD

Jahr	Zahl der Todesfälle	Krebstodesfälle	Prozentanteil Krebs
1935	792018	107356	13,5
1938	790220	112638	14,1
1948	476738	73530	15,4
1952	508053	94097	18,5
1956	556897	103404	18,6
1961	591850	118451	20,1
1965	677629	139984	20,6
1971	730670	151765	20,7
1978	723218	152167	21,0

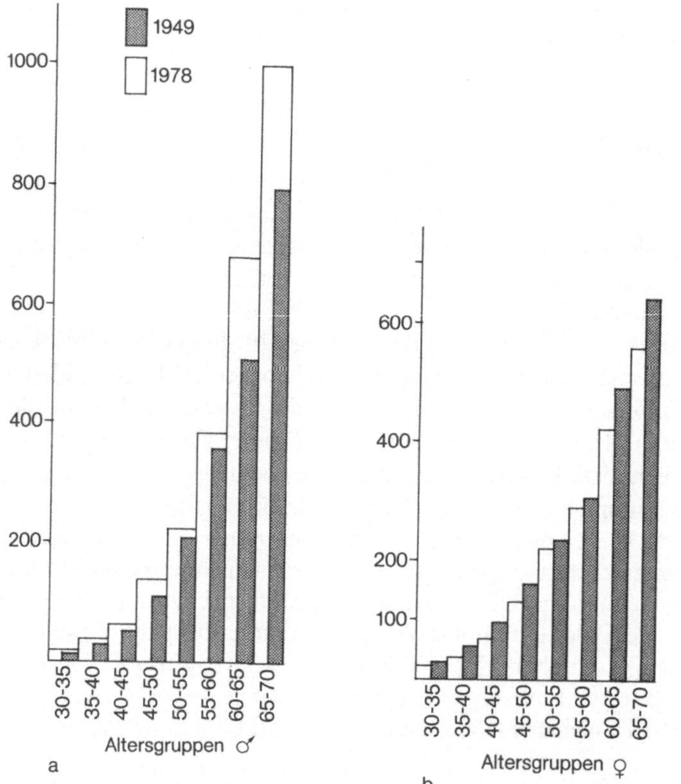

Abb. 5. Bereinigte Krebssterbeziffern in verschiedenen Altersgruppen bei **a** Männern und **b** Frauen in der Bundesrepublik Deutschland 1949 und 1978 (Sterbefälle je 100000 gleichaltriger Einwohner)

als Folge der verstärkten Einwirkungen von krebsbegünstigenden und krebserzeugenden Faktoren auf den Menschen gedeutet werden; das Bronchialkarzinom des Mannes ist dafür ein deutliches Beispiel (noch augenfälliger der Brustkrebs der Frau). Jedenfalls ist die These von der „Konstanz der Krebsgefährdung" (Oeser 1979) mit den statistischen epidemiologischen Erhebungen unvereinbar.

Die Zahl der beobachteten Krebserkrankungen bzw. -sterbefälle in den verschiedenen Altersgruppen sagt nichts über die Krebsgefährdung aus. Hierfür sind erst die sog. bereinigten Krebssterbeziffern aussagekräftig. Diese Werte erhält man, wenn man die Krebssterbefälle eines Jahres in einer bestimmten Altersgruppe bei Männern und Frauen pro 100000 Einwohner des jeweils gleichen Geschlechts bestimmt. Erst diese bereinigten Sterbeziffern erlauben es, Rückschlüsse auf altersabhängige Unterschiede in der Sterblichkeit bzw. Krebsgefährdung zu ziehen. Solche Berechnungen zeigen, daß die Krebsgefährdung insgesamt und für die meisten Organtumoren ab dem 30. Lebensjahr oder später mit dem Alter sprunghaft ansteigen (Abb. 5).

Eine wichtige Voraussetzung für statistische Untersuchungen ist die lückenlose Erfassung aller Krebsfälle in sog. Krebsregistern. Hier unterscheiden wir grundsätzlich 2 Arten (Wagner u. Ott 1974):

1. Die regionalen bzw. nationalen Gebietsregister, welche eine geschlossene Population untersuchen und vorwiegend epidemiologischen Untersuchungen dienen.
2. Die Klinikregister, welche alle an einer Klinik behandelten Krebskranken registrieren. Sie dienen vorwiegend klinisch-onkologischen Problemen und der ärztlichen Betreuung der Krebskranken.

Bei Krebspatienten sind vergleichbare statistische Angaben über klinische Ergebnisse grundsätzlich nur für Patienten mit weitgehend gleichartigen Ausgangssi-

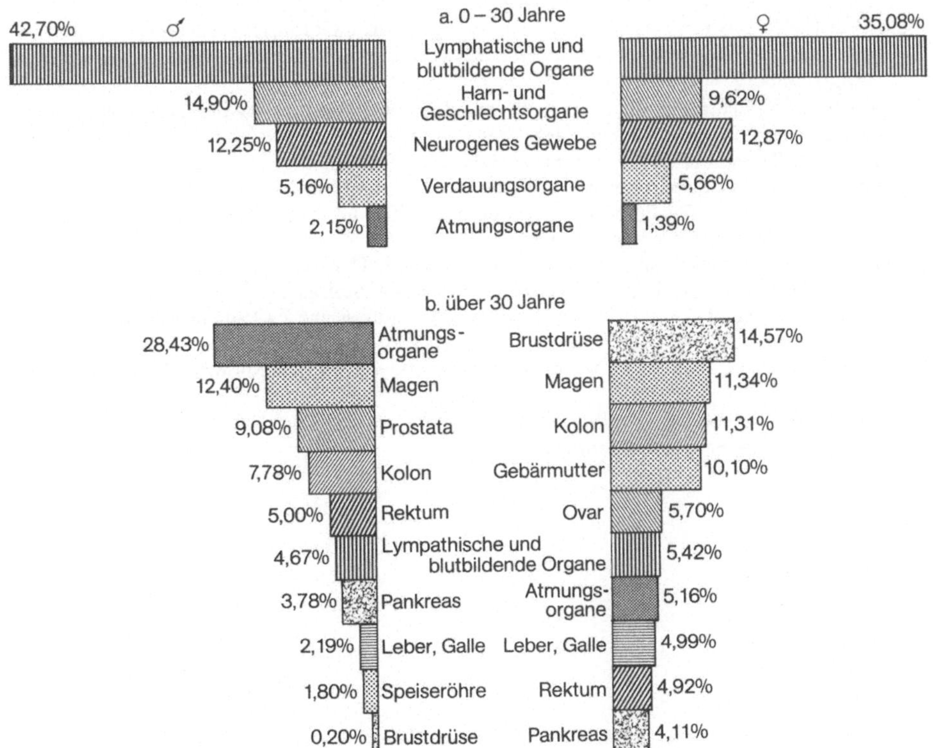

Abb. 6. Häufigkeit der primären Krebslokalisation bei Mann und Frau **a** im Alter bis zu 30 Jahren und **b** im Alter von über 40 Jahren

tuationen möglich. Unentbehrlich sind dabei verbindliche und praktikable Klassifikationen für die wichtigsten Faktoren, einheitliche Erhebungsverfahren und standardisierte Berechnungsverfahren unter Zugrundelegung des ganzen Pathogramms von jedem Krebspatienten (s. S. 76). Wir verstehen darunter die lückenlose dokumentationsgerechte Erfassung aller prognoserelevanten Faktoren im Verlauf einer Krebserkrankung. Bei den vielschichtigen Problemen und der großen Zahl der zu berücksichtigenden Daten ist eine elektronische Datenverarbeitungsanlage für derartige medizinische Erfahrungsanalysen unentbehrlich.

Kenntnisse der Krebsstatistik sind für das ärztliche Handeln wichtig. Vorsorgeuntersuchungen und ärztliche Diagnostik bei Krebsverdacht sollten die Rangordnung der häufigsten Krebslokalisationen bei Mann und Frau beachten (Abb. 6). Nur besondere Hinweiszeichen oder Untersuchungsergebnisse diktieren eine geänderte Reihenfolge der hierbei einzusetzenden diagnostischen Maßnahmen. Krebsstatistik erweitert unsere ärztliche Erfahrung bei Einzelfällen zu Gesetzmäßigkeiten, die um so verbindlicher sind, je größer die Zahl der gleichermaßen zuverlässig erfaßten Fälle ist. Sie gibt Richtlinien für die Diagnose, Therapie und Prognose in der Krebsbehandlung und Aufschlüsse über die Krebsverursachung und Krebsverhütung.

Literatur

Bauer KH (1963) Das Krebsproblem, 2. Aufl. Springer, Berlin Göttingen Heidelberg
Bauer KH, Ott G (1965) Über die Krebsgefährdung des heutigen Menschen. Materia Medica Nordmark, Hamburg
Frenzel-Beyme R, Leutner R, Wagner G, Wiebelt H (1979) Krebsatlas der Bundesrepublik Deutschland. Springer, Berlin Heidelberg New York
Grundmann E, Tulinius H (1972) Current problems in the epidemiology of cancer and lymphomas. In: Recent results in cancer research, vol 39. Springer, Berlin Heidelberg New York
Koller S, Foltin E (1973) Die Entwicklung der Sterblichkeit an bösartigen Neubildungen der Atmungsorgane. Lebensversicherungsmedizin 25:121–132
Oeser H (1974) Krebsbekämpfung: Hoffnung und Realität. Thieme, Stuttgart
Oeser H (1979) Krebs: Schicksal oder Verschulden. Thieme, Stuttgart
Statistisches Bundesamt (1949–1979) Bevölkerung und Kultur, Reihe 7: Gesundheitswesen. Kohlhammer, Stuttgart
UICC (1970, 1976) Cancer incidence in five continents, vol. II, III. Springer, Berlin, Heidelberg New York
Wagner G, Ott G (1974) Krebsregister. In: Koller S, Wagner G (Hrsg) Handbuch der medizinischen Dokumentation. Schattauer, Stuttgart

1.3 Allgemeine Richtlinien der Krebschirurgie

G. OTT

Krebsgeschwülste können durch Entfernung bzw. Zerstörung aller Krebszellen geheilt werden. Heute gelingt es, bei rund 30% aller Krebspatienten eine Dauerheilung zu erzielen. Die Heilungschance ist in der Regel um so größer, je früher die Krebsgeschwulst zur Operation kommt, je begrenzter also der Ausbreitungsgrad des Tumorgewebes ist. Bei jeder Radikaloperation muß in der Regel eine angemessen breite Zone scheinbar gesunden Gewebes mit entfernt werden, um die nur mikroskopisch feststellbaren Ausläufer des Krebsgewebes in die umgebenden Gewebsspalten sicher zu exstirpieren. Der daraus resultierende Gewebs- oder Organdefekt wird durch plastische Operationen, durch eine Aloplastik oder durch Organtransplantationen korrigiert. Um der Heilung willen muß immer wieder einmal auch ein endgültiger Organ- bzw. Gliedmaßenverlust hingenommen werden.

Auch bei einer nachgewiesenen Metastasierung in die regional zugehörigen Lymphknoten sind Radikaloperationen noch möglich, wenn das ganze Lymphabflußgebiet dieser Region mit exstirpiert wird, wobei auch die Entfernung der zugehörigen Lymphbahnen angestrebt wird („En-bloc-Operation").

Eine weniger radikale, *reduzierte Krebschirurgie*, welche das erkrankte Organ erhalten möchte, hat ausreichende Kenntnisse von den Wuchseigenschaften des Tumors und von der Pathophysiologie der lymphogenen Metastasierung zur Voraussetzung. Bislang haben wir aber kaum Kenntnisse über die Mechanismen dieser Zellverschleppung bei eröffneten Lymphbahnen, noch weniger bei Blockade einzelner oder mehrerer Lymphabflußbahnen der Primärgeschwulst. Die Kenntnis dieser noch nicht ausreichend wissenschaftlich erforschten Vorgänge sind aber eine Voraussetzung, um „ökonomische Krebsoperationen" mit dem Ziel der größtmöglichen Organerhaltung zu begründen. Die bisher beschriebenen rechnerisch mehr oder weniger manipulierbaren Heilziffern und Prognoseberechnungen sind zur Begründung für eine reduzierte Krebschirurgie unbrauchbar.

Solitäre Fernabsiedlungen sind operativ vereinzelt noch heilbar. So werden insbesondere Lungenmetastasen, gelegentlich aber auch Lebermetastasen, noch mit langanhaltendem Heilerfolg entfernt. Es ist allerdings mit hoher Wahrscheinlichkeit anzunehmen, daß auch zu diesem Zeitpunkt schon andernorts Tochtergeschwülste wachsen, die der Radikalität solcher Eingriffe Grenzen setzen.

Die *erweiterten Radikaloperationen* brachten in der Mehrzahl der Fälle keine verbesserten Heilerfolge. Bei diesen Operationen wurden neben den regionalen Lymphknoten prophylaktisch auch noch entferntere regionale Lymphknoten entfernt, so beispielsweise beim Brustkrebs die supraklavikulären und retrosternalen Lymphknoten. Die hierzu erforderlichen verlängerten Operationszeiten erhöhen die Operationsletalität und stehen in keiner ökonomischen Relation zu verbesserten Heilergebnissen.

Auch beim Überschreiten der Organgrenzen mit Tumorinfiltrationen in die Nachbarorgane sind Dauerheilungen durch *erweiterte Krebsoperationen* möglich, wenn außer dem tumortragenden Organ die befallenen Nachbarorgane bzw. Organteile mit exstirpiert werden.

Eine vollständige Beckenexenteration und die Hemicorporektomie (Absetzen der gesamten unteren Körperhälfte in Höhe der Lendenwirbelsäule) sind Beispiele für eine *supraradikale Krebschirurgie.* Eine solch extrem verstümmelnde Operation ist jedesmal eine Bewährungsprobe für die ärztliche Ethik, die uns verpflichtet, aus Erbarmen mit dem Patienten und aus Verantwortung gegen unseren Mitmenschen nicht alles zu wagen, was technisch möglich ist. Nur das sollte dem Krebskranken an Therapie zugute kommen, was eine lebenswürdige Lebensverlängerung verspricht, nicht das, was nur die Leidenszeit verlängert.

Heilziffern sind nicht das einzige Kriterium für den Wert oder Unwert einer Behandlung. Auch Behandlungsverfahren, welche den Krankheitsverlauf erträglicher gestalten und Einzelsymptome oder Komplikationen günstig beeinflussen, sind im Kampf gegen den Krebs unentbehrlich. Besonders bei langsam wachsenden, relativ selten oder spät zur Fernabsiedlung neigenden Geschwulstformen können wiederholte *Rezidivoperationen* noch zur endgültigen Heilung führen. Diese Chancen, eine Dauerheilung durch frühzeitige Rezidiveingriffe zu erzielen, verpflichten jeden Arzt, der Krebskranke behandelt, zu „organisierten standardisierten Nachsorgeuntersuchungen". Diese Nachuntersuchungen sind zudem für die Vermeidung und Behandlung therapiebedingter Komplikationen notwendig, wie auch zur dokumentationsgerechten Erfassung des Spätschicksals (s. S. 78).

Wiederholte Operationen im gleichen Operationsgebiet erfordern einen Wundgrund, der noch eine Wundheilung zuläßt. Darum stimmen Chirurgen einer *prophylaktischen Nachbestrahlung* des Operationsgebietes nur ungern zu, wenn eventuelle Rezidivoperationen in diesem Gebiet noch Heilungschancen versprechen.

Bei allen Indikationen für Krebsoperationen gilt das Gesetz der „Ökonomie der Behandlung": Ein ärztlicher Eingriff darf in der Summe der Fälle nicht gefährlicher sein als die Krankheit, um derent willen er durchgeführt wird (Bauer 1963).

Zuwenig genutzt werden i. allg. die Chancen durch *palliative Krebsoperationen.* In nicht radikal operablen Situationen dienen sie zur Verbesserung der Lebenssituation und erzielen gar nicht selten eine lebenswürdige Lebensverlängerung. Auch beim Nachweis von Leber- und anderen intraabdominellen Fernabsiedlungen sollen Dickdarm- und Magenkarzinome exstirpiert werden. Zudem haben Umgehungsanastomosen, palliative Abtragungen des Tumorgewebes, die Ableitung gestauter Hohlorgane, Knochen- und Weichteilplastiken, die Chordotomie zur Schmerzausschaltung u. a. als palliative Operationen ihre Indikationen. Die regionale Perfusion mit zytostatischen Substanzen oder die Gefäßobstruktion mit obliterierenden Fremdkörpern bzw. Kunststoff zeigen nur selten palliative Effekte. Die operative Implantation von radioaktiven Strahlenträgern (Seeds, Kobaltperlen u. a.) bei Hypophysen-, Hirn- und anderen inoperablen Geschwülsten wird teilweise noch geübt. Öfter einmal ist eine quantitative Reduzierung des Krebsgewebes angezeigt, um einer Strahlen- oder zytostatischen Behandlung bessere Erfolgschancen zu geben. Für diese Zusatzbehandlungen ist die Effektivität umgekehrt proportional dem Volumen des Tumors. All diese Palliativoperationen sind nur im Rahmen einer Kombinationsbehandlung mit Strahlen- und/oder Chemotherapie sinnvoll. Der Chirurg sollte es nicht versäumen, eventuell belassene Geschwulstreste sowie Zonen erhöhter Rezidivgefährdung durch reizlos einheilende Metallclips zu markieren, um dem Strahlentherapeuten eine gezielte Feldeinstellung und damit eine effektive lokale Strahlenbehandlung zu erleichtern.

Bei den meisten Organtumoren verspricht die *kombinierte Behandlung* gegenüber der rein operativen Behandlung die besten Erfolgschancen. Der Chirurg ist daher verpflichtet, interdisziplinär die Therapiefolge bei seinen Patienten mit anderen Fachexperten abzusprechen. Neben einer verbesserten Frühdiagnostik verspricht heute eine qualifizierte Integration von Krebsspezialisten der verschiedensten Fachgebiete verbesserte Erfolge in der Krebsbehandlung.

Eine Zentralisation der Spezialisten in „Onkologischen Schwerpunktkrankenhäusern" bzw. „Tumorzentren" ist für eine optimierte Krebsbehandlung ebenso notwendig, wie die Einbindung des niedergelassenen Arztes als ärztliche Vertrauensperson in die Betreuung der Krebskranken.

Literatur

Bauer KH (1963) Das Krebsproblem, 2. Aufl. Springer, Berlin Göttingen Heidelberg
Baumgart F, Kremer K, Schreiber HW (1972) Spezielle Chirurgie für die Praxis. Thieme, Stuttgart
Kärcher KH (1975) Krebsbehandlung als interdisziplinäre Aufgabe. Springer, Berlin Heidelberg New York
Kellner B (1971) Die Ausbreitung des Krebses. Urban & Schwarzenberg, München Berlin Wien
Linder F, Ott G, Rudolf H (1971) Diagnostische und therapeutische Fortschritte in der Krebschirurgie. Springer, Berlin Heidelberg New York
Pack GT, Irving MD (1964) Treatment of cancer and allied diseases, vol I–X. Evanston, New York; Harper & Row, London
Raven RW (1977) Principles of surgical oncology. Baillière Tindall, London

1.4 Rekonstruktive Eingriffe bei Tumorpatienten

H. Krebs

Eine endgültige Heilung ist bei Krebs stets nur nach radikaler Entfernung des Tumors mit Opferung eines mehr oder weniger großen Gewebsabschnitts möglich. Beim Karzinom der inneren Organe ist der Ersatz eines entfernten Teils oft nicht erforderlich, wie nach einer Lungenresektion, Rektumamputation oder Nephrektomie. In anderen Fällen, wie beim Kolonkarzinom, kann das restliche Gewebe nach Resektion des tumortragenden Darmteils durch eine Anastomose wieder vereinigt werden. Wo eine direkte Vereinigung nicht möglich ist, wie beim hochsitzenden Ösophaguskarzinom oder nach einer Gastrektomie, läßt sich der Defekt durch Zwischenschalten eines anderen Gewebsteils überbrücken. Ein Beispiel ist der Ösophagusersatz durch Kolon oder die Dünndarminterposition bei der Gastrektomie.

Im Gegensatz hierzu verbleibt bei malignen Veränderungen der Haut nach der radikalen Exzision meist ein großer Gewebsdefekt, der eine direkte Vereinigung des umgebenden Gewebes nicht gestattet. Nur bei kleinen Basaliomen, die wenige Millimeter außerhalb des Tumors exzidiert werden dürfen, wird ein primärer Hautverschluß ohne gefährliche Spannung möglich sein. Beim Plattenepithelkarzinom, bei dem die Exzision 10–20 mm außerhalb des Tumorrandes erfolgen muß, und insbesondere beim malignen Melanom, das in einem Sicherheitsabstand von 5 cm exzidiert werden sollte, wird die Deckung des Defekts nur mittels eines Hauttransplantats oder einer anderen plastischen Hautkorrektur möglich sein. Ersatz des entfernten Hautbezirks ist aber unbedingt erforderlich, da es bei Unterbleiben des plastischen Haut- und Gewebeersatzes zur Sekundärheilung mit all ihren Nachteilen kommt. Besonders bei der Lokalisation über den Gelenken wird deren Funktion erheblich beeinträchtigt. Letztlich ist das kosmetische Resultat in solchen Fällen äußerst unbefriedigend. Verpflanzung anderer körpereigener Teile oder körperfremder Stoffe zur Deckung des Defekts ist nicht möglich. Nur durch ausgiebige und kombinierte Hautplastiken wird man meist in der Lage sein, diese Hautdefekte zu decken, wobei auch Wert auf ein befriedigendes kosmetisches Endresultat gelegt werden muß. Das gewünschte Ziel wird aber nur der erreichen, der alle Möglichkeiten der plastisch-wiederherstellenden Chirurgie beherrscht und den Eingriff richtig plant und anwendet.

Bei den malignen Veränderungen der Haut, mit denen wir es in der Regel zu tun haben, handelt es sich am häufigsten um epidermoidale, von der Hautoberfläche ausgehende Tumoren wie den Basalzellenkrebs und das Plattenephitelkarzinom, dann das maligne Melanom und unter den mesodermalen Geschwülsten v. a. das Fibrosarkom, Myxosarkom und Liposarkom. In die Betrachtung mit einbezogen werden müssen aber auch die mit der Karzinombehandlung in Zusammenhang

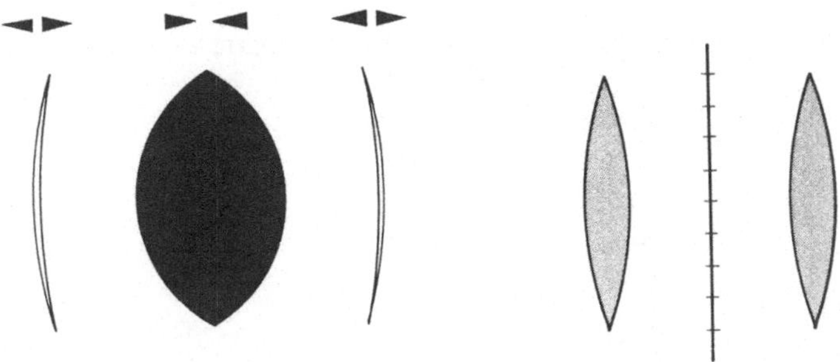

Abb. 1. Defektdeckung von seitlichen Entlastungsschnitten und Medialverschiebung der seitlichen Hautlappen

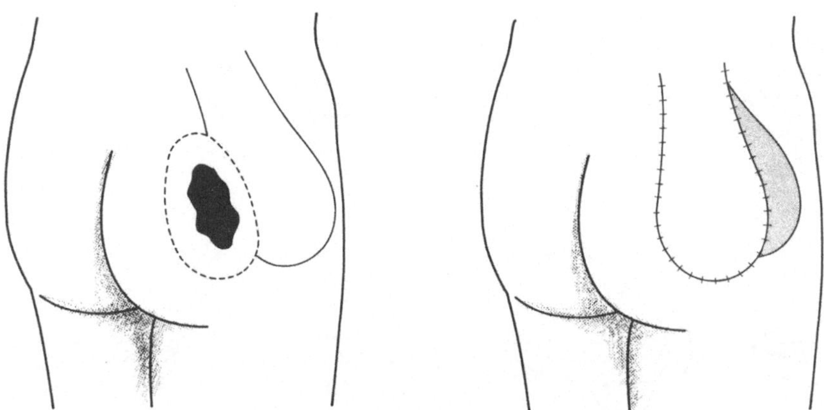

Abb. 2. Schwenklappenplastik bei großem Weichteildefekt am Gesäß

stehenden Hautulzera und der Strahlenkrebs, da diese wegen der meist strahlengeschädigten Haut ganz besondere Anforderungen an den Chirurgen stellen.

Die Wahl des operativen Vorgehens hängt einmal von der Beschaffenheit des Wundgrundes, zum zweiten von der Größe des zu deckenden Defekts und drittens – an auffälligen Körperstellen wie im Gesicht – von kosmetischen Gesichtspunkten ab. Trotz der Elastizität der Haut wird ein primärer Hautschluß – u. U. nach ausgiebiger Mobilisierung der Wundränder oder mit Hilfe von Entlastungsschnitten (Abb. 1) – nur in Ausnahmefällen möglich sein. Die Naht einer solchen Wunde unter Spannung wird zu Mißerfolgen führen. Nach Exzision von Geschwülsten auf gut ernährtem Untergrund kann der Spalthaut- oder Vollhautlappen Gutes leisten. Im Gesicht bringt der retroaurikulär entnommene entfettete Vollhautlappen meist befriedigende Ergebnisse. Günstiger und besonders bei Mitbefall des unter der Haut liegenden Gewebes und an strahlengeschädigter Haut ist eine gestielte Hautplastik – meist als Verschiebeschwenklappen (Abb. 2) – vorzuziehen. Diese stimmt auch im Hinblick auf Farbe, Dicke und Aufbau der Haut am besten mit der Empfängerstelle überein. Nur in Ausnahmefällen wird die aufwendigere und langwierigere Fernplastik nicht zu umgehen sein.

Bei Lokalisation eines Tumors am *Nasenflügel* wird dieser weit im Gesunden umschnitten; der entstandene Defekt kann mit einem Schwenklappen aus der Na-

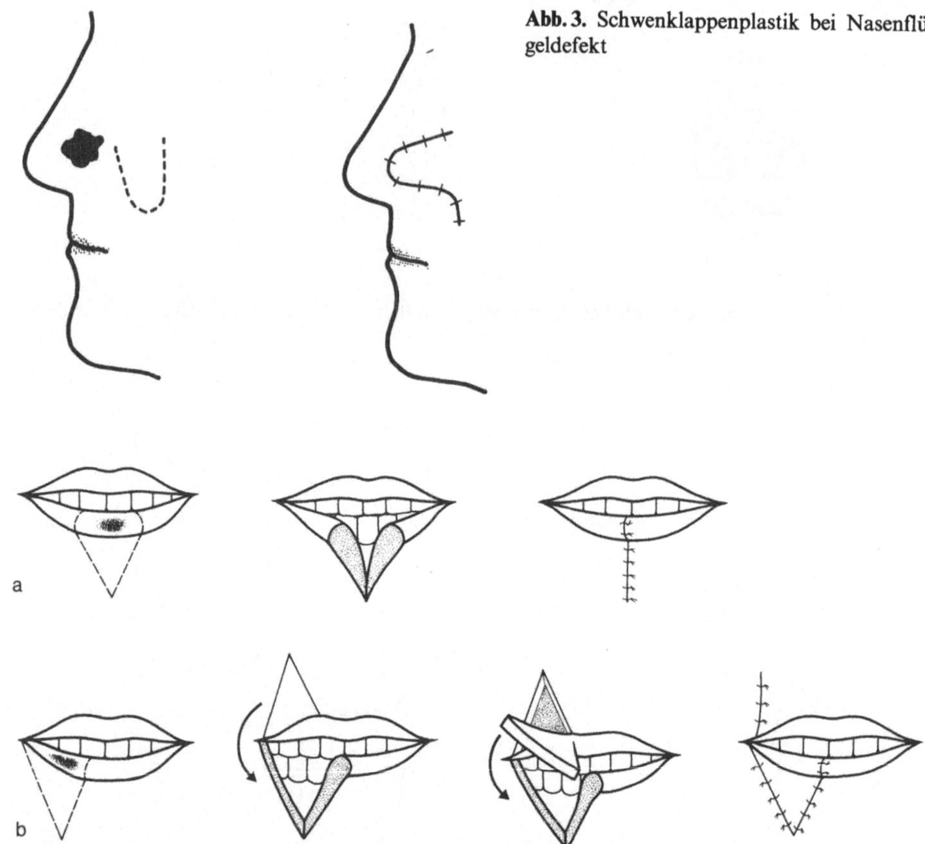

Abb. 3. Schwenklappenplastik bei Nasenflü-geldefekt

Abb. 4. Operative Behandlung eines Lippenkarzinoms mittels Keilexzision (**a**) oder Estlander-Plastik (**b**)

solabialregion gedeckt werden (Abb. 3). Bei Defekten an der Nasenspitze kann der Defekt mit einer doppelten Schwenklappenplastik geschlossen werden. Große Nasendefekte lassen sich auch mit einem gestielten Stirnlappen gut decken. Auch die Insellappenplastik aus der Nasolabialregion kann zur Deckung eines Nasenflügeldefektes verwendet werden. Für durchgehende Defekte der Nasenflügel eignet sich der sog. Composite-graft, dessen Knorpel aus der Ohrmuschel entnommen wird.

Für die Behandlung von *Lippentumoren* sind zahlreiche Operationsmethoden angegeben worden. Bei kleinen Karzinomen genügt die Keilexzision; der Defekt kann primär verschlossen werden (Abb. 4). Größere Defekte können mittels der Plastik nach Abbe-Estlander ausgefüllt werden, große Tumoren, die den größten Teil der Unterlippe betreffen, lassen sich u. a. durch eine beidseitige Verschiebelappenplastik nach Exzision Burowscher Dreiecke schließen.

Defekte nach Exzision von *Wangentumoren* können durch eine ausgedehnte Rotationsplastik der gesamten Wange geschlossen werden (Abb. 5); bei ausgedehnten Tumoren ist gelegentlich die Deckung des Defekts genau wie bei großen Defekten im Gesichts- und Halsbereich mittels eines Deltopektorallappens möglich (Abb. 6).

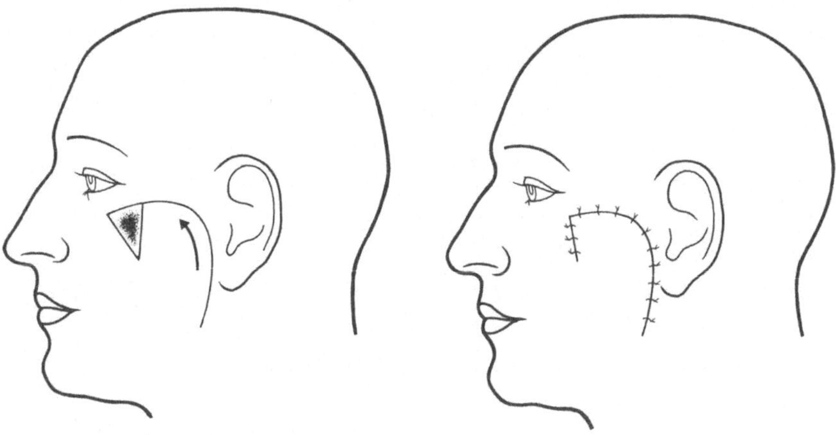

Abb. 5. Deckung eines Gesichtshautdefektes mittels Rotationslappen

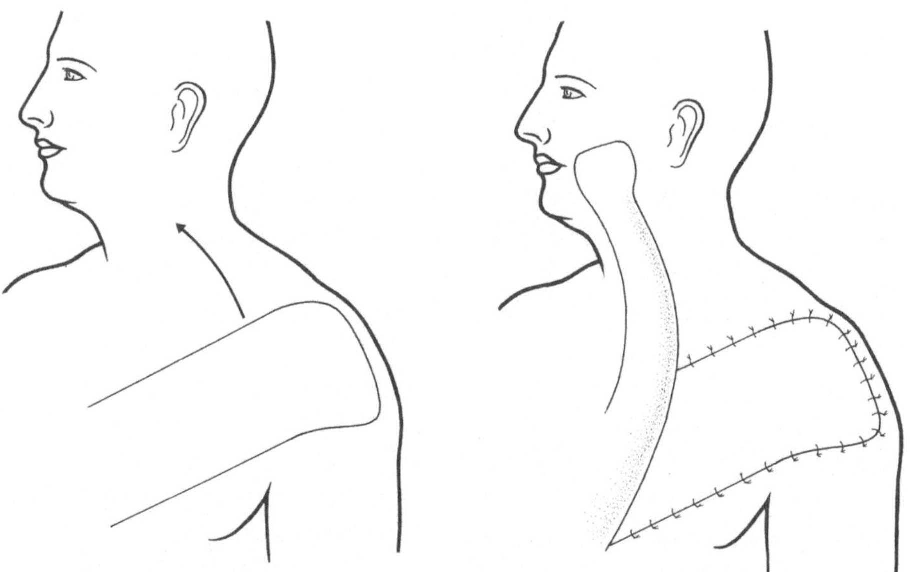

Abb. 6. Verschluß ausgedehnter Gesichts- und Halsdefekte mittels Deltopektorallappenplastik

Defekte am behaarten *Schädel* nach Exzision von Basaliomen lassen sich entweder durch eine einfache Rotationsplastik nach Keilexzision oder durch eine doppelte Rotationsplastik decken (Abb. 7).

Folgezustände des *Mammakarzinoms* bedürfen in zunehmender Zahl rekonstruktiver Eingriffe. Das ausgedehnte Mammakarzinom hinterläßt bei großen exulzerierten Tumoren meist einen großen Gewebsdefekt, der sich primär nicht schließen läßt. Die Deckung kann mit einem großen Brückenlappen von der lateralen Thoraxwand erfolgen, wobei der resultierende Defekt mit einem Spalthautlappen gedeckt wird. Beim Mammakarzinom des Mannes muß dieses Verfahren

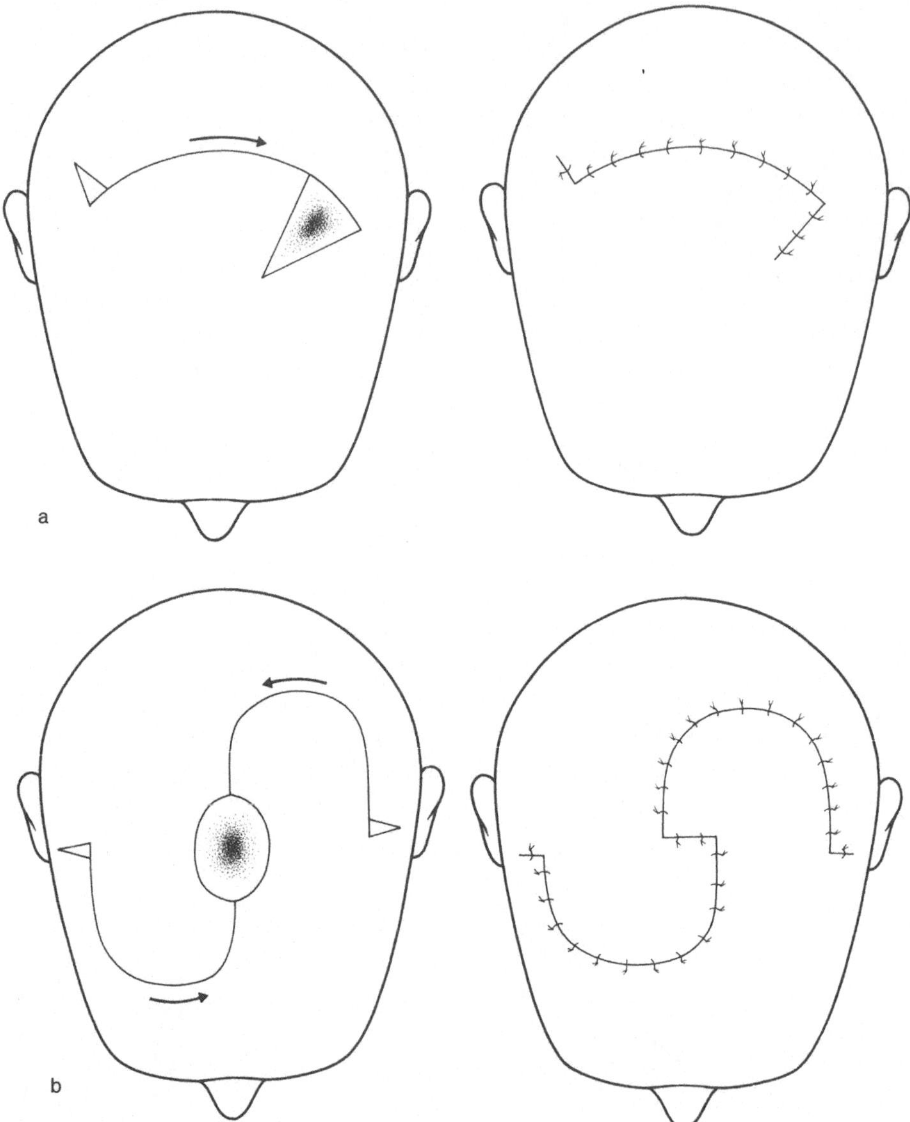

Abb. 7. Rotationslappenplastik nach Exzision maligner Hauttumoren am behaarten Schädel (**a** einfache Rotationsplastik, **b** doppelte Rotationsplastik)

häufiger angewendet werden, da hier besonders wenig verschiebliche Haut zur Verfügung steht. Eine andere Möglichkeit bietet der Schwenklappen von kaudal oder der myokutane Latissimuslappen (Abb. 8 u. 9).

Mit der Behandlung von Folgezuständen nach einer Behandlung eines Mammakarzinoms, sei es als lokales Rezidiv oder als Strahlenschaden, wird der plastische Chirurg besonders häufig konfrontiert. Während die Strahlenulzera – dank der modernen Möglichkeiten der Strahlentherapie, die an die Stelle der konventionellen Nachbestrahlung getreten sind – erfreulicherweise zunehmend zurückgehen,

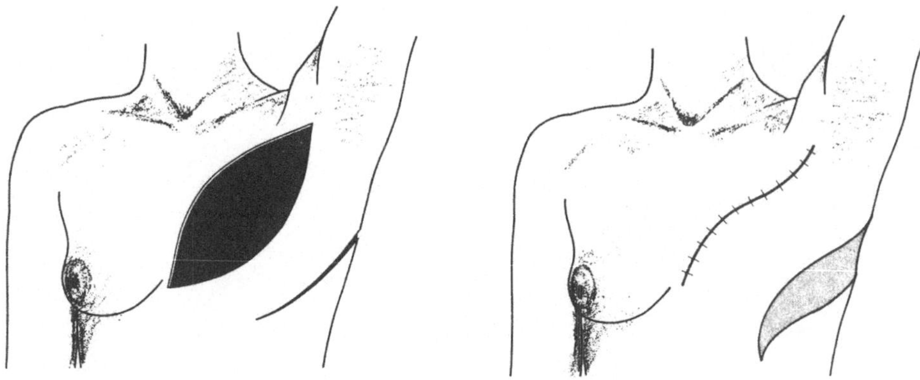

Abb. 8. Rückenlappenplastik bei ausgedehntem Defekt nach Ablatio mammae

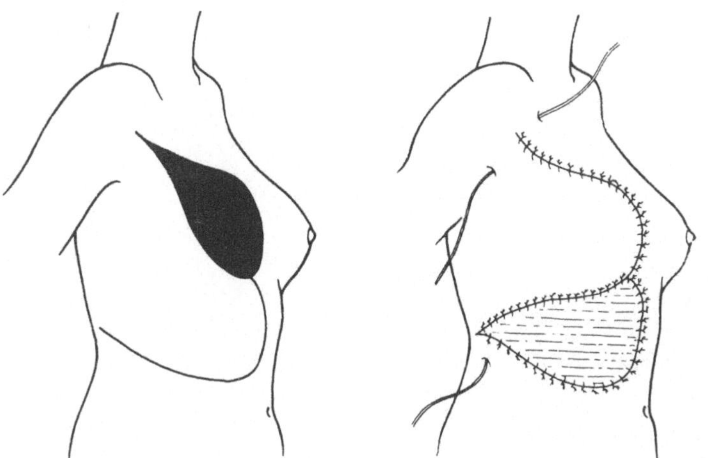

Abb. 9. Schwenklappenplastik zur Deckung von Thoraxwanddefekten

werden heute zum großen Teil als Folge einer nicht genügend radikalen und inad-
äquaten Primärbehandlung des Mammakarzinoms Lokalrezidive früher und wesentlich häufiger beobachtet, als es noch vor einigen Jahren der Fall war. Wenn
sich auch die Lokalrezidive dank der verschiedenen Möglichkeiten der plastisch-
rekonstruktiven Chirurgie in vielen Fällen lokal beherrschen lassen, darf nicht
übersehen werden, daß es sich oft nur um einen palliativen Effekt handelt und Metastasen trotzdem über kurz oder lang auftreten und damit das Schicksal der Kranken besiegeln. Aus diesem Grunde wird versucht, die lokale Behandlung des Mam-
makarzinomrezidivs bei Frauen bis 5 Jahre nach der Menopause mit der Ovariek-
tomie zu kombinieren, evtl. ist auch eine zusätzliche Gabe von Antiöstrogenen zu
erwägen. Wegen der im Zunehmen begriffenen Lokalrezidive besteht die Forderung nach radikaler Behandlung der Mammakarzinome mit Amputation, Ausräumung der Axilla und ausgiebiger Hautexzision. Die kosmetisch günstige quere In-
zision sollte beim medialen Tumorsitz eher durch einen Schrägschnitt ersetzt werden, um ausreichend radikal exzidieren zu können. Es ist unverantwortlich, im Ge-

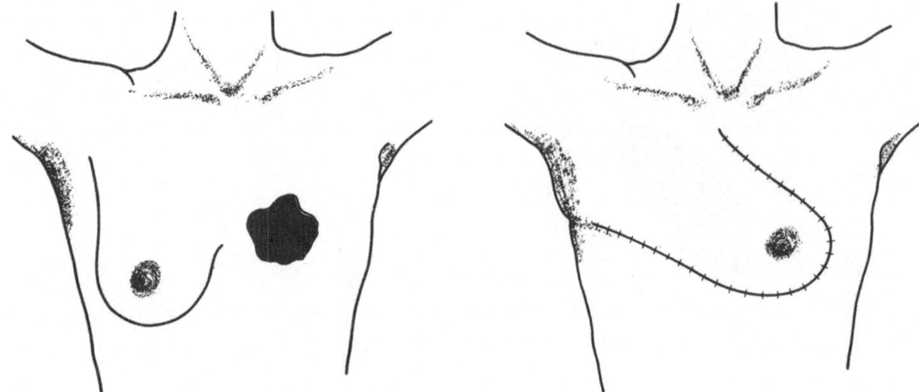

Abb. 10. Einschlagen der gesunden Mamma in den Thoraxwanddefekt nach Mastektomie oder Exzision eines Strahlenulkus oder lokalen Rezidivs

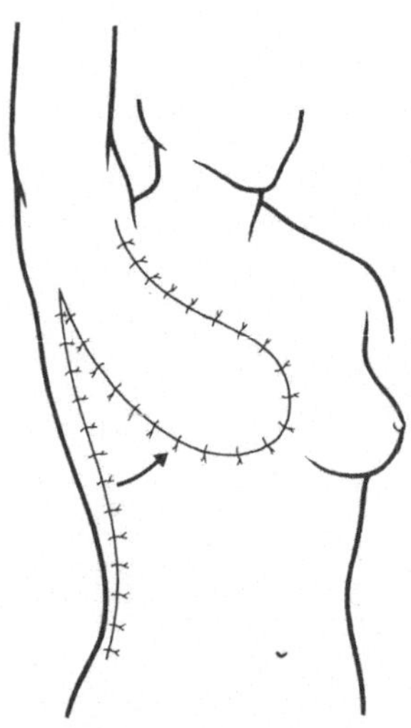

Abb. 11. Myokutaner Latissimuslappen zur Behandlung ausgedehnter Mammakarzinomrezidive oder zur Rekonstruktion der Mamma nach Ablatio

gensatz zu anderen Tumoren, den Brustkrebs nicht nach radikalen, sondern kosmetischen Gesichtspunkten zu operieren und damit die Kranken der Gefahr eines Lokalrezidivs auszusetzen.

Sowohl bei Strahlenschäden als auch bei lokal ausgedehnten Rezidiven ist es meist nur durch kombinierte, plastische Eingriffe möglich, den entstandenen Defekt zu decken. Hat die Patientin noch eine gesunde Brust, kann man diese zur Defektdeckung verwenden (Abb. 10). Bei doppelseitiger Ablatio mammae ist die Deckung nur durch einen großen Verschiebeschwenklappen möglich, wobei der Hautlappen gelegentlich bis zum Unterbauch und Rücken mobilisiert werden muß, um ihn spannungsfrei in den Defekt einnähen zu können.

Als besondere Art eines Schwenklappens ermöglicht der myokutane Latissimuslappen (Abb. 11) neben Einschlagen gesunder, gut durchbluteter Haut eine gute Unterfütterung des Transplantats. Bei Mitbeteiligung der Rippen und der Pleura

ist neben der weiten Hautresektion auch eine gleichzeitige Resektion der Thoraxwand nötig. Vor der Hautlappenplastik muß der eröffnete Thorax nach Anlegen
einer Thoraxsaugdrainage abgedichtet werden. Dies kann entweder mit einem unter Spannung eingenähten Kutislappen oder mit einem Kunststoffnetz erfolgen.

Als eine weitere Operation zur Deckung großer Defekte nach ausgedehnten lokalen Rezidiven sei die Omentumtransposition erwähnt, bei der das große Bauch-
netz durch einen subkutanen Tunnel im Epigastrium gestielt in die Wundhöhle ein-
geschlagen und nach ca. 2 Wochen mit Spalthautlappen gedeckt wird.

Auch wenn diese rekonstruktiven Operationen oft nur als Palliativmaßnahme
bei ausgedehnten lokalen Rezidiven und großen Strahlenschäden anzusehen sind,
sind sie wegen der oft unerträglichen Schmerzen, die die Kranken bei solchen jau-
chigen, tiefgreifenden Destruktionen ertragen müssen, indiziert. Bei Tumoren in
der Achselhöhle und Leiste ist die Versorgung wegen der meist vorhandenen Infiltration von Gefäßen und Nerven besonders schwierig. Der radikalen Exstirpation
des gesamten befallenen Gewebes muß die Deckung mit einem Verschiebeschwenklappen folgen, in der Achselhöhle hat sich der Epaulettenlappen bewährt. Besonders die Tumoren, Metastasen und Strahlenschäden in der Leistenbeuge sind sehr
infektionsgefährdet, bergen außerdem die Gefahr der Arrosion der großen Gefäße
in sich und können damit zu tödlichen Blutungen führen. Bei Infiltration oder Arrosion der Femoralarterie muß u. U. durch einen Obturatorbypass (parallel ge-
schaltete Gefäßprothese von der A. iliaca zur A. femoralis durch das Foramen ob-
turatum) die Durchblutung des Beines gesichert werden.

Große *Weichteilsarkome* hinterlassen oft nach Exzision weit im Gesunden große, primär nicht zu schließende Defekte. Diese erfordern beispielsweise bei Befall
der Bauchwand eine Rekonstruktion mittels Kutis- oder Marlexnetzplastik mit anschließender Bedeckung durch Hautverschiebung. Das gleiche gilt nach Resektion
der gesamten Bauchwand – einschließlich des Peritoneums – bei in die Bauchwand
infiltrierenden intraabdominellen Tumoren, sofern diese intraabdominell saniert
werden können.

Defekte an den Extremitäten nach Entfernung bösartiger Geschwülste können
an der oberen Extremität mit Stiellappen vom Thorax oder Abdomen her gedeckt
werden; an den unteren Extremitäten kommen neben lokalen Verschiebelappen-
plastiken meist nur Stiellappen vom anderen Bein in Frage (Abb. 12 u. 13).

Defekte nach Tumorentfernung an der Fußsohle können entweder durch einen
Stiellappen vom gesunden Bein her gedeckt werden oder, besonders bei alten Menschen, denen eine solche Behandlung wegen der erforderlichen langen Ruhigstellung in ungünstiger Lage nicht zugemutet werden kann, durch eine Vollhautlap-
penplastik.

Als rekonstruktiver Eingriff am Skelettsystem sei nur der alloplastische Ge-
lenkersatz bei pathologischen Schenkelhalsfrakturen erwähnt, durch den die sonst
für den Rest ihres Lebens pflegebedürftigen und bettlägerigen Kranken wieder
schmerzfrei und gehfähig werden.

Trotz des, nach der radikalen Entfernung eines Tumors im Bereich der Haut,
meist entstandenen großen Defekts ist auch bei der Therapie bösartiger Erkrankungen die radikale Entfernung des Tumors ohne Rücksicht auf die dadurch evtl.
auftretenden Schwierigkeiten der Defektdeckung oberstes Gesetz. Jede Behandlung von malignen Tumoren ist primär ein onkologisches Problem und erst sekun-

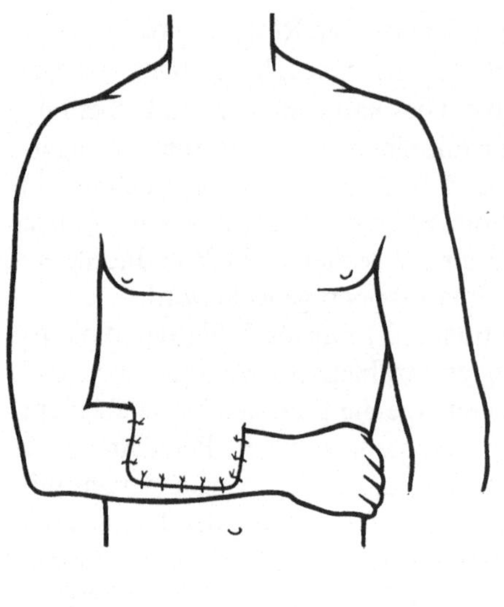

Abb. 12. Stiellappenplastik zur Deckung von Weichteildefekten an den oberen Extremitäten

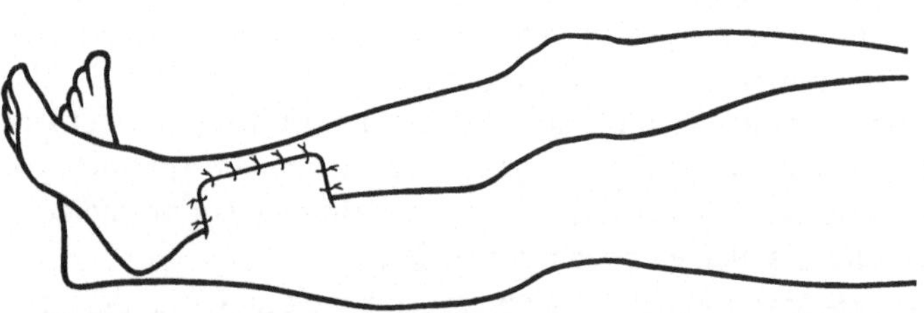

Abb. 13. Crosslegplastik zur Defektdeckung an der unteren Extremität

där eine Frage der Defektdeckung. Mit den verschiedenen Möglichkeiten der plastisch-chirurgischen Maßnahmen wird man meist in der Lage sein, trotz der für die endgültige Heilung eines Karzinoms notwendigen Radikalität funktionell und kosmetisch befriedigende Ergebnisse zu erzielen. Es empfiehlt sich bei der Behandlung von Tumoren, die die Weichteildecke des Körpers miteinbeziehen, schon vor einem solchen Eingriff einen in der plastisch-rekonstruktiven Chirurgie versierten Chirurgen zu konsultieren.

Literatur

Bakamijan VY (1965) A two-staged method for pharyngoesophageal reconstruction with a primary pedoral skin flap. Plast Reconstr Surg 36:173
Bethmann W, Zoltan J (1968) Operationsmethoden der plastischen Chirurgie. Fischer, Jena
Bruck HG (1972) Verschluß von Thoraxwanddefekten nach Resektion von Mammacarcinomrezidiven. Chir Plast 1:265–280
Bürkle de la Camp H (1955) Grundzüge der operativen Technik in der plastischen Chirurgie. In: Breitner (Hrsg) Chirurg. Operationslehre, Bd 1. Urban & Schwarzenberg, Wien
Converse JM (1969) Reconstructive plastic surgery. Saunders, Philadelphia London
Gelbke H (1963) Wiederherstellende und plastische Chirurgie. Thieme, Stuttgart
Gillies HD, Millord R (1957) The principles and art of plastic surgery. Butterworth, London
Gohrbandt E, Gabka J, Berndorfer A (1965) Handbuch der plastischen Chirurgie. de Gruyter, Berlin

Hernandez-Richter J (1967) Plastischer Hautersatz nach Resektion maligner Tumoren. In: Bürkle de la Camp H, Schuchardt K (Hrsg) Chirurgia Plastica et Reconstructiva, Bd 1. Springer, Berlin Heidelberg New York
Krebs H (1975) Richtlinien zur operativen Behandlung des Mammacarcinoms. Chirurg 46:548–553
Krebs H (1977) Verschluß großer Defekte beim Mammacarcinom mittels lokaler Hautplastiken. In: Chirurgische Praxis, Beiträge zur Mammachirurgie, Grebe HE (Hrsg), S. 67 Marseille Verlag, München
Krebs H (1979) Zur Behandlung ossärer Metastasen an den Extremitäten beim Mamma-Ca. Chir Prax 25:11–20
Krizek TJ, Robson MC (1972) The deltopectoral flap for reconstruction of irradiated cancers of the head and neck. Surg Gynecol Obset 135:787–789
McGregor IA (1972) Fundamental techniques of plastic surgery. Churchill Livingstone, Edinburgh London
Mühlbauer W, Olbrich RV (1977) The latissimis dorsi myo cutaneous flap for breast reconstruction. Chir Plast 4:27–35
Olivari N (1969) Verschiebeschwenkplastik bei Deckung von Hautdefekten bzw. Dekubitalulcera. In: Bürkle de la Camp H, Schuchardt H (Hrsg) Chirurgia Plastica et Reconstructiva, Bd 6. Springer, Berlin Heidelberg New York, S 291
Wiendt HJ (1969) Die Chirurgische Behandlung von Strahlenulcera. In: Bürkle de la Camp H, Schuchardt H (Hrsg) Chirurgia Plastica et Reconstructiva, Bd 6. Springer, Berlin Heidelberg New York, S 291

1.5 Allgemeine Richtlinien der Strahlentherapie

H. KUTTIG

Die Strahlentherapie nimmt eine unbestrittene Stellung in der Behandlung bösartiger Geschwülste ein. Ausgehend von einer reinen Empirie, konnte sie durch die Entwicklung der klinischen Strahlenbiologie mit ihren neuen Erkenntnissen, einer exakten Dosimetrie, den verbesserte Methoden ermöglichenden technischen Fortschritt und durch die Einführung wirkungsvollerer, eine bessere Schonung des gesunden Gewebes und des Patienten gestattender energiereicher Strahlenarten und -qualitäten zu einem anerkannten, naturwissenschaftlich fundierten klinischen Fach werden. Mit dazu beigetragen hat die elektronische Datenverarbeitung mit der Möglichkeit einer exakten Bestrahlungsplanung. So kann praktisch jede Strahlendosis in einer gewünschten Verteilung an jeden Ort des Körpers zur Wirkung gebracht werden. Die Strahlentherapie stellt jedoch ebenso wie die Operation nur eine lokale Maßnahme dar, die zur Behandlung des Primärtumors, der regionären Lymphabflußwege und von solitären oder begrenzten Metastasen herangezogen werden kann. Im Falle einer Generalisation des Tumorgeschehens hat sie jedoch nur noch palliativen Charakter, obgleich die palliative Strahlenanwendung mit ihrer analgetischen und tumorverkleinerten Wirkung in vielen Fällen den lokalen Krankheitsverlauf noch wesentlich beeinflussen kann.

Bei dem heutigen Stand der Strahlentherapie ist eine effektive Tumorbehandlung nur noch durch Anwendung ultraharter Strahlenarten, durch die *Megavolttherapie*, gerechtfertigt. Nur sie erlaubt unter weitgehender Schonung des gesunden Gewebes und von Risikoorganen die Applikation hoher, eine Tumorbeeinflussung erwarten lassender Strahlendosen. Zu ihnen zählen die Gammastrahlung von ^{60}Kobalt und ^{137}Caesium, v. a. aber ultraharte Röntgenstrahlen zwischen 4 und 45 MV, welche in Elektronenbeschleunigungseinrichtungen entweder durch Kreisbeschleunigung (Betatron) oder Linearbeschleunigung (Linearbeschleuniger) erzeugt werden. Bei diesen Beschleunigern stehen wahlweise hochenergetische Elektronen, d. h. Korpuskularstrahlen, zur Therapie zur Verfügung, welche in Abhängigkeit von ihrer Energie eine Begrenzung ihrer Tiefenreichweite gestatten.

Die Vorteile der Anwendung ultraharter Strahlen gegenüber den früher allein zur Verfügung stehenden klassischen Röntgenstrahlen mit maximal 250 kV sind

- hohe relative Tiefendosis,

- durch den sog. Elektronenaufbaueffekt bedingte Hautschonung,

- schärfere Bündelung und dadurch geringere Strahlenbelastung des Patienten außerhalb des Nutzstrahlenbündels,

- geringerer Einfluß unterschiedlich dichter Gewebe auf die Dosisverteilung infolge des günstigeren Massenenergieabsorptionskoeffizienten.

Für die endokavitäre und interstitielle *Kontakttherapie* wie z. B. zur Behandlung gynäkologischer Tumoren, des Prostatakarzinoms, von Tumoren im Hals-Nasen-Ohren-Bereich und einiger Gehirntumoren steht eine Reihe von Radionukliden zur Verfügung, u. a. ^{226}Radium, ^{137}Caesium, ^{60}Kobalt, ^{192}Iridium, ^{125}Jod. Diese Strahler finden entweder temporär oder permanent Anwendung. Ein optimaler Strahlenschutz ist heute durch die Nachlade-(Afterloading-)Technik möglich.

Zur *endolymphatischen Therapie* von Lymphknotenmetastasen im Iliakal- und Aortalbereich finden ^{32}Phosphor oder ^{131}Jod als entsprechende Radiopharmaka Anwendung.

Auf *metabolischem* Wege kann die Bestrahlung von Schilddrüsentumoren und ihrer Metastasen mit ^{131}Jod und von Skelettmetastasen mit ^{89}Strontium erfolgen.

Spezielle *Bestrahlungsmethoden* wie die Bewegungsbestrahlung mit der Möglichkeit einer besonders guten Strahlenkonzentration im Zielvolumen, die kombinierte Anwendung von Photonen- und Elektronenstrahlen und die Mantelfeldtechnik zur Bestrahlung maligner Lymphome sind heute unabdingbare Voraussetzungen für eine optimale Strahlentherapie.

Einen wichtigen Faktor stellt die *Strahlensensibilität* dar, die für die verschiedenen *histologischen Geschwulstarten* durchaus nicht gleich ist. Davon abhängig ist die Radiokurabilität. Aufgrund klinischer Erfahrungen läßt sich eine Tabelle der abnehmenden Strahlenempfindlichkeit aufstellen:

1. Maligne Tumoren des hämopoetischen Systems (Leukämie, Lymphosarkom, Myelom)
2. Lymphogranulomatose
3. Lymphoepitheliale Tumoren der oberen Luftwege
4. Seminome und Dysgerminome
5. Ewing-Sarkom
6. Basalzellkarzinome der Haut
7. Plattenepithelkarzinome
8. Adenokarzinome des Endometriums, der Brustdrüse, des Gastrointestinaltraktes und der endokrinen Drüsen
9. Weichteilsarkome
10. Osteosarkome
11. Neurogene Sarkome
12. Chondrosarkome
13. Maligne Melanome

Es gibt jedoch in Einzelfällen auch Abweichungen von dieser Skala; so findet sich gelegentlich eine unerwartete Radiosensibilität beim Liposarkom, Fibrosarkom und auch beim Melanom.

Außer von der Histologie hängt die Strahlenempfindlichkeit von der *Sauerstoffversorgung* des Gewebes, seiner Vaskularisation ab. Gut vaskularisiertes und dadurch besser sauerstoffversorgtes (euoxisches) Gewebe ist strahlenempfindlicher und bentötigt für die gleiche Wirkung niedrigere Strahlendosen als hypoxisches oder gar anoxisches Gewebe. Eine geringere Sauerstoffversorgung findet sich v. a. bei großvolumigen Geschwülsten, deren zentrale Anteile auch bereits zum nekrotischen Zerfall neigen, aber auch postoperativ aufgrund der gestörten Durchblutungsverhältnisse, desgleichen bei einem Rezidiv oder Resttumor in einer bereits strahlenbehandelten Region oder im Narbengewebe.

Ein weiterer Faktor, von dem die Strahlensensibilität abhängt, ist die Zellteilungsphase. So besteht die höchste Empfindlichkeit in der G_2- und M-Phase. Dies ist mit einer der Gründe, warum die erforderliche Strahlendosis fraktioniert verabreicht wird.

Ein radioresistenter oder nur gering strahlensensibler Tumor ist i. allg. nicht radiokurabel, da die nur begrenzte Strahlenresistenz des ihn umgebenden gesunden Gewebes durch Anwendung zu hoher Dosen, welche eine Nekrose erwarten läßt, verbietet.

Möglichkeiten, auch in diesen Fällen noch einen radiotherapeutischen Effekt zu erreichen, bestehen in der Anwendung von Strahlenarten mit hoher linearer Energieübertragung (LET) wie schnellen Neutronen oder Protonen. Auch in der Kombination ionisierender Strahlen mit lokaler Hochfrequenzhyperthermie ist eine Wirkungssteigerung zu erwarten. Außerdem werden z. Z. in kontrollierten Studien sog. Radiosensitizer, d.h. elektronenaffine Stoffe wie Misonidazol, auf ihre Eignung zur Steigerung der Strahlenempfindlichkeit untersucht.

Die Strahlentherapie erfolgt i. allg. in Form der *fraktionierten Bestrahlung*, wodurch die erforderliche Gesamtdosis auf einen Zeitraum von 4–7 Wochen verteilt appliziert wird. Dadurch wird außer der Zellteilungsphase die bessere Erholungsfähigkeit (Recovery) und Reparationsfähigkeit (Repair) des gesunden Gewebes ausgenutzt.

In vielen Fällen muß die Strahlenbehandlung, die trotz heute guter Verträglichkeit einen nicht geringen Eingriff darstellt, stationär unter klinischer Kontrolle und Überwachung erfolgen.

Für die *Indikationsstellung* zur Strahlentherapie – ob mit kurativem oder palliativem Ziel – ist die Berücksichtigung der Strahlensensibilität der betreffenden Tumorform, des Stadiums der Geschwulstausbreitung und der in der Nachbarschaft liegenden gesunden, besonders strahlenempfindlichen Organe (Risikoorgane) zu beachten. Des weiteren ist die *Zuordnung der Radiotherapie* zu den anderen Behandlungsmöglichkeiten, der Operation und der Chemotherapie, zu diskutieren. Daraus ergeben sich als *Anwendungsformen* der Strahlentherapie die
– präoperative Bestrahlung,
– postoperative Bestrahlung,
– prä- und postoperative Bestrahlung sowie die
– alleinige Strahlentherapie, jeweils mit oder ohne zusätzliche Chemotherapie.

Die *präoperative Bestrahlung* stellt vom strahlenbiologischen Gesichtspunkt her die an sich günstigste Anwendungsform ionisierender Strahlen dar, treffen diese doch ein nicht durch vorangegangene operative Maßnahmen alteriertes, voll durchblutetes Gewebe. Ihr weiteres Ziel ist die Reduzierung und Devitalisierung von durch den operativen Eingriff ausgeschwemmten Geschwulstzellverbänden. Doch hat sich die präoperative Bestrahlung bisher nur wenig durchsetzen können und findet z. Z. allein Anwendung beim Melanom und Osteosarkom in Form einer meist einzeitigen, relativ hochdosierten Bestrahlung unmittelbar vor der Operation sowie beim Ösophaguskarzinom und Pancoast-Tumor.

Die *postoperative Bestrahlung* ist indiziert bei allen Tumoren, bei denen aufgrund ihres Stadiums oder ihrer Aggressivität nicht sicher ist, daß der Operateur alle Geschwulstzellverbände restlos entfernen konnte, oder zur Bestrahlung der regionären Lymphabflußwege, z. B. von Tumoren im Hals-Nasen-Ohren-Bereich, der Brustdrüse, bei Hodentumoren und gynäkologischen Geschwülsten. Bei all diesen Indikationen hat sie ihre Berechtigung im Hinblick auf die Sicherung des operativen Behandlungsergebnisses lokal und im Bereiche der regionären Ausbreitungswege bewiesen.

Für die *prä- und postoperative Bestrahlung* gilt das gleiche wie für die präoperative Bestrahlung. Hierbei ergibt sich die Möglichkeit, Tumoren an der Grenze der Operabilität durch mittelhohe Strahlendosen infolge Reduzierung des Volumens operabel zu gestalten und postoperativ die erforderliche Gesamtdosis zu ergänzen.

Für die *alleinige Strahlentherapie* kommen alle besonders strahlenempfindlichen Tumoren, wie die malignen Lymphome und das Seminom, sowie alle inoperablen Geschwülste in Betracht, außerdem Tumorlokalisationen, bei denen die radiologischen Ergebnisse denen der Operation – aber ohne Risiko – entsprechen. Hierzu zählt insbesondere das Prostatakarzinom. Bei inoperablen Tumoren muß für die Indikationsstellung unter Berücksichtigung aller klinischen Faktoren kritisch abgewogen werden, ob noch der Versuch einer kurativen Strahlentherapie gerechtfertigt erscheint oder ob nicht durch eine palliative Bestrahlung oder gar den Verzicht auf eine Strahlentherapie dem Patienten mehr gedient werden kann.

Ein besonders wichtiges Indikationsgebiet der alleinigen Strahlentherapie stellen Fernmetastasen dar. Mit *palliativem Ziel* kann durch relativ niedrige Strahlendosen bei Skelettmetastasen eine *Analgesie*, manchmal noch eine Remineralisation erreicht werden. Aber auch im Weichteilgewebe läßt sich die analgetische Strahlenwirkung, u. a. bei Darmtumoren, ausnutzen. Auf palliative Strahlendosen reagieren auch Blutungen, Schleimabgang und Tenesmen in einem unterschiedlich hohen Prozentsatz. Bei Gehirnmetastasen ist durch eine Beeinflussung des perifokalen Ödems gelegentlich noch eine längeranhaltende Aufhellung des Bewußtseins zu erreichen. So kann die palliative Bestrahlung vielfach dem inkurablen Krebskranken eine Erleichterung seiner Beschwerden und für den Rest seines Lebens noch einen lebenswerten Zustand ermöglichen.

Die Festlegung der erforderlichen Strahlendosis und des Fraktionierungsrhythmus beruht auf der radiologisch-onkologischen Erfahrung unter Berücksichtigung aller klinischen und radiologischen Faktoren. In keinem Falle ist eine Schematisierung gerechtfertigt. Der klinische Verlauf mit lokalen oder Allgemeinreaktionen ist stets zu verfolgen und erfordert dann ggf. entsprechende Abweichungen vom Behandlungsplan.

Besondere Beachtung erfordert die Kombinationsbehandlung mit einer Chemotherapie. Dabei besteht häufig das Auftreten verstärker Strahlenreaktionen oder eine Beeinträchtigung des hämatopoetischen Systems. Ein Abfall der Leukozytenzahl unter 3 000 ist als kritisch anzusehen und erfordert zumindest eine Unterbrechung der Strahlenbehandlung. Durch ein entsprechendes Timing von Strahlen- und Chemotherapie und besonders enge Zusammenarbeit von Radiologen und Internisten dürften sich unerwartete Nebenwirkungen beider Behandlungsformen in den meisten Fällen vermeiden lassen.

Nebenreaktionen der Strahlentherapie, ihre Vermeidung und Behandlung sind im speziellen Teil bei den einzelnen Organtumoren berücksichtigt. Hier soll nur auf die bei perkutaner Bestrahlung zu beachtende *Pflege der bestrahlten Haut* eingegangen werden. Obgleich bei Anwendung ultraharter Strahlen Hautreaktionen in Form der Epitheliolyse äußerst selten auftreten, muß jedes Bestrahlungsfeld während der Strahlenbehandlung und noch einige Wochen nach deren Abschluß einer besonderen Pflege unterliegen. Diese erfolgt in der Regel durch Anwendung von Azulon-Puder. Sollte dadurch die Haut stark austrocknen, so empfehlen wir zusätzlich zur Puderbehandlung an jedem 3. Tag die Applikation von Azulon-Salbe. Dabei dürfte i. allg. bei einer optimalen Strahlentherapie höchstens ein Erythem zu beobachten sein. Patienten mit Hautulzerationen reagieren gut auf Pinseln mit 2% Gentianaviolett-Lösung. Selbstverständlich sollten die bestrahlten Hautpartien vor direkter Sonneneinwirkung und mechanischer Reizung bewahrt werden. Ein Verbot der Wasseranwendung (Waschen, Bäder) besteht nicht, sofern milde Seifen verwendet und zu hohe Temperaturen vermieden werden. Ein Verbot der Wasseranwendung würde durch bakterielle Verunreinigungen im Gefolge von Schweißabsonderungen gerade das Gegenteil, nämlich eine zusätzliche Hautreizung bewirken.

Literatur

Ackerman LV, Del Regato JA (1970) Cancer. Diagnosis, treatment and prognosis. Mosby, St. Louis
Arndt J (1973) Indikationen und Grenzen der Strahlentherapie bösartiger Neubildungen. Fischer, Jena
Lissner J (Hrsg) (1979) Radiologie II. Enke, Stuttgart
Scherer E (Hrsg) (1980) Strahlentherapie. Radiologische Onkologie. Springer, Berlin Heidelberg New York
Scherer E (1981) Strahlentherapie. Thieme, Stuttgart

1.6 Grundlagen der antineoplastischen Chemotherapie

H. Osswald

Der häufig verwendete Ausdruck Zytostatika definiert die Wirkungsweise der antineoplastischen Chemotherapie nur teilweise, weil eine Zytostase bzw. Kanzerostase ebenso wie die Bakteriostase biologischer Prozesse (z. B. Immunmechanismen) zur völligen Vernichtung der Zellen bedarf. Kanzerozide Eigenschaften von Chemotherapeutika werden mit dem Ausdruck Zytostatika nur unzureichend erfaßt. Hingegen schließt der Begriff der antineoplastischen Chemotherapeutika unabhängig vom Wirkungstyp alle gegen Tumoren wirksamen Substanzen ein, zumal der Wirkungstyp eines Chemotherapeutikums auch durch die erreichbare Dosierung beeinflußt wird.

Die Chemotherapie maligner Neoplasien unterliegt, wie beispielsweise auch die antibakterielle Chemotherapie, den gleichen Gesetzmäßigkeiten mit dem Unterschied einer geringen Selektivität der antineoplastischen Chemotherapeutika. Hieraus ergeben sich strenge Forderungen einer genauen Beachtung von Indikationen, Kombinationen und Nebenwirkungen der antineoplastischen Chemotherapeutika, wobei ein frühestmöglicher Beginn der therapeutischen Intervention mit adäquater Dosierung anzustreben ist. Die großen Unterschiede der Tumorarten im biochemischen, molekularbiologischen und zellkinetischen Verhalten verweisen die Möglichkeit der Entwicklung eines bei allen Arten bösartiger Geschwülste wirksamen Chemotherapeutikums in den Bereich der Utopie. Obwohl die antibakterielle Chemotherapie hervorragende Erfolge in dem relativ kurzen Zeitraum ihrer Entwicklung erreicht hat, zeichnet sich noch keine Möglichkeit für ein bei allen pathogenen Bakterien wirksames Präparat ab, trotz der erheblich größeren Unterschiede zwischen Bakterienzellen und Wirtsorganismus.

Der folgende Vergleich (Tabelle 1) verdeutlicht die besondere Ausgangssituation der antineoplastischen Chemotherapie und gestattet eine realistische Einschätzung von Möglichkeiten und Grenzen der therapeutischen Intervention. Resistenz- und Persistenzentwicklung treten auch bei Tumoren auf und können zu Fehldeutungen im therapeutischen Handeln führen, weil ihre Erscheinungsformen ähnlich, die Grundlagen jedoch unterschiedlich sind und daher andere Konsequenzen nach sich ziehen. Natürliche (primäre) oder erworbene (sekundäre) Resistenz beruht auf einer fehlenden Sensibilität der Zielzelle (Tumorzelle) gegenüber dem Chemotherapeutikum. Bei der natürlichen Resistenz handelt es sich um einen bestehenden (primären) Sensibilitätsmangel des Zielzellkollektivs, während bei der erworbenen Resistenz meist aus dem Zellkollektiv durch das Chemotherapeutikum resistente Mutanten selektioniert werden, seltener entwickelt ein sensibles Zellkollektiv eine zunehmende Resistenz. Die Resistenz entwickelt sich vorwiegend gegen Substanzen mit gleichen biochemischen Angriffspunkten, seltener gegen Substanzen weitge-

Tabelle 1. Unterschiede der Angriffsmöglichkeiten zwischen antibakterieller und antineoplastischer Chemotherapie

Vergleich der Angriffspunkte	Antibakterielle Chemotherapie	Antineoplastische Chemotherapie
Biochemische Unterschiede zwischen Zielzelle (Bakterien- oder Tumorzelle) und Wirtsorganismus	+ + +	+
Sensibilität der Zielzelle gegenüber dem Chemotherapeutikum	+ + +	+ (+) (Ausnahme: Chorion-epitheliom, Burkitt-Tumor)
Immunantwort des Wirtsorganismus	+ + +	(+)
Resistenzentwicklung	+ +	+ +
Persistenzentwicklung	+	+

hend ähnlicher Struktur. Daher erfordert eine Resistenzentwicklung einen Wechsel des Chemotherapeutikums. Hingegen entwickelt sich die Persistenz unter dem Einfluß des Mangels an Metaboliten oder einer therapiebedingten Verminderung der Zielzellen in der Proliferationsphase, in welcher sowohl Bakterien als auch Tumorzellen die höchste Sensibilität besitzen. Persistenz entwickelt sich häufiger bei der Dauertherapie. Eine Therapieunterbrechung mit nachfolgender, hochdosierter Chemotherapie im Intervall führt zu einem deutlichen therapeutischen Effekt.

Tabelle 2 gibt einen schematischen Vergleich der therapeutischen Grenzen und Möglichkeiten.

Die geringere therapeutische Breite, die limitierte Selektivität, die immunsuppressiven Effekte und die unerwünschten Wirkungen erfordern bei Anwendung der antineoplastischen Chemotherapie eine erheblich größere Erfahrung, um eine optimale Wirksamkeit ohne schwere toxische Erscheinungen zu erreichen. Jedoch darf nicht der gegenteilige Fehler mit stark verringerten Dosierungen erfolgen, um nicht neben einem Ausbleiben der chemotherapeutischen Wirksamkeit die Resistenzentwicklung zu fördern.

Tabelle 2. Vergleich der Wirkungsqualitäten von antibakterieller und antineoplastischer Chemotherapie

Vergleich der Wirkungsqualitäten	Antibakterielle Chemotherapie	Antineoplastische Chemotherapie
Therapeutische Breite	+ + +	+
Selektivität der Wirkung	+ + +	+
Immunsuppression	−	+ +
Unerwünschte Wirkungen	Verschiedene Nebenwirkungen (Ausnahme Infektionswechsel)	Zytotoxische Effekte und verschiedene Nebenwirkungen
Effektivität der Monotherapie	+ + (+)	+
Rationale Kombinationschemotherapie	+ + +	+ +

Grundlagen der Zellkinetik

Bei Normalzellen unterliegt die Möglichkeit der Zellteilung einem Regulationsmechanismus (Feedback), welcher den notwendigen Ersatz von Zellen ermöglicht und eine überschießende Zellteilung verhindert. An Normalzellen in vitro läßt sich das Phänomen der Kontakthemmung beobachten. Sobald die Zellen durch die Vermehrung im Nährmedium gegenseitigen Kontakt erreichen, unterbleibt die weitere Zellteilung. Tumorzellen setzen in vitro auch nach erfolgtem Kontakt mit den Nachbarzellen die Teilung fort. Es ergibt sich hierbei eine Parallele zu den Verhältnissen in vivo. Die Tumorzellen breiten sich durch infiltratives Wachstum im normalen Gewebe aus. In den Anfangsstadien der Tumorentwicklung besteht ein exponentielles Wachstum.

Zellkinetik

Eine entscheidende Schlüsselstellung in der Zelle besitzt die Desoxyribonukleinsäure (DNS), deren räumliche Struktur ein Doppelhelix bildet (Watson u. Crick 1953). Die DNS enthält den gesamten genetischen Code für die Zelle und den Gesamtorganismus. Die gesamte DNS des Menschen würde in gestreckter Form bei End-zu-End-Anlagerung aller DNS-Stränge die Entfernung zwischen Sonne und Erde weit mehr als 100fach überbrücken. Die hauptsächlichen Funktionen der DNS ergeben sich aus dem nachfolgenden Schema (Abb. 1).

Neben der Teilung (Replikation) der DNS, welche der Zellteilung vorausgeht, überschreibt die DNS ihre Funktion in die RNS (Ribonukleinsäure im Zellplasma). In beiden Funktionen, der Replikation und der Transkription, dient einer der DNS-Stränge als Matritze (Template); von ihm wird mittels Enzym ein neuer DNS- oder RNS-Strang gebildet. RNS existiert in verschiedenen Formen, von denen die wichtigsten die „messenger RNS" (m-RNS), die „ribosomale RNS" (r-RNS) und die „transfer RNS" (t-RNS) sind. Die m-RNS trägt die Information der DNS in das Zytoplasma zur Proteinsynthese. Die r-RNS wirkt auf Struktur und Funktion der Ribosomen ein, während die t-RNS die aktivierten Aminosäuren zur entsprechenden Stelle (Codon) der m-RNS (zum Aufbau der Polypeptiden) bringt.

Die frühere Annahme einer ausschließlichen Wirkung der DNS auf die RNS ist durch die Klärung des Wirkungsmechanismus onkogener RNS-Viren überholt worden (Temin u. Mizutani 1970). Diese Virusart kann durch Aktivierung eines Enzyms (reverse Transkriptase) Virus-RNS in provirale DNS überschreiben, wodurch eine Integration der proviralen DNS in die DNS der Zelle ermöglicht wird.

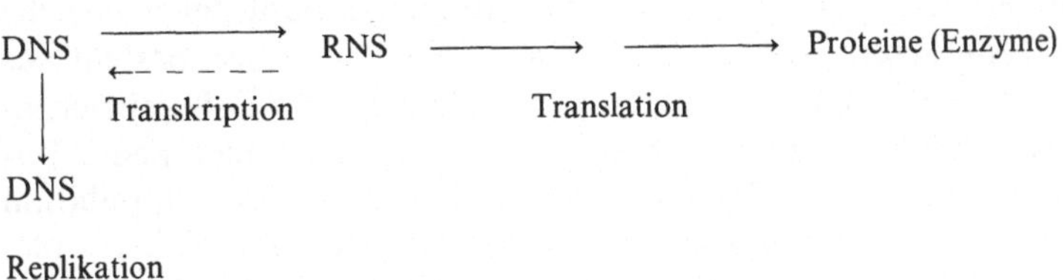

Abb. 1. Schematische Übersicht der DNS-Funktion

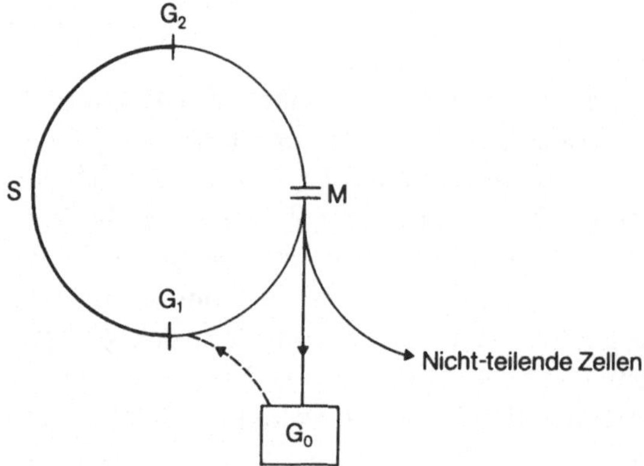

Abb. 2. Phasen des Zellzyklus und der Zellpopulationen. Dauernd teilende Zellen bleiben im Teilungszyklus von Mitose (M) zur nächsten. Nicht-teilende Zellen haben den Zyklus verlassen und sterben in einem bestimmten Zeitraum, ohne eine erneute Teilung einzugehen. In der G_0-Phase ruhende Zellen können durch spezifische Wachstumsfaktoren (Hormone, Polypeptide) wieder in den Teilungszyklus eintreten. Tumorzellen scheinen keine G_0-Phase, sondern eine verlängerte G_1-Phase zu erreichen, aus welcher ohne spezifischen Stimulus ein Wiedereintritt in die Teilung gelingt

Eine Reihe von Enzymen können bei Fehlcodierungen in der DNS Reparationen durchführen (Repairmechanismen der Zelle).

Die Zellteilung von Säugetierzellen verläuft nach der folgenden Darstellung (Abb. 2), wobei allerdings in Abhängigkeit von der Art der Zellen erhebliche Unterschiede im zeitlichen Ablauf der einzelnen Phasen möglich sind.

Nach Abschluß der Mitosephase (M) verbringen die Zellen eine unterschiedliche Zeit in der G_1-Phase, in welcher keine DNS-Synthese, aber Reparationsvorgänge stattfinden können und die RNS- und Proteinsynthese fortgesetzt wird.

Ein Übergang in die G_0-Phase (sog. Ruhephase) ist möglich. Die G_1- und G_0-Phase stellen das nicht teilende Kompartment im Zellzyklus dar. In der Leber befindet sich die weitaus überwiegende Zahl der Zellen in der G_0-Phase. In anderen Geweben (z. B. Haut) bestehen Hinweise, daß auch ein längeres Verbleiben der Zellen in der G_2-Phase möglich ist. In der späten G_1-Phase (Übergang zwischen G_1- zur S-Phase) wird eine massive RNS-Synthese initiiert. Daran schließt sich die D-Phase mit der Synthese von DNS. In der G_2-Phase ist die DNS-Synthese abgeschlossen, während RNS- und Proteinsynthese fortschreiten. Die Zellen verbleiben im Zustand der Polyploide oder gehen in die Mitosephase über, welche durch eine Blockierung von RNS- und Proteinsynthese, Trennung des genetischen Materials (DNS) und Bildung von Tochterzellen charakterisiert ist.

Vom Standpunkt der Zellproliferation besteht das Knochenmark aus drei verschiedenen Zellpopulationen. Die erste dieser Populationen umfaßt Zellen, welche in einem ständigen Teilungszyklus verbleiben. Die zweite Population besteht aus Zellen, welche nach einer bestimmten Anzahl von Teilungen und Differenzierungen den Teilungszyklus verlassen und nach einem Zeitintervall ohne erneute Teilung absterben (wie beispielsweise Granulozyten). Zellen der dritten Population verlassen den Teilungszyklus temporär und verbleiben in der G_0-Phase, bis Änderungen der Umgebung (Verminderung der Knochenmarkzellen) deren Wiedereintritt in die Zellteilung anregen, um den Zellverlust auszugleichen. Ein Teil der

Stammzellen zählt zu dieser dritten Population. In jeder Gewebsart finden sich allerdings in unterschiedlichem Ausmaß diese drei beschriebenen Zellpopulationen. Die Situation erscheint noch komplexer durch die Beobachtung, daß in den meisten Geweben zwei Anteile von sich teilenden Zellen, proliferierende Stammzellen und proliferierende Zellen von einem partiell differenzierten Kompartment, vorkommen. Jedoch können beide Kompartments als eine Population proliferierender Zellen hinsichtlich des Zellwachstums betrachtet werden. Das Wachstum normalen wie auch neoplastischen Gewebes hängt ab (Baserga 1981) von der Zeit des Zellzyklus, der proliferierenden Fraktion und der Rate des Zellverlustes (Zellabwanderung oder -tod).

Der Begriff der proliferierenden Fraktion (Wachstumsfraktion, proliferierender Pool) ist als wichtige Betrachtungsweise in die Strategie der Chemotherapie eingeführt (Mendelsohn 1962) und fortgeführt worden (Skipper 1971). Bei kleinen Tumoren ist die Verdoppelungszeit und das Wachstum vorwiegend von den teilenden Zellen (proliferierende Fraktion) abhängig. Mit zunehmender Tumorgröße wird das Wachstum neben dem Anteil der proliferierenden Fraktion von der Generationszeit, dem Ausmaß des Zellverlustes durch Zelltod oder möglicherweise geringe Differenzierung der Tumorzellen bestimmt. Generell läßt sich ein Tumor in ein proliferierendes und ein nichtproliferierendes Kompartment einteilen. Die Tumorzellen im proliferierenden Kompartment erweisen sich gegen die meisten antineoplastischen Chemotherapeutika als erheblich empfindlicher, während Tumorzellen im nichtproliferierenden Kompartment (Tumorzellen in G_0- und G_1-Phase) sich als erheblich geringer beeinflußbar erweisen. Die Zellkinetik gibt die Möglichkeit einer besseren strategischen Konzeption der chemotherapeutischen Maßnahmen und der Wahl der Präparate zur Beeinflussung der Tumorzellpopulation. Jedoch findet diese Konzeption ihre Grenzen durch individuelle Unterschiede innerhalb der gleichen Tumorart (z. B. unterschiedliche Mutationsrate) und in der Dosislimitierung der antineoplastischen Chemotherapeutika.

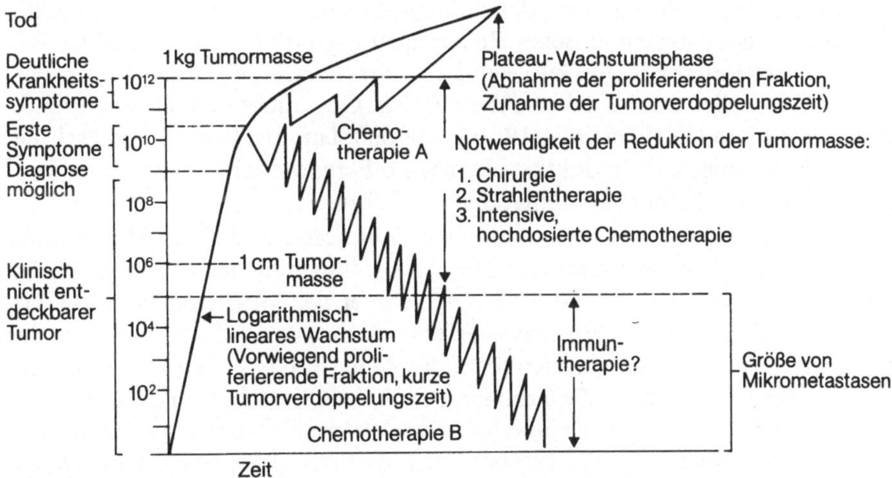

Abb. 3. Schematische Darstellung des Tumorwachstums mittels der Gompertz-Kurve und den Beziehungen von Tumormasse zur Wachstumskinetik, Diagnose und Therapie

Das mathematische Modell der Gompertz-Kurve läßt sich in guter Annäherung auf das Tumorwachstum anwenden (Abb. 3). Es zeigt im Beginn das rasche, logarithmische Wachstum durch Überwiegen der proliferierenden Fraktion (kurze Tumorverdoppelungszeit). Mit zunehmender Tumorgröße nähert sich das Tumorwachstum einer Plateauphase, in der die Tumorverdoppelungszeit zunimmt. Abbildung 3 zeigt den Einfluß der Wirksamkeit zweier verschiedener chemotherapeutischer Behandlungen (A und B). Unter der Voraussetzung, daß beide Therapien bei jeder Anwendung zu einem Verlust von 10^2 Tumorzellen führen, erweist sich nur das häufiger angewendete Therapieschema B als wirksam bei der Tumorreduktion. Zumeist sind derartige aufeinanderfolgende 2-log-Reduktionen der Tumorzellen nicht erreichbar. Bei vielen soliden Tumoren eröffnet die Tumorreduktion durch Chirurgie oder Strahlentherapie eine günstigere Voraussetzung für die Chemotherapie. Ein ähnliches Prinzip ergibt sich bei den Leukämien durch eine intensive chemotherapeutische Induktionstherapie, welche eine rasche Verminderung der Tumormasse erreichen soll.

Das Fundament der Zellkinetik stellt die Hypothese der Tumorzellvernichtung („cell-kill" hypothesis) dar, welche sich vorwiegend von Beobachtungen an Transplantationstumoren abgeleitet hat, wobei anfangs die L-1210-Leukämie als Modell verwendet worden ist (Skipper et al. 1964; Schabel et al. 1979). Die Wirkungen der antineoplastischen Chemotherapie auf Tumorzellpopulationen, welche durch eine ständig bestehende Mutationsrate zunehmende Unterschiedlichkeit entwickeln, folgen dem Kinetikprinzip 1. Ordnung: Die Zahl der durch ein Präparat oder eine Kombination getöteten Zellen ist einer Veränderlichen proportional der verwendeten Dosis. Für diese Annahme wird die relative Chemosensibilität der Tumorzellen außer Betracht gelassen und die Wachstumsrate als konstant angenommen. Von Bedeutung erscheint bei dieser Voraussetzung die Vernichtung einer konstanten Proportion von Tumorzellen aus einer Gesamtzahl der vorhandenen Zellen. Somit vernichtet die Chemotherapie nicht eine konstante Zahl von Tumorzellen, sondern eine konstante Proportion von Tumorzellen. Daher ergibt sich für die Wirkung der Chemotherapeutika auf die Zellen ein exponentielles oder ein logarithmisches Zellvernichtungsmodell. Bestimmten Behandlungsschemata kommt ein spezifisches exponentielles oder logarithmisches Zellvernichtungspotential (log-kill) zu. Beispielsweise vermindert ein „log-kill" von 2 eine theoretisch angenommene Tumormasse von 10^9 Zellen auf 10^7 lebensfähige Zellen. Obwohl es sich um eine Reduktion von 99% handelt, überleben $10^7 = 10\,000\,000$ Tumorzellen. Theoretisch bedeutet die fraktionierte Zellreduktion eine chemotherapeutisch niemals erreichbare Verminderung der Tumorzellpopulationen auf Null.

Das Tumorwachstum stellt nicht nur eine Funktion der Zahl der Mitosen und der Zeitdauer des Teilungszyklus dar. Den Malignitätsgrad eines Tumors mit der Mitosenzahl zu korrelieren, ließe die längere Dauer der Mitosezeit zwischen Tumorzellen (ca. 120 min) und Normalzellen (ca. 45 min) sowie die höhere Zahl der Mitosen im normalen Dünndarmepithel (200 Zellen pro Stunde pro 10^4 Zellen) außer acht. Die entscheidende Determinante stellt der Überschuß an Zellen im Verhältnis zu den Zellen dar, welche innerhalb der gleichen Zeiteinheit absterben. Daher könnte eine Zunahme von 22 Tumorzellen pro Stunde und pro 10^4 Tumorzellen gering erscheinen. Jedoch würde eine derartige Zunahme bei einem Tumor von einem Gramm (ca. 5×10^8 Zellen) zu einer Zunahme von 10^6 Zellen pro Stunde führen

(Baserga 1981). Die scheinbar unlösbare Aufgabe der Chemotherapie, innerhalb der Tumor- und Normalzellen eine selektivere Wirkung auszuüben, scheint durch Unterschiede der Tumorzellen auf der Ebene des Repairs der Transplantation und Transkription ermöglicht zu werden.

Das vorwiegend auf dem exponentiellen Wachstum basierende Modell der chemotherapeutischen Tumorzellreduktion (Skipper et al. 1964), welches vom Wachstumsverhalten der L-1210-Leukämie der Maus abgeleitet worden ist, hat eine Ergänzung erfahren (Norten u. Simon 1977). Danach erscheint als umfassendere Erklärungsmöglichkeit der chemotherapeutisch induzierten Regression solider Tumoren in der Klinik die Relation der proliferierenden Fraktion im Tumor zum Zeitpunkt der Behandlung darzustellen. Daher erweisen sich sehr kleine Tumoren (z. B. Mikrometastasen) oder sehr große Tumoren als chemotherapeutisch erheblich geringer beeinflußbar, während Neoplasmen mittlerer Größe mit einer relativ großen proliferativen Fraktion besser beeinflußbar sind. Dementsprechend tritt die exponentielle Tumorzellreduktion (log-kill) in diesem neu vorgeschlagenen Modell nur während einer maximalen Reduktion der proliferierenden Fraktion auf. Das Modell erklärt einige klinische Beobachtungen (geringe chemotherapeutische Beeinflußbarkeit großer oder sehr kleiner Tumoren), jedoch bedarf es auf diesem Gebiete weiterer Untersuchungen, um über ein möglichst an verschiedenen Tumorarten angleichbares Modell eine wirksamere chemotherapeutische Strategie zu entwickeln (Schabel et al. 1979).

Pharmakokinetik

Voraussetzung für die Wirkung eines Chemotherapeutikums oder einer chemotherapeutischen Kombination bietet das Erreichen einer wirksamen Konzentration (C) und einer ausreichenden Einwirkungsdauer (T) des oder der Präparate. Die entscheidende Frage der antineoplastischen Chemotherapie besteht im Erreichen einer optimalen Relation von Konzentration und Einwirkungsdauer des Präparates (CXT), um eine möglichst große Reduktion der Tumorzellpopulation bei geringer Beeinflussung der physiologisch in Zellteilung befindlichen Organsysteme (z. B. Blutbildungszentren, Schleimhaut) zu erreichen. Durch tierexperimentelle Studien sind Grundlagen für die Anwendung einer optimal wirkenden Konzentration und Einwirkungszeit beim Menschen ermittelbar. Die Kenntnis der Verteilung, Akkumulation des Präparates und des metabolischen Abbaus sind ebenso wie die Kenntnis der Toxizität oder Spättoxizität (z. B. Nitrosoharnstoffe) erforderlich, um eine gut tolerable Dosierung und ein Dosierungsschema zu entwickeln. Die bisher entwickelten antineoplastischen Chemotherapeutika wirken nicht selektiv auf die Tumorzellen. Die Kinetik der Zellpopulation im Tumor und im Normalgewebe ist verändert durch das oder die Präparate, die proliferierende Fraktion des Tumors verschiebt sich in ihrem prozentualen Anteil. Hierdurch kann die nachfolgende Dosierung wirksamer Substanzen in ihrer Effektivität beeinflußt werden. Die Tumorzellpopulation und die physiologisch in Teilung befindlichen Organsysteme bilden u. U. variable Angriffspunkte. Möglicherweise bietet sich bei weiterer Untersuchung des zirkadianen Rhythmus der Normalgewebe eine Möglichkeit, um die Forderung nach einem optimalen Produkt von CXT, welches eine maximale

Reduktion von Tumorzellen und eine minimale Schädigung von Normalgewebe bewirkt, zu erreichen. Es ergibt sich eine vielleicht ironisch anmutende Gleichung: Arzt + Patient + Chemotherapeutikum = Wirkung + Toxizität + Nebenwirkungen.

Nebenwirkungen bei antineoplastischen Chemotherapeutika werden oft unzutreffend als Effekte auf physiologisch teilende Systeme bezeichnet. Hierbei handelt es sich jedoch um die Hauptwirkung, welche keine ausschließliche Selektivität gegenüber Tumorzellen besitzt. Derartige Effekte könnten als unerwünschte Wirkungen bezeichnet werden. Nebenwirkungen bestehen in Übelkeit, Erbrechen, Neurotoxizität und Kardiotoxizität. Ein Teil dieser Erscheinungen kann durch Änderung von Konzentration und Einwirkungszeit vermindert werden. Kurzzeit-(Bolus-)Injektionen verursachen meist mehr Nebenwirkungen als Langzeitinfusionen. Befunde scheinen darauf hinzudeuten, daß beispielsweise die Kardiotoxizität, welche eine Reihe interkalierender Substanzen (z. B. Adriamycin) besitzen, durch Langzeitinfusion entscheidend verringert werden kann. Interkalierende Substanzen lagern sich nach früherer Definition in der Doppelhelix der DNS ein. Nach neueren Untersuchungen (Schwartz et al. 1978) scheint die Zellmembran der entscheidende Angriffspunkt zu sein.

Die Pharmakokinetik eines Chemotherapeutikums (Verlauf des Konzentrationsanstiegs und -abfalls, Halbwertszeit) ist eine Voraussetzung zur Durchführung einer Chemotherapie, wobei die Verteilung in Organen und Tumor sowie das optimale CXT-Produkt für die Tumorzellpopulation und das Normalgewebe weitere Parameter für eine rationale Therapie darstellen.

Kombinationschemotherapie

Die Verwendung eines antineoplastischen Chemotherapeutikums stellt in der Klinik eine Ausnahme dar. Im Gegensatz zu den meisten Transplantationstumoren im Experiment besitzt der Großteil der Tumoren des Menschen eine deutlich geringere proliferierende Fraktion. Daher erfordert eine wirksame Chemotherapie eine wiederholte Behandlung in Zeitintervallen, um genügend Tumorzellen in der proliferativen Phase zu treffen. Ein Grund für die kombinierte Anwendung der antineoplastischen Chemotherapeutika besteht in der Verzögerung einer möglichen Resistenz. Die Problematik von Persistenz und Resistenz ist vorher ausführlich diskutiert worden. Da Resistenz entweder primär bei einem Teil der Tumorzellpopulation vorliegt oder als Folge der in jeder Zellpopulation vorhandenen Mutationsrate sich entwickelt, bietet die Kombinationschemotherapie 2 Vorteile. Bei partieller Resistenz besteht eine geringere Wahrscheinlichkeit, daß die Zellpopulationen gegen die Kombinationspartner, welche einen unterschiedlichen Angriffspunkt besitzen, in gleicher Weise eine mangelnde Sensibilität aufweisen. Bei sich entwickelnder Resistenz, die bei Monotherapie mit einer Substanz die resistente Tumorzellpopulation selektionieren würde, verhindert oder verzögert die Kombinationschemotherapie diesen Vorgang (Rosner et al. 1979; Schabel 1971). Zwei Konzeptionen werden bevorzugt. Das biochemische Konzept (Sartorelli 1969) sieht eine Kombination von Substanzen vor, die verschiedene biochemische Störungen verursachen oder mehrere Vorgänge oder Funktionen bei essentiellen Makromolekülen hindern. Damit soll ein nur für das Tumorwachstum spezifischer Vorgang blockiert werden. Die Hemmung verschiedener enzymatischer Vorgänge eines biochemischen Weges (van Potter 1951) oder die gleichzeitige, konkurrierende Blockade verschiedener biochemischer Wege eines gemeinsamen Endprodukts werden als Denkmöglichkeiten diskutiert. Jedoch fehlen zur Verwirklichung dieser Konzepte wichtige Voraussetzungen in der Biochemie und Molekularbiologie.

Die zweite Konzeption besteht in der empirischen Kombination von Chemotherapeutika. Es werden Substanzen gewählt, welche in der Monotherapie gegen eine bestimmte Tumorart wirksam sind (De Vita Jr. et al. 1975). Hierbei werden meist zellzyklusspezifische und zellzyklusunspezifische Substanzen kombiniert. Als weiteres Auswahlkriterium unter den gegen eine bestimmte Tumorart wirksamen Substanzen gelten unterschiedliche Toxizität gegen Organsysteme, um einen Kombinationseffekt toxischer Wirkungen zu vermeiden, sowie synergistische Wirkungen von Substanzen gegen Tumorzellen. Bei direkter klinischer Anwendung einer Kombination kann die Möglichkeit auftreten, daß in Monotherapie gut wirksame Substanzen bei kombinierter Anwendung nicht nur einen fehlenden Synergismus sondern einen Antagonismus aufweisen. In diesem Fall ist die Kombination erheblich schwächer oder unwirksam. Derartige Probleme könnten bei experimenteller Vorprüfung an einem geeigneten Tumormodell weitgehend ausgeschlossen werden.

Trotz erheblicher Fortschritte der Kombinationschemotherapie [z. B. unterschiedliche, therapeutische Konzeption bei der Behandlung des Mammakarzinoms in Abhängigkeit von Östrogen- oder Progesteronrezeptoren in den Tumorzellen, Bevorzugung von Kombinationen mit 2 Substanzen zu Beginn der Chemotherapie des Mammakarzinoms (Rosner et al. 1979) mit Übergang zu Mehrfachkombinationen in späteren Therapiestadien] stellt die Toxizität der meisten antineoplastischen Chemotherapeutika *das* Problem für eine kurative Therapie dar. Substanzen der zweiten Generation (geringe oder fehlende Toxizität gegenüber den Blutbildungszentren) sind noch selten. Derartige Substanzen könnten im Rahmen einer sequentiellen Kombination innerhalb des Zeitintervalls verwendet werden, welches bei simultaner Kombination von myelosuppressiven, antineoplastischen Chemotherapeutika zwecks Regeneration des Knochenmarks eingehalten werden muß. Eine Intensivierung der Tumorzellenvernichtung wäre erreichbar, weil das Regenerationsintervall nur dem Knochenmark, nicht aber dem Tumor zur Verfügung stünde.

Die Möglichkeit, die Knochenmarktoxizität durch Gabe eines kompetitiv wirkenden Antagonisten aufzuheben (Methotrexat-Leucovorin) bezieht sich nur auf eine Substanz. Die Kombination von antineoplastischen Chemotherapeutika mit Nukleosiden scheint hinsichtlich der Verbesserung der chemotherapeutischen Wirkung oder Senkung der Toxizität eine therapeutische Möglichkeit darzustellen (Osswald 1973; Singer et al. 1980). Inwieweit die Kombination von Suramin mit alkylierenden oder interkalierenden Substanzen, welche im Experiment sowohl eine Verbesserung der chemotherapeutischen Wirkung als auch eine Senkung der Toxizität bewirkt (Osswald et al. 1978), auch eine klinische Relevanz gewinnt, bleibt abzuwarten. Die großen Hoffnungen, die sich an die Teilsynchronisation der Tumorzellpopulation knüpften, scheinen wegen der Schwierigkeiten, welche sich bei der Notwendigkeit einer mehrfach zu induzierenden Teilsynchronisation ergeben, nicht gelöst. Jedoch dürfte der zunehmenden interdisziplinären Zusammenarbeit eine große Bedeutung für die rationale Chemotherapie zukommen.

Einteilung der antineoplastischen Chemotherapeutika

Die Entwicklung neuer antineoplastischer Chemotherapeutika hat in den letzten 30 Jahren außerordentlich zugenommen. Hierbei ergeben sich ähnliche Probleme, wie am Beginn der klinischen Chemotherapie, wenn Substanzen mit neuen Wirkungsqualitäten und toxischen Wirkungen zur Anwendung kommen. Es bedarf einer längeren Erfahrung, um neue Präparate, insbesondere im Rahmen der Kombinationschemotherapie, optimal hinsichtlich Wirkung und Toxizität einzusetzen. Ausgedehnte, vorklinische Prüfungen unter kliniknahen Bedingungen können eine bessere Voraussage der Anwendbarkeit ermöglichen (Grundmann 1971; Osswald 1973), wobei auch die Frage chemisch induzierter Tumoren als Testmodell in der vorklinischen Prüfung (Schmähl et al. 1981) von großer Bedeutung ist. Chemotherapeutika lassen sich am zweckmäßigsten nach ihrem Wirkungsmechanismus einteilen, weil diese Einordnung einen besseren Überblick hinsichtlich Wirkung, Resistenzmechanismus und Nebenwirkungen gestattet. Da nicht für alle Präparate der Wirkungsmechanismus geklärt ist, bietet sich eine pragmatische Lösung in der Form an, der Einteilung nach dem Wirkungsmechanismus weitgehend zu folgen, nur im Falle der Substanzen unterschiedlicher Wirkung und Konstitution wird von der Regel abgewichen.

Die aufgeführten Handelsnamen der antineoplastischen Chemotherapeutika können keinen Anspruch auf Vollständigkeit erheben. Bei einigen Präparaten wird als Handelsname der Freiname unter Hinzusetzung des Firmennamens verwendet. Dieses Vorgehen erscheint hinsichtlich einer Vereinfachung zweckmäßig. In der Tabelle sind in diesem Falle die Firmen nicht erwähnt, weil sonst bis zu drei Firmennamen in Verbindung mit dem Freinamen verwendet werden müßten.

Tabelle 3. Übersicht der in klinischer Prüfung stehenden und klinisch verwendeten antineoplastischen Chemotherapeutika[a]

		Handelsname
A.	*Alkylanzien*	
I.	*N-Lost-Derivate*	
	1. Chlorambucil	Leukeran
	2. Melphalan	Alkeran
	3. Cyclophosphamid, Cytoxan	Endoxan, Cyclostin
	4. Trofosphamid	Ixoten
	5. Ifosfamid	Holoxan
	Oestramustin-phosphat	Estracyt
	Prednimustin	
II.	*Nitrosoharnstoff-Derivate*	
	1. 1,3-bis-(2-Chlorethyl)-Nitrosourea, Carmustin, BCNU	Carmubris, Nitrumon
	2. 1-(2-Chlorethyl)-3-Cyclohexyl-1-Nitrosourea, CCNU, Lomustin	CiNU
	3. Methyl-CCNU, Semustin	
	4. Streptozotocin, SZC	
	5. Chlorozotocin	

Tabelle 3 (Fortsetzung)

	Handelsname
III. *Äthylenimine*	
1. Triäthyleniminthiophosphorsäureamid Thio-Tepa	Thiotepa
2. Triäthyleniminobenzochinon, Triaziquone	Mitomycin
3. Mitomycin C	
4. Porfiromycin	
IV. *Methansulfonsäure-Ester*	
1. Busulfan	Myleran
2. L-Threitol-1,4-dimethansulfonat, Dihydroxybusulfan, Treosulfan	Treosulfan
3. Mannitolmyleran	Mannogranol
V. *Triazene*	
1. 5-(3,3-Dimethyl-1-triazen)-imidazol-4-carboxamid, DIC, DTIC	DTIC-DOME
VI. *Dibromderivate*	
1. Dibrommannitol, DBM	Myelobromol
2. Dibromdulcitol, DBD	
VII. *Methylhydrazine*	
1. Procarbazin, Ibenzmethyzin	Natulan
VIII. *Metallocendichloride*	
1. Cis-Platinum-Diammin-Dichlorid Cis-Platin, Platinol, CPDD, DDP	Platinex
B. *Mitosehemmstoffe*	
I. *Tubulinhemmstoffe*	
Vinca-Alkaloide	
1. Vincristin, VCR	Vincristin
2. Vinblastin, Vincaleukoblastin, VBL	Velbe
3. Desacetyl-Vinblastinamid, Vindesine, DVAS	Eldisine
4. Vinrosidine, Leurosidine, Ansa-Makrolide	
5. Maytansin	
II. *Interphasehemmstoffe*	
Semisynthetische Podophyllotoxinderivate	
1. Teniposid, Vepsid, VM 26	VM 26-Bristol
2. Etoposid, VP 16	Vepesid
C. *Fermente*	
1. L-Asparaginase	Crasnitin
D. *Bleomycin-Phleomycin-Gruppe*	
1. Bleomycin, Blenoxan, BL	Bleomycinum
E. *Interkalantien (interkalierende Substanzen)*	
I. *Anthracycline*	
1. Daunomycin, Daunorubicin	Daunoblastin, Ondena
2. Daunorubicin-benzoylhydrazon, Rubidazon	
3. Adriamycin, Doxorubicin	Adriblastin
4. Aclinomycine	
5. Carminomycin	

Tabelle 3 (Fortsetzung)

		Handelsname
II.	*Actinomycine*	
	1. Actinomycin D, Dactinomycin	Lyovac-Cosmegen
III.	*Chromomycinone*	
	1. Chromomycin A_3	
	2. Mithramycin, Aureolic acid	Mithramycin
	3. Olivomycin	
IV.	*Ellipticine*	
	1. Ellipticin	
	2. 9-Methoxyellipticin	
V.	*Synthetische Substanzen*	
	1. m-Amsa	
	2. (1,4-Dihydroxy-5,8-bis{2-[(hydroxy-aethyl)-amino]-aethylamino}-9,10-anthracendion, Dihydroxybisaldehyde-AAD, Dihydroxyanthracendion	Mitoxandrone
	3. Hycanthone	
F.	*Antimetabolite*	
I.	*Antimetabolite der Nukleinsäurevorstufe*	
	1. O-Diazoacethylserin, Azaserin	
	2. 6-Diazo-5-oxo-L-nor-leucin, DON	
II.	*Folsäureantagonisten*	
	1. Amethopterin, Methotrexat, MTX	Methotrexat
	2. Dichlormethotrexat	
	3. Triazinate, Baker's Antifol, TZT, BAF	
III.	*Pyrimidinantagonisten*	
	1. 5-Fluorouracil, 5-FU, FU	Fluorouracil, Fluoroblastin
	2. Ftorafur, F, FT 207	Ftorafur
	3. Cytosin-Arabinosid, Cytarabin, Ara-C	Alexan, Udicil
	4. 5-Azacytidin	
	5. Pseudoisocytidin	
IV.	*Purinantagonisten*	
	1. 6-Mercaptopurin, 6-MP	Puri-Nethol
	2. 6-Thioguanin, 6-TG	Thioguanin
G.	*Substanzen unterschiedlicher Wirkung und Konstitution*	
	1. Hexamethylmelamin, HMM, HXM	
	2. [+] 1,2-bis[3,5-dioxopiperazin-1-yl]propan ICRF 159	Razoxane
	3. Hydroxyharnstoff, Hydroxyurea	Litalir, Hydroxyurea
	4. Mitotane, o', p'-DDD	Lysodren
	5. Aminoglutethimid	Elipten
H.	*Hormone*	
I.	*Oestrogen-Derivate*	
	1. Oestradiol-valerat, Oestradiolandecylat	Progynon Depot 40 Progynon Depot 100

Tabelle 3 (Fortsetzung)

	Handelsname
2. Ethinyl-Oestradiol	Lynoral, Gynolett
3. Polyoestradiol-phosphat	Estradurin
4. Diaethylstilboestrol, DES	Cyren
5. Stilboestrol-diphosphat	Honvan
6. Chlorotrianisen	Merbentul
II. Antioestrogene	
1. Tamoxifen	Nolvadex
III. Progesteron-Derivate	
1. Gestonoron-capronat	Depostat
2. Medroxyprogeteron-acetat	Clinovir, Farlutal 500,
3. Megestrol-acetat	Farlutal 1000
4. Norethindron-acetat	
IV. Testosteron-Derivate	
1. Testosteron-pro-pionat	
Testosteron-oenanthat	
2. Testolacton	Fludestrin
3. Calusteron	
4. Dromostanolon-propionat	Masterid
5. Fluoxymesteron	
V. Cortisol-Derivate	
1. Prednison	Decortin, Hostacortin, Prednilonga, Predniment, Prednison, Rectodelt, Ultracorten
2. Prednisolon	Decortin, Deltacortin, Dura Prednison, Hostacortin H, Phoscortil, Prednisolon, Scherisolon, Ultracorton H
3. Dexamethason	Decadron, Dexamed, Dexamethason, Fortecortin, Millicorten

Literatur

Baserga R (1981) The cell cycle. N Engl J Med 304:453–459

De Vita VT Jr, Young RC, Canellos GP (1975) Combination versus single agent chemotherapy: A review of the basis for selection of drug treatment of cancer. Cancer 35:98–110

Grundmann E (1971) Über den Stand der experimentellen Chemotherapie in der Krebsforschung. Aktuelle Probleme der Cancerologie III. Springer, Berlin Heidelberg New York, S 130–141

Mendelsohn ML (1962) Autoradiographic analysis of cell proliferation in spontaneous breast cancer of C3H mouse. III. The growth fraction. J Natl Cancer Inst 28:1015–1029

Norton L, Simon R (1977) Tumor size, sensitivity to therapy and design of treatment schedules. Cancer Treat Rep 61:1307–1317

Osswald H (1973) Der heutige Stand der Grundlagenforschung in der Chemotherapie maligner Tumoren. Arch Gynecol 214:385–389

Osswald H (1978) Potentiation of the chemotherapeutic action of antineoplastic agents by nucleosides. In: Harmon RE, Robins RK, Townsend LB (eds) Chemistry and biology of nucleosides and nucleotides. Academic Press, New York San Francisco London, pp 149–158

Osswald H, Youssef M (1979) Suramin enhancement of the chemotherapeutic actions of cyclophosphamide or adriamycin on intramuscularly implanted Ehrlich carcinoma. Cancer Lett 6:337–343

Potter van R (1951) Sequential blocking of metabolic pathways in vivo. Proc Soc Exp Biol Med 76:41–46

42   H. Osswald

Rosner D, Nemoto T (1979) Sequence for developing optimal combination chemotherapy of metastatic breast cancer. Eur J Cancer 15:1197–1201

Sartorelli AC (1969) Some approaches to the therapeutic exploitation of metabolic sites of vulnerability of neoplastic cells. Cancer Res 29:2292–2299

Schabel FM Jr (1971) Concepts for systemic treatment of micrometastases. Cancer 35:15–24

Schabel FM Jr, Griswold DP Jr, Corbett TH, Laster WR Jr, Mayo JG, Lloyd HH (1979) Testing therapeutic hypothesis in mice and man: Observations on the therapeutic activity against advanced solid tumors of mice treated with anticancer drugs that have demonstrated or potential clinical utility for treatment of advanced solid tumors of man. Methods Cancer Res 17:3–51

Schmähl D, Eisenbrand G, Fiebig HH, Habs H, Habs M, Ivankovic S, Janzowski C, Osswald H, Pool BL, Port R, Preußmann R, Schmähl D, Wiessler M, Zeller WJ (Hrsg) (1981) Maligne Tumoren Entstehung – Wachstum – Chemotherapie. Editio Cantor, Aulendorf, S 480–498

Schwartz HS, Schioppagassi G, Kanter PM (1978) Mechanism of selectivity of intercalating agents. Antibiot Chemother 23:247

Singer R, Kristen K, Weidauer H, Osswald H (1980) Fünf Jahre antineoplastische Chemotherapie fortgeschrittener Mundschleimhaut- und Oropharynxkarzinome mit Vincristin, Methotrexat, Bleomycin und Nukleosid-Rescue sowie erste Erfahrungen bei Hypopharynskarzinomen. Dtsch Z Mund-Kiefer-Gesichts-Chir 4:17–22

Skipper HE (1971) Clowes memorial lecture. Cancer Res 31:1173–1180

Skipper HE, Schabel FM Jr, Wilcox WS (1964) Experimental evaluation of potential anticancer drugs. XIII. On the criteria and kinetics associated with curability of experimental leukemia. Cancer Chemother Rep 35:1–111

Temin HM, Mizutani S (1970) RNA-dependent DNA polymerase in virions of Rous sarcoma virus. Nature 226:1211–1213

Watson JD, Crick FHC (1953) Molekular structure of nucleic acids. Nature 177:964

1.7 Allgemeine Richtlinien zur internistischen Krebsbehandlung

P. DRINGS

Im Verlauf der letzten 4 Jahrzehnte wurden in Ergänzung zur Chirurgie und Radiotherapie internistische Behandlungsformen des Krebses erarbeitet. Die Entwicklung dieser Therapie erfolgte in 3 Phasen:

Während der 1. Phase (1945–1960) wurde auf empirischer Basis die Monochemotherapie entwickelt. Erste positive Resultate konnten in der Behandlung der Leukämien und malignen Lymphome erzielt werden.

Die 2. Phase (1960–1970) brachte unter Berücksichtigung der experimentellen Chemotherapie, der Zellkinetik und der Pharmakokinetik die Einführung der Polychemotherapie. Es wurden kontrollierte randomisierte Therapiestudien durchgeführt. Die positiven Ergebnisse bei den Hämoblastosen ließen sich bestätigen und bereits z. T. auf solide Tumoren übertragen.

In der 3. Phase (ab 1970) setzte sich das Konzept der interdisziplinären Krebsbehandlung ("combined modality approach") durch. Es wurde die adjuvante Chemotherapie in die klinische Behandlung eingeführt und die Immuntherapie experimentell erprobt.

Die Entscheidung, ob und wann eine internistische Krebsbehandlung eingeleitet wird, ist immer komplex und muß individuell getroffen werden (Talley 1970). Sie beruht auf folgenden Faktoren:

1. dem klinischen Status des Patienten,
2. der Charakteristik des Tumors,
3. der Bereitschaft des Patienten, sich dieser möglicherweise gefährlichen Therapie zu unterziehen,
4. der Wirksamkeit der Medikamente.

Von seiten des Patienten haben Alter, Vorkrankheiten, Allgemeinzustand, Leber- und Nierenfunktion, Knochenmarkregenerationsfähigkeit und evtl. Begleitkrankheiten einen Einfluß auf den Therapieerfolg. Es ist eine bekannte Tatsache, daß Kinder eine höhere Zytostatikadosis tolerieren als Erwachsene und besonders ältere Menschen. Eine latente Infektion (Tuberkulose) kann durch die Chemotherapie aktiviert werden. Da verschiedene Substanzen in der Leber metabolisiert werden, können präexistente Leberparenchymschäden verstärkt werden oder den Wirkspiegel des Chemotherapeutikums beeinflussen. Harnabflußstörungen begünstigen während der Therapie mit Oxazaphosphorinderivaten (Cyclophosphamid und Ifosfamid) die Entstehung einer hämorrhagischen Zystitis oder Pyelitis. Eine bereits eingeschränkte Nierenfunktion erlischt möglicherweise vollständig, wenn der Serumharnsäurespiegel unter einer effektiven Chemotherapie durch massiven Zellzerfall plötzlich ansteigt. Durch eine vorangegangene intensive Strahlentherapie können große Abschnitte des blutbildenden Knochenmarks so stark geschädigt sein, daß die Möglichkeiten der Chemotherapie wesentlich eingeschränkt sind. Es ergibt sich aus dem Gesagten, daß der Patient psychisch in der Lage sein muß, die Behandlung zu tolerieren. Eine weitestgehende Metastasierung mit bereits beginnender oder schon bestehender Tumorkachexie stellt daher eine Kontraindikation für diese Behandlungsform dar. In dieser Situation würde die Chemotherapie wahrscheinlich das Leben des Patienten nur verkürzen.

Andererseits beeinflussen Lokalisation, biochemische Charakteristik und histologischer Aufbau des Primärtumors sowie die Verteilung und Größe der Metastasen den Therapieerfolg. Es gilt die Regel, daß ein Tumor mit steigender Entdifferenzierung und Proliferation chemotherapeutisch empfindlicher wird. Der Erfolg der Chemotherapie steht in reziprokem Verhältnis zur Größe des Tumors bzw. der Anzahl der Tumorzellen vor Beginn der Therapie. Um ihre maximale Wirkung zu entfalten, muß die internistische Krebsbehandlung daher bereits in der Frühphase der Metastasierung eingesetzt werden. Die internistischen Behandlungsmöglichkeiten lassen sich durch palliative chirurgische Eingriffe, die der Reduktion der Tumormassen dienen, zusätzlich verbessern. Neben den bereits genannten Faktoren beeinflußt die Vaskularisierung eines Tumors oder einer Metastase erheblich den Therapieerfolg. Mehrere kleinere Metastasen lassen sich deshalb besser behandeln als ein größerer zusammenhängender Tumorverband. Wenn eine vorangegangene Strahlentherapie zu einer bindegewebigen Ummauerung des Tumors geführt hat, kann ein günstiger Effekt der Chemotherapie nicht mehr erwartet werden.

Voraussetzungen einer internistischen Krebsbehandlung

Als selbstverständliche Voraussetzung gilt, daß vor Beginn einer internistischen Behandlung solider Tumoren die kurativen Möglichkeiten einer lokalen Tumortherapie (Chirurgie oder Radiotherapie) ausgeschöpft sind. Das bedeutet in der Regel, der Tumor ist bereits metastasiert, oder es handelt sich um eine maligne Systemerkrankung.

Weitere Voraussetzungen sind eine histopathologische Diagnosesicherung und eine klinisch-pathologische Stadieneinteilung. Ohne die prätherapeutische Kenntnis des histologischen Typs und Malignitätsgrades sowie der Ausdehnung des Tumors ist eine optimale Behandlungsplanung nicht möglich. Diese Forderung setzt ein intensives Untersuchungsprogramm voraus. Es dient ferner der Festlegung der Parameter, nach denen der Therapieerfolg beurteilt werden soll, und verschafft einen Eindruck über die mögliche Belastbarkeit des Patienten.

Unter Berücksichtigung selbstverständlicher individueller Variationen je nach Patient und Krankheitsform hat sich folgendes Untersuchungsprogramm, das auch für die Verlaufsbeurteilung und Dokumentation der Nebenwirkungen der Behandlung verwendet wird, allgemein durchgesetzt:

1. Anamnese:
   Dauer und Art tumorspezifischer Symptome, Schmerzen, unerklärliches Fieber, Gewichtsverlust, Veränderungen der Leistungsfähigkeit, Paraneoplasien.
   Vorangegangene Tumortherapie, Begleiterkrankungen, Infektionen.

2. Klinische Untersuchung:
   Allgemeine körperliche Untersuchung unter besonderer Berücksichtigung der für eine Tumorausdehnung bevorzugten Organe, Größenbestimmung von Tumoren.
3. Labortechnische Untersuchung:
   BKS, Hämoglobinkonzentration, Leukozyten- und Thrombozytenzahl, Differentialblutbild.
   Knochenmarkaspiration und/oder -biopsie bei hämatologischen Systemerkrankungen, sonst nur gezielt bei pathologischem Blutbild.
   Harnstoff, Kreatinin, Elektrolyte, SGOT, SGPT, GGT, LDH, alkalische Phosphatase, Gesamteiweiß und Elektrophoresediagramm.
   Je nach Erkrankung weitere immunologische oder biochemische Tumormarker.
4. Szintigraphische Untersuchungen:
   Skelettszintigramm bei beschwerdefreien Patienten mit Tumoren mit Tendenz zur Skelettmetastasierung.
   Leberszintigramm zum Ausschluß von vermuteten Lebermetastasen. Evtl. Szintigraphie der Schilddrüse und der abdominellen Lymphknoten.
5. Röntgenuntersuchungen:
   Thoraxübersicht in 2 Ebenen.
   Skelettaufnahmen gezielt von Regionen mit pathologischem Szintigramm und bei Schmerzen.
   Skelettübersicht nur bei Tumoren mit hoher Wahrscheinlichkeit zur Skelettmetastasierung.
   Weitere Röntgenuntersuchungen inkl. Tomogramme entsprechend der Grunderkrankung.
   Abdominelle Lymphangionodographie bei malignen Lymphomen, gynäkologischen Tumoren und Hodentumoren.
   Computertomogramm zum Ausschluß bzw. zur Größenbestimmung von Tumoren und Metastasen in den Lungen, der Leber, dem Retroperitonealraum, kleinen Becken, Gehirn und anderen Regionen.
6. Sonographische Untersuchungen:
   Sonogramm der Leber bei Verdacht auf Metastasen (Differentialdiagnose: Zyste – Tumor).
   Sonogramm des Abdomens zur Lokalisation und Größenbestimmung von Tumoren.
7. Elektrokardiogramm:
   (Besonders vor Therapie mit kardiotoxischen Substanzen)

Wesentlich schwieriger als die Dokumentation objektiver Tumorbefunde ist die Definition des Allgemeinzustandes des Patienten. Man verwendet hierzu die Empfehlungen von Karnofsky et al. (1948) und der Schweizer Arbeitsgemeinschaft für Klinische Krebsforschung (SAKK) (Tabelle 1).

Zur erfolgreichen Durchführung einer internistischen Tumortherapie ist eine objektive Erfolgsbeurteilung notwendig. Wegen der wesentlich ungünstigeren Ausgangslage kann im Gegensatz zur Chirurgie und Radiotherapie für die internistische Tumortherapie häufig nicht die Überlebenszeit der Patienten in 3-, 5- oder 10-

Tabelle 1. Beurteilung der Leistungsfähigkeit eines Patienten

Skala der SAKK	Skala nach Karnofsky et al. (1948)	
0) Patient entfaltet normale Aktivität	100%	Patient ist beschwerdefrei, keine Krankheitszeichen
	90%	Patient ist fähig zur normalen Aktivität, nur geringe Krankheitszeichen
1) Patient lebt zu Hause mit tolerablen Tumorsymptomen	80%	Mit Anstrengung normale Aktivität, mäßige Krankheitszeichen
	70%	Selbstversorgung ist möglich, Patient ist jedoch unfähig zur Entfaltung einer normalen Aktivität oder aktiven Tätigkeit
2) Patient leidet unter behindernden Tumormanifestationen, ist aber weniger als die Hälfte des Tages bettlägerig	60%	Patient benötigt gelegentlich fremde Hilfe
	50%	Patient benötigt erhebliche Hilfeleistungen und häufig medizinische Pflege
3) Patient ist stark behindert und mehr als die Hälfte des Tages bettlägerig, jedoch fähig aufzustehen	40%	Patient ist behindert und pflegebedürftig
	30%	Patient ist stark behindert, Krankenhausaufnahme ist indiziert
4) Patient ist schwer krank und vollständig bettlägerig	20%	Patient ist schwer krank. Krankenhausaufnahme ist zur aktiven unterstützenden Therapie notwendig
	10%	Patient ist moribund. Rasches Fortschreiten der lebensbedrohlichen Erkrankung

Jahresheilungsquoten als der wesentliche Parameter des Therapieerfolgs gelten. Das vorübergehende vollständige Verschwinden bzw. die durch obengenannte Maßnahmen meßbare Rückbildung eines Tumors sind jedoch ein objektives Maß für einen Therapieerfolg.

Bei tastbaren oder im Röntgenbild sichtbaren Tumoren und Metastasen nimmt man das Produkt aus dem größten Durchmesser eines Herdes und der daraufstehenden Senkrechten. Dieses Flächenmaß gibt einen brauchbaren und repräsentativen Eindruck von der Größe des Tumors. Schwierig war bisher die Beurteilung von intraabdominellen Tumormassen. Hier mag in Zukunft die Sonographie ein objektives Maß bringen. Pleuraergüsse und Aszites sind in ihrem Ausmaß schlecht zu bestimmen und deshalb als Parameter einer Therapiebeurteilung kaum zu verwenden. Schwierigkeiten bereitet häufig die quantitative Einschätzung von ubiquitären osteolytischen und osteplastischen Metastasen. Es ist zu berücksichtigen, daß unter einer erfolgreichen Therapie osteoplastische Herde nachweisbar werden können, die früheren osteolytischen Metastasen entsprechen, welche sich wegen der Größe bisher nur der Darstellung entzogen. Eine Bewertung wird dann nur gemeinsam mit dem klinischen Bild möglich sein.

Das subjektive Befinden eines Patienten (Steigerung der Leistungsfähigkeit, Verbesserung des Appetits, Schmerzlinderung) wird selbstverständlich bei der Beurteilung berücksichtigt, jedoch streng getrennt von den objektiven Kriterien bewertet. In den meisten Fällen gehen objektive Tumorrückbildungen mit einer subjektiven Besserung einher. Eine deutliche subjektive Besserung des Befindens ohne objektiv meßbares Korrelat ist unter einer Chemotherapie selten, wird jedoch im Verlauf einer Hormontherapie häufiger beobachtet.

Eine erste Erfolgsbeurteilung sollte bei zytostatischer Behandlung in der Regel nach 3–4 Wochen, unter einer Hormontherapie erst nach 6–8 Wochen vorgenommen werden.

Das Ergebnis der internistischen Tumortherapie wird mit folgenden Begriffen definiert.

Komplette Remission:
Vollständiges Verschwinden aller Tumormanifestationen und -symptome inkl. Normalisierung der Laborparameter.
Altersentsprechend normale Leistungsfähigkeit der Patienten.
Partielle Remission:
Verkleinerung der Tumormassen um mehr als 50% ohne Nachweis neuer Manifestationen.
Deutliche Besserung von Tumorsymptomen.
Stationäres Verhalten („no change“):
Keine wesentliche Änderung der Tumorgröße. Verkleinerung der gemessenen Fläche um weniger als 50% oder geringgradige Zunahme um weniger als 25%.
Unveränderte Tumorsymptome.
Dieses Ergebnis kann bei Patienten mit vorher nachgewiesenem Tumorwachstum als Teilerfolg der Therapie angesehen werden.
Gelegentlich wird der Ausdruck „Improvement“ für die Patienten verwendet, die unter der Behandlung zwar keine objektive Befundänderung, jedoch eine deutliche subjektive Besserung erfuhren.
Progression:
Fortschreitendes Wachstum von bestehenden Herden oder Neuauftreten von Tumoren unter der Behandlung.

Diese Bewertung ist international akzeptiert. Sie ermöglicht einen Vergleich der Behandlungsresultate der verschiedenen Gruppen. Die Begriffe „komplette oder partielle Remission“ werden nur verwendet, wenn dieser Zustand bei mindestens 2 Untersuchungen im Abstand von 4 Wochen besteht.

Von großer Bedeutung ist in ihrer Qualität die *Dauer der Remission.* Es wird die Zeit (in Wochen oder Monaten) vom Beginn der Behandlung bis zum Nachweis einer Tumorprogredienz gemessen. Das härteste Kriterium einer jeden Tumortherapie ist die *Überlebensdauer* des Patienten. Es gilt die Zeit vom Beginn der Behandlung bis zum Tode. Zur vergleichenden Aussage sind kumulative Überlebenskurven mehrerer Patientengruppen mit verschiedenen Behandlungsformen oder ohne Behandlung allgemein gebräuchlich.

Chemotherapie

Indikation und Möglichkeiten

Die Chemotherapie – die Behandlung mit antineoplastisch wirkenden chemischen Substanzen – ist absolut indiziert, wenn die Chance einer Heilung besteht (Tabelle 2, Gruppe 1) oder gute palliative Effekte mit Remissionsraten um und über 50%

Tabelle 2. Einteilung der malignen Tumoren und Systemerkrankungen nach dem zu erwartenden Behandlungsergebnis

Gruppe 1:	Potentiell durch die Chemotherapie (z. T. in Kombination mit Radiotherapie und Operation) heilbare Tumorleiden:
	Akute Lymphoblastenleukämie des Kindes (vereinzelt auch des Erwachsenen) Burkitt-Lymphom Lymphogranulomatose III B und IV Histozytäres Lymphom III und IV Chorionkarzinom der Frau Hodenteratome Wilms-Tumor Ewing-Sarkom Embryonales Rhabdomyosarkom Retinoblastom
Gruppe 2:	Tumorleiden mit hohen Remissionsraten durch Chemotherapie, die sich zusätzlich in einer Verlängerung der Überlebensdauer ausdrücken (Heilungen sind in Einzelfällen möglich):
	Chronische Leukämien Akute Myeloblastenleukämien Non-Hodgkin-Lymphome Mammakarzinom Ovarialkarzinom Kleinzelliges Bronchialkarzinom Osteosarkom Verschiedene Weichteilsarkome Neuroblastom
Gruppe 3:	Gegenüber der Chemotherapie sensible Tumoren (Remissionsraten unter 50%) ohne wesentliche Verlängerung der Überlebenszeit der Patienten:
	Plattenepithelkarzinome des Kopf-Hals-Bereichs Adenokarzinome des Magens und Darms Hirntumoren Malignes Karzinoid Malignes Melanom Adenokarzinom des Bronchus Großzelliges Karzinom des Bronchus Nebennierenkarzinom
Gruppe 4:	Weitgehend resistente Tumoren:
	Hypernephrom Ösophaguskarzinom Plattenepithelkarzinom des Bronchus Pankreaskarzinom Leberkarzinom Gallenwegkarzinom Schilddrüsenkarzinom Blasenkarzinom Plattenepithelkarzinome des weiblichen Genitales Plattenepithelkarzinom der Haut

zu erwarten sind (Tabelle 2, Gruppe 2). Eine relative Indikation zu dieser Behandlung ist anzunehmen

1. bei der Möglichkeit einer vorübergehenden partiellen Tumorreduktion mit symptomatischer Besserung auch ohne Einfluß auf die Überlebensdauer des Patienten (Tabelle 2, Gruppe 3);
2. bei starken Schmerzen,
3. Körperhöhlenergüssen und
4. paraneoplastischen Syndromen.

Nach einem Vorschlag von De Vita et al. (1975) lassen sich im Hinblick auf das zu erwartende Therapieergebnis 4 Gruppen von malignen Tumoren und Systemerkrankungen differenzieren. Sie sind in Tabelle 2 dargestellt.

Applikationsformen

Die Chemotherapeutika müssen in der maximal tolerablen Dosis appliziert werden. Das Tierexperiment lehrt, daß eine Verminderung der Dosis die therapeutischen Chancen drastisch senkt. Andererseits darf die Dosis nicht zu hoch sein, da dann die Resistenz des Organismus zum Erliegen käme. Es gilt als Erfahrungstatsache, daß die therapeutisch induzierte Leukopenie ein Maß für die richtige Dosis eines knochenmarktoxischen Zytostatikums ist. Man strebt Leukozytenwerte von $2\,000\text{–}3\,000/\text{mm}^3$ an.

Die verschiedenen Substanzen können prolongiert mit geringer Einzeldosis oder im Intervall in Form einer Stoßtherapie appliziert werden. Letztere bietet mehrere Vorteile:

1. Sicherheit, daß das Medikament genommen wird,
2. Beschränkung der Nebenwirkungen auf wenige Tage,
3. schnellere Beurteilung des Therapieergebnisses.

Eine kontinuierliche Dauertherapie mit einem Medikament wird nur noch in wenigen Ausnahmen durchgeführt. Die Behandlung der Wahl ist eine Kombinationschemotherapie. Simultan oder sequentiell werden je nach Therapieschema 2–5 (selten mehr) Zytostatika kombiniert. Es wird dabei gefordert, daß

1. jedes Medikament allein auch einen antineoplastischen Effekt entfaltet,
2. zwischen den verschiedenen Substanzen keine Kreuzresistenz besteht,
3. unterschiedliche Wirkungsmechanismen vorliegen,
4. das Toxizitätsspektrum variiert und damit eine Addition der Toxizität vermieden wird.

Jedes einzelne Medikament soll in einem Kombinationsschema in der maximal tolerablen Dosis gegeben werden.

Die Chemotherapie erfolgt in verschiedenen Phasen. Man beginnt mit einer aggressiven *Induktionstherapie*, die nach dem Erreichen des besten therapeutischen Effekts von einer *Erhaltungstherapie* abgelöst wird. Bei akuten Leukämien und malignen Lymphomen hohen Malignitätsgrades (s. dort) wird eine *Konsolidationstherapie* zur Unterstützung der primären Therapie zwischengeschaltet. Die Erhaltungstherapie wird gelegentlich durch *periodische Reinduktionen* unterbrochen. Eine Chemotherapie sollte so lange fortgesetzt werden, wie ein therapeutischer Effekt nachweisbar ist. Bei anhaltender kompletter Remission wird man jedoch nach 2–3 Jahren schon wegen der Probleme der chronischen Toxizität gezwungen sein, die

Therapie versuchsweise abzusetzen; dann sind besonders sorgfältige und engmaschige Kontrolluntersuchungen erforderlich.

Je nach ihrer Aggressivität wird die Chemotherapie ambulant oder stationär durchgeführt. Bei vielen Kombinationsschemata empfiehlt es sich, den Patienten zunächst unter stationären Bedingungen zu behandeln, da die meisten schweren Komplikationen in der ersten Phase der Therapie auftreten. Nachdem Patient und Arzt mit dieser Therapie vertraut sind, kann sie ambulant unter Mitwirkung des Hausarztes fortgesetzt werden.

Die Versuche, eine möglichst hohe Dosis des Medikaments an den Tumor zu bringen, führten zur *regionalen Chemotherapie*. Die Zytostatika werden sowohl direkt in den Tumor, als auch intrakavitär (intrapleural, intraperitoneal, intrathekal, intravesikal) injiziert. Durch einen extrakorporalen Kreislauf können begrenzte Körperabschnitte (Extremitäten, Kopf-Hals-Bereich) mit dem Zytostatikum perfundiert werden. Diese Methode hat sich bei einigen soliden Tumoren mehrfach bewährt (Sullivan 1970). Durch eine kontinuierliche intraarterielle Infusion eines Pharmakons über einen implantierten Katheter lassen sich hohe Wirkspiegel in einzelnen Organen erzielen. Es ist auf diese Weise möglich, die Ergebnisse der Behandlung ausgedehnter Tumoren der Leber, des Beckens oder des Kopfes zu verbessern. Wegen des hohen technischen Aufwands ist diese Behandlungsform bisher jedoch nur begrenzt anwendbar.

Bei den Systemerkrankungen und verschiedenen malignen Tumoren bietet sich eine Kombination der Chemotherapie mit der Strahlentherapie an. Wegen des gleichen Wirkungsortes beider Verfahren ist ein additiver oder potenzierter neoplastischer Effekt theoretisch denkbar. Leider ist es wegen der erheblichen Nebenwirkungen oft nicht möglich, bei gleichzeitiger Applikation die für beide Verfahren erstrebenswerte Dosis zu erreichen. Als limitierend erweisen sich besonders die kumulierenden Begleiteffekte an den Schleimhäuten, der Lunge und am Myokard. Es empfiehlt sich, das eine Verfahren dem anderen folgen zu lassen. Der Wert dieser Kombination muß noch in prospektiven klinischen Studien untersucht werden.

Nebenwirkungen

Ein wesentliches Problem der Chemotherapie ist ihre *fehlende Spezifität*. Die verschiedenen antineoplastisch wirksamen Substanzen beeinflussen aufgrund ihrer biochemischen Eigenschaften alle wachsenden und funktionell aktiven Zellen. Es konnten bisher keine therapeutisch verwendbaren qualitativen biochemischen Unterschiede zwischen Tumorzellen und normalen Zellen nachgewiesen werden. Die Zytostatika wirken proliferationshemmend auf das Knochenmark (Anämie, Leukopenie, Thrombopenie), auf das Epithel der Haut (Alopezie) und die Schleimhaut des Magen-Darm-Traktes (Diarrhöen, Stomatitis). Hinzu kommen die toxischen Nebenwirkungen auf das Zentralnervensystem (Nausea) und die peripheren Nerven. Durch ihren Eingriff in den Nukleinsäurestoffwechsel müssen diese Chemotherapeutika außerdem als potentiell mutagen, teratogen und kanzerogen betrachtet werden. Diese Eigenschaften schränken ihren Einsatz bei metastasierten oder generalisierten Erkrankungen jedoch wegen der nur begrenzten Überlebenszeit der Patienten und fehlender therapeutischer Alternativen kaum ein. Während der Gravidität ist die Chemotherapie jedoch grundsätzlich kontraindiziert.

Tabelle 3. Dosismodifikation von knochenmarktoxischen Zytostatika in der Chemotherapie maligner Tumoren, bezogen auf den tiefsten Wert nach der letzten Behandlung

Toxizitätsgrad	Leukozyten/mm^3	Thrombozyten/mm^3	Nächste Dosis (%)
0	>3000	>100000	100
I	2000–3000	50000–100000	50
II	<2000	< 50000	25

Im Verlauf der Therapie stehen die hämatotoxischen Effekte häufig im Vordergrund. Ihnen begegnet man mit einer gestaffelten Dosisreduktion (Tabelle 3), bezugnehmend auf den tiefsten Leukozyten- oder Thrombozytenwert zwischen 2 Behandlungszyklen sowie mit einer Verlängerung des therapiefreien Intervalls. In der Regel wird die Behandlung fortgesetzt, bis eine Leukozytenzahl von 3000/mm^3 und eine Thrombozytenzahl von 100000/mm^3 wieder erreicht sind. Wenn im Verlauf von 3 Behandlungszyklen keine toxischen Erscheinungen am Knochenmark und anderen Organen nachweisbar sind, wird man die Dosis der Medikamente um 25% erhöhen, um dem Patienten die Chance eines maximalen therapeutischen Effekts zu geben. Es ist zu beachten, daß bei den Nitrosoharnstoffverbindungen die Knochenmarktoxizität verzögert auftritt und längere Zeit anhalten kann.

Neben diesen Hauptwirkungen vom zytostatischen Charakter entwickeln die verschiedenen Zytostatika pharmakologische Effekte, welche für bestimmte Sub-

Tabelle 4. Typische Nebenwirkungen der verschiedenen Zytostatika

Organ	Symptom	Zytostatika
Knochenmark	Anämie, Leukopenie, Thrombopenie	Alle außer Bleomycin und L-Asparaginase
Gastrointestinaltrakt	Stomatitis, Ösophagitis, Diarrhöen	Antimetaboliten, Antibiotika, Dacarbazin
Haut	Dermatitis, Hyperkeratosen	Bleomycin
	Pigmentationen	Bleomycin, Busulfan
	Alopezie	Vincaalkaloide, Antibiotika, Cyclophosphamid, Ifosfamid
Herz	Reizleitungsstörungen, Insuffizienz	Daunomycin, Adriamycin
Ableitende Harnwege	Hämorrhagische Zystitis	Cyclophosphamid, Ifosfamid
Niere	Eingeschränkte Funktion (tubulöse Nekrose)	Cis-platin, Amethopterin, Mithramycin
Leber	Eingeschränkte Funktion (Fibrose, Zirrhose)	Amethopterin, Cytarabin
Pankreas	Pankreatitis	L-Asparaginase
Lunge	Eingeschränkte Funktion (fibrosierende Alveolitis)	Bleomycin, Busulfan, Amethopterin
Nervensystem	Parästhesien; motorische Schwäche, autonome Dysfunktion	Vincaalkaloide, Cisplatin; Amethopterin (intrathekal), Procarbazin

stanzgruppen relativ spezifisch sind und als nichtzytotoxisch bedingte unerwünschte Nebenwirkungen bezeichnet werden sollten. Sie betreffen alle Stoffgruppen und können gegen alle Organsysteme gerichtet sein (Tabelle 4). Anorexie, Übelkeit und Erbrechen werden von den meisten Zytostatika verursacht und sind deshalb nicht besonders erwähnt.

Toxizität an der Haut. Wegen seiner besonderen Tropie zur Haut entfaltet das Bleomycin eine spezifische Toxizität, die bei bis zu 70% der Patienten im Verlauf der 3.–4. Behandlungswoche auftritt und sich in einer Schwellung der Finger und Zehen mit schmerzhaftem Spannungsgefühl, Parästhesien und Hyperkeratosen äußert. Die Innenflächen der Finger sind hyperämisch. Als Ursache wird eine toxische Angiopathie angenommen. Die Abheilung ist protrahiert. Nicht selten gibt es Pigmentanomalien mit Hyperpigmentierungen an den Druckflächen der Haut. Eine Verminderung dieser Bleomycinmalaise ist durch die gleichzeitige Behandlung mit Glukokortikoiden möglich.

Kardiotoxizität. Die beiden Antracyclinantibiotika Daunomycin und Adriamycin sind nicht nur durch ihre Knochenmark- und Schleimhauttoxizität, sondern im besonderen Maße durch die Kardiotoxizität, welche eine erhebliche klinische Bedeutung erlangen kann, belastet. Die Symptomatik besteht in einer Tachykardie, in Hypotonie, Herzdilatation, Tachypnoe, Lungenödem bis zum Exitus im kardiogenen Schock. Ein Anstieg der CPK gilt als Frühsymptom. In diesem Fall sollte die Therapie sofort beendet werden. Es werden 2 Arten der Kardiotoxizität unterschieden: Die erste entwickelt sich rasch und ist gekennzeichnet durch flüchtige und reversible EKG-Veränderungen und Rhythmusstörungen, die zweite Form entsteht später nach kumulativer Dosis. Sie ist gekennzeichnet durch eine "low voltage" im EKG sowie eine Dilatation beider Ventrikel mit ausgeprägter Herzinsuffizienz. Da diese Form der Toxizität vermehrt nach Überschreiten einer kumulativen Dosis von über 550 mg/m^2 Körperoberfläche beobachtet wird, gilt diese Dosis als Grenzdosis, die in der Regel nicht überschritten werden sollte. Bei Risikopatienten bzw. Personen, welche eine Radiotherapie im Bereich des Mediastinums erhalten hatten, wird man die Gesamtdosis sogar mit 450 mg/m^2 begrenzen. Eine spezifische Therapie dieser Kardiotoxizität gibt es nicht.

Toxizität an den ableitenden Harnwegen. Eine charakteristische Nebenwirkung der Oxazaphosphorinderivate Cyclophosphamid und Ifosfamid ist die *hämorrhagische Zystitis.* Ihr Auftreten ist dosisabhängig und Folge einer direkten toxischen Schädigung der Übergangsepithelien durch Metaboliten der Zytostatika (Acrokin). Eine vorangegangene Strahlentherapie erhöht die Wahrscheinlichkeit dieser Nebenwirkung (Vahlensieck et al. 1974). Ihre Symptomatik besteht zunächst in einer Pollakisurie und schmerzhaften Blasentenesmen. Im weiteren Verlauf erscheinen in Verbindung mit einer heftigen Strangurie Erythrozytenbeimengungen und zuletzt massenhaft Leukozyten. Die Mikrohämaturie geht später in eine Makrohämaturie über und führt dann zur Bildung von Blutkoagula in der Harnblase, welche diese vollständig ausfüllen können (Blasentamponade). Das Krankheitsbild kann mehrere Wochen anhalten. Todesfälle durch Blasentamponade, Urosepsis und Urämie wurden beschrieben. Das Auftreten einer hämorrhagischen Zystitis läßt sich nicht vorhersagen. Die individuelle Schwellendosis des Zytostatikums für die Harnblasenschleimhaut ist unterschiedlich. Deshalb sind unter einer Behandlung mit den genannten Substanzen regelmäßige Urinuntersuchungen erforderlich. Zur Prophylaxe wird während einer intermittierenden Stoßtherapie mit Cyclophosphamid und Ifosfamid eine reichliche Flüssigkeitszufuhr in den ersten 24 h empfohlen. Es steht jetzt eine Thiolverbindung (INN: Mesna) zur Entgiftung der toxischen Metabolite zur Verfügung (Burkert et al. 1979). Die Substanz selbst ist pharmakologisch unauffällig, physiologisch weitgehend inert und untoxisch. Sie wird rasch über die Nieren ausgeschieden und nur in Spuren im Gewebe nachgewiesen. Man appliziert diesen „Uroprotektor" intravenös in der Dosis von 20% des jeweils benutzten Oxazaphosphorins gemeinsam mit dem Zytostatikum und wiederholt die gleiche Dosis 4 und 8 h später. Diese Empfehlung gilt für die Behandlung mit Ifosfamid immer, für die Therapie mit Cyclophosphamid und Trofosfamid bei Dosierungen über 10 mg/kg und bei Risiko-Patienten.

Nephrotoxizität. Einige Zytostatika entwickeln eine spezifische Nephrotoxizität. Ihr histopathologisches Korrelat ist eine tubuläre Nekrose. Diese Medikamente sollten bei einer Kreatininkonzentration über 1,5 mg-% im Serum bzw. einer Kreatininclearance unter 75 ml nicht verwendet werden. Prophylaktisch wird während einer Behandlung mit dem nephrotoxischen Cis-platin eine forcierte Diurese empfohlen. Dies gilt ebenfalls für die hochdosierte Methotrexatbehandlung, bei der als zusätzliche Maßnahme unbedingt eine Alkalisierung des Urins garantiert sein muß. Durch den vermehrten Zelluntergang im Verlauf einer effektiven zytostatischen Therapie kann es zum Anstieg des Serumharnsäurespiegels kommen. In extremen Fällen wurden Anurie und Urämie durch Verstopfung der Nierentubuli mit Uratkristallen und -steinchen beschrieben. Deshalb ist prophylaktisch unter einer zytostatischen Therapie, bei der mit raschem Zelluntergang gerechnet werden muß, eine reichliche Flüssigkeitszufuhr, eine Alkalisierung des Urins sowie die medikamentöse Senkung des Harnsäurespiegels durch Xanthinoxydasehemmer (Allopurinol) zu empfehlen.

Toxizität an der Leber. Im Verlauf einer zytostatischen Behandlung mit Antimetaboliten kann es zur intrahepatischen Cholestase, Leberzellnekrosen und Fibrosen kommen. In Einzelfällen wurden auch Leberzirrhosen nach einer Langzeitbehandlung beschrieben. Aus diesem Grunde sollten während der Therapie in 4- bis 6 wöchentlichen Abständen Bestimmungen der Transaminasen, GGT und alkalischen Phosphatase erfolgen.

Toxizität an der Lunge. Durch Busulfan und Bleomycin können Lungenfibrosen induziert werden. Sie sind der Endzustand einer fibrosierten Alveolitis (Heard 1974). Diese fibrosierende Alveolitis wird als morphologisch-pathologisches Muster interpretiert, mit welchem die Lunge auf verschiedene Noxen reagiert. Die Lungenfibrose führt zwangsläufig zur Einschränkung der Lungenfunktion. Die klinische Symptomatik wird durch eine Dyspnoe schon zu Beginn der Erkrankung, ein Beengungsgefühl, eine Sklerophonie (feinblasige klingende Raschelgeräusche) und Trommelschlegelfinger bestimmt. Im Röntgenbild wird in Verlauf der Erkrankung eine milchglasartige Eintrübung und eine Fleck- oder Netzzeichnung besonders in den Unterfeldern gesehen. Als diagnostische Verfahren stehen die Lungenfunktionsprüfungen, die Blutgasanalyse, Röntgenuntersuchungen und serologische Analysen sowie bioptische Methoden zur Verfügung. Differentialdiagnostisch sind seltene Pneumonien, die durch Pneumocystis carinii hervorgerufen werden, bei dieser Alveolitis zu erwägen. Eine spezifische Therapie gibt es nicht. Man beendet selbstverständlich sofort die Behandlung mit dem Zytostatikum und versucht, eine Besserung der Symptome durch Applikation von Glukokortikoiden zu erreichen. Amethopterin kann eine interstitielle Pneumonitis auslösen.

Toxizität am Nervensystem. Wie keine andere Substanzgruppe sind die Vincaalkaloide und hier besonders das Vincristin durch eine spezifische Neurotoxizität belastet. Am häufigsten ist eine Schädigung des peripheren Nervensystems zu erkennen. Diese Vincristinneuropathie stellt ein umschriebenes Krankheitsbild dar. Es besteht eine direkte Beziehung zwischen der Dosis und der Toxizität. Der Toxizitätsgrad und die Tumorregression verhalten sich aber unabhängig voneinander. Gewöhnlich sind die neurologischen Befunde symmetrisch. Nach Dosisverminderung bzw. Absetzen des Medikaments sind die Veränderungen zumeist reversibel. Die Störung beginnt mit einer Abschwächung bzw. dem Verlust der Sehnenreflexe. Am empfindlichsten ist der Achillessehnenreflex. Es folgen Parästhesien, meist Akroparästhesien, seltener schmerzhafte Dysästhesien. Nach diesen sensorischen Ausfällen kommt es zur motorischen Schwäche mit Gangstörungen und Muskelschmerzen. Viele Patienten klagen zusätzlich über Obstipation und Bauchschmerzen. Gelegentlich kommt es zum paralytischen Ileus. Hirnnervenstörungen sind selten. In vereinzelten Fällen wurden auch eine tiefe Somnolenz und Psychosen beschrieben.

Neurologische Veränderungen sind ebenfalls unter einer Behandlung mit Cisplatin zu erwarten. Nach intrathekaler Applikation von Amethopterin bei der Meningeosis neoplastica kann es zu einer meningealen Reizung mit Fieber, Kopfschmerzen und Nackensteifigkeit, selten zu vorübergehenden oder bleibenden Lähmungen und zu einer Meningoenzephalopathie kommen. Die Pathogenese dieser Komplationen ist unbekannt. Möglicherweise werden sie nicht durch das Zytostatikum selbst, sondern durch stabilisierende Begleitsubstanzen verursacht.

Wegen dieser zahlreichen und außerordentlich verschiedenen Begleiteffekte der zytostatischen Therapie ist eine sorgfältige und kontinuierliche Überwachung des Patienten dringend erforderlich. Häufigkeit und Art der Kontrolluntersuchungen richten sich nach dem Therapieverfahren. Initial wird man während einer Behandlung mit knochenmarktoxischen Substanzen 2mal pro Woche die Leukozyten- und Thrombozytenzahl kontrollieren. Später wird man individuell die Intervalle verlängern können. eine Überwachung der Nieren- und Leberfunktion sollte in der Regel 4wöchentlich stattfinden, bei Substanzen mit bevorzugter Toxizität an diesen Organen (s. oben) sind häufigere Untersuchungen angezeigt. Während einer Behandlung mit kardiotoxischen Zytostatika wird man vor jeder erneuten Applikation ein EKG anfertigen. Eine weitergehende kardiologische Diagnostik wird individuell festgelegt.

Der Zytostatika verordnende Arzt muß die Eigenschaften dieser Medikamente, die Nebenwirkungen, ihre Prophylaxe und Behandlung kennen. Es ist außerdem seine Pflicht, den Patienten auf die unvermeidlichen und unangenehmen Nebenwirkungen der Therapie hinzuweisen, bevor dieser von ihnen überrascht wird. Nur so ist es für den Patienten möglich zu verstehen und zu tolerieren, daß es ihm unter einer Therapie vorübergehend subjektiv und objektiv schlechter gehen kann.

Kontraindikationen

Absolute Kontraindikationen für eine Chemotherapie sind:
1. die terminale Phase eines Tumorleidens mit einer Lebenserwartung von nur noch wenigen Tagen,
2. eine Schwangerschaft (besonders im ersten Drittel),
3. eine Sepsis innerhalb der ersten 24 h.

Zusätzlich gibt es mehrere relative Kontraindikationen, die individuell zu werten sind:
1. hohes Alter des Patienten (besonders bei Tumoren mit schlechten therapeutischen Möglichkeiten),
2. schlechter Allgemeinzustand (z. B. Karnofsky-Index unter 40%),
3. eingeschränkte Organfunktionen (Knochenmark, Niere, Leber, Herz – variabel je nach Zytostatikum),
4. Rezidiv eines Tumors in einer vorbestrahlten Region,
5. Ineffektivität einer vorangegangenen Chemotherapie,
6. mangelnde Kooperationsbereitschaft des Patienten,
7. mangelnde Möglichkeiten einer Überwachung der Therapie.

Adjuvante Chemotherapie

Eine neue, noch weitgehend experimentelle Form der internistischen Tumorbehandlung ist die adjuvante Chemotherapie. Sie beruht auf der Erfahrung, daß nach einem unterschiedlichen Intervall nach zunächst erfolgreicher primärer Tumorbehandlung (Operation oder Radiotherapie) Fernmetastasen erscheinen, denen die Patienten erliegen. Diese Metastasen sind zum Zeitpunkt der primären Behandlung bereits als Mikrometastasen vorhanden, jedoch klinisch nicht nachweisbar. Die adjuvante Chemotherapie richtet sich gegen diese Mikrometastasen. Man versucht mit ihr, das rezidivfreie Intervall zu verlängern, die Rezidivrate zu vermindern und die definitive Heilungsquote zu verbessern. Die theoretischen Grundlagen für diese Behandlungsform wurden in experimentellen Tumorsystemen geschaffen. Vor dem Einsatz dieser Therapie müssen 4 Voraussetzungen erfüllt sein (Burchenal 1976):
1. Bei den zu behandelnden Patienten muß ein hohes Risiko hinsichtlich einer möglichen Metastasierung bestehen.
2. Das einzusetzende Therapieverfahren sollte seine Wirksamkeit bereits im Stadium der klinisch nachgewiesenen Metastasierung des Tumors bewiesen haben.
3. Patient und Arzt müssen sich bewußt sein, daß bei hohem Einsatz die Risiken der akuten und chronischen Toxizität getragen werden müssen, um einen Erfolg zu erzielen.
4. Der optimale Zeitpunkt für eine adjuvante Chemotherapie liegt direkt im Anschluß an die Operation oder Radiotherapie. Abwarten bis zum klinischen Nachweis von Metastasen bedeutet dann, daß mögliche Heilungschancen verpaßt wurden.

Die Indikation zur adjuvanten Chemotherapie gilt bei einzelnen Tumoren bereits als sicher, bei anderen ist sie in Zukunft zu erwarten, gegenwärtig jedoch nur als wahrscheinlich anzunehmen und deshalb auf klinische Studien zu begrenzen (Tabelle 5). Aus den bisher vorliegenden klinischen Studien zur adjuvanten Che-

Tabelle 5. Indikationen zur adjuvanten Chemotherapie

Gesichert:	Wilms-Tumor
	Rhabdomyosarkom
	Osteosarkom
	Kleinzelliges Bronchialkarzinom
	Chorionkarzinom
	Ewing-Sarkom
Wahrscheinlich:	Hodenteratome
	Non-Hodgkin-Lymphome I und II hohen Malignitätsgrades
	Ovarialkarzinome
	Mammakarzinome
	Neuroblastom

motherapie geht die Notwendigkeit von Langzeitanalysen hervor, in denen die Möglichkeiten einer sekundären Therapie berücksichtigt werden. Das Hauptproblem dieser Behandlung besteht darin, daß auch immer Patienten in die Behandlung einbezogen werden, die bereits durch die primäre Therapie geheilt wurden. Damit eine bestimmte, nicht erkennbare Anzahl von ihnen im Sinne einer Verlängerung des rezidivfreien Intervalls oder der definitiven Heilung von dieser Therapie profitieren kann, müssen alle Patienten die Belastungen und Gefahren der Chemotherapie ertragen. Es ist erforderlich, daß für jede Tumorart und Patientengruppe eine Lasten-Nutzen-Analyse für eine adjuvante Chemotherapie vorgenommen wird (Tabelle 6). Die Entscheidung für oder gegen eine adjuvante Chemotherapie wird durch eine individuelle Auswahl der Patienten erleichtert, welche das pathologisch-anatomische Tumorstadium, den histologischen Malignitätsgrad und evtl. Tumormarker berücksichtigt. Bei einem prognostisch günstigen Untersuchungsergebnis wird man auf die adjuvante Chemotherapie verzichten können. Dies ist auch möglich, wenn zur kurzfristigen Verlaufsbeurteilung Tumormarker und zur späteren Behandlung ein sehr wirksames Verfahren zur Verfügung stehen. Man könnte die Chemotherapie dann auf den Zeitpunkt verschieben, zu dem die Tumormarker eine Progression erkennen lassen, und hätte den durch die primäre Behandlung geheilten Patienten die unnötige zusätzliche Therapie erspart. Die noch offenen Fragen zur adjuvanten Chemotherapie werden in den nächsten Jahren in prospektiv randomisierten klinischen Studien zu klären sein.

Tabelle 6. Nutzen-Lasten-Analyse einer adjuvanten Chemotherapie

Möglicher Gewinn	*Belastungen*
1. Erhöhte Heilungsquote	1. Akute Toxizität
2. Verlängertes rezidivfreies Intervall	Übelkeit, Erbrechen, Anorexie
	Alopezie
	Schleimhautulzerationen
	Knochenmarkinsuffizienz mit Blutungen und Infekten
	Substanzspezifische Nebenwirkungen
	2. Psychische Belastungen
	3. Teratogene Schäden
	4. Infertilität
	5. Erhöhte Zweittumorrate

Hormontherapie

Die Tumoren von Organen, welche hormonellen Regenerationsmechanismen unterliegen, sind z.T. durch eine ablative oder additive Hormontherapie beeinflußbar. Es sind dies das Mammakarzinom, Prostatakarzinom, Endometriumkarzinom und – mit Einschränkung – das Ovarialkarzinom. Die chronischen und lymphatischen Leukämien, die malignen Lymphome und das Plasmozytom lassen sich erfolgreich mit Glukokortikoiden, die mit Zytostatika kombiniert werden, behandeln. Glukokortikoide haben außerdem einen festen Platz in der Therapie des Hyperkalzämiesyndroms (absolute Indikation), beeinflussen das perifokale Ödem bei Hirntumoren und -metastasen, üben einen palliativen analgenetischen Effekt bei Skelett- und Lebermetastasen aus und werden bei immunhämolytischen Anämien im Verlauf der chronischen lymphatischen Leukämie und bei malignen Lymphomen eingesetzt.

Die Wirkung der verschiedenen Hormone wird mit einem indirekten Einfluß über zentrale Regulationsmechanismen und mit einer direkten Wirkung an der Tumorzelle erklärt. Im Gegensatz zur Chemotherapie setzt der Effekt einer Hormontherapie protrahiert ein. Im Falle eines positiven Ansprechens wird die Behandlung kontinuierlich bis zum Nachweis einer erneuten Tumorprogredienz fortgesetzt.

Die den Patienten belastenden Begleiteffekte (Tabelle 7) sind z.T. Ausdruck der physiologischen Wirkung des Hormons. Obwohl diese Effekte nicht so stark wie die Nebenwirkungen der Chemotherapie sind, können sie gelegentlich zum Abbruch der Behandlung zwingen.

Tabelle 7. Unerwünschte Begleiteffekte einer Hormontherapie

Androgene:
Virilisierung bei Frauen	Akne
Haarausfall	Flüssigkeitsretention
Zunahme der Libido	Cholestase

Östrogene:
Übelkeit, Erbrechen	Flüssigkeitsretention
Kardiovaskuläre Komplikationen	Gynäkologische Blutungen
Feminisierung bei Männern	Pigmentationen der Mamillen

Gestagene:
(in hoher Dosis):
Übelkeit
Flüssigkeitsretention
Feminisierung bei Männern

Antiöstrogene:
Milde Östrogeneffekte	Selten Thrombopenie

Glukokortikoide:
Cushing-Syndrom	Hypertonie
Katabolismus	Diabetes mellitus
Flüssigkeitsretention	Hyperacidität des Magensaftes mit Ulkusentstehung
Unruhe, Psychosen	
Immundefizienz	

Immuntherapie

Im Verlauf der letzten Jahre entwickelte sich ein starkes Interesse für therapeutische Verfahren, die eine Stimulierung der immunologischen Abwehr des Patienten bewirken. Manipulationen am Immunsystem des Wirts führen in tierexperimentellen Modellen (virus- oder karzinogeninduzierte Tumoren) zur Tumorvernichtung. Auch beim Menschen gibt es klinische Hinweise auf mögliche Immunphänomene im Verlauf maligner Erkrankungen. Hierzu zählen Beobachtungen von spontanen Rückbildungen maligner Tumoren, außerordentlich starke individuelle Variationen im Verlauf eines Tumorleidens, stationäres Verhalten oder Rückbildung von Metastasen nach Entfernung des Primärtumors, eine Koinzidenz von Immundefekten und Tumoren, erhöhte Tumorraten unter immunsuppressiver Therapie sowie der histologische Nachweis einer lokalen Lymphozytenreaktion in der Umgebung eines Tumors.

Die Antigenität eines Tumors ist die entscheidende Voraussetzung für eine Immuntherapie. Sie sollte während der gesamten Tumorkrankheit erhalten bleiben oder sogar ansteigen. Im Verlauf der letzten Jahre wurden verschiedene Gruppen menschlicher Tumorantigene entdeckt. Zusätzlich gibt es zahlreiche Hinweise auf humorale Reaktionen gegen diese menschlichen Tumorantigene (Havemann 1979).

Für eine erfolgreiche Immuntherapie muß der Patient immunologisch kompetent sein. Die bisher entwickelten Methoden reichen noch nicht aus, den Immunstatus eines Menschen sicher zu definieren. Das Wissen über die immunologischen Beziehungen zwischen Wirt und Tumor ist lückenhaft und z. T. hypothetisch. Vor diesem Hintergrund ist jede Immuntherapie beim Menschen als ein Experiment anzusehen. Diese Therapie sollte deshalb nur innerhalb sorgfältig geplanter Studien durchgeführt werden.

Die Immuntherapie wird eingeteilt in eine aktive unspezifische und spezifische sowie in eine passive Immuntherapie (Tabelle 8). Die meisten Erfahrungen liegen

Tabelle 8. Formen der Immuntherapie

Aktive unspezifische Immuntherapie:
  BCG
  MER
  C. parvum
  DNCB
  Levamisol
  Polynukleotide
  Interferon

Aktive spezifische Immuntherapie:
  Abgetötete Tumorzellen
  Modifizierte Tumorzellen (neuraminidasebehandelt)
  Immunadjuvanzien

Passive Immuntherapie:
  Antitumorseren
  Lymphozyten von Tumorpatienten mit Remissionen
  Extrakte von sensibilisierten lymphatischen Zellen (Transfer-Faktor, Immun-RNS)

bei der akuten unspezifischen Immuntherapie vor, die beim malignen Melanom, Mammakarzinom, Bronchialkarzinom, malignen Lymphom, bei akuten und chronischen Leukämien, beim Vaginalkarzinom, dem Kolonkarzinom sowie bei Weichteilsarkomen versucht wurde (Morton u. Goodnight 1978; Muggia 1977).

Vor dem Einsatz einer Immuntherapie muß die Tumormasse durch andere therapeutische Maßnahmen maximal verkleinert sein. Aus diesem Grunde kann eine Immuntherapie auch immer nur im Zusammenhang mit anderen Formen einer Tumorbehandlung eingesetzt werden.

Die Immuntherapie ist nicht ungefährlich. Sie kann ein beschleunigtes Tumorwachstum, das Tumorenhancement, bewirken. Dieses Phänomen ist mit der Aktivierung von hemmenden Prozessen im Immunsystem zu erklären. Die Gefahr eines solchen Enhancements ist bei der spezifischen Immuntherapie besonders groß. Zusätzlich ist die Immuntherapie für den Patienten auch belästigend. Viele Patienten leiden unter Fieber, allgemeinem Unwohlsein und entzündlichen Reaktionen an den Injektionsstellen.

Bevor der Wert der Immuntherapie in prospektiv randomisierten Studien nicht ganz zweifelsfrei gesichert ist, kann eine allgemeine Empfehlung zu dieser Behandlungsform nicht gegeben werden.

Supportive Maßnahmen

Jede Tumortherapie, ob Operation, Radiotherapie oder internistische Behandlung kann nur als Teil einer umfassenden allgemeinen Behandlung des Patienten gesehen werden, die supportive Maßnahmen einschließt; diese sollen Auswirkungen der Tumorerkrankung und der Therapie auf den Organismus lindern oder beseitigen. Die physiologischen Funktionen der einzelnen Organe werden unterstützt, Mangelerscheinungen ausgeglichen (z. B. Garantie einer ausreichenden Nierenfunktion, Ausgleich der Flüssigkeits- und Elektrolytbilanz, Digitalisierung usw.). Eine richtige und optimale Anwendung supportiver Therapien setzt ein fundiertes internistisches Wissen und große Erfahrung beim behandelnden Onkologen voraus. Im Vordergrund aller Maßnahmen steht selbstverständlich eine sorgfältige und fürsorgliche Pflege des Patienten. Zusätzlich hat die Behandlung von Ernährungsstörungen, Schmerzen, den Folgen der hämatopoetischen Insuffizienz, Gerinnungsstörungen und bestimmten Notfallsituationen eine besondere Bedeutung.

Ernährung. Ein Tumorleiden kann mannigfache negative Auswirkungen auf den Ernährungszustand des Patienten haben. An erster Stelle steht die so häufige Inappetenz, die nicht mit der Größe des Tumors korrelieren muß und häufig schon ein Frühsymptom sein kann. Sie beeinträchtigt das Wohlbefinden des Patienten ganz besonders. Man versucht, ihr mit appetitanregenden Medikamenten (Anabolika, Glukokortikoiden) oder der Verordnung einer Wunschkost zu begegnen. Der Ernährungszustand des Patienten kann außerdem durch eine Malabsorption, eine katabole Stoffwechsellage, Eiweiß-, Flüssigkeits- und Mineralverluste (Fisteln, häufige Ergußpunktionen, Erbrechen, Diarrhöen), einen Vitamin- und Eisenmangel beeinträchtigt werden. In diesen Fällen wird man versuchen, die Mangelsituation mit Diät oder durch eine parenterale Zufuhr gezielt auszugleichen.

Die Kost eines Tumorpatienten sollte vollwertig, leicht bekömmlich, protein- und vitaminreich und schmackhaft sein. Sie wird selbstverständlich individuell modifiziert bei Schluckstörungen, Tumoren des Magen-Darm-Traktes und nach operativen Eingriffen am Magen-Darm-Trakt. Das Tumorwachstum läßt sich mit einer Diät nicht hemmen, denn der Tumor wächst autonom. Die Frage, ob eine parenterale Ernährung des Patienten möglicherweise eine Stimulation des Tumorwachstums auslöse, wurde geprüft und negativ beantwortet (Copeland et al. 1974). Eine verbesserte Ernährung hat infolge einer gesteigerten Proteinsynthese inklusive Antikörperproduktion, einer schnelleren Wundheilung und erhöhten Phagozytoseaktivität für den Patienten ausschließlich positive Auswirkungen. Außerdem trägt sie wesentlich zum allgemeinen Wohlbefinden bei. Von verschiedenen Arbeitsgruppen (Copeland u. Dudrick 1975; Shenkin u. Wretlind 1978) konnte bestätigt werden, daß durch eine parenterale Ernährung (z. T. eine Hyperlimentation) eine eingreifende chirurgische, radiologische oder internistische Tumortherapie oft erst ermöglicht wurde. Zu diesem Zweck entwickelte man verschiedene Techniken der Applikation (Solassol u. Joyeux 1978).

Schmerzen. Der Schmerz ist ein häufiges, oft sogar führendes Tumorsymptom. Seine Behandlung richtet sich nach der Ursache (Kompression, Infiltration, Obstruktion, Infektion, Therapiefolge). Neben den primären tumorspezifischen Maßnahmen wird eine symptomatische Therapie durchgeführt. Man beginnt mit den klassischen Analgetika (Salizylsäure und Paraamniophenolen) und setzt erst in zweiter Linie Morphin und verwandte Substanzen ein. Sehr wirksam ist die Kombination der Analgetika mit Psychopharmaka wie den trizyklischen Antidepressiva und den Neuroleptika. Bei umschriebenen Schmerzen ist eine palliative Schmerzbestrahlung indiziert. Generalisierte Skelettschmerzen infolge einer Metastasierung können mit Glukokortikoiden günstig beeinflußt werden.

Infektionen. Zu den mannigfachen Auswirkungen eines Tumorleidens auf den Organismus gehört die Beeinträchtigung der Immunkompetenz und Knochenmarkfunktion. Durch eine aggressive antineoplastische Chemotherapie und Radiotherapie wird dieser Effekt noch wesentlich verstärkt. Unter den lebensbedrohlichen Komplikationen einer antineoplastischen Therapie stehen die Infektionen an erster Stelle (Klastersky 1977). Die Entstehung von Infektionen wird durch eine Schädigung der mechanischen Barrieren wie Haut und Schleimhäute infolge des Tumors, der Therapie oder verschiedener Manipulationen (z. B. Venenkatheter, Punktionen) sowie durch eine verminderte humorale und zellvermittelnde Immunität und herabgesetzte Phargozytosefähigkeit begünstigt. Es besteht eine direkte Korrelation zwischen der Infekthäufigkeit und dem Ausmaß der Granulozytopenie. Bei einem Abfall der Granulozytenzahl unter 1 500/mm^3 erhöht sich die Infektionsrate stetig.

Die meisten Infektionen werden durch Bakterien, besonders gramnegative Erreger wie E. coli, Pseudomonas, Klebsiellen, Enterobacter und Proteus, ferner durch Anaerobier, Salmonellen und Staphylokokken hervorgerufen. Zusätzlich spielen Pilze wie Candida, Aspergillus und Cryptococcus, ferner Viren (Herpes simplex, Varicella-zoster und Protozoen (Toxoplasma, Pneumocytistis carinii) eine Rolle. Mit dem Beherrschen dieser gefährlichen Komplikationen können die Therapieergebnisse wesentlich verbessert werden. Unter den Opfern schwerer Infektionen befinden sich auch immer Patienten mit potentiell kurablen malignen Erkrankungen. Ein Vermeiden oder eine erfolgreiche Therapie eines Infektes könnte also zusätzlich die definitive Heilungsquote erhöhen.

Die durch eine ausgeprägte Granulozytopenie bedingte Gefährdung der Patienten hält in der Regel nur wenige Tage an. Man begegnet ihr mit einer Isolierung der Patienten (Life-island-System), dem Einsatz von Antibiotika und der Substitution mit Granulozyten. Eine Antibiotikabehandlung sollte nur gezielt bei klinischem Verdacht auf eine Infektion vorgenommen werden. Eine Knochenmarkdepression allein stellt noch keine Indikation für eine Antibiotikabehandlung dar. Wenn der Erreger nicht bekannt ist, setzt man zunächst eine Kombination breitwirkender Bakterizide ein, später wird die Behandlung gezielt nach dem Antibiogramm gesteuert.

Mit der Granulozytentransfusion wurde ein neues therapeutisches Prinzip eröffnet. Dieses Verfahren hat inzwischen das experimentelle Stadium der Entwicklung verlassen. Es gilt bereits in vielen Zentren als eine Routinemethode (Meuret u. Senn 1975). Als Erfolgsparameter einer Granulozytentransfusion gilt nicht allein der Anstieg der Granulozytenzahl im Empfänger, hauptsächlich werden klinische Kriterien wie Fieberlyse, Heilung von Infektionen, eine Konversion positiver Blutkulturen und eine Verlängerung der Überlebenszeit der Patienten verwendet (Graubner et al. 1977). Eine Granulozytentransfusion wird immer nur in Verbindung mit einer breit angelegten bzw. gezielten antibiotischen und antimykotischen Therapie eingesetzt. Bei strenger Indikationsstellung wird die Granulozytentransfusion vorgenommen, wenn im Verlauf einer aggressiven Chemotherapie oder Radiotherapie bei einem Patienten eine hohe Remissions-, vielleicht sogar eine Heilungschance besteht, die Phase der Knochenmarkaplasie zeitlich befristet ist, eine lebensbedrohliche Infektion, die gegenüber einer optimalen antibiotischen Therapie keine Reaktion gezeigt hat, vorliegt oder zumindest wahrscheinlich ist. Wenn man sich für die Granulozytentransfusion entscheidet, muß gewährleistet sein, daß diese Therapie an wenigstens 4 aufeinanderfolgenden Tagen und nach Möglichkeit bis zu 2–3 Tagen nach Entfieberung oder Erreichen einer ausreichenden Knochenmarkfunktion fortgesetzt werden kann. Ihre weiteste Verwendung fand die Granulozytentransfusion bisher in der Remissionsinduktionsbehandlung akuter Leukämien und als unterstützende Maßnahme bei Knochenmarktransplantationen. Der Wert einer prophylaktischen Granulozytentransfusion konnte im Tierexperiment bereits belegt werden. Klinische Ergebnisse sind jedoch noch kontrovers.

Wenn ein Antikörpermangelsyndrom besteht, wird man die Infektbehandlung mit der Substitution von Immunglobulinen unterstützen.

Blutungen. Blutungen stellen neben Infektionen bei Patienten mit malignen Erkrankungen die wesentliche Komplikation dar. Sie sind in der Regel Folge einer Thrombozytopenie, hervorgerufen durch eine verminderte Thrombozytenproduktion wegen einer Knochenmarkkarzinose oder Knochenmarkschädigung durch eine vorangegangene antineoplastische Chemotherapie oder Radiotherapie. Zusätzlich zur Thrombozytopenie wurden Thrombozytenfunktionsstörungen und plasmatische Gerinnungsstörungen wie die Verbrauchskoagulopathie (disseminierte intravasale Gerinnung), Hemmkörperkoagulopathien und eine gestörte Synthese von Gerinnungsfaktoren (Leberfunktionsstörung) beschrieben (Greene 1977). Besonders blutungsgefährdet sind Patienten mit Fieber, einer Hepatosplenomegalie, schweren Infektionen und einem raschen Thrombozytenabfall. Verschiedene Medikamente (u. a. Antibiotika) können zusätzlich die Thrombozytenfunktion hemmen. Bei Thrombozytenzahlen über 50000/mm^3 sind Blutungen relativ selten. Lebensbedrohliche Blutungen in die Lunge, das Zentralnervensystem und den Gastrointestinaltrakt treten in der Regel erst bei Thrombozytenzahlen unter 20000/mm^3 auf. Die zeitlich begrenzte Thrombozytopenie, wie sie in der antineoplastischen Chemotherapie regelmäßig auftritt, ist immer dann eine klare Indikation zur Thrombozytentransfusion, wenn eine hämorrhagische Diathese besteht. Darüber hinaus werden Thrombozytentransfusionen bei schweren Thrombozytopenien unter 20000/mm^3 auch schon durchgeführt, wenn noch keine bedrohliche Blutung vorliegt. Durch die prophylaktische Thrombozytentransfusion wird zwar eine Sensibilisierung des Organismus begünstigt, sie führt aber zu einer signifikanten Senkung des Blutungsrisikos und zur Lebensverlängerung der Patienten (Murphy et al. 1976). Wegen der unvermeidlichen Alloimmunisierung ist die prophylaktische Thrombozytensubstitution bei unausgewählten Spendern immer nur eine begrenzte Zeit möglich. Wenn eine langfristige Substitution zu erwarten ist, müssen von vornherein Thrombozyten HLA-kompatibler Spender verwendet werden. Thrombozyten werden in Frischblut, thrombozytenreichem Plasma oder Thrombozytenkonzentrationen transfundiert. Am günstigsten ist die Transfusion von durch Plasmapherese gewonnenen Thrombozyten ausgewählter Einzelspender. Die Transfusion des gepoolten plättchenreichen Plasmas verschiedener Spender dient ebenso wie die Frischbluttransfusion der Notfalltherapie (Lohmann 1975). 1 h nach Transfusion einer Einheit aus 10^{11} Thrombozyten ist je nach Art der Präparation und Konzentration und abhängig vom Zustand des Empfängers ein Anstieg der Thrombozytenzahl zwischen 5000 und 20000/mm^3 pro m^2 Körperoberfläche zu erwarten. Um eine Thrombozytenzahl von 20000/mm^3 zu garantieren, benötigt ein Erwachsener mit 1,5 m^2 Körperoberfläche, wenn keine autonome Thrombozytenproduktion erfolgt, 2mal pro Woche die Transfusion von 2·10^{11} Thrombozyten (Hoak u. Koepke 1976).

Wenn die Thrombozytopenie durch Antikörper verursacht wird, ist von einer Thrombozytentransfusion nur dann ein Erfolg zu erwarten, wenn sie von einer immunsuppressiven Behandlung begleitet wird. Thrombozytopenien infolge eines Hypersplenismus können durch eine Splenektomie oder eine Milzbestrahlung gebessert werden.

Die plasmatischen Gerinnungsstörungen erfordern eine spezifische Therapie. Bei den Hemmkörperkoagulopathien ist zu beachten, daß sie nur durch eine effektive Behandlung der Tumorerkrankung zu beeinflussen sind. In Notfällen wird man eine Plasmapherese vornehmen und mit Steroiden, evtl. mit Protaminsulfat behandeln.

Hyperkalzämiesyndrom. Bei malignen Erkrankungen kann spontan durch osteolytische Metastasen oder eine paraneoplastische ektope Parathormonsynthese und als Folge einer Therapie (Hormonbehandlung des Mammakarzinoms) ein Hyperkalzämiesyndrom entstehen. Wegen seiner psychischen (Müdigkeit, Depression, Psychosen, Desorientiertheit) und neurologischen (Adynamie, Hyperreflexie, Ataxie, Koma) Symptome wird dieses Syndrom gelegentlich mit Hirnmetastasen verwechselt. Die renale, gastrointestinale und kardiovaskuläre Symptomatik sowie besonders die Bestimmung der Serumkalziumkonzentration erlauben jedoch eine klare Diagnose. Die Therapie besteht in einer reichlichen Flüssigkeitszufuhr, dem Absetzen einer evtl. vorangegangenen Hormontherapie sowie in einer kalziumarmen Diät. In schwierigen Fällen wird man zusätzlich eine forcierte Diurese vornehmen und Glukokortikoide, Kalzitonin, evtl. Mithramycin und Phosphat applizieren. In seltenen Fällen ist eine Dialysetherapie indiziert.

Literatur

Originalarbeiten und Einzeldarstellungen

Burchenal JH (1976) Adjuvant therapy-theory, practice and potential. Cancer 47:46

Burkert H, Schnitker F, Fichtner E (1979) Verhütung der Harnwegstoxizität von Oxazaphosphorinen durch einen „Uroprotektor". Bericht über eine Feldstudie. Münch Med Wochenschr 121:760

Copeland EM III, Dudrick SJ (1975) Cancer: Nutritional concepts. Semin Oncol 2:329

Copeland EM III, MacFadyen BV Jr, Dudrick SJ (1974) Intravenous hyperalimentation in cancer patients. J Surg Res 16:241

DeVita VT, Young RC, Canellos GP (1975) Combination versus single agent chemotherapy: A review of the basis for selection of drug treatment of cancer. Cancer 35:98

Graubner M, Löffler H, Müller-Eckhardt CH (1977) Die Granulozytentransfusion – Ein Überblick. Inn Med 4:316, 380

Greene WH (1977) Supportive care in the cancer patient. In: Decker FF (ed) Cancer, vol 5: A comprehensive treatise chemotherapy. Plenum Press, New York London, p 223

Havemann K (1979) Immunstimulation in der Behandlung menschlicher Tumoren. Int Welt 2:306

Heard BE (1974) Pathologie einiger chronisch fibrosierender Lungenerkrankungen (unter besonderer Berücksichtigung klinischer Bezüge). Internist (Berlin) 15:346

Hoak JC, Koepke JA (1976) Platelet transfusions. Clin Haematol 5/1:69

Karnofsky D, Abelman WH, Craver LF (1948) The use of nitrogen mustards in the palliative treatment of carcinoma (with particular reference to bronchogenic carcinoma). Cancer 1:634

Klastersky J (1977) Control of infection: a vital step for further progress in cancer chemotherapy. In: Tagnon HJ, Staquet MJ (eds) Recent advances in cancer treatment. Raven Press, New York, p 255

Lohmann HP (1975) Therapie der Thrombopenien. Dtsch Med Wochenschr 100:2494

Meuret G, Senn HJ (1975) Granulozytentransfusion. Ein Überblick. Schweiz Med Wochenschr 105:225

Morton DL, Goodnight JE (1978) Clinical trials of immunotherapy. Present status. Cancer 42:2224

Muggia FM (1977) Immunotherapy of cancer. Cancer Immunol Immunther 3:5

Murphy S, Koch PA, Evans AE (1976) Randomized trial of prophylactic versus therapeutic platelet transfusion in childhood acute leukemia. Clin Res 24:379

Shenkin A, Wretlin A (1978) Allgemeine Aspekte hinsichtlich der intravenösen Ernährung von Krebspatienten. Infusionsther Klin Ernähr 5:1

Solassol C, Joyeux H (1978) Artificial gut in gastrointestinal cancer. In: Zöllner N (Hrsg) Parenterale Ernährung, Bd 1 der Beiträge zur Infusionstherapie. Karger, München, S 178

Sullivan RD (1970) Clinical cancer chemotherapy. Including ambulatory infusion. Thomas, Springfield

Talley RW (1970) Systemic chemotherapy of human malignant neoplasms. In: Cole WH (ed) Chemotherapy of cancer. Lea & Febiger, Philadelphia

Vahlensieck W, Hoefer-Janker H, Brühl P, Scheef W (1974) Zur Pathogenese, Klinik und Prophylaxe der sogenannten Cyclophosphamid-Zystitis. Münch Med Wochenschr 116:1889

Zusammenfassende Monographien

Brodsky J, Kahn SB, Conroy JF (eds) (1978) Cancer chemotherapy III. The 46th Hahnemann Symposium. Grune & Stratton, New York San Francisco London

Brunner KW, Nagel GA (Hrsg) (1979) Internistische Krebstherapie, 2. Aufl. Springer, Berlin Heidelberg New York

Clarysee A, Kenis Y, Mathé G (eds) (1976) Cancer chemotherapy. Its role in the treatment strategy of hematologic malignancies and solid tumors. Recent results in cancer research, vol 53. Springer, Berlin Heidelberg New York

Dold UW, Sack H (Hrsg) (1976) Praktische Tumortherapie. Die Behandlung maligner Organtumoren und Systemerkrankungen. Thieme, Stuttgart

Essers U (Hrsg) (1977) Chemotherapie metastasierender solider Tumoren und Hämoblastosen. Enke, Stuttgart

Sauer H, Wilmanns W (Hrsg) (1980) Internistische Therapie maligner Erkrankungen. Urban & Schwarzenberg, München Wien Baltimore

Staguet MJ (ed) (1978) Randomized trials in cancer: a critical review by sites. EORTC Monograph Series, vol 4. Raven Press, New York

Tagnon HJ, Staquet MJ (eds) (1977) Recent advances in cancer treatment. EORTC Monograph Series, vol 3. Raven Press, New York

The University of Texas System Cancer Center M.D. Anderson Hospital and Tumor Institute 22nd Annual Clinical conference on Cancer (1978) Immunotherapy of human cancer. Raven Press, New York

Winick M (1977) Nutrition and cancer. In: Winick M (ed) Current concepts in nutrition, vol 6. Wiley & Sons, New York Chichester Brisbane Toronto

1.8 Der Tumorpatient mit infauster Prognose – Möglichkeiten der psychischen Betreuung für ihn und seine Familie

B. Luban-Plozza und P. Drings

Der Tumorpatient ist kein besonderer Mensch, er bedarf allerdings als Kranker einer besonderen menschlichen Zuwendung.

Alles, was mit Krebs zusammenhängt, ist psychologisch hoch belastet. Im Mittelpunkt steht die Angst des Patienten vor der Unheilbarkeit, der Therapie mit möglichen technischen Pannen, bei denen kein Arzt anwesend ist, vor Schmerzen und der Art des vielleicht langsamen Sterbens. Um mit dieser Angst fertig zu werden, benötigt der Patient seine Familie und den behandelnden Arzt. Die Belastungen und Bedrohungen, welchen der Tumorpatient ausgesetzt ist, werden durch die Zahl und Vielfalt der Tumorerkrankungen, die Ungewißheit des Verlaufs, die eigenen psychischen Reaktionen (Persönlichkeit) sowie die Vorurteile und das Fehlverhalten der Menschen in seinem Umfeld bestimmt.

Im Krankenhaus befassen sich sehr viele (zu viele?) Personen mit dem Patienten. Er fühlt sich ihnen gegenüber allein. Diese persönliche Unsicherheit des Patienten kann zu Schwierigkeiten in der Kommunikation führen. Wir müssen uns deshalb bemühen, dem Patienten natürlich gegenüberzutreten und eine übergroße Aktivität unserer Polypragmasie zu vermeiden.

Oft kann oder will sich der Patient nicht verbal äußern. Als Folge wird ihm dann weniger Aufmerksamkeit geschenkt, seine Handlungen werden mißverstanden, die Isolation vergrößert sich. Sehr wichtig ist die stumme Interaktion mit dem Patienten, die persönliche Hilfe auch in Kleinigkeiten; wesentlich das Dabeisein, die Bereitschaft, so lange der Partner des Patienten zu bleiben, wie diese Partnerschaft von ihm gewünscht wird.

Bezüglich ihrer Reaktionsweise auf die Umgebung können 5 Patiententypen unterschieden werden:
1. der undisziplinierte, 2. der perfektionistische, 3. der unterwürfige, 4. der übersichere und 5. der verführerische Patient.

In unserem Verhalten zum einzelnen Patienten werden wir diese Möglichkeiten berücksichtigen müssen.

Bewußt oder unbewußt scheinen die Menschen in seiner Umgebung häufig den Kontakt mit dem Tumorpatienten zu meiden. Die innere Haltung ist unsicher, der Arzt verschanzt sich hinter der Fassade einer nüchternen Sachlichkeit. Es bestehen Befürchtungen des Arztes gegenüber dem Patienten und seinen Angehörigen, sich zu sehr zu identifizieren. Die stets wiederkehrenden Fragen des Patienten werden als Konfrontation mit der eigenen Ohnmacht und Sterblichkeit empfunden. Große Bedeutung haben für den Patienten Informationen über sich und seine Krankheit. Man sollte günstige – wenn auch belanglose – Befunde im Gespräch betonen, denn sie stärken das Selbstwertgefühl des Patienten.

Von Kübler-Ross (1970) wurde beschrieben, wie der todkranke Mensch die Krise seines Sterbens, wenn ihm dazu genügend Zeit bleibt, in 5 Phasen bewältigt:
1. Nichtwahrhabenwollen und Isolierung. Der Patient weigert sich anscheinend, seine Krankheit anzunehmen;
2. Zorn und Auflehnung,
3. Phase des Verhandelns (Bittgesuche v. a. an die Ärzte);
4. Depression;
5. Versöhnung mit dem Schicksal. Zustimmung „in Frieden und Würde".

Aus der Beobachtung anderer Krisen darf geschlossen werden, daß diese Phasen einem allgemeinen Prinzip der Krisenbewältigung entsprechen; es wird in verschiedenen existenziellen Krisen, welche die persönliche Identität bedrohen, deutlich.

Der Patient erlebt die Konfrontation mit dem Tode erst durch die Diagnose „Krebs", nicht schon durch die Erkrankung selbst. Entgegen der noch vor einigen Jahren weit verbreiteten Auffassung unter Ärzten streben wir heute die Aufklärung des Patienten über seine Krankheit an; sie muß behutsam individuell geschehen und berücksichtigen, was der Patient wirklich wissen will (Senn 1977); sie sollte durch den behandelnden Arzt selbst, nicht etwa durch den Psychotherapeuten oder durch den Seelsorger erfolgen. Hinsichtlich des Zeitpunkts dieses aufklärenden Gesprächs ist man sich einig, daß es nicht schon anläßlich des ersten Verdachts oder der ersten Konsultation erfolgen darf. Der Patient sollte bereits einen Verdacht empfunden und ausgesprochen haben (Koch u. Schmeling 1978). Das Gespräch wird man führen, wenn ein Vertrauensverhältnis zwischen Arzt und Patient entstanden ist. Andererseits kann einer direkten Frage des Patienten nicht ausgewichen werden. Mit der nackten medizinischen Diagnose kann der Patient in der Regel nicht viel anfangen; sie muß ihm verständlich erläutert werden, anderenfalls ist ein echtes Gespräch unmöglich. Den Patienten interessieren mehr als die medizinische Diagnose allein die Konsequenzen für sein Leben, seine Lebenserwartung, die auf ihn zukommenden Belastungen und therapeutischen Konsequenzen.

Gleichzeitig mit der Eröffnung der Diagnose muß also dem Patienten Hoffnung gegeben, nach Möglichkeit ein therapeutisches Angebot gemacht werden. Dadurch versprechen wir ihm gleichzeitig, daß wir ihn nicht allein lassen werden (Koch u. Schmeling 1978). Dieses aufklärende Gespräch wird oft mit der Begründung gescheut, den Patienten schonen zu wollen. Dahinter verbirgt sich nicht selten die Sorge des Arztes, daß es nach Konfrontation mit der Diagnose zu einem Bruch in der persönlichen Beziehung zwischen Patient und Arzt kommen kann. In diesem Gespräch muß man sich darüber im klaren sein, daß die Wahrheit nur relativ ist, daß durchschnittliche Überlebensdauern und Erfolgsquoten der Therapie für die einzelne Person recht wenig besagen. Es sollte nur eine „Wahrheit des Jetzt" mitgeteilt werden, vorsichtig dosiert und dem „roten Faden", den der Patient anbietet, angepaßt.

Wenn wir beim Patienten das Bedürfnis nach einer Verleugnung des Tumorleidens entdecken, sollten wir es respektieren. Diese Verleugnung ist eine Schutzreaktion für den Patienten. Ein immer unschärfer werdendes Körpergefühl mit Regression in engere Lebensräume und auf sich selbst läßt den Patienten die Phase des Haderns überwinden und schließlich das Stadium der Aussöhnung mit der Todesdrohung erreichen. Man muß jedoch beachten, daß ein zu starkes Eingehen auf unrealistische Abwehrtendenzen des Patienten und gemeinsames Verleugnen von Arzt und Patient zu einem Abbruch der Kommunikation und damit weiterer Isolation und Vereinsamung des Patienten in seinem Verhältnis zu Arzt und Familie führen kann. Baltrusch (1969) empfiehlt deshalb, dem Patienten zu helfen, sich an den neuen Realitäten zu orientieren und pathologische Abwehr- und Verleugnungstendenzen abzubauen. Viele Patienten geben im Verlauf der Erkrankung die Verleugnung auf und treten in die Phase des Haderns mit ihrem Schicksal ein. Sie suchen einen Sündenbock (Billeter 1978) in ihrer Umgebung und finden diesen im Arzt, im Pflegepersonal und in ihren Familienangehörigen. Psychologische Untersuchungen (Sapir 1975) zeigen, daß der Therapeut die Familienangehörigen beschuldigt, der Tragik der Krankheit nicht gewachsen zu sein. In dieser Angst und Unwissenheit wird umgekehrt der Arzt in der Familie als Sündenbock gesehen, „beschuldigt". Damit er wieder Spielraum gewinnt, muß er von dieser „Schuld" befreit werden. Der Tod ist nicht das „Ergebnis einer Krankheit", sondern er wird zur persönlichen Aufgabe (Meerwein 1978). Patient, Familie und Behandlungsteam gehören zusammen. Sie bilden zusammen ein „Arbeitsbündnis".

Die Lebensbedingungen und das therapeutische Klima beeinflussen den Lebenswillen des Patienten ganz entscheidend. Der Therapeut muß das individuelle Familiensystem und die Familienbeziehungen berücksichtigen (Stierlin 1978). Er muß sich fragen, welche Bedeutung das Leiden für den Patienten und die Familienmitglieder hat, was in dieser Familie los ist, welche Kräfte hier sowohl vor, als auch ganz besonders während der Erkrankung vorhanden sind. Werden diese Kräfte erkannt, lassen sie sich auch besser mobilisieren. Deshalb sollte es zur Regel werden, nicht nur den Patienten selbst, sondern auch die Familie des Patienten zu beobachten und zu betreuen (Gutter u. Luban-Plozza 1978, Meyer 1976).

Es besteht eine Tendenz zur Überinformation der Angehörigen und unzureichender Information des Patienten; dadurch ist die Gefahr vorhanden, daß die Angehörigen ihre Trauerarbeit schon vor dem Tode des Patienten abschließen und ihn isolieren. Um dem Patienten beistehen zu können, sollten seine Angehörigen den gleichen Informationsstand wie er selbst haben (Baltrusch 1969). Das "double bind" – die unterschiedliche Ebene der Information in der Familie – paralysiert diese genannten Möglichkeiten der Mitarbeit in der Familie. In diesem Dilemma kann niemand echt, natürlich und direkt handeln, sondern alles wird reflektiert im Sinne einer gewissen Hemmung, während doch eine Öffnung erwünscht ist (Luban-Plozza u. Pöldinger 1977).

Es ist ein therapeutischer Mißbrauch, den Krebskranken aufgrund seiner seelischen Ausnahmesituation und ungewöhnlichen Belastung zum „psychotherapeutischen Fall" abzustempeln. Der Patient erlebt vielmehr in der Regel jeden normalen menschlichen Kontakt als hilfreich. Auf das Wort „Psychotherapie" indessen reagieren die meisten Patienten abweisend („Jetzt bin ich körperlich schon so schwer krank, nun soll ich auch noch verrückt sein!"). Allerdings reagieren nicht wenige Krebskranke mit schlechter Prognose auf dieses einschneidende Ereignis der Erkrankung mit einer so starken Regression ihrer Vitalantriebe, daß es dem Bild einer Psychose ähnelt. Sie fühlen sich total leer und wie ausgebrannt. In dieser Situation kann die Indikation zur Psychotherapie bestehen. Man sollte einen psychosomatischen Zugang zum Patienten suchen. Beim Tumorpatienten geht man selbstverständlich nicht langwierig analytisch vor, sondern verwendet situationsbedingt stützende Methoden. Eine „Psychoskopie" mit Fragenbombardierung ist zu vermeiden.

Literatur

Baltrusch HJF (1969) Psychosomatische Beziehungen bei Krebskrankheiten. Psychosom Med 1:196–219
Billeter A (1978) Problem der Arzt-Patienten-Beziehung beim Tumorkranken. 1. Ostschweizerische Ärzte-Fortbildungstag „Onkologie und Hämatologie für die Praxis"
Gutter AH, Luban-Plozza B (1978) Familie als Risiko und Chance. Antonius, Solothurn
Koch U, Schmeling Ch (1978) Umgang mit Sterbenden – ein Lernprogramm für Ärzte, Medizinstudenten und Krankenschwestern. Med Psychal 4:81–93
Kübler-Ross E (1970) On death and dying. MacMillian, New York
Luban-Plozza B, Pöldinger W (1980) Der psychosomatisch Kranke in der Praxis, 4. Aufl.Springer, Berlin Heidelberg New York
Meerwein F (1978) Die Psychologie des Krebskranken. Folia Psychopractica. Roche, Basel
Meerwein F (1981) Einführung in die Psycho-Onkologie, 2. Aufl. Huber, Bern Stuttgart Wien
Meyer JE (1976) Die Krebskrankheit, psychologische Aspekte ihrer Erkennung und Behandlung. Die Situation des chronisch Kranken und des Sterbenden – Eine neue Aufgabe für die Psychiatrie? Symposium der Tropon Werke. Das ärztliche Gespräch 24:58–63
Sapir M (1975) La formazione psycologica del medico. Etas libri, Milano
Senn H (1977) Wahrhaftigkeit am Krankenbett. Schweiz Aerztez 7:234–241
Stierlin H (1978) Delegation und Familie. Suhrkamp, Frankfurt

1.9 Organisation der Nachsorge bei Tumorpatienten

G. Ott und R. Schunck

Die Nachsorge von Tumorpatienten hat die Aufgabe, die erzielten Behandlungserfolge zu sichern, eventuelle Folgeerkrankungen zu beseitigen bzw. zu verhüten sowie die für eine Gesamtbeurteilung in Diagnostik, Therapie und Rehabilitation notwendige prognoserelevante Datensammlung sicherzustellen. Neben der Krebsverhütung, der Verbesserung der Krebsfrüherkennung durch Selbstbeobachtung und Vorsorgeuntersuchung, der standardisierten Krebsdiagnostik und Behandlung ist die Nachsorge ein wesentliches Element der Krebsbekämpfung.

Jeder Krebspatient bedarf der regelmäßigen ärztlichen Überwachung. Häufigkeit und Umfang dieser Überwachung ist abhängig von Art und Ausdehnung der Erkrankung sowie der durchgeführten Therapie. Durch die konsequente Nachsorge gelingt es, lokale Rezidive, die noch durch eine Rezidivtherapie zu heilen sind, rechtzeitig zu erkennen und zu behandeln. Therapiefolgen, wie Narbenulzera, Ödembildung und Gefäßkomplikationen können ebenfalls der notwendigen Behandlung zugeführt werden. Die Langzeitbehandlung mit zytostatischen und hormonellen Substanzen erfordert eine lückenlose ärztliche Überwachung. In diese nachgehende ärztliche Fürsorge sollten aber auch die in erhöhtem Maße krebsgefährdeten Menschen mit fakultativen Präneoplasien, wie beispielsweise Dickdarmpolypen, in die sog. Risikogruppen mit einbezogen werden. (Tabelle 1).

Eine verbesserte Krebsnachsorge muß besonders 2 Zielsetzungen beachten: zum einen eine zentralisierte Organisation, was am ehesten durch „Klinische Krebsregister" als ärztliche Leitstelle zu erreichen ist (s. S. 70), zum anderen durch eine verbesserte interdisziplinäre Zusammenarbeit aller beteiligten Fachkräfte und Institutionen.

Hier braucht man eine verantwortliche Leitzentrale in der Behandlung und Nachsorge, die die verschiedenen Expertenkonsultationen synchronisiert, Daten

Tabelle 1. Nachuntersuchungsprogramm bei Dickdarmpolypen

1. NU nach 3 Monaten	Lokalbefund, Endoskopie, Labor
2. NU nach 6 Monaten	Lokalbefund, Röntgen: Kontrasteinlauf
3. NU nach 12 Monaten	Lokalbefund, Labor, Endoskopie, Röntgen: Kontrasteinlauf
4. NU nach 24 Monaten	Lokalbefund, Labor, Endoskopie, Röntgen: Lunge
5. NU nach 36 Monaten	Lokalbefund, Labor, Endoskopie, Röntgen: Kontrasteinlauf
6. NU nach 48 Monaten	Lokalbefund, Labor, Endoskopie, Röntgen: Kontrasteinlauf
7. NU nach 60 Monaten	Lokalbefund, Labor, Endoskopie, Röntgen: Lunge, Kontrasteinlauf
8. NU nach 10 Jahren	Lokalbefund, Labor, Endoskopie, Röntgen: Lunge, Kontrasteinlauf

Tabelle 2. Aufgaben der klinischen Krebsregister

1. Interdisziplinäre Patientenführung („ärztliche Leitstelle")
2. Organisation der Nachsorge
3. Lückenlose Dokumentation der prognoserelevanten Faktoren (Erstellung der Pathogramme)
4. Statistische Auswertungen
5. Programmentwicklung (Rationalisierung, Wirtschaftlichkeit etc.)
6. Überregionale Zusammenarbeit (Verbundstudien)
7. Epidemiologische Mitarbeit

und Informationen sammelt. Eine solche Zentrale hat ärztliche Aufgaben zu erfüllen und braucht deshalb Ärzte. Zudem erfüllt sie wichtige Voraussetzungen für wissenschaftliche Analysen in der klinischen Onkologie, bei der Rationalisierung und Standardisierung der Arbeitsabläufe, bei der Sicherstellung der ärztlichen Programme und in der Epidemiologie. Für diese Aufgaben sind sog. Klinische Krebsregister unentbehrlich. Sie sollen nicht im Abseits, in Beratungsstellen, Abrechnungszentralen oder bei Versicherungen eingerichtet werden; sie sind am effektivsten in den jeweils regional zugehörigen Krankenhäusern einzurichten. Hier müssen alle Daten gesammelt, die Termine für Therapie und Nachsorge aufeinander abgestimmt, die notwendigen Überwachungsprogramme sichergestellt, die Behandlung und Nachsorge überwacht werden (s. S. 72). Diese ärztlichen Leitstellen, die nichts oder nur wenig mit herkömmlichen Krebsregistern gemeinsam haben, sollten ein überschaubares Instrument allenfalls einzelner Krankenhausfachabt. bleiben. Große, nach der Epidemiologie schielende Regionalregister können diesen ärztlichen Aufgaben nicht gerecht werden. Erst durch Verbundanalysen vieler solcher klinischen Leitzentralen können diese Leitstellen, bei vergleichbarer Dokumentation und entsprechenden Gruppierungen bzw. Schlüsselsystemen, auch Hilfestellungen für epidemiologische Fragen geben (Tabelle 2).

Als eine Organisationsform für diese patientenbezogene Tumornachsorge wurde das „Bad Godesberger Modell" entwickelt. Es ist gekennzeichnet durch die vorrangige Beteiligung der niedergelassenen Ärzteschaft an der Tumornachsorge, durch die Steuerung und Kontrolle durch das Klinische Krebsregister am Krankenhaus, durch minimale, standardisierte Nachuntersuchungsprogramme und ein einheitliches Dokumentationssystem. Die Krebsnachsorge kann nicht ohne das Mitwirken der niedergelassenen Ärzte und Fachärzte wahrgenommen werden. Der Krebskranke fordert seinen Hausarzt, er verlangt nach dem Arzt seines Vertrauens. Beide, Patient und Hausarzt, benötigen aber auch den Krankenhausarzt mit seinem Sonderwissen und seiner technischen Ausrüstung.

Spätestens bei der Entlassung aus der ersten stationären Behandlung werden alle Krebskranken im Klinischen Krebsregister erfaßt. Von nun an werden von hier aus die ärztlich vereinbarten Zusatzbehandlungen, die Termine für die Kontrolluntersuchungen bei den verschiedensten Fachgebieten, kurz der weitere Schicksalsablauf des Kranken koordiniert und kontrolliert. Hier werden die Befunde synoptisch registriert und eine wissenschaftlich auswertbare Dokumentation angelegt (Abb. 1).

Klinische Krebsregister stehen immer unter der Leitung eines Arztes, sie erfassen alle Krebspatienten von der Diagnostik über die Therapie und die Nachsorge

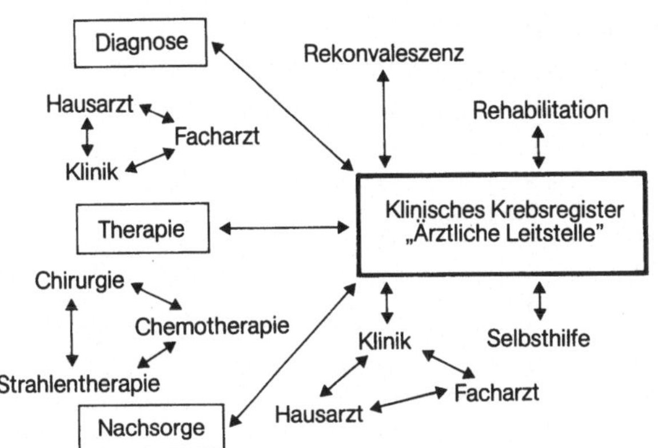

Abb. 1. Weg des Krebspatienten

bis zur beruflichen Rehabilitation. Erst durch diese Register ist es möglich, sich eine rasche Orientierung über den Krankheitsverlauf aller Krebspatienten und der Patienten mit fakultativen Präneoplasien zu verschaffen. Hier finden sich die Voraussetzungen für eine organisierte nachgehende Fürsorge, weil zuverlässige Erfolgsbeurteilungen von verschiedenen Behandlungsverfahren zu erhalten sind; die Voraussetzungen für Vergleiche mit dem Behandlungsergebnis anderer Krankenhäuser sind gegeben. Es können zuverlässige statistische Analysen, nach international verbindlichen Grundsätzen, für Dokumentation und Klassifikation erarbeitet werden.

Voraussetzung zum Funktionieren eines jeden Klinischen Krebsregisters ist die lückenlose, aktuelle und datengerechte Erfassung aller Tumorpatienten. Alle prognoserelevanten Daten müssen erfaßt und entsprechend internationalen Schlüsselsystemen kodiert werden (s. Beitrag 1.10).

Die Archivierung der Nachsorgeakten im Klinischen Krebsregister muß wie die Ablagen des Krankenblattes im Zentralarchiv selbst nach der I-Zahl erfolgen. Die Archivierung nach der I-Zahl stellt nach wie vor das praktikabelste und sinnvollste Archivierungsprinzip dar. Die einfache Ablage ist ausreichend differenziert, der Zugriff ist schnell und sicher. Die I-Zahl besteht aus 9 Ziffern; die ersten beiden Stellen sind der Geburtstag, die nächsten beiden der Geburtsmonat, die nächsten 2 die letzten Ziffern des Geburtsjahres. Die 7. und 8. Stelle sind die verschlüsselten beiden ersten Buchstaben des Geburtsnamens. Hierfür ist eine Zahlenfolge von 00–99 international verbindlich festgelegt für Aa–Zz (Tabelle 3).

Für jeden Nachsorgepatienten wird zum Zeitpunkt der Entlassung aus der stationären Behandlung eine Tumorakte angelegt. Diese Akte enthält Auszüge aus dem Krankenblatt: OP-Bericht, Arztbrief, histologischer Befund, Arztbriefe aller mitbehandelnden Fachabteilungen, Basisdokumentation sowie die wesentlichen Untersuchungsdaten während der Erstbehandlung. Die Tumorakte liegt bei jeder Nachuntersuchung vor, so daß alle wesentlichen Daten über den bisherigen Krankheitsverlauf einsehbar sind. Befunde, die während der Nachsorge beim Patienten erhoben werden, werden in diese Akte abgelegt.

Alle Tumorakten sind in einer Hängeregistratur, die nach der I-Zahl sortiert ist, archiviert. Wir unterscheiden zwischen einer laufenden Kartei und einer Totkartei. In der laufenden Kartei finden sich alle Akten derjenigen Patienten, die aktiv an

Tabelle 3. Schlüsselverzeichnis der Familiennamen

Keine Verschlüsselung		Ia –Il	35	Scha –Schd	71
beabsichtigt: 00		Im –Iz	36	Sche –Schl	72
Aa –Al	01	Ja –Jd	37	Schm–Schn	73
Am–Ar	02	Je –Jz	38	Scho –Scht	74
As –At	03	Ka –Kd	39	Schu –Schz	75
Au –Az	04	Ke –Kk	40	Sci –Sh	76
Ba –Bd	05	Kl –Kn	41	Si –Ss	77
Be –Bh	06	Ko –Kq	42	Sta –Std	78
Bi Bk	07	Kr –Kt	43	Ste –Stq	79
Bl –Bn	08	Ku –Kz	44	Str –Stz	80
Bo –Bq	09	La –Ld	45	Su –Sz	81
Br –Bt	10	Le –Lh	46	Ta –Td	82
Bu –Bz	11	Li –Ln	47	Te –Th	83
C	12	Lo –Lt	48	Ti –Tt	84
Da –Dd	13	Lu –Lz	49	Tu –Tz	85
De –Dh	14	Ma–Md	50	Ua –Uk	86
Di –Dq	15	Me–Mh	51	Ul –Uz	87
Dr –Dz	16	Mi –Mn	52	Va –Vh	88
Ea –Eh	17	Mo–Mt	53	Vi –Vz	89
Ei –El	18	Mu–Mz	54	Wa –Wd	90
Em–Er	19	Na –Nd	55	We –Wh	91
Es –Ez	20	Ne –Nh	56	Wi –Wn	92
Fa –Fd	21	Ni –Nn	57	Wo –Wt	93
Fe –Fk	22	No –Nz	58	Wu –Wz	94
Fl –Fq	23	Oa –Ok	59	X und Y	95
Fr –Fz	24	Ol –Oz	60	Za –Zd	96
Ga–Gd	25	Pa –Pd	61	Ze –Zn	97
Ge –Gh	26	Pe –Pn	62	Zo –Zz	98
Gi –Gn	27	Po –Pq	63	Verschlüsselung nicht	
Go–Gq	28	Pr –Pz	64	möglich (unleserlicher	
Gr –Gz	29	Q	65	Name, fehlender Geburts-	
Ha –Hd	30	Ra –Rd	66	name bei verh., verw. und	
He –Hh	31	Re –Rh	67	gesch. Frauen):	99
Hi –Hn	32	Ri –Rt	68		
Ho–Ht	33	Ru –Rz	69		
Hu –Hz	34	Sa –Scg	70		

der Tumornachsorge teilnehmen, in der Totkartei die Akten derjenigen Patienten, die entweder verstorben oder verzogen sind, deren Nachsorge abgeschlossen ist, oder bei denen die Nachsorge an einem anderen Ort selbständig durchgeführt wird. Um über den Namen, auch ohne Kenntnis des Geburtsdatums, an die I-Zahl und damit an die Tumorakte und das Krankenblatt herankommen zu können, ist es erforderlich, eine gesonderte, alphabetisch geordnete Namenskartei zu führen; neben der I-Zahl sind hier die Diagnose und der Hausarzt zusätzlich vermerkt. Diese Kartei kann in Form von Karteikarten, Computerausdrucken oder in einfachen Kladden angelegt sein. Die Einbestellung der Patienten zu den Nachuntersuchungen erfolgt über eine gesonderte Zeitkartei, einer Kalenderkartei, die nach den 52 Wochen des Jahres eingeteilt ist. Bei der Aufnahme des Patienten in das Klinische Krebsregister wird je nach vereinbartem ersten Nachuntersuchungstermin seine Zeitkarteikarte unter der entsprechenden Woche und dem Jahr einsortiert. Etwa

1 Monat vor dem geplanten Nachuntersuchungstermin werden alle Patienten (der Woche) schriftlich einbestellt. Nach erfolgter Nachuntersuchung rückt die Zeitkarteikarte entsprechend dem neuen Nachuntersuchungstermin vor.

Immer dann, wenn der nächste Nachuntersuchungstermin noch nicht festgelegt werden kann, wird die entsprechende Zeitkarteikarte in eine Fehlkartei eingelegt. Auch dann, wenn Patienten in der eigenen oder einer anderen Abteilung stationär aufgenommen werden, wird die Zeitkarteikarte in die Fehlkartei eingeordnet um sicherzustellen, daß der Patient während dieser Zeit nicht einbestellt wird. Diese Fehlkartei wird wöchentlich durchgesehen, um die Patienten wieder rechtzeitig zum nächsten Nachuntersuchungstermin einzubestellen.

Zur Nachuntersuchung wird der Patient vom Klinischen Krebsregister zu seinem Hausarzt zum Nachuntersuchungstermin einbestellt. Der Patient erhält einen vorbereitenden Nachuntersuchungsbogen für seinen Hausarzt (s. Abb. 2, S. 77), aus dem ersichtlich ist, welche Nachuntersuchungen für den entsprechenden Nachuntersuchungszeitpunkt für sinnvoll und nötig gehalten werden. Ein Großteil der Nachuntersuchungen erbringt dann der Hausarzt, teilweise unter Einbezug der niedergelassenen Fachärzte. Der Hausarzt schickt entweder den ausgefüllten Nachuntersuchungsbogen ans Klinische Krebsregister zurück oder aber den Patienten zu den notwendigen ergänzenden Untersuchungen in die Ambulanz des regional zugehörigen Krankenhauses.

Erscheint der Patient nicht zum vorgesehenen Nachuntersuchungstermin und ist bis zu diesem Zeitpunkt auch nicht der Bericht des Hausarztes im Klinischen Krebsregister eingetroffen, so muß sich ein Mahnsystem anschließen. Es erfolgt zunächst die telefonische Rücksprache beim Hausarzt. Hatte der Patient sich auch hier nicht gemeldet, so wird er durch 2 weitere Briefe auf die Notwendigkeit einer Nachuntersuchung hingewiesen. Meldet sich der Patient dann weder beim Hausarzt noch beim Register und ist durch Rückfragen beim Einwohnermeldeamt sichergestellt, daß der Patient noch unter seiner alten Anschrift lebt, so wird er zu keiner weiteren Nachuntersuchung mehr bestellt.

Im ersten Jahr nach der Erstbehandlung werden Krebspatienten alle 3 Monate, in den folgenden Jahren, in der Regel bis zum Ende des 5. Jahres, alle 6 Monate zur Nachuntersuchung einbestellt. Dieses „Timing" orientiert sich an der Häufigkeit der diagnostizierten Rezidive und Metastasen in den der Therapie folgenden Monaten und Jahren (Abb. 2).

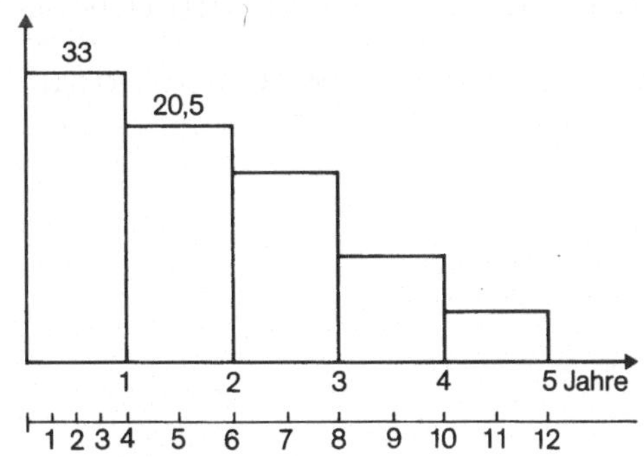

Abb. 2. Nachuntersuchungsintervalle

Entsprechend den unterschiedlichen Tumorformen wurden unterschiedliche standardisierte Nachuntersuchungsprogramme entwickelt, die ein Mindestprogramm darstellen und bei Verdachtsmomenten entsprechend erweitert werden müssen. Die einzelnen Programmvorschläge finden sich am Ende eines jeden Abschnitts eines Organtumors im speziellen Teil dieses Buches. Auch diese Programme orientieren sich an der Treffsicherheit der verschiedenen Untersuchungsmethoden nach verschiedenen Zeitintervallen, wobei neben wirtschaftlichen Gesichtspunkten die Frage zu berücksichtigen ist, ob die Zahl der Untersuchungen und die damit verbundene Belästigung dem Patienten zumutbar ist.

Eine organisierte Tumornachsorge sollte die Einbeziehung von Selbsthilfegruppen mit bedenken. Entsprechend den örtlichen Gegebenheiten wird man sich hier auf die regelmäßige Information seiner Patienten durch die Ilco bei Stomapatienten und auf die Gesellschaft der Kehlkopflosen bei Kehlkopfoperierten beschränken müssen. Wenn am Ort vorhanden, wird man Selbsthilfegruppen, z. B. für Brustamputierte, von seiten der ärztlichen Tumornachsorge empfehlen und unterstützen. In zahlreichen Orten haben sich Interessengemeinschaften und Vereine von Krebskranken etabliert, die durch eine engere Bindung der Patienten untereinander viele Einzelschicksale haben leichter bewältigen lassen. Sie haben insbesondere für die soziale Betreuung, aber auch als Gruppen für autogenes Training in den letzten Jahren zunehmend Anerkennung gefunden.

Nach Abschluß der Primärtherapie bietet sich eine enge Zusammenarbeit mit Krebsnachsorgekliniken, besonders für eine verbesserte Rekonvaleszenz und raschere Rehabilitation in Form von sog. Festigungskuren an.

Literatur

Dold U, Sack H (1980) Praktische Tumortherapie, 2. Aufl. Thieme, Stuttgart New York
Drings P, Fölsch E, Kärcher KH, Kuttig H, Lichtenauer P, Ott G, Schlesinger K, Wohlenberg H (1969) Arbeitskreis für Geschwulstbehandlung. Ein Modell klinischer Zusammenarbeit an den Heidelberger Universitätskliniken. Med Welt 20:1815
Grundmann E, Flaskamp W (1980) Krebsnachsorge. Krebsbekämpfung, Bd 2. Fischer, Stuttgart New York
Hambsch K, Klugmann HJ (1971) Klinische Onkologie. Fischer, Stuttgart New York
Krokowski E (1979) Neue Aspekte der Krebsbekämpfung. Thieme, Stuttgart
Lindemann H (1975) Überlegen im Stress. Autogenes Training. Mosaik, München
Ott G (1976) Nachsorge operierter Krebspatienten – eine interdisziplinäre Aufgabe. Langenbecks Arch Chir 342:201
Scheibe O, Wagner G, Bokelmann W (1980) Krebsnachsorge. Urban & Schwarzenberg, München Wien Baltimore
Schunck R, Ott G, Braunach C (1979) Die „erweiterte Basisdokumentation operierter Krebspatienten" in Therapie und Nachsorge. Langenbecks Arch Chir 348:23–32

1.10 Dokumentation und Schlüsselsysteme bei Krebskranken

G. Ott

Will man Behandlungsmethoden durch Abwägen verschiedener Verfahren optimieren und Aussagen zur Prognose bei Krebskranken machen, so kann man dies immer nur für wirklich vergleichbare Patientengruppen mit weitgehend gleichen Ausgangssituationen ermitteln. Solche Einteilungen in Gruppen, auch Klassifizierungen genannt, sind bei der Vielfalt der vorkommenden Krankheitsbilder und der Individualität jedes Erkrankungsfalles verständlicherweise schwierig, und die Gruppen sind nie ganz scharf voneinander abzugrenzen. Dazu brauchen wir international gültige Absprachen, wenn wir zu vergleichbaren Resultaten kommen wollen. In den letzten Jahren wurden dafür fast alle notwendigen Klassifizierungen international festgelegt (Tabelle 1). Diese begrifflichen Einteilungen müssen zudem in ein- oder mehrstellige Zahlensysteme („Schlüssel") übersetzt werden. Dies ist notwendig, um solche Gruppierungen statistisch besser auswerten zu können, v. a. um sie in eine international gültige Computersprache (für EDV-Anlagen) zu übersetzen. Derartige Zahlen („Schlüsselnummern") sind beispielsweise für die verschiedenen Lokalisationen im speziellen Teil dieses Buches zu finden. Es gibt solche Schlüssel gleichermaßen für die Diagnosen, für die Histologie, die Therapie, den Ausbreitungsgrad nach dem TNM-Schlüssel und für den Grad der Diagnosesicherung (C-Schlüssel).

Die hier angestrebte Datensammlung ist für jeden abrufbar, der in die Behandlung und Nachsorge eingeschaltet ist. Aber auch für Analysen zur Effektivität einzelner Methoden in Diagnostik und Therapie sind fachgerechte und fachbezogene Dokumentationsbögen notwendig. In ihnen müssen zumindest die prognoserelevanten Fakten und Ereignisse im Schicksalsablauf der Patienten erfaßt werden. Wir nennen eine solche kompakte Datensammlung das „Pathogramm des Krebspatienten" (Abb. 1). Dazu müssen der diagnostische Aufwand, der Zeitpunkt der Diagnosesicherung, der Sicherheitsgrad der Diagnosestellung, die Art der Behandlung, ihre Kombinationen, die Rezidivbehandlung und Zusatzbehandlungen, die Intervalle der Nachuntersuchungen und ebenfalls der hier eingesetzte diagnostische Aufwand registriert werden. Eine solche geschlossene Registrierung der Befunde von der Behandlung bis zur Nachsorge, bis zur Rehabilitation bzw. bis zur Heilung nach 5 und 10 Jahren oder bis zum Tode ist notwendig.

Dazu kann man parallellaufende Dokumentations- bzw. Erhebungsbögen für Krebspatienten einsetzen, die als Auszüge aus den üblichen Krankenblattaufzeichnungen und Arztbriefen verschlüsselt werden. Dies empfiehlt beispielsweise die Arbeitsgemeinschaft Deutscher Tumorzentren (ADT) mit ihren Einlegeblättern zur „Basisdokumentation für Tumorkranke". Das verlangt aber viel zusätzliche Arbeit, ist teuer, beinhaltet erhebliche Irrtümer durch zusätzliche Übertragungsfehler

Tabelle 1. International gebräuchliche Schlüsselsysteme in der Tumordokumentation

Verschlüsselungsgegenstand	Verschlüsselungssystem
Diagnosen	8. Revision der internationalen Klassifikation der Krankheiten ICD/E von Immich (1976)
Histologie	Tumor-Histologie-Schlüssel (ICD-O-DA). Im Auftrag des deutschsprachigen TNM-Komitees (Jacob et al. 1978)
Lokalisation	Tumor-Lokalisations-Schlüssel. International Classification of Diseases for Oncology. Topographischer Teil, 2. Aufl. Deutschsprachiger TNM-Ausschuß. Springer, Berlin Heidelberg New York, 1979
Therapie	Allgemeiner chirurgischer Therapieschlüssel von O. Scheibe, Universität Hamburg. Oder: Neuer, allgemein verwendbarer chirurgischer Therapieschlüssel nach dem Vorschlag der VESKA
TNM	UICC: TNM-Klassifikation der malignen Tumoren und allgemeine Regeln zur Anwendung des TNM-Systems, 3. Aufl. Springer, Berlin Heidelberg New York, 1979
C-Schlüssel	UICC: TNM-Klassifikation der malignen Tumoren und allgemeine Regeln zur Anwendung des TNM-Systems, 3. Aufl. Springer, Berlin Heidelberg New York, 1978

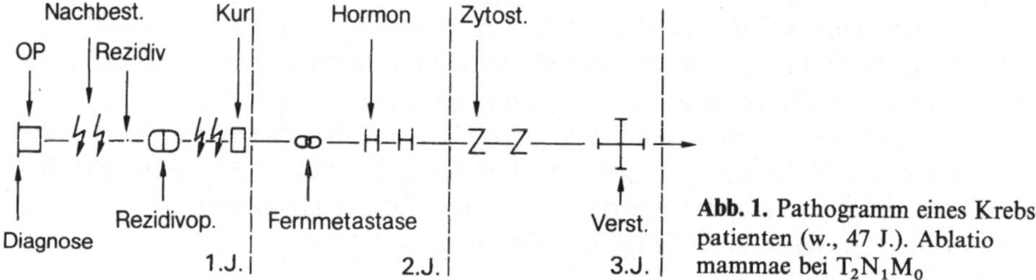

Abb. 1. Pathogramm eines Krebspatienten (w., 47 J.). Ablatio mammae bei $T_2N_1M_0$

und führt möglicherweise zu vielen Informationslücken, weil notwendige Angaben nicht abgefragt und daher nicht registriert wurden. Stattdessen empfehlen wir ein fachorientiertes, d. h. für Chirurgen, Internisten, Strahlentherapeuten, Pädiater und Pathologen unterschiedliches, durchaus aber für Kommunikationszwecke geeignetes System an „dokumentationsgerechten Arbeitspapieren", die jeder täglich für seine Arbeit braucht. Diese Arbeitspapiere müssen nur standardisiert und dokumentationsgerecht sein. Ein solches Dokumentationssystem, das wir für Chirurgen im „Bad Godesberger Modell" erarbeitet haben, gliedert sich folgendermaßen:

1. Die Grundlage bildet ein verschlüsselbares standardisiertes chirurgisches Krankenblatt, bei welchem die Personaldaten und die wichtigsten Diagnosen und therapeutischen Maßnahmen wie auch die Aufnahme- und Entlassungsdaten in einer Randliste verschlüsselbar sind. Diese erste Seite des Krankenblatts kann zusammen mit Seite 2 zugleich der Arztbrief sein.

Abb. 2. Dokumentation einer Krebsnachsorge. Dieser Bogen ist 1) (nach Ankreuzen des Gewünschten) im Klinischen Krebsregister die Mitteilung des Untersuchungsprogramms an den niedergelassenen Arzt; 2) mit Durchschlag der Abrechnungsbeleg für den Arzt; 3) mit dem 2. Durchschlag die Mitteilung an einen evtl. mitbehandelnden weiteren Arzt; 4) mit dem Original die Befundmeldung an das Klinische Krebsregister und 5) der durch Randleiste verschlüsselbare Dokumentationsbogen

Datum d. Therapiebeg.: / /
Tag Monat Jahr

Diagnose: ....

....

Durchgeführte Therapie: ....

....

Postoperativer TNM: ....

....

Betr.: Krebs ☐ Risiko ☐ Rezidiv ☐ Zweittumor ☐ Vorsorge ☐

Datum der Nachuntersuchung: / / ....
Tag Monat Jahr

1. **Seit der letzten Untersuchung durchgeführte Behandlung:**
   Keine ☐ Bestrahlung ☐ Kur ☐ Operation ☐ Cytostatica ☐
   Klartext: ....

2. **Derzeitige Arbeitsfähigkeit:**
   arbeitsfähig ☐ arbeitsunfähig ☐ Teilzeit ☐ Hausfrau ☐ Rentner ☐

3. **Beschwerden:** ....

   ....

4. **Inspektion und Tastbefund:**
   1) Tumorregion unverdächtig ☐
      Verdachtsbefund: ....
   2) Regionale Lymphknoten unverdächtig ☐
      Verdachtsbefund: ....
   3) Fernmetastasen keine ☐
      Verdachtsbefund: ....

5. **Röntgenbefunde** (Unterstrichenes erforderlich)
   Lunge, Magen-Darm, Colon-Rectum, Mammographie, sonstige: ....
   Unauffällig ☐   nicht durchgeführt ☐
   Verdachtsbefund: ....

6. **Endoskopie** (Unterstrichenes erforderlich)
   Recto-, Gastro-, Duodeno-, Colo-, Cystoskopie, sonstige: ....
   Unauffällig ☐   nicht durchgeführt ☐
   Verdachtsbefund: ....

7. **Szintigraphie** (Unterstrichenes erforderlich)
   Leber-Milz, Knochen, Hirn, Lunge, Niere, Schilddrüse, sonstige: ....
   Unauffällig ☐   nicht durchgeführt ☐
   Verdachtsbefund: ....

8. **Sonographie** (Ultraschall): ....
   Unauffällig ☐   nicht durchgeführt ☐
   Verdachtsbefund: ....

9. **Computer-Tomographie:** ....
   Unauffällig ☐   nicht durchgeführt ☐
   Verdachtsbefund: ....

10. **Laborwerte:** Blutstatus:

BKS:	Leuko:	Ery:	Hb:	CEA:
SGOT:	SGPT:	y-GT:	Kreatinin:	Sonstige: ....

Urinstatus:

Eiweiß:	Zucker:	Ery:	Leuko:	Sonstige: ....
				Hämocult: ....

Befund: ....

....

Veranlaßte Folgemaßnahmen: Routinemäßige Nachsorge ☐ Verkürztes Nachsorgeintervall ☐ Verlängertes Nachsorgeintervall ☐ Behandlung wegen Tumor ☐ Behandlung wegen sonstiger Erkrankung ☐ Aufnahme zur Durchuntersuchung ☐ Abschluß ☐ ....

Theraphieempfehlung: ....

....

(Klartext)

....
Unterschrift und Stempel des Arztes

2. Bei der Entlassung aus dem Krankenhaus wird eine zusätzliche „Basisdokumentation für Tumorkranke" aus dem OP-Bericht, der Histologie, dem Röntgenbefund etc. im Klinischen Krebsregister angelegt. Hier werden die wichtigsten krebsrelevanten Faktoren zusätzlich verschlüsselt; so beispielsweise auch die 3 malige TNM-Klassifizierung: präoperativ, intraoperativ und postoperativ. Notwendig für die Nachsorge ist die Frage, ob es sich um Zweittumoren, um Rezidiv-, um Risiko- oder Vorsorgepatienten handelt. Zudem ist es wichtig zu wissen, ob die durchgeführte Therapie als radikal oder palliativ anzusehen ist.

3. Die Nachuntersuchungsbefunde, die vorrangig vom Hausarzt erhoben werden, können auf einem standardisierten verschlüsselbaren Nachsorgebogen (Abb. 2) registriert werden. Die Sicherstellung des jeweils einzuhaltenden Termins für die Nachuntersuchung („Timing") und das dabei angemessene (minimale) Untersuchungsprogramm wird jedesmal vom Klinischen Krebsregister dem Patienten und seinem niedergelassenen Arzt mitgeteilt. Dabei werden alle Veränderungen, die sich im jeweiligen Intervall seit der letzten Untersuchung ergeben haben, erfaßt und die Ergebnisse der Untersuchung, einschließlich der eingesetzten diagnostischen Methoden, dokumentiert.

4. Wenn ein Patient aus der Nachsorge ausscheidet, wird ein sog. Abschlußbogen verschlüsselt. Er kennzeichnet den Abschluß des Pathogramms dieses Patienten und registriert die Aussage über den Grund des Ausscheidens dieses Patienten aus der Nachsorge.

Derartige dokumentationsgerechte Arbeitspapiere lassen sich in die Routinearbeit jedes Krankenhauses und jeder Praxis mühelos eingliedern. Sie sind rationell, für Krankenhaus und Praxis finanzierbar und zumutbar. Sie liefern darüber hinaus, weil sie von den Ärzten selbst im Rahmen ihrer üblichen Schreibarbeiten erledigt werden, zuverlässigere Daten, als sie je von Dokumentationsassistentinnen, Sekretärinnen oder anderen Hilfskräften erhoben werden können.

Es ist eine alte Erfahrung, daß solche datengerechten dokumentationsfähigen Arbeitspapiere bereits bei der Erstdokumentation eingesetzt werden müssen. – „Wenn nicht ein bestimmtes Formular für die Ermittlung der anamnestischen Daten und für die Schilderung des Status präsens vorliegt, welche Einrichtung ich für jede Klinik empfehlen möchte, werden immer in einzelnen Fällen Daten mangeln, die eigentlich wichtig wären" (von Winniwarter 1879).

Das TNM-System

Die Bestimmung des Ausbreitungsgrades einer Geschwulst hängt ab vom Aufwand an diagnostischen Methoden. Will man eine vergleichbare prätherapeutische Beschreibung des Ausbreitungsgrades festlegen, dann braucht man eine Vereinbarung darüber, welche diagnostischen Methoden dafür zugelassen sind. Meistens sind es die Inspektion, die Palpation und die röntgenologischen Untersuchungsmethoden, die hierfür zugelassen sind, nicht aber Szintigraphien, Computertomographien, Angiographien, Sonographien u. a.

Das Einteilungsprinzip des TNM-Systems ist eine Beschreibung der Größe und Nachbarschaftsbeziehung, getrennt für den Lokaltumor (T), für die regionalen Lymphknoten (N) und für die evtl. nachgewiesenen Fernmetastasen (M). Je nach

Größe der Primärgeschwulst unterscheiden wir ein T_1 (wenn die Geschwulst unter 2 cm im Durchmesser beträgt), ein T_2 (wenn diese Größe 2–5 cm beträgt), ein T_3 (wenn die Größe zwischen 5 und 10 cm liegt) und gelegentlich ein T_4 (wenn der Tumor größer als 10 cm ist). N_0 bedeutet, daß keine Lymphknotenmetastasen mit den zugelassenen präoperativen Untersuchungsmethoden diagnostizierbar sind; N_1 kennzeichnet meist tastbare bewegliche Lymphknoten, N_2 in der Regel tastbare, aber zugleich untereinander fixierte Lymphknoten, N_3 beschreibt den Nachweis von entfernt regionalen Lymphknoten. M_0 dokumentiert, daß bislang mit den zulässigen Methoden keine Absiedlungen diagnostizierbar waren; M_1 faßt alle nachgewiesenen Fernmetastasenbefunde zusammen.

Jedem Patienten wird vor Beginn seiner krebsspezifischen Behandlung eine den derzeitigen klinischen Ausbreitungsgrad kennzeichnende „prätherapeutische TNM-Tumorformel" zugeschrieben. Diese TNM-Tumorformel ordnet so jeden Patienten einem eindeutig definierten Ausbreitungsgrad des Organkrebses zu, dies einmal und endgültig auch für den gesamten späteren Schicksalsablauf, selbst wenn sich gezeigt hat, daß diese primäre Zuordnung korrekturbedürftig wäre. Es ist also nicht zulässig, spätere Korrekturen dieser TNM-Tumorformel aufgrund des Nachweises von später erkennbaren Fernmetastasen oder lokalen Infiltrationsbefunden bzw. Rezidiven durchzuführen.

In vielen Fachgebieten korrigiert sich aber diese prätherapeutische TNM-Tumorformel in wenigen Tagen durch den intraoperativen Untersuchungsbefund. Dies gilt v. a. bei Eingriffen der Brust- und Bauchhöhle. Es empfiehlt sich daher besonders für die operativen Fachdisziplinen, eine ergänzende 2. Verschlüsselung des Ausbreitungsgrades festzulegen, die „intraoperative TNM-Tumorformel". Noch wichtiger ist aber die unter Einsatz aller Diagnosemöglichkeiten am Ende der Erstbehandlung feststellbare „posttherapeutische TNM-Tumorformel", die auch den histologischen Befund mit wertet. Wer vergleichbare Ausbreitungsgrade – insbesondere bei Therapiestudien – zugrunde legen möchte, sollte diese 3 fache Klassifizierung der TNM-Tumorformel dokumentieren, um vergleichbare Härtegrade der Diagnosesicherung seinen Analysen zugrunde zu legen.

Dieses für den Brustkrebs erstmals ausgearbeitete TNM-Prinzip wurde von der „Union internationale contre le cancer (UICC)" international gültig und für alle anderen Organgeschwülste verbindlich ausgearbeitet. So gibt es nunmehr für jeden Organkrebs rund 50 und mehr TNM-Tumorformeln; diese sind präoperativ, intraoperativ und postoperativ im Einzelfall auch noch verschieden. Bei so vielen zahlreichen Ausbreitungsgraden sind Analysen über Therapieeffektivitäten in einem Behandlungszentrum allein unmöglich. Dazu bedarf es der Kooperation zahlreicher Zentren in Verbundstudien.

Um jeder Klinik vorläufige Annäherungsergebnisse zu ermöglichen, ist es erlaubt, mehrere TNM-Tumorformeln in Gruppen zusammenzufassen, die international festgelegt sind. Eine solche Zusammenfassung zahlreicher TNM-Tumorformeln zu bestimmten Stadien wird „Staging" genannt.

Klinische Ergebnisse aus Therapie- und Prognoseanalysen müssen gleichartige gesicherte TNM-Tumorformeln zugrunde legen. Es ist daher notwendig, daß in entsprechenden Publikationen angegeben wird, von welchen dieser drei TNM-Tumorformeln, der prä-, der intra- oder der postoperativen, diese Untersuchung ausgeht.

Tabelle 2. Diagnosesicherungsgrad (C-Schlüssel)

C 1 = Aussage nur aufgrund von Anamnese und ärztlicher Untersuchung
C 2 = Aussage unter Zuhilfenahme spezieller diagnostischer Methoden (Minimalkriterien für TNM)
C 3 = Aussage aufgrund chirurgischer Exploration (Probeeingriff)
C 4 = Aussage aufgrund des Operationsbefundes und des vollständigen histopathologischen Ergebnisses (identisch mit pTNM)
C 5 = Aussage aufgrund der Autopsie

Diagnosesicherungsgrad (C-Schlüssel)

Sowohl die präoperative wie die intraoperative und die postoperative TNM-Tumorformel brauchen eine Angabe darüber, mit welchem diagnostischen Aufwand der Lokalbefund, die regionalen Lymphknoten oder Fernmetastasierung diagnostiziert wurden. Dafür wurde der sogenannte „C-Schlüssel" (Tabelle 2) eingeführt. Die TNM-Tumorformeln erweitern sich damit zu einer „TCNCMC-Tumorformel". Beispielsweise hat ein histologisch gesicherter, 3 cm großer Brustkrebs (T_2C_3) mit palpatorisch verdächtigen axillären Lymphknotenmetastasen (N_1C_1) und röntgenologisch nachgewiesenen Lungenmetastasen (M_1C_2) die Tumorformel $T_2C_3N_1C_1M_1C_2$.

Sonstige Schlüssel und Klassifizierungen

Unentbehrlich ist eine Klassifizierung der Diagnose, für die derzeitig der sog. Immich-Schlüssel zu empfehlen ist, der allerdings für die Chirurgie noch spürbare Lücken offen läßt.

Für die Klassifizierung der Therapie gibt es bislang keinen international verbindlichen Schlüssel. Im deutschen Sprachgebrauch wird hier der Therapieschlüssel von Gögler und Scheibe empfohlen oder aber der Therapieschlüssel nach dem Vorschlag der VESKA.

Literatur

Dold K, Sack H von (1980) Praktische Tumortherapie, 2. Aufl. Thieme, Stuttgart New York
Gögler E, Scheibe OA (1969) Allgemeiner chirurg. Therapieschlüssel. Institut für Dokumentationswesen, Frankfurt
Immich H (1976) 8. Revision der internationalen Klassifikation der Krankheiten ICD/E, 2. Aufl. Schattauer, Stuttgart New York
Jacob W, Scheida D, Wingert F (Hrsg) (1978) Tumor-Histologie-Schlüssel (ICD-O-DA). Springer, Berlin Heidelberg New York
Koller S, Wagner G (1975) Handbuch der medizinischen Dokumentation und Datenverarbeitung. Schattauer, Stuttgart New York
Ott G (1973) Das TNM-System in der Chirurgie. Langenbecks Arch Chir 334:225–230
Scheibe O, Wagner G, Bokelmann D (1980) Krebsnachsorge. Urban & Schwarzenberg, München Wien Baltimore
Schunck R, Ott G, Baunach CH (1979) Die erweiterte Basisdokumentation operierter Krebspatienten in Therapie und Nachsorge. Langenbecks Arch Chir 348:23–32
Spiessl B, Scheibe O, Wagner G (Hrsg) (1979) TNM-Klassifizierung der malignen Tumoren, 3. Aufl. Springer, Berlin Heidelberg New York
Wagner G (Hrsg) (1979) Tumor-Lokalisationsschlüssel, 2. Aufl. Springer, Berlin Heidelberg New York
Wagner G, Ott G (1975) Krebsregister. In: Koller S, Wagner G (Hrsg) Handbuch der medizinischen Dokumentation und Datenverarbeitung, S 1141. Schattauer, Stuttgart New York

Basierend auf diesen Schlüsselsystemen wurden zwischenzeitlich die „Godesberger Schlüssel" für Diagnose, Therapie und Komplikationen entwickelt und sollen demnächst im Springer-Verlag erscheinen

1.11 Die Rolle des niedergelassenen Arztes in der Krebsbehandlung

H. Isele

Die Aufgabe des Hausarztes in der Behandlung von Krebspatienten wird, dies ist abzusehen, eine krankheitsbegleitende Mittlerrolle werden. Hierfür gibt es Gründe:

1. Hat er schon immer die postoperative Betreuung übernommen? 2. War er auch bisher bereits mit Fragen radio- oder chemotherapeutischer Nebenwirkungen bei Krebspatienten konfrontiert? 3. Besteht häufig die Gelegenheit, eine klinisch begonnene zytostatische Therapie ambulant weiterzuführen? Zumindest kann der Patient im Intervall zweier oder mehrerer stationär vorzunehmender Infusionsbehandlungen in einer „Interimstherapie" hausärztlich kontrolliert werden. Dies führt 4. zu einer Kostenersparnis und ermöglicht 5. dem Patienten den weitgehenden Verbleib in seiner gewohnten häuslichen Umgebung, in seiner Familie.

Damit scheint die vom Patienten gewünschte optimale Betreuung gewährleistet. Gleichzeitig sind aber dem Hausarzt neue Aufgaben zugewachsen, die ihn teilweise vor neue Probleme stellen. Hier wird er sich von Fall zu Fall einem Lernprozeß unterziehen müssen. Studenten und junge Kliniker werden während der Aus- und Weiterbildung laufend unterwiesen. Der seit einem und mehreren Dezennien praktizierende Kollege muß auf dem Wege der Fortbildung hinzulernen.

Wichtig dafür ist die interdisziplinäre Zusammenarbeit (z. B. in Form onkologischer Arbeitskreise), wo der Hausarzt ein Mitspracherecht und die Möglichkeit, eigene Patienten vorzustellen, haben sollte. Dies wird sich aus zeitlichen Gründen nicht immer realisieren lassen. Zumindest muß jedoch eine schnelle schriftliche Information gewährleistet sein.

Niemand wird verlangen und erwarten, daß es künftig hausärztliche Aufgabe sein kann, zytostatische Therapiepläne auszuarbeiten oder zu initiieren. Aber es muß erwartet werden, daß ambulant durchzuführende chemotherapeutische Maßnahmen von ihm überwacht und kontrolliert werden können. Bei einer eingespielten Zusammenarbeit zwischen Klinik und Hausarzt wird es in der Verständigung zwischen ihm und dem klinischen Onkologen keine Schwierigkeiten geben. Dies gilt besonders, wenn intratherapeutische Komplikationen oder unerwünschte Nebenwirkungen auftreten, die evtl. eine Änderung des Therapieplans erfordern.

Zur Mitbehandlung eines Krebspatienten gehören auch die termingerechten Kontrolluntersuchungen. Diese können vom Hausarzt allein oder in Zusammenarbeit mit niedergelassenen Fachärzten nach vorgegebenem Plan übernommen werden. Gelegentliche Laborkontrollen sind dabei unumgänglich, jedoch auf ein Minimum reduzierbar.

Darüber hinaus bedarf der Karzinompatient einer intensiven psychosozialen Betreuung. Eine oft monatelange Leidenszeit und eine zusätzliche Belastung durch

Strahlen- oder aggressive Chemotherapie erreicht mitunter die Grenzen dessen, was er aushalten kann. Es kann sein, daß der Hausarzt hier einer Therapie Einhalt gebieten muß, in der das Zumutbare durch das Machbare verdrängt wird.

Oberstes Ziel einer Therapie beim Karzinompatienten muß ein kuratives sein. Ist der Weg dahin verbaut, so gilt jedes therapeutische Handeln den Zielen Verlängerung der Überlebenszeit, Verbesserung der Lebensqualität, Steigerung der Überlebensrate. In gewissen Situationen muß daher der Mut aufgebracht werden, sich auf palliative Maßnahmen zu beschränken.

Psychische Betreuung

Auch heute noch hat eine große Zahl von Patienten Angst vor einem Krankenhaus, vor weißen Kitteln, monströsen Apparaten. Eine zunehmende Inhumanisierung durch verstärkten bürokratischen Aufwand, Sozialisierung, schichtwechselndes Personal und die Ungewißheit bzw. das häufige Erahnen der zu erwartenden Diagnose tragen nicht gerade zur Beruhigung des Patienten bei. Begrüßenswert ist daher eine bereits auf der Station einsetzende psychologische Betreuung. Nach Aussagen von Psychologen bedürfen etwa 5% der Karzinompatienten primär einer solchen Hilfe. Hierbei kann durchaus schon ein vorklärendes Gespräch zur Heranführung, zur Annäherung an das zu Erwartende erfolgen. Dies könnte in idealer Weise der Hausarzt in der prästationären Phase der Diagnostik übernehmen.

Eine Information des Patienten über Krankheit, Therapie und Prognose wird heute in überwiegenden Fällen angestrebt. Gerade die Primärtherapie ist zumeist eine operative und allzuoft mit Residuen belastet, aus welchen der Patient seine Diagnose erahnen kann. Dem Patienten muß daher in der Regel seine Diagnose mitgeteilt werden. Er muß schon allein um seiner Therapie willen wissen, was ihn mit der Radiotherapie erwartet, mit welchen Belastungen bei der zytostatischen Chemotherapie er zu rechnen hat, und er muß letztlich hierzu seine Zustimmung erteilen. Dies ist nur im Wissen um die Wahrheit möglich und gilt für die Ersttherapie, die Folgetherapie und die Nachsorge, für den Krankenhausarzt ebenso wie für den niedergelassenen Arzt. In die Gespräche oder zumindest in die Information sollte immer ein Familienmitglied des Patienten einbezogen werden, um auch dort Wissen über die Diagnose, die Therapie und die Prognose zu vermitteln.

Um eine erste Brücke zum behandelnden Krankenhaus – meist eine chirurgische Klinik oder Abteilung – herzustellen, sollte der Hausarzt zur eigenen Information bzw. ersten Konsultation telefonischen Kontakt aufnehmen.

Die hausärztliche Betreuung des Moribunden ist die wohl schwierigste, aber auch dankbarste Aufgabe. Ständige Gesprächsbereitschaft für den Kranken ist die Grundlage. Dabei heißt es immer wieder: Hoffnung geben, Mut machen und aufrichten. Dies ist nicht allein ärztliches, sondern menschliches Gebot.

Von weiteren Ausführungen wird hier mit dem Hinweis auf den Beitrag von Luban-Plozza und Drings (1.8) abgesehen.

Soziale Betreuung

Die soziale Betreuung des Tumorpatienten beginnt mit der Übernahme nach seiner Entlassung aus der Primärtherapie in die häusliche Pflege.

Besteht – wenn auch nur vorübergehende – Bettlägerigkeit, so sollten die heute gut geschulten Helfer der Sozialstation gerufen, informiert und die erforderlichen pflegerischen Maßnahmen besprochen werden. Dies betrifft sowohl die postoperative Narbenpflege, mögliche Fistelresiduen, Stomaversorgung. Trachealtoilette bei Tracheostoma, Absaugen, evtl. auch Dekubitusprophylaxe, Schmerzbekämpfung und Hinweise auf Rezidivbeobachtungen. Die hausärztliche Tätigkeit kann sich dann auf die Überwachung der pflegerischen Maßnahmen beschränken.

Durch seine Tätigkeit ist der Hausarzt im Umgang mit Behörden, Krankenkassen, der Sozialgerichtsbarkeit, den Rentenanstalten usw. geübt. Er muß gleichsam als Anwalt seinen Patienten im Bedarfsfall über Hilfsmöglichkeiten unterrichten und diese ggf. in die Wege leiten. Hier kommen in Frage Krankenkassen, Sozialamt, Versorgungsamt, karitative Verbände, Rehabilitationsträger.

Krankenkassen

Die Krankenkassen kommen i. allg. als Kostenträger einer Karzinombehandlung nach der Entlassung aus dem erstbehandelnden Krankenhaus zuerst in Kontakt mit Arzt und Patient. Die weitere Krankschreibung und nach Ende der Lohnfortzahlung auch die Übernahme des Krankengelds durch die Kasse ist die Regel. Die Dauer der Auszahlung beläuft sich auf eine Frist von 78 Wochen. Dabei besteht zunächst ein ausreichender Zeitraum zur Beurteilung des weiteren Krankheitsverlaufs und seiner Prognose. Ist diese a priori infaust oder eine stetige Progredienz zu beobachten, so wird man als Hausarzt dem heute schon bald einsetzenden Drängen der Kassen auf Rentenantrag nachgeben. Hierbei sollte man psychologisch geschickt vorgehen, um beim Patienten weder das Gefühl einer Ausweglosigkeit noch den Gedanken einer Todesnähe zu wecken. Gelegentlich wird aber ein Berentungsvorschlag auch gern aufgegriffen, besonders dann, wenn die Rentenerwartung das bisherige Einkommen übersteigt.

Patienten ohne sekundäre Therapie können bei günstiger Prognose nach der postoperativ üblichen Wartezeit die Arbeit wieder aufnehmen. Wird eine Strahlentherapie angeschlossen, so ist nicht nur für deren Dauer, sondern auch später eine Erholungsfrist gerechtfertigt. Bei der adjuvanten Chemotherapie wird man ähnlich verfahren müssen. Es besteht aber durchaus die Gelegenheit, bei leichterer, ambulant durchzuführender Therapie an eine inter- oder intratherapeutische Halbtagsbeschäftigung zu denken. Hier müssen eine stabile Psyche und Physis einerseits und eine gute Tolerabilität der angewandten Therapie andererseits vorliegen. Leider fehlen bis dato noch gesetzliche Grundlagen, und es bedarf hausärztlicher Überredungskunst und verständnisvoller Krankenkassenangestellter, um diesen Mittelweg zu beschreiten. In jedem Fall muß aber ein solcher Versuch, besonders dann, wenn er vom Patienten gewünscht wird, realisiert werden. Es hilft psychisch immens, wenn der Krebskranke im Wissen um seine Diagnose von sich aus einen frühzeitigen Rehabilitationsversuch startet. Das Selbstvertrauen, welches zur Genesung und Krankheitsbewältigung unbedingt gebraucht wird, läßt sich hierdurch stärken. In Anlehnung an den Versuch, sich am eigenen Zopf aus dem Sumpf zu ziehen, kann dies im Patientengespräch als „Münchhausen-Effekt" bezeichnet werden.

Sozialamt

Beim städtischen oder Kreissozialamt kann von bedürftigen Patienten eine Pflegehilfe, derzeit in Höhe bis zu DM 270,–, beantragt werden. Es gibt dort auch weitere Unterstützungsmöglichkeiten für Brennstoffe, Kleider, aber auch eine Wäschezulage. Gleichfalls kann ein Zuschuß zur Führung des Haushaltes gewährt werden. Bei finanziellem Bedarf für besondere Aufwendungen muß ein besonderer Antrag gestellt werden.

Wird Diät benötigt, so kann diese bei Bedürftigkeit bis zur Höhe von DM 90,– bezuschußt werden.

Versorgungsamt

Ein Antrag auf Ausstellung eines Schwerbehindertenausweises beim zuständigen Versorgungsamt ist, wenn nicht aus anderweitigen Gründen schon geschehen, einzureichen. Liegt er bereits vor und sind 50% Minderung der Erwerbsfähigkeit noch nicht überschritten, so ist zur Erlangung nachstehender Vorteile ein Antrag erforderlich:
– Kündigungsschutz,
– steuerliche Vergünstigung,
– Wohngeld (im Bedarfsfall),
– zusätzliche(r) Urlaubstag(e),
– Freifahrtschein für öffentliche Verkehrsmittel.

Bei den derzeit gegebenen Richtlinien und ihrer Handhabung besteht so gut wie keine Gefahr, von diesen Vergünstigungen ausgeschlossen zu werden.

Rentenversicherung

Wie erwähnt, sollte der Antrag auf Rente bei infauster Prognose und Progredienz nicht allzuweit in die Ferne gerückt werden. In anderen Situationen sollte man aber auch anders verfahren. Der Wunsch des Patienten kann – selbstverständlich unter Berücksichtigung des Alters und des Allgemeinzustands – zunächst abgewiesen werden. Nach Gögler (1961) verhindert die Rente weder Rezidive nach Metastasen. Dies sollte stets in die Überlegungen einbezogen werden.
Grundsätzlich bestehen folgende Möglichkeiten:
1. Antrag auf Rente für unbestimmte Zeit, auch Dauerrente bei schlechter Prognose,
2. Antrag auf Rente für eine bestimmte Zeit, welche ab der 27. Krankheitswoche und i. allg. für die Dauer von 2 Jahren gewährt wird.

Über die Notwendigkeit einer solchen Maßnahme sollte man bei bestimmten Karzinomarten oder systemischen Erkrankungen mit vorauszusehender längerer radio- oder chemotherapeutischer Therapie nicht lange diskutieren. Man sollte aber auch die von Bauer (1963) zitierte Möglichkeit berücksichtigen, der meinte, daß „derjenige Patient, welcher nach Ablauf seiner befristeten Rente weder Rezidiv noch Metastasen hat, eigentlich schon durch die Operation geheilt war".

Festigungskuren müssen gleichfalls beim Rententräger über den Weg der Krankenkassen beantragt werden. Über ihren Wert oder Unwert wird derzeit gestritten. Sie sind dann indiziert, wenn eine umgehende Aufnahme gewährleistet ist und es sich um Kranke handelt, welche alleinstehend ohne häusliche Pflegemöglichkeit sind. Sonst erfüllt ein längerer Urlaub mit einem Angehörigen oder eine familiäre Betreuung zu Hause vermutlich einen besseren Zweck. Die Festigungskuren können aber oft die Rekonvaleszenz verbessern, die stationäre Behandlung verkürzen und die soziale sowie berufliche Rehabilitation unterstützen. Die Kostenträger wären übrigens gut beraten, wenn sie innerhalb der verschiedenen Anstalten mit einer individuelleren Auswahl beginnen würden. Es fehlen dazu bislang leider standardisierte Programme. Begonnene Therapiepläne sollten fortgeführt und nicht zugunsten von Behandlungsarten unterbrochen werden, von denen bisher der Beweis der Wirksamkeit fehlt. Anträge können bei der Bundesversicherungsanstalt für Angestellte, bei der jeweiligen Landesversicherungsanstalt, den Land-, Innungs-, Betriebs- und Knappschaftskassen gestellt werden.

Karitative Verbände

Liegt eine Leistungspflicht der Versicherungsträger nicht vor, so bestehen ähnliche Antragsmöglichkeiten beim Verband der Kriegsopfer, der Caritas, der Inneren Mission, dem Paritätischen Wohlfahrtsverband, der Arbeiterwohlfahrt, dem DRK oder dem Müttergenesungswerk.

Rehabilitation

Die Wiedereingliederung in den Arbeitsprozeß und die Wiederherstellung des Patienten sehen von Fall zu Fall verschieden aus.

Die problemloseste Situation stellt die Rückkehr an den alten Arbeitsplatz dar. Leider mehrt sich aber in letzter Zeit die Zahl der Arbeitgeber, die einen Krebspatienten aus Furcht vor baldigem Wiederausfall nicht gern wieder einstellen. Diese Begründung mag mehr oder minder berechtigt sein, doch stellt sich die Frage, woher der Arbeitgeber bei Einhaltung ärztlicher Schweigepflicht die Diagnose weiß.

Verlust oder Teilverlust von Organen oder Extremitäten sind gelegentlich Ursache von Umschulungen. Ein solcher Antrag ist beim Arbeitsamt zu stellen.

In den Rahmen der Rehabilitation gehört auch die Beachtung der Funktionalität vorhandener Stomata. So muß der Patient mit Tracheostoma über Stomatoilette und das Auswechseln der Trachealkanüle informiert sein und dies auch vollziehen können. Das gilt auch für den Anus praeter. Gleichfalls ist für perfekte prothetische Versorgung nach Ablatio mammae zu sorgen.

Manche Patienten verweist man schon aus psychologischen Gründen an die fast überall vorhandenen Selbsthilfegruppen, was aber nicht dazu führen darf, daß sie sich der geregelten Nachsorgeuntersuchung entziehen. Der Hausarzt sollte aber auch rechtzeitig überlegen und beobachten, für welche Zeit sein Patient dieser sicher sehr wirksamen Hilfe bedarf. Zuweilen scheint mir eine Reintegration mit „sanfter Gewalt" in die frühere Umgebung sinnvoller als ein Verbleib in einer stigmatisierten Umgebung. Hier gilt es, der Gefahr einer Selektionierung vorzubeugen, welche ja nicht im ursprünglichen Sinn der Gründer dieser Organisationen liegt.

Allgemeine Maßnahmen

Kontrolluntersuchungen

Hausärztliche Aufgabe wird künftig die regelmäßige Nachuntersuchung des Karzinompatienten sein. Was hierbei im einzelnen geschieht, ist bereits an anderer Stelle eingehend beschrieben (s. Kap. 1.9). Die aufgezeigten Untersuchungen können ganz überwiegend vom Hausarzt in Zusammenarbeit mit niedergelassenen Fachkollegen erbracht werden (s. Hinweise in den speziellen Kapiteln).

Roborierende Therapie

Als begleitende Maßnahmen während einer Bestrahlungsserie oder einer adjuvanten Chemotherapie, aber auch bei einem krankheitsbedingt reduzierten Allgemeinzustand ist Hilfe angebracht. Hier empfiehlt Brunner (Brunner u. Nagel 1976)
- 0,5 mg Prednison peroral jeden 2. Tag,
- Megagrisevit 3 × wöchentlich,
- Deca-Durabolin 25–50 mg alle 3 Wochen,
- Antihistaminika, Antidepressiva, Aperitifs.

Man sollte jedoch die Kontraindikationen einer Hormontherapie mit Glukokortikoiden und Anabolika beachten. Eisengaben sind fast immer überflüssig und nur indiziert bei erhöhter Eisenbindungskapazität bzw. erniedrigtem Ferritinspiegel. Einer dieser Parameter sollte zweckmäßigerweise vorher bestimmt werden.

Schmerztherapie

Der Karzinomschmerz sollte bezüglich seiner Ursache abgeklärt werden. Als differentialdiagnostische Überlegungen sollte man Infektion, Obstruktion, Infiltration, Kompression, Metabolisierung, iatrogene Ursachen und eine unklare Ätiologie in Betracht ziehen, um kausale therapeutische Möglichkeiten nicht zu vernachlässigen.

Zur Schmerzbekämpfung kann jeder Hausarzt seine gewohnte analgetische Medikamentenpalette anwenden. Vor einer Applikation von Morphinpräparaten sei an die Möglichkeit einer Kombination des bisherigen Analgetikums mit einem Neuroleptikum und im Bedarfsfall zusätzlich einem Antidepressivum erinnert. Erst im äußersten Fall sollte Morphin eingesetzt werden, wobei sich auch hier noch eine potenzierte Wirkung durch ein zusätzliches Neuroleptikum erreichen läßt. Mit diesem Vorgehen ergeben sich die Vorteile Einsparung von Analgetika, Potenzierung der Wirksamkeit, antidepressive Therapie, Minderung der Suchtgefahr.

Die Karzinome häufig begleitenden Depressionen, resultierend aus Angst und Schmerz, werden hierbei gleichzeitig angegangen.

Erwähnt sei abschließend noch die palliative Bestrahlung und eine chirurgisch-neurochirurgische Intervention für den Fall des Versagens der bisher aufgezeigten Maßnahmen.

Risikopatienten

Dem Hausarzt bekannte Patienten mit erhöhtem Karzinomrisiko müssen künftig in die Nachsorgeuntersuchungen mit einbezogen werden. Hier können jedoch die Zeitabstände größer gewählt werden. Als Risikopatienten gelten alle jene, bei welchen jemals ein Karzinom behandelt wurde. In ca. 16% der Fälle ist mit einem Zweitkarzinom zu rechnen.

In der Gynäkologie sollten Patientinnen mit Carcinoma in situ, einer Dys-, Leuko-, Meta- oder adenomatösen Hyperplasie, einer Keratoplasie und mit Polypen überwacht werden.

Für ein Mammakarzinom gelten die proliferierende Mastopathie, die Milchgangpapillomatose, das Carcinoma lobulare und eine vorhergehende kontralaterale Ablatio mammae wegen eines Karzinoms als Risiko. Eine familiäre Disposition ist bekannt und daher gleichfalls zu beachten.

Als gastrointestinales Risiko gilt jeder Polyp oder eine Polyposis. Patienten mit einer perniziösen Anämie ab 15 jähriger Dauer und nach Billroth-II-Operation ab dem 10. postoperativen Jahr fallen ebenso unter den Risikobegriff wie Patienten mit einer längere Zeit bestehenden Kolitis oder M. Crohn. Im Kolonbereich sind adenomatöse Polypen häufiger zu kontrollieren.

Zusammengefaßt heißt dies, daß alle „histologisch gesicherten fakultativen Krebserkrankungen" (Ott 1978) systematischer Kontrolle bedürfen.

Spezielle Maßnahmen

Nachsorge nach Bestrahlung

Wegen lokal notwendiger Maßnahmen wird auf Kap. 1.5 verwiesen. Patienten mit Bestrahlungen im Thoraxbereich sollten nach deren Abschluß 1–2 Jahre atemgymnastisch nachbehandelt werden. Bei einer Strahlenpneumonie muß an Kortikosteroidgaben gedacht werden. Falls keine anderweitig bedingte Kontraindikation vorliegt, gibt man initial 2 mal 50 mg, um innerhalb weniger Tage auf eine längerfristige Erhaltungsdosis von 2- bis 3 mal 5 mg überzugehen. Zur Prophylaxe einer Schultergelenkversteifung sollten krankengymnastische Behandlungen angewandt werden.

Bei allen Patienten ist während und nach einer Strahlenserie eine eiweiß- und vitaminreiche Kost günstig.

Zytostatische Therapie

Wie bereits erwähnt, stellt sich heute für den Hausarzt die Frage nach einer Beteiligung an einer ambulant möglichen zytostatischen Therapie. Hierzu sind einige Voraussetzungen zu beachten:
– Motivation des Patienten,
– Kenntnisse der gebräuchlichen Zytostatika,
– Möglichkeit wöchentlicher Kontrollen,
– mittleres Labor,
– Kontakt mit dem Onkologen.

Eine weitere Grundbedingung sind Kenntnisse über die Nebenwirkungen solcher Präparate und deren Beherrschung (s. 1.7).

Für den mittherapierenden Hausarzt sind die ersten Anzeichen möglicher Frühtoxizität zu beachten, die sich in Anaphylaxie, schmerzhafter Venenreizung, Schüttelfrost, Übelkeit und Erbrechen äußern können. Bei manchen Medikamenten treten auch Entzündungen der Schleimhäute auf.

Eine spezielle Nebenwirkung ist die Urotoxizität bei Cyclophosphamid, der durch Vermehrung der Trinkmenge und Applikation von Saluretika begegnet werden kann. Hier steht außerdem ein Antidot in Form von Mesna (Uromitexan) zur Verfügung (s. Beitrag 1.7).

Jede Komplikation sollte möglichst mit dem zuständigen Kliniker besprochen werden.

Laborkontrollen

Eine wichtige Kontrolluntersuchung während der Chemotherapie ist die in der Regel wöchentliche Leukozytenzählung, die vom Hausarzt übernommen werden kann, eventuelle zusätzliche Untersuchungen wie die Thrombozytenzählung und die Hb-Bestimmmung werden ebenfalls von ihm durchgeführt.

Erforderliche Laboruntersuchungen der im Vorabschnitt besprochenen Nebenwirkungen einer zytostatischen Behandlung sind für:

Knochenmarkdepression	Leuko- und Thrombozyten
Nausea, Vomitus	Elektrolyte, Harnstoff
hämorrhagische Zystitis	Urinsediment, Teststäbchen
gastrointestinale Störungen	Kalium und Elektrolyte
Nierenschäden	Harnstoff, Kreatinin, Harnsäure
Leberschäden	γ-GT/-GPT, LDH, alkalische Phosphatase

Nachsorgetermine

Die Überwachung und genaue Einhaltung der Nachsorgetermine sollte sich der Hausarzt besonders angelegen sein lassen.

Die Nachsorge erfolgt nach einem weitgehend einheitlichen Prinzip, das selbstverständlich je nach Tumorart modifiziert wird (s. die speziellen Kapitel in diesem Buch).

Literatur

Bauer KH (1963) Das Krebsproblem. Springer, Berlin Göttingen Heidelberg
Brunner KW, Nagel GA (1976) Internistische Tumortherapie. Springer, Berlin Heidelberg New York
Drings P (1975) Chemotherapie maligner Lymphome. Therapiewoche 25:875
Gögler E (1961) Die Bemessung der MdE bei bösartigen Geschwülsten. Med Sachverständige LVII:73
Hermanek P (1979) Grundlagen der klinischen Onkologie. Witzstrock, Baden-Baden
Isele H (1977) Onkologische Nachsorge durch den Allgemeinarzt. ZFA (Stuttgart) 53:1228
Isele, H (1978) Überwachungsschemata zur Krebsnachsorge. Prakt Arzt 22:2628
Isele H (1981) Tumorrisiko: Hausärztliche Vor- und Nachsorge. ZFA (Stuttgart) 57:366
Jungi W, Rohner RC, Widmer B (1978) Zusammenarbeit zwischen praktizierendem Arzt, Regionalspital und onkologischem Zentrum. Schweiz Med Wochenschr 108:1334
Ott G (1978) Krebsnachsorge eine Gemeinschaftsaufgabe von Klinik und Praxis. GBK-Mitteilungsdienst, Nordrh./Westf. 21:16
Pfleiderer A (1977) Organisierte Durchführung der Nachsorgeuntersuchung von Karzinompatienten. ZFA (Stuttgart) 53:952
Scheibe O (1976) Organisierte Nachsorge als gemeinsame Aufgabe für Kliniker und Praktiker. Krebsgeschehen 1:6
Senn HJ (1979) Führung und Betreuung des Krebskranken durch den Hausarzt und Tumorzentrum. ZFA (Stuttgart) 55:284

2 Spezieller Teil

2.1 Tumoren des Gehirns und Rückenmarks

K. Piscol und H. Kuttig

Hirntumoren

Ätiologie und Statistik

Die Gewächse des Gehirns und seiner Hüllen nehmen unter den Tumoren eine Sonderstellung ein; auch die bösartigen metastasieren z. B. nicht in andere Körperregionen. Ihre biologische Wertigkeit wird stark von ihrer Lokalisation im Gehirn und ihrer lokalen Wachstumstendenz geprägt.

Die ätiologischen Probleme entsprechen weitgehend denen der allgemeinen Onkologie. Prädilektionsorte, Alters- und Geschlechtsbeziehungen bei den verschiedenen Tumorarten sprechen für lokale und allgemeine Faktoren bei der Hirntumorentstehung, z. B. für ontogenetische und konstitutionelle Störungen. Trotz experimenteller Hinweise und umstrittener klinischer bzw. pathologisch-anatomischer Ausnahmefälle (Zülch 1956, 1971) sind sichere exogene Ursachen bisher nicht bekannt. Sogenannten Präneoplasien kommt in der Neurochirurgie z. Z. keine praktische Bedeutung zu.

Zuverlässige und allgemeinverbindliche statistische Angaben zur *Morbidität* und *Mortalität* sind kaum zu erarbeiten. Zur Orientierung können folgende Zahlen dienen: Von 1 Million Einwohner werden durchschnittlich ca. 100 pro Jahr wegen eines Hirntumors in neurochirurgische Kliniken eingewiesen; in der Bundesrepublik wären dies also ca. 6000 Patienten jährlich. Die Mortalität an Hirntumoren einschließlich der Metastasen wird mit 40–50 Sterbefällen pro Million Einwohner angegeben (Zülch 1956). Kinder und Jugendliche sind in diesen Zahlen mit einem Anteil von etwa 15–20% vertreten.

Für die weitere diagnostische Untergliederung haben in Deutschland die in Tabelle 1 wiedergegebenen *histologischen Klassifikationen* die größte Bedeutung erlangt. Hier ist auch der prozentuale Anteil der verschiedenen Tumorarten vermerkt. In dem großen Material von Zülch (1956, 1971) sind alle Altersgruppen vertreten, Koos (1971) hat nur die kindlichen Tumoren (0–16 Jahre) berücksichtigt. Die Klassifikationen sind aus technischen Gründen etwas gekürzt und modifiziert wiedergegeben.

Für die Beurteilung der biologischen Wertigkeit scheint uns die Einteilung von Zülch (1956, 1971) wegen der größeren klinischen Aussagekraft nützlicher zu sein (s. Tabelle 2).

Auch bei dieser *Malignitätsskala* ist jedoch zu berücksichtigen, daß ungünstige Lokalisation, starke oder irreparable Umgebungsreaktionen (Hirnödem mit Einklemmungserscheinungen, Nekrosen), allgemeinkörperliche Komplikationen

Tabelle 1. Histologische Klassifizierung der Hirntumoren

ZÜLCH (gekürzt)	Prozentuale Häufigkeit		UICC (gekürzt)
	ZÜLCH (%)	KOOS (Kinder) (%)	
A. *Neuroektodermale Tumoren*			1. *Nervenzelltumoren*
I. 1. Medulloblastome	3,8	18,9	Gangliozytome (Gruppe)
II. Gliome			Maligne Gangliozytome
2. Spongioblastome	7,0	21,7	(Gruppe)
3. Oligodendrogliome	8,2	1,5	Sympathikoblastome
4. Astrozytome	6,4	10,1	(Gruppe)
5. Glioblastome	12,3	4,6	Neuroblastome
III. Paragliome			2. *Neuroepitheliale Tumoren*
6. Ependymome	4,3	8,7	Ependymome (Gruppe)
7. Plexuspapillome	0,5	1,0	Maligne Ependymome
8. Pinealome	0,4	1,6	Plexuspapillome
9. Neurinome	7,6	0,3	3. *Augentumoren*
IV. 10. Gangliozytome	0,4	0,0	4. *Gliatumoren*
B. *Mesodermale Tumoren*			Astrozytome (Gruppe)
11. Meningeome	18,0	2,8	Oligodendrogliome
12. Angioblastome	1,3	0,9	Glioblastome
14. Sarkome	2,7	4,1	Spongioblastome
(und andere)	(1,1)	(0,3)	Medulloblastome
C. *Ektodermale Tumoren*			5. *Nerventumoren*
			Neurinome (Gruppe)
19. Kraniopharyngeome	2,5	8,2	Neurofibrome
20. Hypophysenadenome	8,0	1,5	Maligne Neurinome
(und andere)	(0,2)	(0,0)	(Gruppe)
D. *Kongenitale und embryonale Tumoren*	2,1	1,1	6. *Meningeale Tumoren* Meningeome (Gruppe)
E. *Vaskuläre Malformationen usw.*	2,5	0,3	7. *Vaskuläre Tumoren* Hämangiome
F. *Andere raumfordernde Prozesse*			8. *Paragangliome*
27. Metastasen	4,0	0,0	Glomustumoren usw.
(und andere)	(6,7)	(12,4)	9. *Pinealistumoren* Pinealome
			10. *Hypophysäre Tumoren* Hypophysenadenome (Gruppe) Kraniopharyngeome (und andere)

usw., also der gesamtklinische Aspekt, das Behandlungsresultat und die Prognose erheblich beeinflussen können.

Kurzer Erwähnung bedürfen noch die *intrakraniellen Metastasen*. Ihre Häufigkeit unter den Hirntumoren im weiteren Sinne wird je nach Krankengut mit ca. 5% (Neurochirurgie), 15–18% (Neurologie, Pathologie), ja bis zu rund 30% (allgemeine Krankenhäuser) angegeben. Nur in Einzelfällen mit sog. solitärer Metastase wird sich noch eine intensive Therapie einschließlich Operation vertreten lassen.

Tabelle 2. Biologische Wertigkeit der Hirntumoren[a]

Malignitätsgrad	Prognose nach „totaler" Exstirpation	Extrazerebrale „Hirntumoren"	Intrazerebrale Tumoren
Grad I: benigne	Heilung oder zumindest Überlebenszeit von 5 und mehr Jahren	Neurinome Meningeome Hypophysentumoren Kraniopharyngeome	Gangliozytome (temporale) Ependymome (ventrikuläre) Plexuspapillome Spongioblastome Pinealome (isomorphe) Angioblastome
Grad II: semibenigne	Postoperative Überlebenszeit: 3–5 Jahre	Hypophysenadenome (polymorphe)	Gangliozytome (anderer Lokalisation) Ependymome (extraventrikuläre) Astrozytome (isomorphe) Oligodendrogliome (isomorphe) Pinealome (anisomorphe)
Grad III: semimaligne	Postoperative Überlebenszeit: 2–3 Jahre	Meningeome (polymitotische) Neurinome (polymitotische)	Gangliozytome (polymorphe) Ependymome (polymorphe) Astrozytome (polymorphe) Oligodendrogliome (polymorphe) Plexuspapillome (polymorphe) Pinealome (polymorphe)
Grad IV: maligne	Postoperative Überlebenszeit: 6–15 Monate	Sarkome	Glioblastome Medulloblastome Pinealoblastome Primäre Sarkome

[a] Die Tumoren des Spinalkanals entsprechen histologisch i. allg. den intrakraniellen Tumoren, unterscheiden sich jedoch in der Häufigkeit ihres Vorkommens

Neben den Angaben zu den Primärtumoren in den folgenden Kapiteln sei hierzu besonders auf die umfassende Monographie von Penzholz (1968) verwiesen.

TNM-Klassifizierung. Eine offizielle TNM-Stadieneinteilung der Tumoren des zentralen (und peripheren) Nervensystems steht noch aus. Die Gründe hierfür dürften folgende sein:

a) Die Tumoren des Gehirns und Rückenmarks wachsen i. allg. nicht in keimblattfremde Gewebe ein; ihr Wachstum folgt eigenen Gesetzen.

b) Die Metastasierung dieser Tumoren erfolgt anscheinend auf anderen Bahnen, wie z. B. auf dem Liquorweg. Im Zentralnervensystem liegen keine Lymphgefäße vor.

c) Bei der Diagnostik dieser Tumoren fehlt der Faktor der manuellen Beweglichkeitsprüfung.

Auf Vorschlag von Piotrowski und Ott befindet sich folgende Klassifizierung in Erprobung: Als Kriterium für das Stadium des Primärtumors (*Merkmal T*)

Tabelle 3. Klassifikationsvorschlag für die Tumoren des Nervensystems

T_0 Primärtumor nicht auffindbar
T_1 Tumor gut abgegrenzt, Wachstum verdrängend
T_2 Tumor nicht gut abgegrenzt, Wachstum infiltrierend
T_3 Tumor in Hirn- und Rückenmarkhäute eingewachsen
T_x Fehlende Angaben

F_0 Keine Metastasierung auf dem Liquorweg
F_1 Metastasierung in die Ventrikel oder äußeren Liquorräume
F_2 Metastasierung in das Rückenmark
F_x Fehlende Angaben

M_0 Keine Fernmetastasen auffindbar
M_1 Fernmetastasen vorhanden
M_x Fehlende Angaben

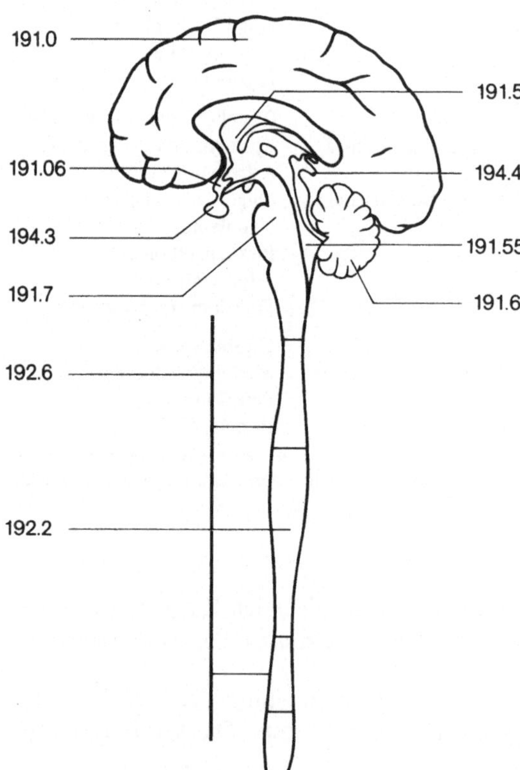

Abb. 1. Tumorlokalisationsschlüssel
des Gehirns und Rückenmarks

bleibt lediglich die Abgrenzbarkeit des Prozesses gegen das gesunde Hirn- und Rückenmarksgewebe und sein Übergreifen auf die weichen Häute.

Anstelle des *Merkmals N* sollte das *Merkmal F* (Fluid) benutzt werden und hierunter die Beschreibung der auf dem Liquorweg möglichen Metastasierung erfolgen.

Das *Merkmal M* erfaßt die seltene hämatogene Aussaat von Tumoren des Zentralnervensystems in andere Körperregionen wie in die Brust- und Bauchhöhle.

Unsere Überlegungen haben zu dem Schlüsselvorschlag in Tabelle 3 geführt. Den Tumorlokalisationsschlüssel zeigt Abb. 1.

Diagnose

Neurologisch unterscheidet man *Allgemeinsymptome* und *Lokalsymptome*. Die *Allgemeinsymptome* (subjektiv: Kopfschmerzen, Übelkeit, körperlicher und intellektueller Leistungsabfall, Unsicherheitserscheinungen; objektiv: Bewußtseinsstörungen, Stauungspapille, Nackensteifigkeit) sind oft Späterscheinungen bzw. Dekompensationszeichen infolge zunehmender Hirndrucksteigerung (Ödem, Stauungshydrozephalus, Einklemmung). Deshalb muß größerer Wert auf die richtige Deutung von *Frühsymptomen*, in der Regel also von *Herdsymptomen* gelegt werden. Als solche haben zu gelten: alle fokalen Anfälle (z. B. Jackson-Epilepsie), generalisierte Krampfanfälle im mittleren und höheren Lebensalter, alle langsam

Tabelle 4. Apparative Diagnostik von Hirntumoren

Untersuchungsmethoden	Befunde bzw. Aussagemöglichkeiten
1. *Röntgenleerdiagnose* des Schädels einschließlich Spezialaufnahmen	Osteolytische u. osteoplastische Veränderungen, primäre und sekundäre Druckzeichen (Sella turcica!), Erweiterung oder Einengung von Foramina, Verkalkungen usw.
2. *Echoenzephalographie* (A- und B-Scan)	Mittellinienverlagerung durch einseitige Raumforderung, Ventrikelerweiterung (z. B. bei Stauungshydrozephalus), nur selten „Tumorecho"
3. *Elektroenzephalographie* (EEG) (Kortikographie)	Herdförmige und allgemeine Hirnstromveränderungen (z. B. Deltawellenherd), Krampfstrompotentiale
4. *Nuklearmedizin* Gammaenzephalographie Szintigraphie Szintillationskamera	Lokalisation raumfordernder Prozesse durch Anreicherung radioaktiver Isotope oder durch Aussparung, z. T. auch artdiagnostische Aussagen möglich. Spezielle Techniken für Beurteilung der Durchblutung und Liquorzirkulation
5. *Liquoruntersuchung* Lumbalpunktion Subokzipitalpunktion (bei beiden: cave Hirndruck!) Ventrikelpunktion	Untersuchung des Eiweiß- und Zellgehalts, elektrophoretische und immunologische Spezialuntersuchungen, Liquorzytologie
6. *Computertomographie*	Lokalisation raumfordernder Prozesse. Nichtinvasive Methode, Artdiagnose möglich. Evtl. Anfärbung durch Kontrastmittel. Präoperativ und zur Bestrahlungsplanung heute obligatorisch
7. *Angiographie* Arteriographie Phlebographie	Lokalisation raumfordernder Prozesse. Artdiagnostische Aussagen. Kriterien: Gefäßverlagerungen, Gefäßveränderungen, pathologische Gefäße („Tumoranfärbungen"), Gefäßverschlüsse, Zirkulationsstörungen
8. *Pneumenzephalographie* (Lumbal-, Subokzipitalpunktion) *Ventrikulographie* (Ventrikelpunktion) (gelegentlich mit positivem Kontrastmittel)	Lokalisation raumfordernder Prozesse durch Verlagerung und/oder Verformung von Teilen des Ventrikelsystems oder Verlegung von Zisternen. Nachweis von Liquorpassagehindernissen

progredienten Paresen (aber auch plötzliche Lähmungserscheinungen ohne Anhalt für degenerative Gefäßprozesse), Hirnnervenausfälle, Sprachstörungen, ataktische Erscheinungen und Wesensänderungen.

Von bestimmten Symptomen und Syndromen kann auf die *Lokalisation*, z. T. sogar auf die Artdiagnose (z. B. Akustikusneurinom) geschlossen werden. Dabei ist auch das Lebensalter und das Geschlecht zu berücksichtigen (z. B. kindliche Tumoren oder Meningeome bei Frauen im Klimakterium).

Bei dem geringsten Verdacht muß dringend die Vorstellung bei einem Nervenfacharzt oder in einer neurologischen bzw. neurochirurgischen Poliklinik erfolgen!

Die Behandlungschancen sind natürlich um so besser, je früher der Prozeß erkannt wird. Dieses Ziel läßt sich allerdings bei den Hirntumoren nur durch größere Wachsamkeit der Hausärzte erreichen, denen die Warnzeichen noch vertrauter werden müssen, und durch bessere Aufklärung der Bevölkerung. Da besondere Expositionen gegenüber ursächlichen oder auslösenden Noxen nicht bekannt sind, ergeben sich für gezielte *Vorsorgeuntersuchungen* bei den genannten statistischen Fakten z. Z. keine Voraussetzungen.

Zur Diagnosesicherung und endgültigen Lokalisation des Prozesses sind *apparative Zusatzuntersuchungen* notwendig. Tabelle 4 führt die wichtigsten auf und informiert grob über die Aussagemöglichkeiten. Die ersten drei können ambulant durchgeführt werden, die vierte teils ambulant, teils stationär; die letzten drei sollten bzw. müssen stationär erfolgen. Die aussagekräftigste Methode für Diagnose, Differentialdiagnose und Lokalisation ist die Computertomographie. Röntgennativdiagnose, Elektro- und Echoenzephalographie sowie Computertomographie belasten den Patienten nicht. Zumindest für die ambulant durchzuführende Isotopendiagnostik sind nur i.v. Injektionen erforderlich. Für die Angiographie müssen Arterien punktiert, evtl. auch katheterisiert werden. Für die Liquoruntersuchungen und Ventrikeldarstellungen sind Lumbal-, Subokzipital- oder Ventrikelpunktionen nicht zu umgehen. Lumbal- und Subokzipitalpunktionen dürfen nicht bei gesteigertem Hirndruck (Stauungspapillen!) erfolgen.

Therapie

Für die Hirntumoren entfällt eine gesonderte Besprechung der Stadien I–III, da regionale *Lymphknoten- und Fernmetastasen* praktisch *nicht vorkommen.* Die Eintragungen in Spalte II der Therapietabelle beziehen sich auf ZNS-spezifische Ansiedelungen in den Liquorräumen. Multizentrische und multiple Tumoren, mit den metastasierenden Hirntumoren als Mehrfachtumoren zusammengefaßt (s. bei Klar u. Piotrowski 1967), können hier nicht weiter berücksichtigt werden.

Wichtigste therapeutische Maßnahme ist die *Operation.* Selbst bei hochgradigem Verdacht auf Bösartigkeit dient sie der endgültigen artdiagnostischen Klärung, der lokalisatorischen Abgrenzung und der inneren Entlastung. Die meisten Neurochirurgen streben auch in diesen Fällen heute die totale Exstirpation an. Einmal konnte durch die verfeinerten modernen Operationstechniken, die neuen Anästhesieverfahren, die bessere Ödembekämpfung und die Intensivpflege einschließlich Bilanzierung die Operationsmortalität erheblich gesenkt werden, zum anderen schafft dieses Vorgehen bessere Voraussetzungen für die weitere Therapie. Nur bei primär ungünstiger Lokalisation oder Ausdehnung in funktionell hochwertige Regionen beschränkt man sich bewußt auf subtotale Eingriffe oder Probeexzisionen. In der Regel wird bei supratentoriellen Tumoren osteoplastisch, bei infratentoriellen osteoklastisch trepaniert. Das intrakavitäre Einbringen von strahlenden oder zytostatischen Substanzen hat sich bisher wegen der Komplikationen und der unsicheren Resultate nicht allgemein durchsetzen können. Bei Inoperabilität kommen Entlastungseingriffe in Betracht, bei Stauungshydrozephalus ventrikulozisternale oder ventrikuloatriale Shuntoperationen.

Bei Hypophysenadenomen rückt durch die mikroneurochirurgische Technik wieder der transnasale Zugang in den Vordergrund. Die stereotaktische Implantation von Radioisotopen bleibt deshalb auf Einzelfälle beschränkt. Eine große Rolle spielt dagegen die perkutane transethmoidosphenoidale Hypophysenapplikation von Radioisotopen in der Behandlung von Knochenmetastasen des Mamma- bzw. Prostatakarzinoms (Bauer u. Klar 1958).

Strahlentherapie. Bei den bösartigen Formen von Hirntumoren kann sie als gesichert angesehen werden. Unter Berücksichtigung der Strahlenempfindlichkeit des gesunden Hirngewebes können durch eine optimale Dosierung und Fraktionierung sowie durch eine geeignete Bestrahlungstechnik in den meisten Fällen als kurativ anzusehende Strahlendosen appliziert werden. Als *Indikationen* gelten:
- nicht vollständig entfernte Tumoren,
- postoperativ relativ häufige Rezidive, vor allem bei Tumoren der Gliomreihe,
- wegen ihrer Lokalisation histologisch nicht abklärbare, inoperable Tumoren (Stammhirn, Pons),
- Rezidive,
- Gehirnmetastasen (palliative Bestrahlung).

Als *Kontraindikationen* können angesehen werden:
- Rezidive nach Strahlentherapie vor Ablauf von 6 Monaten, kurative Dosen sind frühestens nach einem Jahr möglich.
- Starke intrakranielle Drucksteigerungen mit Hirnödem. Diese sollten vor Einleitung der Strahlentherapie medikamentös beseitigt werden.

Behandlung des gesteigerten Hirndrucks. In erster Linie ist das *Hirnödem* zu beseitigen. Diese Flüssigkeitseinlagerung im Hirngewebe erfolgt bei leichteren Gewebsläsionen intrazellulär (zytotoxisch), bei schweren extrazellulär (vasogen). Abhängig vom Zustand des Hirndrucks und des Systemblutdrucks ist die *Hirndurchblutung.* Die *Entwässerung* kann medikamentös erfolgen durch
- Osmodiuretika: Mannit 20%, Sorbit 40%, Glukose 20%, Humanalbumin 20%, Dextran, Glyzerin;
- Saludiuretika: Furosemid (Lasix), Acetazolamid (Diamox), Etacrynsäure (Hydromedin), Sprionolacton (Aldactone);
- Steroide: Dexamethason (Fortecortin, Decadron).

Dexamethason eignet sich besonders zur ambulanten Palliativtherapie inoperabler Gliome und Metastasen. Empfohlene Dosierung für mehrere Wochen 3 mal 1,5–4,5 mg/Tag, Kinder weniger. Nebenwirkungen – wie z. B. gastrointestinale Blutungen oder erhöhte Infektionsbereitschaft – sind bei dieser Dosis nicht zu erwarten.

Zur Ruhigstellung und Unterbrechung fokaler oder generalisierter Krampfanfälle eignen sich u. a. Valium, Haldol, Phenhydan und Truxal.

Als besonders *strahlenempfindlich* gelten folgende Tumoren: Medulloblastome, Glioblastome, entdifferenzierte Ependymome, entdifferenzierte Pinealistumoren und ein Teil der Hypophysenadenome. Als *strahlenresistent* gelten: differenzierte Gliome, Meningeome, Neurinome, Mißbildungstumoren, Chordome und ein Teil der chromophoben Hypophysenadenome. Noch unzureichend geklärt oder unterschiedlich beurteilt ist die Strahlensensibilität der Pinealome, Spongioblastome, Kraniopharyngeome, Angioblastome, malignen Meningeome und Gangliozytome.

Zur Erhöhung der Strahlensensibilität von Hirntumoren kann die Anwendung von Strahlensensibilisatoren (Radiosensitizer) versucht werden, durch die eine Verbesserung der Behandlungsergebnisse beobachtet wurde. Es handelt sich um elektronenaffine Verbindungen wie Nitroimidazole (Metronidazol, Misonidazol), welche eine Sensibilisierung von hypoxischen Zellen bewirken.

Da auch in größerem Abstand vom Primärtumor häufig Rezidive auftreten können, erfolgt die Strahlentherapie, vor allem bei den malignen Gliomen, zunächst in Form einer *Ganzhirnbestrahlung* über zwei kontralaterale Felder bis etwa 40 Gy in 4 Wochen mit einem anschließenden verkleinerten, auf das Zielvolumen konzentrierten Feld (Boostfeld) mit weiteren 20 Gy in 2 Wochen.

In der Regel erfolgt die Strahlentherapie in Kombination mit der operativen Behandlung. Sie kommt in Frage als sofortige Nachbestrahlung zur Verhinderung bzw. Hemmung des Rezidivwachstums, zur kompletten oder partiellen Zerstörung von Tumorresten nach subtotalen Exstirpationen und zur Behandlung von Tumorrezidiven.

Chemotherapie. Trotz unbestreitbarer Fortschritte im Verlauf der letzten 10 Jahre befindet sie sich noch im Stadium der Entwicklung. Die Möglichkeiten sind wegen der Blut-Liquor- und Blut-Hirn-Schranke begrenzt. Diese Barriere verhindert eine ausreichende Wirkstoffkonzentration im Tumor. Eine gute Lipoidlöslichkeit, eine geringe Molekülgröße und Ionisation sowie eine nur mäßige Bindung an Proteine ermöglicht es dem Medikament, diese Schranke zu überwinden. Außerdem gibt es Hinweise dafür, daß im Bereich von Tumoren die Blut-Hirn-Schranke defekt ist. Dadurch ist es Medikamenten, die üblicherweise nicht in das ZNS eindringen, möglich, in therapeutisch ausreichender Konzentration in den Tumor zu gelangen.

Weitere Probleme für die Chemotherapie sind außer diesen pharmakokinetischen Besonderheiten die bisher unterschiedliche Klassifizierung der Tumoren mit der daraus folgenden Unsicherheit in der histologischen Beurteilung, die relative Seltenheit der einzelnen Tumoren sowie die Schwierigkeiten in der Erfolgsbeurteilung. In der klinischen Beurteilung muß zwischen Tumorsymptomen und Folgezuständen nach der vorangegangenen Therapie unterschieden werden. Im Verlauf der letzten Jahre wurden die Möglichkeiten der objektiven Erfolgsbeurteilung durch die Computertomographie verbessert. Als sicherstes Beurteilungskriterium gilt beim Einsatz der Chemotherapie im Rahmen einer interdisziplinären Behandlung die mittlere Überlebenszeit des behandelten Kollektivs (Shapiro 1981).

Das den Tumor begleitende Hirnödem kann die Symptomatik noch verstärken. Es bildet sich in der Regel nach Applikation von Glukokorticoiden (z. B. Prednison, 1,5–2 mg/kg KG täglich) rasch zurück. Dieser Effekt hält in der Regel jedoch nur wenige Wochen an.

Unter den verschiedenen Zytostatika sind besonders die Nitrosoharnstoffderivate BCNU (80 mg/m^2 Körperoberfläche = KOF täglich, 3 Tage lang i.v. gegeben, Wiederholung nach 6–8 Wochen) und CCNU (130 mg/m^2 KOF oral einmalig gegeben in Abständen von 6–8 Wochen) wichtig. Die mit diesen Medikamenten angegebenen Erfolgsquoten liegen zwischen 40 und 50%. Günstige Effekte wurden außerdem mit Procarbazin (100–200 mg/m^2 KOF täglich, nach wenigen Wochen in Abhängigkeit von der Toxizität reduziert), Vincristin (0,05 mg/m^2 KOF kg i.v. einmal pro Woche) und VM-26 beschrieben (Edwards et al. 1980).

Versuche einer Polychemotherapie (z. B. CCNU, Vincristin und Procarbazin) ergaben erste Hinweise auf eine bessere Wirksamkeit im Vergleich zur Monochemotherapie (Shapiro 1980). Jedoch sind die Ergebnisse noch als vorläufig anzusehen.

Nachdem die Chemotherapie zunächst nur im Rezidivstadium nach vorangegangener chirurgischer oder radiologischer Therapie eingesetzt wurde, fand sie in den letzten Jahren vermehrt Eingang in ein primäres interdisziplinäres Programm. Die Brain Tumor Study Group (Walker et al. 1978) verglich in einer kontrollierten prospektiven Studie beim Glioblastoma multiforme die Ergebnisse der chirurgischen Therapie mit denen einer ergänzenden Chemotherapie mit BCNU, einer ergänzenden Radiotherapie (50–60 Gy) und einer ergänzenden kombinierten Radio-/Chemotherapie. Die mittleren Überlebenszeiten betrugen 14 Wochen für die chirurgische Therapie, 18,5 Wochen für die Monochemotherapie, 36 Wochen (p = 0,001) für die Radiotherapie und 34,5 Wochen (p = 0,001) für die Radio-/Chemotherapie. Obwohl in bezug auf die mittlere Überlebenszeit das BCNU den Effekt der Radiotherapie nicht zusätzlich verbesserte, ergab eine Analyse nach 18 Monaten eine Überlebensrate von 19% bei den mit BCNU und Radiotherapie behandelten Patienten im Vergleich zu weniger als 4% in den anderen 3 Gruppen. Diese Ergebnisse wurden in anderen klinischen Studien bestätigt (Shapiro 1980, 1981). Trotz dieser Ansätze zur Verbesserung können gegenwärtig keine generellen Empfehlungen zur Chemotherapie der malignen Hirntumoren gegeben werden. Die Therapie stellt weiterhin einen individuellen Versuch dar. Sie sollte nach Möglichkeit innerhalb kontrollierter Studien erfolgen.

Wichtige Hirntumoren

Es soll kurz auf die wichtigsten *Hirntumoren* eingegangen werden, wobei die Malignitätsgrade II–IV (semibenigne – semimaligne – maligne) im Vordergrund stehen.

Gangliozytome/Ganglioneurome. Seltene Tumoren mit Bevorzugung der ersten 3 Lebensdekaden. Lokalisation: Temporallappen (zystisch), Hirnstamm, Kleinhirn. Die isomorphen Gangliozytome/Ganglioneurome sind benigne und besonders im Temporallappen gut operabel. Die polymorphen Gangliozytome/Ganglioneurome (auch bösartigen Ganglioneurome oder Ganglioneuroblastome) zählen noch zu den semibenignen Tumoren (Zülch 1971). Nach der Operation kann bei diffusem Wachstum die Nachbestrahlung, bei Inoperabilität die primäre Strahlentherapie indiziert sein.

Medulloblastom. Kindliche Tumorart; $^2/_3$ der Patienten sind Knaben. Tumor geht meist vom Kleinhirnwurm aus, nimmt oft große Teile des IV. Ventrikels ein und

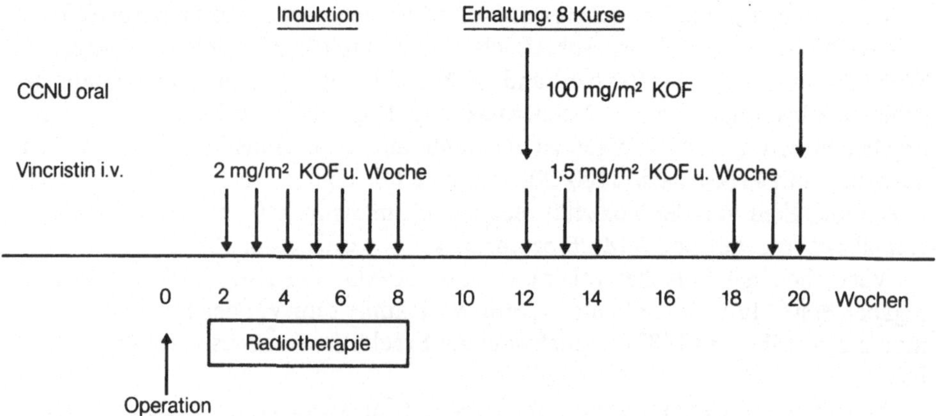

Abb. 2. Beispiel einer multimodalen Therapie des Medulloblastoms nach dem SIOP-Programm (Monfardini et al. 1981)

kann in Cisterna magna und Spinalkanal hineinragen. Auch zuckergußartige Ausbreitung in den weichen Häuten ist möglich. In ca. 20% der Fälle spontan oder postoperativ (bis 40%) Abtropfmetastasen in den Spinalkanal, seltener in supratentorielle Räume. Nach Operation immer Nachbestrahlung (gesamtes ZNS) und ergänzende Chemotherapie erforderlich. Durch adjuvante Chemotherapie konnte, bewiesen in 2 randomisierten Studien, die Vierjahresüberlebensrate verbessert werden (Monfardini et al. 1981). Abbildung 2 zeigt ein Beispiel für die kombinierte primäre Behandlung des Medulloblastoms.

Beim Befall der Leptomeningen wird Amethopterin intrathekal appliziert. Die übliche Dosis sind 12 mg/m² Körperfläche einmal wöchentlich.

Beim Rezidiv oder im Fall einer Metastasierung ist die Prognose sehr schlecht, durch eine palliative Polychemotherapie sind jedoch Remissionen möglich (Thomas et al. 1980).

Die primäre kombinierte Behandlung führt bei einem Drittel bis der Hälfte der Patienten zu Spätfolgen wie psychomotorischen Retardierungen, Intelligenzdefekten, Leukoenzephalopathien und Störungen der endokrinen Funktion.

Die Strahlenbehandlung besteht in einer Ganzhirnbestrahlung mit 30–40 Gy in 3–4 Wochen, danach zusätzliche Bestrahlung des Primärtumors oder des Tumorbetts mit 10–15 Gy in 2 Wochen. Das Rückenmark wird mit 25–35 Gy in 3–4 Wochen belastet.

Ependymome. Die Unterteilung in epitheliale, papilläre, zelluläre Ependymome und Ependymoblastome (maligne Ependymome) ist klinisch weniger relevant als in isomorphe und polymorphe Ependymome. Die meist bösartigen paraventrikulären Großhirnependymome bevorzugen das Kindes- und Jugendalter, die infratentoriellen Ependymome und die des III. Ventrikels das 2.–4. Lebensdezennium. Das männliche Geschlecht ist häufiger betroffen als das weibliche. Metastasierung über das Liquorsystem kommt spontan und postoperativ vor. Die lokale Rezidivneigung ist groß. Erstes Therapieziel ist die totale Exstirpation des Tumors, dann bei isomorphen – also benignen oder semibenignen Formen – keine Nachbestrahlung. Bei subtotaler Exstirpation (Nachbarschaft lebenswichtiger Strukturen) oder Inoperabilität und bei semimalignen Formen – besonders bei Verdacht auf Liquormetastasen Strahlentherapie in gleicher Form wie beim Medulloblastom. Chemotherapie diskutabel. Bei Tumorrezidiv kann Reoperation indiziert sein, sonst Strahlen- (und zytostatische)Therapie.

Plexuspapillome. Seltene Ventrikeltumoren, welche durch Liquorhypersekretion und Liquorpassagebehinderung frühzeitig zu Hirndruckerscheinungen führen können. Häufig schon im frühen Kindesalter manifest. Meist isomorphe, sehr selten polymorphe Formen. Nicht so selten Abriß- und Verschleppungsmetastasen. Bei günstiger Lokalisation und radikaler Exstirpation Heilung möglich. Bei Polymorphie Nachbestrahlung empfehlenswert; zumindest bei Verdacht auf Verschleppungsmetastasen wird Gesamtbestrahlung des ZNS angeraten. Bei lokalem Rezidiv oder Manifestwerden einer solitären Metastase im Einzelfall erneute Operation, sonst Strahlentherapie.

Neurinome. Neurinome (Neurilemmome, Schwannome) und Neurofibrome sind gutartige Tumoren und müssen radikal exstirpiert werden. Sie sind in diesem Zusammenhang nicht weiter zu beschreiben. Die Abgrenzung maligner Formen ist noch unsicher. Zülch bezeichnet die histologisch polymitotischen Neurinome (entsprechen in der Therapietabelle den bösartigen Neurinomen) als semimaligne. Sie kommen überwiegend an peripheren Nerven und hier im Rahmen des M. Recklinghausen vor. Nachbestrahlung und wiederholte Bestrahlungen, evtl. in Kombination mit zytostatischem Therapieversuch, sind dann indiziert. Beim M. Recklinghausen werden sich auch von Fall zu Fall Entscheidungen zur Entfernung von bedrohenden oder stark störenden Einzeltumoren oder Kombinationstumoren (z. B. Meningeome, Gliome) ergeben.

Astrozytome. Auf Unterteilungen einmal in fibrilläre, protoplasmatische, gigantozelluläre Astrozytome und Astroblastome, zum anderen nach Kernohan in Stufen (I bis IV = Glioblastom) kann hier nur hingewiesen werden. Wichtiger ist die Unterscheidung von isomorphen (= semibenignen) und polymorphen (= semimalignen) Astrozytomen. Auf das Glioblastom wird gesondert eingegangen. Es handelt sich um Tumoren des mittleren Lebensalters (Männer:Frauen = 3:2) mit längerer Vorgeschichte. Lokalisation: ubiquitär im Gehirn mit Bevorzugung von Frontal- und Temporallappen und Zentroparietalregion. Es gibt diffus wachsende und besser abgegrenzte Formen mit größeren bis großen Zysten. Bei günstiger Lokalisation ist die Operation die Therapie der Wahl. Nach Lappenresektion bei kleinen Tumoren Heilung möglich. Größere rezidivieren meist auch nach „Exstirpation im Gesunden"; bei isomorphem Bau oft erst nach 3–8 Jahren, bei polymorphem schon nach 1–3 Jahren. Inoperable Mittellinientumoren machen bei Liquorpassagebehinderung Shuntoperationen erforderlich. Isomorphe Formen sind strahlenresistent. Bei polymorphen Tumoren steht der Erfolg der Nachbestrahlung noch immer zur Diskussion. Erfolge durch zytostatische Therapie lassen sich schwer sichern. Bei Rezidiven ist die Reoperation zu diskutieren, bei Malignisierung die Strahlentherapie zu berücksichtigen. Bestrahlungstechnik und Dosierung: Ganzhirnbestrahlung (40 Gy in 4 Wochen), Boostfeldbestrahlung (20 Gy in 2 Wochen) wie beim Glioblastom.

Oligodendrogliome. Auch bei den „Oligodendrogliomen" unterscheidet man einen isomorphen, semibenignen Typ mit Überlebenszeiten von 5 und mehr Jahren von einem polymorphen, semimalignen mit stärkerer Infiltrationstendenz und kürzeren Überlebenszeiten. Der Tumor tritt mit längerer Vorgeschichte meist um das 40. Lebensjahr auf, bevorzugt die Großhirnhemisphären und hier die Stirnlappen, bei Jugendlichen auch den Thalamus. Einwachsen in den Subarachnoidalraum und Metastasierung innerhalb der Liquorräume kommen vor. Therapeutisch steht die Operation ganz im Vordergrund. Radikale Exstirpation isomorpher Oligodendrogliome mit Lappenresektion kann zur Heilung führen. Lange lebenswerte Intervalle sind häufig. Beim polymorphen Typ, bei inoperablen Mittellinientumoren (Shunt!) und bei Liquormetastasen hängt die Einstellung zur Bestrahlung vom therapeutischen Team ab (Gesamtdosis 60 Gy in 6 Wochen). Die zytostatische Behandlung befindet sich im Versuchsstadium. Bei lokalem Rezidiv ist die Reoperation oft lohnend. Für Strahlen- und Chemotherapie gilt das bereits Gesagte.

Glioblastome. Bei den globuliformen, fusiformen und multiformen Glioblastomen – nach Kernohan bei den Astrozytomen Grad (III und) IV – handelt es sich um hochgradige bösartige Tumoren ohne jede Heilungschance. Sie treten überwiegend bei Männern zwischen dem 40. und 60. Lebensjahr auf und bevorzugen lokalisatorisch den Temporal-, Parietal- und Frontallappen (hier auch in Form des Schmetterlingsglioms). Bei eindeutiger Artdiagnose (klinische und angiographische Kriterien, Szintigraphie und Liquorzytologie) wird von einer Reihe von Neurochirurgen zumindest bei fortgeschrittenem Leiden und Lokalisation in funktionell hochwertigen Regionen die Operation abgelehnt. Sonst Operation zur endgültigen Diagnosesicherung und zur inneren Entlastung. Diese sollte allerdings die totale und weitgehende Fremdgewebsentfernung zum Ziele haben: Nachblutungsprophylaxe, bessere Voraussetzungen für Ödembekämpfung und Strahlentherapie! Auch die Einstellung zur Strahlentherapie ist unterschiedlich; mancherorts sofortige Nachbestrahlung, andernorts radiologische Behandlung erst bei Auftreten der Rezidivsymptomatik, wobei wir uns für die erstgenannte Möglichkeit aussprechen. Bei Inoperabilität oder mangelnder Operationsindikation natürlich auch primäre Strahlentherapie. Bestrahlungstechnik: Ganzhirnbestrahlung mit 40 Gy in 4 Wochen, danach unter Feldverkleinerung weitere 20 Gy in 2 Wochen, evtl. in Kombination mit einem Strahlensensibilisator. Gerade beim Glioblastom sind zytostatische Therapieversuche wünschenswert; sie werden auch – z. T. mit aufwendigen Applikationsanordnungen – unternommen. Die Resultate sind noch unübersichtlich. Die konsequente Ausnutzung aller Möglichkeiten wird meist noch durch die mangelnde Kapazität der Kliniken verhindert (abgesehen von der Frage nach der lebenswerten Überlebenszeit). Trotz erstaunlicher Einzelerfolge gehören Überlebenszeiten von mehr als 1–2 Jahren noch immer zu den Seltenheiten.

Nach einer Sammelstatistik von Schnepper (1980) ergaben sich bei operierten und nachbestrahlten Patienten Überlebensraten von 1 Jahr von 41%, 2 Jahren von 15%, 3 Jahren von 12% und 5 Jahren von 7%.

Spongioblastome. Sie treten überwiegend zwischen dem 3. und 17. Lebensjahr auf. Lokalisation: starke Bevorzugung des Kleinhirns (hier auch zystisches Kleinhirnastrozytom genannt), dann Sehnerven und verschiedene Anteile des Hirnstamms.

Es handelt sich in der Regel um benigne Tumoren, die auch bei inoperabler Lokalisation gelegentlich lange Verläufe aufweisen. Nur der seltene polymorphe Typ ist semimaligne. Das im neurochirurgischen Krankengut an der Spitze liegende kindliche zystische Kleinhirnspongioblastom läßt sich gut operieren. Nach radikaler Exstirpation „in der richtigen Schicht" kann Heilung angenommen werden. Die Sanduhrspongioblastome des Optikus – teils intraorbital, teils intrakranial gelegen – können auf den einen Optikus begrenzt und dann ebenfalls heilbar sein. Bei den Spongioblastomen des Hirnstamms sind auch mit mikroneurochirurgischer Technik nur in günstig gelagerten Einzelfällen Exstirpationen möglich. Nach totaler Entfernung benigner Tumoren sollte keine Nachbestrahlung erfolgen. Der isomorphe Typ gilt überwiegend als strahlenresistent. Nach subtotaler Exstirpation wird trotzdem häufig, bei inoperablen Tumoren meistens ein Bestrahlungsversuch unternommen. Bei gutem Effekt wird ein polymorpher Typ zu unterstellen sein, für den eine bessere Strahlensensibilität angenommen und die radiologische Behandlung optimistischer beurteilt wird. Rezidiviert ein Spongioblastom, so kommt nach Lage des Einzelfalls auch ein chemotherapeutischer Versuch in Betracht.

Meningeome. Die zu den häufigsten Hirntumoren zählenden Meningeome sind in ihren oligo- und amitotischen Typen absolut gutartige, verdrängend wachsende Neubildungen. Die hier interessierenden, glücklicherweise sehr seltenen polymitotischen Typen werden von Zülch zum Grad III seiner Malignitätsskala gezählt. Klinisch-anamnestisch ergeben sich dagegen zumindest bei den gut abgegrenzten Formen keine nennenswert schlechteren Op-Ergebnisse als bei den benignen. Daraus resultierte der Vorschlag, den Begriff „malignes Meningeom" fallenzulassen.

Nur in Verbindung mit schlechter Abgrenzung oder weiterreichender Infiltration angrenzender Strukturen ist eine Nachbestrahlung zu diskutieren. Auch bei Rezidivwachstum und multiplen Tumoren ist in erster Linie eine erneute Operation indiziert. Nur bei den genannten Kriterien Nachbestrahlung. Gelegentlich unsichere Abgrenzung gegen Meningealsarkome bzw. Fibrosarkome. Hierfür gelten die in den speziellen Abschnitten aufgeführten Therapievorschläge.

Hämangioblastome. Diese Tumoren kommen als raumfordernde Prozesse im Bereich der hinteren Schädelgruppe meist erst jenseits des 20. Lebensjahrs mit Bevorzugung des männlichen Geschlechts vor. Es überwiegen die Formen, bei denen große Zystenbildungen einen kleinen wandständigen Hämangioblastomknoten enthalten (Lindau-Tumoren). Im Rahmen der Hippel-Lindau-Erkrankung sind sie kombiniert mit anderen Fehlbildungen, z. B. Retinaangiomen. Die Hämangioblastome sind benigne. Von radikaler Exstirpation kann allerdings nur gesprochen werden, wenn die gesamte Zystenwand mit entfernt wird. Bei der nicht so seltenen plötzlichen Hirndrucksteigerung kann eine druckentlastende Shuntoperation vorrangig sein. Für die von Koos u. Miller (1971) besprochenen aggressiveren „malignen Hämangioblastome" bei Kindern werden postoperative Bestrahlungen mit 40–50 Gy innerhalb von 5–7 Wochen vorgeschlagen. Außerdem erfolgen Nachbestrahlungen nach inkompletten Operationen mit gleicher Dosis.

Pinealome. Man unterscheidet Pinealoblastome, die zu den Medulloblastomen gezählt und wie diese behandelt werden (s. dort), sowie anisomorphe und isomorphe Pinealome. Sie sind sehr selten. Metastasierung innerhalb des Ventrikelsystems

(III. Ventrikel) kommt vor. Die Exstirpation beinhaltet ein großes Operationsrisiko. Deshalb werden auch gegen den Stauungshydrozephalus gerichtete Shuntoperationen in Kombination mit Strahlentherapie empfohlen.

Hypophysenadenome. Die Einteilung in chromophobe, eosinophile, basophile und gemischtzellige Hypophysenadenome wird zunehmend zugunsten der Unterscheidung von endokrin aktiven und inaktiven aufgegeben. Im allgemeinen produzieren eosinophile Adenome STH und führen zur Akromegalie, basophile Adenome produzieren ACTH, die Ursache des Morbus Cushing, doch stimmen Histologie und Funktion nicht immer überein.

Hypophysenadenome treten hauptsächlich zwischen dem 20. und 55. Lebensjahr auf. Ihr Bau ist meist isomorph (benigne), seltener polymorph (semibenigne). Bei rein endosellärem Wachstum hat sich durch die mikrochirurgische Technik ein therapeutischer Wandel vollzogen. Nicht nur größere Tumoren mit Sellaerweiterung, sondern auch Mikroadenome (endokrine Störungen!) werden auf transnasalem Wege ausgeschält (Hardy 1967). Bei stärkerem suprasellärem Wachstum (bitemporale Hemianopsie!) wird transfrontal bzw. kombiniert transfrontal-transnasal operiert. Die alleinige *Strahlentherapie* hat nur bei kleinen Adenomen mit geringen Symptomen Bedeutung, größere Adenome mit extrasellärer Ausbreitung und erheblichen Symptomen sollten reseziert und nachbestrahlt werden. Gesamtdosis maximal 50 Gy in 5–7 Wochen. Nach höheren Dosen sind vermehrt Komplikationen zu erwarten, wie Arachnoiditis, Hirnnervenschädigungen oder Nekrosen (Glanzmann et al. 1974; Pistenma et al. 1976). Nach Möglichkeit sollte die Bewegungsbestrahlung Anwendung finden, welche eine hohe Dosiskonzentrierung im Tumorbereich bei gleichzeitig steilem Dosisabfall in der Umgebung bewirkt. Die damit erzielten Behandlungsergebnisse können bei intrasellären Tumoren – vor allem bei endokrin aktiven Adenomen – dem Vergleich mit der Operation standhalten.

Wegen der relativ hohen Rezidivquote des *chromophoben Adenoms* wird die postoperative Bestrahlung empfohlen. Diese kann erfolgversprechend noch Monate nach der Operation oder bei bereits eingetretenem Rezidiv eingesetzt werden. Gesamtdosis 44 Gy in 6 Wochen, Wochendosis nicht über 8 Gy. Damit können Besserungen und rezidivfreie Nachbeobachtungszeiten von bis zu 20 Jahren erreicht werden (Schnepper 1980), laut einer Sammelstatistik von Glanzmann et al. (1974) nach alleiniger Radiotherapie in 84,5% der Fälle (n = 276), nach Operation und Nachbestrahlung in 89,5% (n = 631). Diese Ergebnisse bestätigen auch Urdaneta et al. (1976) und Pistenma et al. (1975).

Kraniopharyngeome. Sie sind meist suprasellär lokalisiert, bevorzugen das jugendliche Alter und gelten nach histologischen Kriterien als benigne. Wegen der engen Beziehungen zu den großen Gefäßen und zum Hypothalamus – besonders wenn der Tumor in den III. Ventrikel hineinragt – gelingt die operative Entfernung auch bei kombiniertem subfrontalem und transventrikulärem Vorgehen häufig nicht radikal. Gelegentlich muß man sich mit einer Zystenentleerung (evtl. auch stereotaktisch) begnügen. Shuntoperationen zur Entlastung der Seitenventrikel müssen eingeplant werden. Der Tumor gilt als wenig strahlensensibel, kann aber durch Bewegungsbestrahlung (60 Gy in 6 Wochen), evtl. in Kombination mit interstitieller Radionuklidtherapie, beherrscht werden.

Primäre Hirnsarkome. Nach Zülch 5 Gruppen: umschriebenes Sarkom der Gefäße (monstrozelluläres Sarkom), diffuse Sakomatose der Gefäße, diffuse meningeale Sarkomatose, Arachnoidealsarkom des Kleinhirns und Fibrosarkom der Dura. Die Prognose ist bis auf Ausnahmefälle ungünstig. Es gelten die Richtlinien für Sarkome (s. dort).

Nachsorge

Die erste Wiedervorstellung eines operierten Patienten sollte 4 Wochen nach der Entlassung erfolgen. Danach sind ambulante Kontrolluntersuchungen einschließlich EEG und Echo-EG nur noch in viertel- bis halbjährlichen Abständen erforderlich (Tabelle 5). Der Hausarzt sollte den Patienten jedoch im 4 wöchentlichen Turnus sehen. Röntgenkontrollen nur bei bestimmten Fragestellungen (z. B. Osteomyelitis?). Bei Rezidivverdacht kann auch die Szintigraphie ambulant durchgeführt werden.

Therapierichtlinien bei Rezidiven

Das therapeutische Verhalten bei Hirntumorrezidiven wird von der Artdiagnose, der Lokalisation und dem Allgemeinzustand bestimmt. Bei einem stärker bewußtseinsgestörten Patienten mit absolut bösartigem Rezidiv in größerer Ausdehnung dürften rein pflegerische Maßnahmen die humanste Behandlung darstellen. In bestimmten Fällen kann noch ein Versuch mit palliativen Strahlendosen (20–40 Gy in 2–4 Wochen) zur Bewußtseinsaufhellung gemacht werden. In den anderen Fällen müssen individuelle Therapiepläne aufgestellt werden. Vorher sind natürlich andere Ursachen für eine Verschlechterung, die ein Rezidiv vortäuschen können (zystische Verhaltungen, Liquorpassagestörungen usw.), auszuschließen. Bei neu-

Tabelle 5. Nachuntersuchungsprogramm bei Hirntumoren

1. NU nach 4 Wochen	Klinische Untersuchung, neurol. Befund, Augenhintergrund
2. NU nach 3 Monaten	Klinisch-neurol. Untersuchung, Augenhintergrund, Computertomographie
3. NU nach 6 Monaten	Klinisch-neurol. Untersuchung, Augenhintergrund, EEG, Röntgen: Schädel
4. NU nach 9 Monaten	Klinisch-neurol. Untersuchung, Augenhintergrund
5. NU nach 1 Jahr	Klinisch-neurol. Untersuchung, Augenhintergrund, EEG, Röntgen: Schädel, Computertomographie
6. NU nach 15 Monaten	Klinisch-neurol. Untersuchung, Augenhintergrund
7. NU nach 18 Monaten	Klinisch-neurol. Untersuchung, Augenhintergrund, EEG, Computertomographie
8. NU nach 21 Monaten	Klinisch-neurol. Untersuchung, Augenhintergrund
9. NU nach 2 Jahren	Klinisch-neurol. Untersuchung, Augenhintergrund, EEG, Computertomographie, Röntgen: Schädel
10. NU nach 2,5 Jahren	Klinisch-neurol. Untersuchung, Augenhintergrund, EEG, Computertomographie
11. NU nach 3 Jahren	Klinisch-neurol. Untersuchung, Augenhintergrund, EEG, Computertomographie, Röntgen: Schädel

Weitere halbjährliche Untersuchung bis zum Ablauf des 5. Jahres, danach jährlich bis zum Ablauf des 10. Jahres

artiger neurologischer Symptomatik ist an Mehrfachtumoren (darunter Verschleppungsmetastasen) zu denken.

Rehabilitation und Invalidisierung

Krankengymnastische, beschäftigungstherapeutische, evtl. logopädische und allgemein roborierende Nachbehandlung kann bei neurologischer Restsymptomatik die Wiederherstellung beschleunigen. Eine antiepileptische Therapie muß im Bedarfsfall konsequent überwacht werden. Bei Tumoren der Malignitätsgrade II und III kann hierdurch oft volle oder teilweise Arbeitsfähigkeit, zumindest aber selbständige Lebensführung erzielt werden. Für die Fragen nach der Wiedereingliederung in den Beruf, nach Berufswechsel, nach Berentung bzw. Invalidisierung gelten die üblichen gutachterlichen Regeln. Die betrieblichen und kommunalen Fürsorgestellen müssen im Bedarfsfall eingeschaltet und genau unterrichtet werden. Bei bösartigen Tumoren ist in der Regel Invalidität zu attestieren; nur aus psychologischen Gründen kann unter entsprechenden Vorsichtsmaßnahmen einer Arbeitswiederaufnahme zugestimmt werden.

Rückenmarktumoren

Ätiologie und Statistik

Hinsichtlich der *Ätiologie* und der artdiagnostischen Klassifikation kann im Prinzip auf den entsprechenden Abschnitt bei den Hirntumoren verwiesen werden.

Im Spinalbereich hat sich aus klinischen Gesichtspunkten die übergeordnete Gliederung in extradurale, intradural-extramedulläre und intramedulläre Tumoren bewährt. Bezieht man die vertebralen Tumoren mit ein, so sind in allgemeinen und pathologisch-anatomischen Statistiken die extraduralen Tumoren am häufig-

Tabelle 6. Prozentuale Häufigkeit der verschiedenen Tumorarten bei operierten Patienten der Neurochirurgischen Kliniken Berlin (FU-Westend) und Heidelberg

Extradurale Tumoren	%	Extramedulläre Tumoren	%	Intramedulläre Tumoren	%
1. Karzinommetastasen	0,5	1. Meningeome	24,0	1. „Stiftgliome"	5,1
2. Sarkome	4,2	2. Neurinome	23,4	2. Ependymome	4,8
3. Plasmozytome	2,4	(z. T. sanduhrförmig)		3. Spongioblastome	1,2
4. Angioblastome usw.	1,8	3. Angioblastome usw.	7,8	4. Astrozytome	1,2
5. Neurinome	1,2	Melanome		5. Oligodendrogliome	0,5
6. Dermoide usw.	1,2	Lipome		6. Glioblastome	0,3
Lipome		Dermoide usw.		Angioblastome usw.	
Braune Tumoren		Sarkome	2,7	Lipome	
Neuroblastome		Sonstige Tumoren		Dermoide usw.	2,1
Meningeome		Raumfordernde Zysten		Metastasen	
Chondrome	5,6			Sonstige Tumoren	
Chordome					
Granulome usw.					
Sonstige Tumoren					
Summe:	26,9	Summe:	57,9	Summe:	15,2

sten, wobei allein die Karzinommetastasen $^2/_3$ aller spinalen Gewächse ausmachen. Da hier jedoch meist keine Operation mehr indiziert ist, tritt die gesamte extradurale Gruppe im neurochirurgischen Krankengut deutlich zurück. Tabelle 6 gibt die prozentuale *Häufigkeit* der verschiedenen Tumoren bei operierten Patienten wieder.

Eine weitere Information zur Höhenlokalisation kann durch die Zusätze zervikal, thorakal, lumbal und kaudal (bzw. Cauda-) gegeben werden.

Diagnose

Als *Warnsymptome* für Rückenmarktumoren müssen alle langsam sich entwickelnden Gangstörungen mit Schweregefühl in den Beinen, häufigem Stolpern und Abwetzen der Schuhspitzen sowie anhaltende Mißempfindungen (Taubheitsgefühl, Kribbeln) im Bereich der unteren Körperhälfte gelten. Auch Blasen-Mastdarm-Störungen sind zu beachten. Schmerzen im Bereich der Wirbelsäule können sich noch vor dem Auftreten von Schwächeerscheinungen und Sensibilitätsstörungen bemerkbar machen, bei segmentaler Ausstrahlung sind sie höhenlokalisatorisch wichtig. In den Bauchraum einstrahlende Schmerzen werden nicht so selten fälschlich auf ein Magenulkus, eine Cholezystitis oder Appendizitis (bis zu operativen Konsequenzen) bezogen. In der Regel bilden sich die neurologischen Störungen progredient aus. Aber auch akuter Krankheitsbeginn ist möglich. Die neurologischen Befunde lassen sich als charakteristische Syndrome darstellen (Querschnittsyndrom, Halbseitensyndrom nach Brown-Séquard, Syndrom der dissoziierten Empfindungsstörung, Caudasyndrom), welche oft nur angedeutet vorliegen, jedoch diagnostisch von größtem Wert sind. Für gezielte Vorsorgeuntersuchungen ergeben sich zwar keine Voraussetzungen, aber für den frühzeitigen Verdacht genügend Anhaltspunkte.

Zur *Diagnosesicherung* sind Röntgenleeraufnahmen der Wirbelsäule (Destruktionen?), Liquoruntersuchungen (Stopliquor? Passagebehinderung beim Queckenstedt-Versuch? Tumorzellen?), Luft- oder Pantopaque-Myelographien (Kontrastmittelaussparungen? Form des Kontrastmittelstops?), evtl. auch spinale Arterio-, Phlebo- und Szintigraphien erforderlich.

Therapie und Nachsorge

Eine langsame Kompression wird vom Rückenmark besser vertragen als eine abrupte. Plötzliche komplette *Querschnittlähmungen* bieten nur für wenige Stunden die Chance einer Restitution. Auch jede schnelle Verschlechterung muß zu größter diagnostischer und therapeutischer Eile anspornen! Es handelt sich um „spinale Notfälle" (Piscol 1970). Nur bei der Kombination einer karzinomatösen vertebralen Kompressionsfraktur mit kompletter Querschnittslähmung sollte wegen der aussichtslosen therapeutischen Situation von einer Operation Abstand genommen werden.

Die Therapie der Wahl ist die Laminektomie mit totaler und möglichst weitgehender Exstirpation des Fremdgewebes. Nur so kann schnell und sicher die Kompression beseitigt werden. Liegen ein inoperabler Tumor oder eine erhebliche Markschwellung vor, können entlastende Maßnahmen (Zystenentleerung, Verzicht auf Duraverschluß oder Einfügen eines Durapatches usw.) zu einem palliativen Effekt führen. Durch die Verfeinerung der Technik (Mikrochirurgie, bipolare Koagulation) haben sich die Resultate auch bei intramedullären Tumoren weiter verbessert.

Für die Indikationen zur *Operation* und Reoperation, zur *Strahlen-* und *Chemotherapie* gelten im wesentlichen die Ausführungen zu den entsprechenden Hirntumoren oder anderen Neoplasien (s. dort und zur weiteren Information Piscol 1972). Bei multilokulärem Plasmozytom, bei leukämischen und lymphogranulomatotischen Infiltrationen spielt die Behandlung mit Zytostatika und Kortisonderivaten eine entscheidende Rolle (s. Beiträge 2.24–2.26).

Die Behandlungsaussichten differieren zwischen den Gruppen der extraduralen, intradural-extramedullären und intramedullären Tumoren erheblich.

In der *extraduralen Gruppe* überwiegen bei weitem die malignen, schlecht abgrenzbaren Prozesse. Sieht man von den aus Tabelle 6 ersichtlichen Ausnahmen ab, so muß sich der Operateur hier oft mit subtotalen Exstirpationen und Palliativmaßnahmen begnügen. Auch bei zusätzlicher Strahlen- und Chemotherapie bleibt die Prognose in diesen Fällen ungünstig.

Ganz anders in der *intradural-extramedullären Gruppe*. Da sie fast nur von Meningeomen und Neurinomen gebildet wird, ist meist die totale Exstirpation des Tumors möglich und bei den seltenen Rezidiven die Reoperation indiziert. Strahlen- und Chemotherapie bleiben auf die malignen Ausnahmefälle beschränkt. Die Prognose quoad vitam ist in dieser Gruppe also äußerst günstig, quoad sanationem abhängig vom Zeitpunkt der Operation, also von der Frühdiagnose. Mit der Zunahme der rechtzeitigen Einweisungen steigt auch der Prozentsatz der weitgehenden Wiederherstellungen bis zur Restitutio ad integrum.

In der *intramedullären Gruppe* stehen die neuroektodermalen Gewächse im Vordergrund. Abweichend von der intrakraniellen Situation stehen die Ependymome an erster Stelle, herrschen längere Verläufe vor, ist die Abgrenzung der oft stiftförmigen Gliome besser und die Prognose günstiger. Häufig finden sich größere Zysten im Tumor oder in seiner Umgebung, welche einerseits zur Entlastung drainiert werden können, andererseits die Exstirpation erleichtern; letztere gelingt jetzt häufiger total (Mikroneurochirurgie!). Die Einstellung zur Strahlentherapie ist unterschiedlich; wir lassen uns vom histologischen Befund leiten (s. Hirntumoren). Heilung bleibt zweifelhaft. Langjährige günstige Verläufe sind jedoch nicht selten.

Zu berücksichtigen ist die Gefahr des Auftretens von *Strahlenreaktionen des Rückenmarks* in Form der Strahlenmyelopathie (Strahlenmyelitis, Strahlenmyelose). Diese treten früher und häufiger auf als im Gehirn, vor allem nach Bestrahlungen mit hohen Einzeldosen, hohen Gesamtdosen und zu geringer Fraktionierung. Die Latenzzeit beträgt 6–16 Monate (Mittelwert 8 Monate) im Zervikal- und Thorakalbereich, 29–44 Monate im Lumbalbereich (Gänshirt 1975, 1978). Pathogenetisch wird eine primäre vaskuläre Schädigung angenommen. Die Sicherheitsgrenzen betragen nach Glanzmann (1976) für den Thorakalbereich 44 Gy, für den Zervikalbereich 40 Gy bei Wochendosen nicht über 10 Gy.

Für die *Nachsorge*, das Verhalten bei *Rezidiven* und die Frage der gutachterlichen Stellungnahme gelten die bei den Hirntumoren gegebenen Hinweise. Für die *Rehabilitation* querschnittgelähmter Patienten wird man auf die Hilfe und Erfahrung spezialisierter Querschnittzentren nicht verzichten können.

Literatur

Bauer KH, Klar E (1958) Zur Technik der percutanen Hypophysenausschaltung durch radioaktives Gold. Chirurg 29:145

Edwards MS, Levin VA, Wilson CB (1980) Brain Tumor Chemotherapy: an evaluation of agents in current use for phase II and III trials. Cancer Treat Rep 64:1179

Gänshirt H (1975) Strahlenmyelopathie. Nervenarzt 46:562–568

Gänshirt H (1978) Strahlenmyelopathie. Med Welt 29:261–264

Glanzmann C, Horst W, Seiffert H (1974) Radiotherapie in der Behandlung primärer Hirntumoren. Röfo 121:64–652

Glanzmann C, Aberle HG, Horst W (1976) The risk of chronic progressive radiation myelopathy. Strahlentherapie 152:363–372

Hardy J (1967) La chirurgie de l'hypophyse par voia transspénoidale; étude comparative de deux modalités techniques. Union Med Can 96:702

Klar E, Piotrowski W (1967) Die operative Behandlung der Geschwülste des Gehirns, der Hypophyse und des Rückenmarks. In: Therapie maligner Tumoren, Bd II. Enke, Stuttgart

Koos WT, Miller MH (1971) Intracranial tumors of infants and children. Thieme, Stuttgart

McWhirter R, Dott NM (1955) Radiosensitivity of brain tumors – tumors of the brain and spinal cord. In: British practice in radiotherapy. Butterworth, London

Monfardini S, Brunner K, Crowther D, Olive D, MacDonalds J, Eckhardt S, Whitehouse J (1981) Manual of cancer chemotherapy. UICC-Techn Rep Ser 56:193

Penzholz H (1968) Die metastatischen Erkrankungen des Zentralnervensystems bei bösartigen Tumoren. Springer, Wien New York

Piscol K (1970) Noteingriffe bei Rückenmarkserkrankungen. Langenbecks Arch Chir 327:986

Piscol K (1972) Rückenmarkstumoren (Spinale raumfordernde Prozesse). In: Innere Medizin in Klinik und Praxis. Thieme, Stuttgart

Pistenma DA, Goffinet DR, Bagshaw MA, Hanbery JW, Eltringham JR (1975) Treatment of chromophobe adenomas with megavoltage irradiation. Cancer 35:1574–1582

Pistenma DA, Goffinet DR, Bagshaw MA, Hanbery JW, Eltringham JR (1976) Treatment of acromegaly with megavoltage irradiation therapy. Int J Radiat Oncol Biol Phys 1:885–893

Schnepper E (1980) Spezielle Strahlentherapie der malignen Tumoren: Nervensystem. In Scherer E (Hrsg) Strahlentherapie. Radiologische Onkologie. Springer, Berlin Heidelberg New York, S 831

Shapiro WR (1980) Brain tumors. In: Pinedo HM (ed) Cancer chemotherapy. EORTC-Chemotherapy Anual II. Excerpta Medica, Amsterdam Oxford, p 414

Shapiro WR (1981) Combined modality approach for brain tumors. In: Burchenal JH, Oettgen HF (eds) Cancer achievements callenges and prospects for the 1980s, vol 2. Grune & Stratton, New York, p 329

Thomas PM, Duffner PK, Cohen ME, Sinks LF, Tebbi C, Freeman AI (1980) Multimodality therapy of medulloblastoma. Cancer 45:667

Urdaneta N, Chessin H, Fisher JJ (1976) Pituitary adenomas and craniophangiomas: analysis of 99 cases treated with radiation therapy. Int J Radiat Oncol Biol Phys 1:895–902

Walker AE, Hunt WE et al. (1978) Evaluation of BCNU and/or radiotherapy in the treatment of anaplastic gliomas. A cooperative clinical trial. J Neurosurg 49:333

Winkler K, Grosch-Wörner I, Landbeck G (1978) Chemotherapie der Hirntumoren. Monatsschr Kinderheilkd 126:646

Zülch KJ (1956) Biologie und Pathologie der Hirngeschwülste. In: Krenkel W, Olivecrona H, Tönnis W (Hrsg) Pathologische Anatomie der raumbeengenden intrakraniellen Prozesse. Springer, Berlin Göttingen Heidelberg (Handbuch der Neurochirurgie, Bd III)

Zülch KJ (1971) Atlas of the histology of brain tumors. Springer, Berlin Heidelberg New York

Zülch KJ (1980) Principles of the New World Health Organization (WHO) Classification. Neuroradiology 19:59–66

2.2 Tumoren im Hals-Nasen-Ohren-Gebiet

H. FELDMANN

Tumoren des Ohres

Statistik und Ätiologie

Die Tumoren des Ohres machen 12% der Tumoren des HNO-Gebietes aus. Es sind 3 Lokalisationen zu unterscheiden: Ohrmuschel (90%), äußerer Gehörgang (3%) und Mittelohr (7%).

Das *Ohrmuschelkarzinom* ist ein typisches Alterskarzinom bei Männern (75–90%) von 60–80 Jahren. Einwirkungen durch Sonne, Erfrierungen, mechanische Reize durch Brillengestell und dergleichen spielen ätiologisch eine Rolle. Eine häufige Präkanzerose ist die Keratosis senilis. Histologisch handelt es sich zu 70% um ein Spinaliom, zu 30% um ein Basaliom. Metastasen treten nur bei den Spinaliomen auf, und zwar zu etwa 15–20% in den regionären Lymphknoten prä-, retro- und infraaurikulär sowie in den hohen zervikalen Lymphknotengruppen (Abb. 1). Fünfjahresheilungen werden in 60–90% der Fälle erreicht.

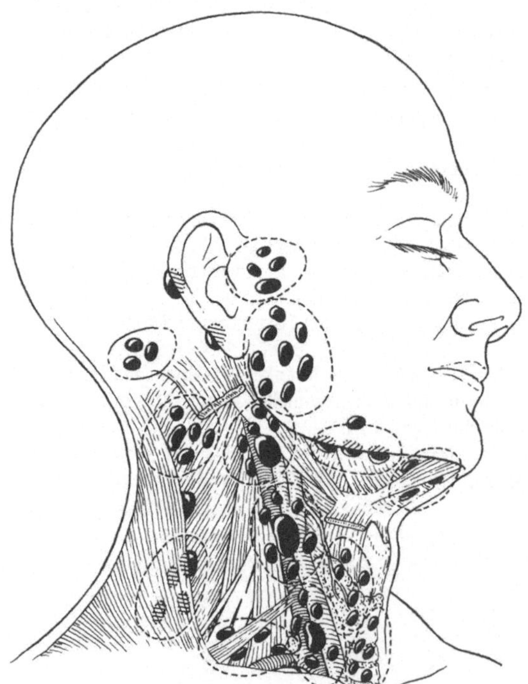

Abb. 1. Lymphabflußsystem des Kopf- und Halsgebiets. (Nach Conley 1970)

Tabelle 1. TNM-Klassifikation der Tumoren des Ohres

T_1	≤ 2 cm
T_2	2–5 cm
T_3	> 5 cm
T_4	Ausdehnung auf Knorpel, Knochen oder Muskel
N_1	Homolateral beweglich
N_2	Kontra- oder bilateral beweglich
N_3	Fixiert

Das *Karzinom des äußeren Gehörgangs* ist bei Männern und Frauen gleichermaßen selten; der Altersgipfel liegt bei 50–60 Jahren. Histologisch überwiegen Spinaliome gegenüber den Basaliomen, selten sind Zylindrome und Adenokarzinome. Metastasen treten in 40% der Fälle auf, die Fünfjahresheilungen liegen bei 25%.

Das *Karzinom des Mittelohrs* betrifft beide Geschlechter gleich häufig im Alter von 40–70 Jahren. Histologisch handelt es sich um Plattenepithelkarzinome, seltene Ausnahmen sind Adenokarzinome und Zylindrome. Metastasen sind in 20–40% der Fälle zu erwarten, Fünfjahresheilungen in etwa 15%.

Eine besondere Stellung nehmen die *Glomustumoren des Mittelohrs* ein (nichtchromaffine Paragangliome), die vom Boden der Paukenhöhle, dem Promontorium oder der Fossa jugularis ausgehen. Sie finden sich 5mal häufiger bei Frauen als bei Männern, meist im Alter von 30–60 Jahren. Sie wachsen langsam infiltrierend und destruierend in die Schädelbasis. Metastasen sind selten, kommen aber vor. Dauerheilungen sind wegen des langsamen Wachstums sehr schwer zu beurteilen, da noch nach 10–20 Jahren Rezidive auftreten können.

Für Tumoren der Ohrmuschel und des äußeren Gehörgangs gilt die für die Hautregionen eingeführte *Klassifikation.* Eine Unterteilung in Bezirke ist hierbei nicht vorgesehen: Ohrmuschel und äußerer Gehörgang bilden nach bisheriger Regelung eine Region. Da die Tumoren schon in einem sehr frühen Stadium auf den Ohrmuschelknorpel bzw. den knöchernen Gehörgang übergreifen, wird sehr schnell eine T_4-Kategorie erreicht. Im Fall des Ohrmuschelkarzinoms muß dem nicht unbedingt eine ungünstige Prognose entsprechen, wohl aber im Fall des Gehörgangkarzinoms. Die TNM-Klassifikation zeigt Tabelle 1.

Eine *Stadiengruppierung* wird z.Z. von der UICC noch nicht empfohlen.

Diagnose

Karzinome der *Ohrmuschel* zeigen sich als exophytische oder ulzerierende Tumoren und werden leicht erkannt. Die Geschwülste des *Gehörgangs* und des *Mittelohrs* werden oft lange verkannt und als chronische Otitis media oder Otitis externa behandelt. Oft müssen erst unspezifische Granulationspolypen entfernt werden, ehe durch eine Biopsie Tumorgewebe gewonnen werden kann. Immer sind spezielle Röntgenuntersuchungen, Hör- und Gleichgewichtsprüfungen erforderlich, bei *Glomustumoren* auch Karotisangiogramme und retrograde Phlebogramme der Vena jugularis interna. Eine neurologische Untersuchung wegen der Beteiligung anderer Hirnnerven ist notwendig.

Therapie

Die *Karzinome der Ohrmuschel* sollten primär durch Exzision behandelt werden, da die histologisch reifen Tumoren wenig strahlensensibel sind. Andererseits reagiert der Ohrknorpel auf die Bestrahlung leicht mit einer Perichondritis oder Nekrose. Je nach Ausdehnung können umschriebene Exzisionen des Tumors mit sofortiger Deckung des Defekts, Teilresektionen oder eine völlige Amputation der Ohrmuschel ausgeführt werden. Eine Ausräumung der regionären Lymphknoten ist nur bei einem begründeten Verdacht auf Metastasen indiziert.

Das *Gehörgangkarzinom* und noch mehr die *Mittelohrtumoren* machen große chirurgische Eingriffe nötig, unter Umständen mit Resektion von Teilen des Schläfenbeins, der Parotis, des Kiefergelenks und der Halsweichteile. Es sollte immer eine Nachbestrahlung mit ultraharten Strahlen angeschlossen werden. Die Gesamtdosen betragen mindestens 50 Gy, nach Möglichkeit 60–65 Gy in 4–7 Wochen. Die *Glomustumoren* werden oft erst in einem inoperablen Zustand diagnostiziert. Trotz ihrer geringen Strahlenempfindlichkeit ist dann eine palliative Bestrahlung angezeigt. Zur Erhöhung der Strahlenempfindlichkeit bietet sich heute die Methode der Teilsynchronisation der Zellteilungsphase mit 5-Fluoruracil an.

Chemotherapie siehe S. 128.

Die *Nachsorge* umfaßt regelmäßige Kontrollen in vierteljährlichen Abständen. Bei Rezidiven ist den noch verbliebenen chirurgischen Möglichkeiten der Vorrang einzuräumen. Zusätzlich ist immer auch eine Bestrahlung durchzuführen. Defekte nach Abtragung der Ohrmuschel können durch Epithesen kosmetisch versorgt werden.

Lippentumoren

Statistik und Ätiologie

Die Behandlung der Lippentumoren ist ein Grenzgebiet zwischen HNO-Heilkunde, Kiefer-Gesicht-Chirurgie und Dermatologie. Zahlen über die absolute Häufigkeit liegen nicht vor. Unter den Tumoren des HNO-Gebiets machen sie etwa 5% aus. Sie betreffen in ca. 90% das männliche Geschlecht, in 10% das weibliche. Der Altersgipfel liegt bei 50–70 Jahren. Tumoren der Unterlippe sind 5 mal häufiger als Tumoren der Oberlippe.

Ätiologisch wird starke Sonneneinstrahlung bei trockener, pigmentarmer Haut angeschuldigt. Gelegentlich scheinen auch Rauchgewohnheiten eine Rolle zu spielen. Gutartige Vorstadien sind: Keratosen, Leukoplakien, Warzen, chronische Fissuren, Papillome. Histologisch handelt es sich um *Plattenepithelkarzinome* der verschiedenen Differenzierungsgrade; an der Oberlippe überwiegen die *Basaliome*.

Ausgangspunkt ist meist die Grenze des Lippenrots. Das mittlere und die beiden seitlichen Drittel sind etwa gleich häufig befallen, die Mundwinkel seltener. Die Lymphwege ziehen zu den submentalen und submandibulären Knoten und haben Anastomosen zwischen beiden Seiten. *Lymphknotenmetastasen* sind relativ selten (bei Primärtumoren unter 3 cm Größe nur zu 8%), können aber immer auf beiden Seiten auftreten (Abb. 1). Fünfjahresheilungen werden je nach Ausdehnung des Primärtumors in 40–95% der Fälle erreicht.

Anatomische Bezirke

1. Oberlippe: Lippenrot Oberfläche
2. Unterlippe: Lippenrot Oberfläche
3. Mundwinkel
   Die Schleimhautoberfläche der Lippen gehört zur Mundhöhle.

Klassifikation und Stadiengruppierung

Siehe Tabelle 2 und 3. Den Tumorlokalisationsschlüssel zeigt Abb. 2.

Diagnose

Die Diagnose bereitet keinerlei Schwierigkeiten und wird darum meist relativ früh
gestellt. Jede länger andauernde Veränderung der Lippe (Erhabenheit, Ulkus, In-
duration) sollte durch eine Probeexzision abgeklärt werden. Die Tiefenausdehnung

Tabelle 2. Klassifikation der Lippentumoren

T_1	≤ 2 cm (auf Lippe beschränkt)
T_2	2–4 cm (auf Lippe beschränkt)
T_3	> 4 cm (auf Lippe beschränkt)
T_4	Befall benachbarter Strukturen (Knochen, Zunge, Haut)
N_1	Homolateral beweglich
N_2	Kontra- oder bilateral beweglich
N_3	Fixiert

Tabelle 3. Stadiengruppierung der Lippentumoren

Stadium I	T_1	N_0	M_0
Stadium II	T_2	N_0	M_0
Stadium III	T_3	N_0	M_0
	T_1, T_2, T_3	N_1	M_0
Stadium IV	T_4	N_0, N_1	M_0
	Jedes T	N_2, N_3	M_0
	Jedes T	Jedes N	M_1

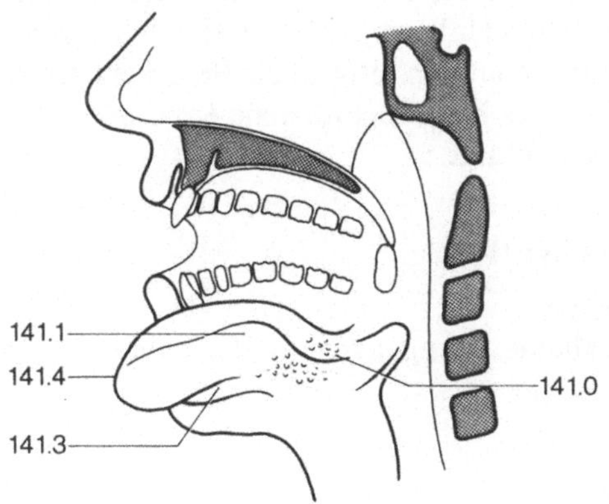

Abb. 2. Tumorlokalisationsschlüssel Lippe, Zunge, Speicheldrüsen

der Veränderung wird durch Palpation ermittelt. Immer auch Fahndung nach Lympknotenmetastasen am Mundboden.

Therapie

Die Therapie ist bei den meist ausgereiften Tumoren vorwiegend *chirurgisch*. Tumoren bis zu 2 cm Breite lassen sich mit ausreichender Sicherheitszone durch eine Keilexzision entfernen. Histologische Kontrolle der Exzisionsränder! Bei größeren Tumoren müssen die Defekte durch Verschiebeplastiken gedeckt werden. Bei palpablen Lymphknotenmetastasen und bei allen Primärtumoren über 3 cm Breite ist eine suprahyoidale Ausräumung des Mundbodens angezeigt. Bei Tumoren, die nur knapp oder nicht im Gesunden exzidiert werden können, sowie bei allen Fällen, die eine Lymphknotenausräumung erforderlich machen, ist eine *Nachbestrahlung* mit Kobalt-60-Gammastrahlen oder besser mit hochenergetischen Elektronen angezeigt (Gesamtdosis 60–65 Gy in 6–7 Wochen).

Nachsorge

Die Nachsorge kann sich auf regelmäßige Kontrollen in anfangs vierteljährlichen, später halbjährlichen Abständen beschränken. Bei Rezidiven haben chirurgische Maßnahmen, soweit noch möglich, bessere Aussichten als die Bestrahlung, besonders wenn schon früher eine Bestrahlung erfolgt war. Zytostatika sind nur als letzte Möglichkeit anzuwenden.

Tumoren des Oropharynx

Statistik

Tumoren dieser Region machen etwa 10% aller Tumoren im HNO-Gebiet aus. Sie gehen meist von einer Gaumenmandel aus. Tumoren der Rachenhinterwand sind sehr selten.

Klinisch und histologisch sind 2 Gruppen zu unterscheiden. Plattenepithelkarzinome kommen überwiegend bei älteren Männern vor. Die anderen Formen, lymphoepitheliales Karzinom, Transitionalzellkarzinome und Lymphosarkome, kommen in allen Altersgruppen, auch schon beim Kind, und bei beiden Geschlechtern gleich häufig vor. *Metastasierungen* in die tiefen Halslymphknoten treten frühzeitig auf (60–85%) (Abb. 1), bei den Sarkomen relativ häufig auch Fernmetastasen. Über die Ätiologie ist nichts bekannt. Für das lymphoepitheliale Karzinom wird das Epstein-Barr-Virus als Ursache angeschuldigt.

Anatomische Regionen, Bezirke und Unterbezirke

1. Vorderwand (glossoepiglottisches Areal)
   - Zunge hinter den Papillae circumvallatae (Zungengrund oder hinteres Drittel)
   - Vallecula
   - Vordere linguale Epiglottisfläche

2. Seitenwand
   - Tonsillen
   - Tonsillarfurchen und Gaumenbögen
   - Glossotonsillarfurche
3. Hinterwand
4. Obere Wand
   - Vorderfläche des weichen Gaumens
   - Uvula

Klassifikation und Stadiengruppierung

Siehe Tabellen 4 und 5. Den Tumorlokalisationsschlüssel zeigt Abb. 3.

Tabelle 4. Klassifikation des Tumoren des Oropharynx

T_1	≤ 2 cm
T_2	2–4 cm
T_3	>4 cm
T_4	Befall von Knochen, Muskel, Kieferhöhle
N_1	Homolateral beweglich
N_2	Kontra- oder bilateral beweglich
N_3	Fixiert

Tabelle 5. Stadiengruppierung der Tumoren des Oropharynx

Stadium I	T_1	N_0	M_0
Stadium II	T_2	N_0	M_0
Stadium III	T_3	N_0	M_0
	T_1, T_2, T_3	N_1	M_0
Stadium IV	T_4	N_0, N_1	M_0
	Jedes T	N_2, N_3	M_0
	Jedes T	Jedes N	M_1

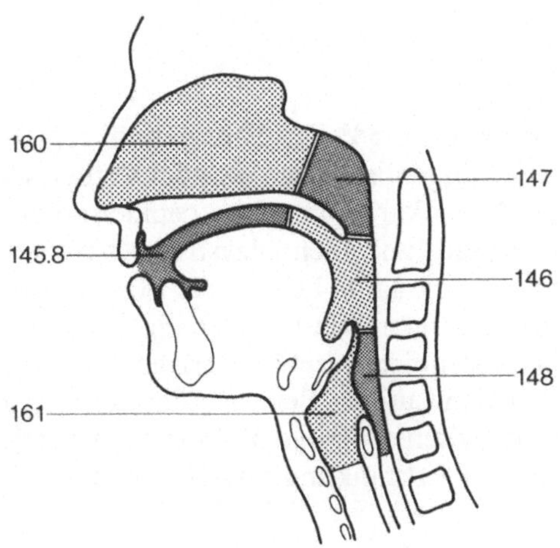

Abb. 3. Tumorlokalisationsschlüssel Oropharynx, Nasopharynx, Hypopharynx und Pharynx

Diagnose

Leitsymptom für die Diagnose sind unklare, auf eine Seite bezogene *Schluckbeschwerden*, kloßiges Gefühl im Hals, Anschwellung der Halslymphknoten unterhalb des Kieferwinkels, bei ulzerösem Zerfall Foetor ex ore, Blutungen. Die Inspektion des Rachens mit dem Mundspatel ermöglicht die Diagnose. Sie wird ergänzt durch digitale Palpation und Fahndung nach Lymphknotenmetastasen. Ulzeröser Zerfall findet sich meist bei Plattenepithelkarzinomen, während Sarkome mehr eine indurative Anschwellung der Tonsille zeigen. Die Diagnose wird durch Probeexzisionen gesichert. In unklaren Fällen von *Halslymphknotenschwellungen* sind Probeexzisionen auch aus der unverdächtig erscheinenden Tonsille derselben Seite angezeigt, noch sicherer ist die Entfernung der ganzen Tonsille mit stufenweiser histologischer Aufarbeitung des Präparats. Die Tumoren des Zungengrunds werden in frühen Stadien häufig übersehen. Nach ihnen muß durch sorgfältigste Inspektion mit dem Kehlkopfspiegel und durch Palpation gefahndet werden. Die Untersuchung auf Fernmetastasen (Lunge) ist besonders wichtig.

Therapie

Bei Karzinomen, die auf die *Tonsille* beschränkt sind, sollte eine erweiterte Tonsillektomie mit Resektion von Teilen des Tonsillenbetts vorgenommen werden, gleichzeitig mit einer Neck-dissection. Eine größere Ausdehnung des Primärtumors macht eine Hemimandibulektomie und Resektion von Teilen des Gaumens erforderlich. Eine Nachbestrahlung unter Einschluß der Lymphabflußgebiete ist in jedem Fall angezeigt (Referenzdosen 60–70 Gy in 6–7 Wochen).

Die Tumoren des *Zungengrunds* sind einer chirurgischen Behandlung kaum zugänglich. Bei ihnen, wie auch bei den strahlensensiblen Tumoren der anderen Regionen des Oropharynx (Sarkomen, Transitionalzellkarzinomen und lymphoepithelialen Karzinomen ist primär eine *Strahlenbehandlung* mit Referenzdosen von 60–65 Gy in 6–7 Wochen indiziert. Chirurgische Eingriffe können auf die Fälle beschränkt bleiben, bei denen nach der Bestrahlung Reste der Lymphknotenmetastasen zurückbleiben.

Tumoren der Speicheldrüsen

Statistik

Maligne Tumoren der Speicheldrüsen machen etwa 5% der Tumoren im HNO-Gebiet aus. Parotis, Submandibularis und Sublingualis werden etwa im Verhältnis 40:10:1 befallen. Histologisch kommen vor: Adenokarzinome, Mukoepidermoidale Karzinome verschiedener Differenzierungsgrade und adenoidzystische Karzinome (Zylindrome). Als *Vorstadien* können über viele Jahre bestehende Mischtumoren oder Adenome vorhanden sein. Metastasen treten relativ frühzeitig in den regionären Halslymphknoten auf (Abb. 1), bei adenoidzystischen Karzinomen auch hämatogene Fernmetastasen, vornehmlich in den Lungen. Beide Geschlechter sind etwa gleich häufig betroffen, der Gipfel liegt zwischen 40 und 50 Jahren. Die Heilungsziffern bewegen sich je nach Stadium der Erkrankung und Histologie zwischen 25 und 80%.

Tabelle 6. Klassifikation der Speicheldrüsentumoren

T_1	$\leqq 2$ cm
T_2	2–4 cm
T_3	> 4 cm oder Organgrenze überschreitend
N_1	Homolateral beweglich
N_2	Kontra- oder bilateral beweglich
N_3	Fixiert

Tabelle 7. Stadiengruppierung der Speicheldrüsentumoren

Stadium I	T_1	N_0	M_0
Stadium II	T_2	N_0	M_0
Stadium III	T_3	N_0	M_0
	T_1, T_2, T_3	N_1	M_0
Stadium IV	T_4	N_0, N_1	M_0
	Jedes T	N_2, N_3	M_0
	Jedes T	Jedes N	M_1

Anatomische Regionen[1]

1. Parotis
2. Submandibularis
3. Sublingualis

Klassifikation und Stadiengruppierung[1]

Siehe Tabellen 6 und 7.

Diagnose und Therapie

Jede palpable Geschwulst der Speicheldrüsen muß diagnostisch abgeklärt werden.
Meist handelt es sich um gutartige Mischtumoren, Zysten oder Adenome. Zeichen
eines *malignen Wachstums* sind: Fazialislähmung, Verbackensein mit der Haut und
der Umgebung, Schmerzhaftigkeit, Metastasen. Unterstützende Untersuchung:
Sialographie. Eine Nadelbiopsie genügt nur bei völliger Übereinstimmung von histologischem und klinischem Befund. Probeexzisionen aus der Parotis sind wegen
der Gefährdung des N. facialis und im übrigen grundsätzlich wegen der Gefahr
einer iatrogenen Tumorausbreitung (auch bei sonst gutartigen Mischtumoren!) zu
vermeiden. Am besten sollte bei klinisch gutartigen Tumoren sofort eine *Exstirpation* des Tumors mit subtotaler Resektion der Parotis unter Präparation und Schonung des N. facialis bzw. vollständiger Entfernung der Glandula submandibularis
oder sublingualis vorgenommen werden. Bei Verdacht auf malignen Tumor Sicherung der Diagnose durch Schnellschnitt während der Operation, Totalexstirpation
der Drüse, bei der Parotis mit Opferung des N. facialis, gleichzeitig Ausräumung des

---

1 Anatomische Regionen, prätherapeutische Klassifikation und Stadiengruppierung sind durch Empfehlungen der UICC noch nicht definiert. Sie folgen hier den sonst allgemein beachteten Richtlinien

regionären Lymphabflußgebietes durch Neck-dissection. Auch bei adenoidzystischen Karzinomen (Zylindromen) sind immer radikale Eingriffe nötig; sie breiten sich bevorzugt entlang der Nerven aus.

Alle Speicheldrüsentumoren sind sehr ausgereift und wenig strahlensensibel. Eine *Bestrahlung* kommt daher nur zusätzlich in Betracht bei nicht vollständiger Resektion des Tumors, Inoperabilität oder Rezidiven. Hierbei bietet die besten Erfolgschancen die Therapie mit hochenergetischen Elektronen, gegebenenfalls unter Teilsynchronisation der Zellteilungsrate. Die gut ausdifferenzierten Speicheldrüsentumoren lassen sich durch die Chemotherapie nur wenig beeinflussen. Gelegentlich ist ein Therapieversuch mit Bleomycin oder Cyclophosphamid (Endoxan) zu empfehlen.

Zur *Nachsorge* sind Kontrolluntersuchungen in vierteljährlichen Abständen erforderlich. Der Gefährdung des Auges wegen der Fazialislähmung muß durch Schutzglasverbände oder eine Operation begegnet werden. Die Arbeitsfähigkeit bzw. Invalidisierung richtet sich nach dem Allgemeinzustand.

Tumoren der äußeren Nase

Statistik

Es handelt sich um *Hauttumoren*, die vorwiegend im fortgeschrittenen Lebensalter (60–70 Jahre) auftreten, bei Männern etwas häufiger als bei Frauen.

Sie machen etwa 8% der Tumoren des HNO-Gebiets aus. Zu etwa 5% sind es Basaliome, die restlichen verteilen sich auf Plattenepithelkarzinome, spinozelluläre Karzinome und (sehr selten) Sarkome, maligne Melanome und maligne Granulome. Am häufigsten sind der Nasenrücken und die Nasenseiten befallen, der Nasensteg nur sehr selten. Die Basaliome metastasieren praktisch nicht, die Plattenepithelkarzinome und die anderen Formen jedoch häufig in die Halsregion (Abb. 1).

Anatomische Regionen oder Bezirke, wie z. B. Nasenrücken, Nasenflügel, Nasensteg, werden z. Z. für die Klassifizierung nicht abgegrenzt.

Klassifikation

Siehe Tabelle 8.
Eine *Stadiengruppierung* wird derzeit von der UICC noch nicht empfohlen.

Tabelle 8. Klassifikation der Tumoren der äußeren Nase

T_1	2 cm, rein oberflächlich oder exophytisch
T_2	2–5 cm oder minimale Infiltration in die Dermis, unabhängig von der Größe
T_3	5 cm oder tiefe Infiltration in die Dermis, unabhängig von der Größe
T_4	Ausdehnung auf Knorpel, Knochen, Muskeln
N_1	Homolateral beweglich
N_2	Kontra- oder bilateral beweglich
N_5	Fixiert

Diagnose

Die Diagnose ergibt sich aus dem typischen Befund eines exophytischen oder ulzerierenden Tumors. Sie muß durch Probeexzision und histologische Untersuchung gesichert werden. Die Ausdehnung wird durch Rhinoskopie, Nasenendoskopie, Palpation und Röntgenaufnahmen ermittelt.

Therapie

Die Behandlung ist *primär chirurgisch*, da die reifen Tumoren nicht gut auf Bestrahlung ansprechen. Die entstehenden Defekte lassen sich durch Verschiebeplastiken, freie Hauttransplantate oder „composite grafts" aus der Ohrmuschel decken, größere Substanzverluste erfordern umfangreiche Plastiken oder den Ersatz der Nase durch eine Epithese. Eine postoperative Bestrahlung mit schnellen Elektronen ist nur indiziert, wenn der Tumor nicht im Gesunden exzidiert werden konnte. Hinsichtlich der Chemotherapie sei auf den Beitrag über die Tumoren der Haut (s. Beitrag 2.22) verwiesen.

Die *Nachsorge* kann sich auf die Inspektion in vierteljährlichen Abständen beschränken. Bei *Rezidiven* sind die chirurgischen Möglichkeiten, die eventuellen Verstümmelungen, das Alter des Patienten und die Wachstumstendenz des Tumors in die therapeutischen Überlegungen einzubeziehen.

Tumoren des Nasopharynx

Statistik

Tumoren des Nasopharynx machen etwa 6% aller Tumoren des HNO-Gebiets aus. Betroffen sind alle Altersgruppen, im Kindesalter überwiegen die Sarkome, bei den Erwachsenen die Karzinome. Das männliche Geschlecht ist im Verhältnis 2:1 häufiger betroffen als das weibliche.

Histologisch handelt es sich zu 55% um Karzinome der verschiedenen Differenzierungsgrade (Plattenepithelkarzinome, Transitionalzellkarzinom Quick-Cutler, lymphoepitheliales Karzinom, Typ Regaud oder Schmincke), zu 45% um Sarkome (Retothelsarkom, Lymphosarkom).

Die Heilungsaussichten sind abhängig vom Stadium der Erkrankungen und der Histologie. Bei srahlensensiblen undifferenzierten Tumoren sind sie etwas günstiger als bei ausgereiften Plattenepithelkarzinomen. Fünfjahresheilungen werden in etwa 20–30% der Fälle erreicht. Über die Ätiologie oder Beziehungen zu bestimmten Vorkrankheiten ist nichts bekannt außer beim lymphoepithelialen Karzinom, für das Beziehungen zum Ebstein-Barr-Virus nachgewiesen sind. Die Lymphbahnen sind reichlich ausgebildet und ziehen zu den oberen tiefen zervikalen Knoten in der Region des N. accessorius (Abb. 1).

Der Beginn der Erkrankung bleibt lange symptomlos. Dann stellen sich ein: behinderte Nasenatmung, Schalleitungsschwerhörigkeit durch Verlegung der Tuben, nasale Sprache, blutiger Schnupfen; bei Einbruch in die Schädelbasis Hirnnervenausfälle (VI, V, III, IV; IX; X; XI), immer einseitig (Garcin-Syndrom). Lymphknotenmetastasen im oberen Drittel der Halsgefäßscheide vor, hinter und unter dem

Ansatz des M. sternocleidomastoideus treten sehr früh auf, oft als erstes vom Patienten bemerktes Symptom, zunächst einseitig, später beiderseits. Bei Stellung der Diagnose sind sie in 60–80% der Fälle schon nachweisbar. Fernmetastasen finden sich im Sektionsmaterial in 10–20%, vorwiegend in den Lungen.

Anatomische Regionen

1. Dach und Hinterwand: beginnt auf der Höhe des Übergangs zwischen hartem und weichem Gaumen und endet an der Schädelbasis.
2. Seitenwand: schließt die Rosenmüller-Grube ein.
3. Vorderwand: besteht aus der Rückfläche des weichen Gaumens. (Die Grenze der Choanalränder einschließlich des hinteren Septumrands wird zur Nasenhöhle gezählt.)

Klassifikation und Stadiengruppierung

Siehe Tabellen 9 und 10. Den Tumorlokalisationsschlüssel zeigt Abb. 3.

Diagnose

Die Diagnose wird durch die *Postrhinoskopie* gestellt, unterstützt durch Untersuchungen in Oberflächenanästhesie oder Narkose mit Vorziehen des Gaumens, Entnahme einer Biopsie. Exophytische Tumoren sind leicht zu erkennen, oft ist der Tumor aber auch sehr klein und in den Buchten der Rachenmandel verborgen, so daß er dem Nachweis entgeht. Bei verdächtiger Symptomatik, besonders Halslymphknotenmetastasen, für die kein Primärtumor ausgemacht werden kann, müssen wiederholt Biopsien aus dem Nasopharynx entnommen werden, auch

Tabelle 9. Klassifikation der Tumoren des Nasopharynx

T_1	Tumor auf einen Bezirk beschränkt (einschließlich Tumor, der erst durch positive Probeexzision erkannt wurde)
T_2	Tumor beschränkt auf zwei Bezirke
T_3	Ausdehnung auf Nasenhöhle oder Oropharynx
T_4	Ausdehnung auf Schädelbasis und/oder mit Befall der Hirnnerven
N_1	Homolateral beweglich
N_2	Kontra- oder bilateral beweglich
N_3	Fixiert

Tabelle 10. Stadiengruppierung der Tumoren des Nasopharynx

Stadium I	T_1	N_0	M_0
Stadium II	T_2	N_0	M_0
Stadium III	T_3	N_0	M_0
	T_1, T_2, T_3	N_1	M_0
Stadium IV	T_4	N_0, N_1	M_0
	Jedes T	N_2, N_3	M_0
	Jedes T	Jedes N	M_0

wenn dort kein verdächtiger Befund zu erkennen ist. Ergänzende Untersuchungen: Röntgenschichtaufnahmen der Schädelbasis und der Nasennebenhöhlen, Probeexzision aus den Halslymphknoten.

Therapie

Die Tumoren werden nur sehr selten im Frühstadium diagnostiziert. Eine radikale Operation des Primärtumors ist wegen der anatomischen Lage nicht möglich. Die verschiedenen Operationsmethoden (permaxillärer Zugang oder indirekte Elektrokoagulation) sind allein unzureichend. Dagegen könnten die Lymphknotenmetastasen durch eine Neck-dissection gut angegangen werden. Das ist evtl. bei wenig strahlensensiblen reifen Karzinomen angezeigt. Die Prognose kann hierdurch aber nicht entscheidend verbessert werden, da sie durch die Entwicklung des Primärtumors bestimmt wird. Das Schwergewicht der Behandlung liegt daher in der *Bestrahlung* mit perkutaner Megavolttherapie, wobei der Nasen-Rachen-Raum, die Schädelbasis und die Lymphabflußgebiete einbezogen sein müssen. Die Referenzdosen betragen 60–65 Gy in 6–7 Wochen, wobei bei stärkeren Schleimhautreaktionen eine Unterbrechung der Strahlenbehandlung nach etwa 40 Gy für 2–3 Wochen (Split-course-Therapie, unterbrochene Serienbehandlung) zulässig ist. Für die Chemotherapie gelten die bei den Tumoren des Oropharynx gegebenen Richtlinien.

Nachuntersuchungen in vierteljährlichen Abständen sind angezeigt. Hierbei sind nötig eine sorgfältige Kontrolle des Nasen-Rachen-Raums durch Postrhinoskopie, Fahndung nach Lymphknotenmetastasen, der Symptomatik des Einbruchs in die Schädelbasis (Doppelsehen bei Abducenslähmung), Lungenmetastasen, Registrierung der allgemeinen Reaktionen, wie BKS, Blutbild, Körpergewicht.

Rezidive als Halslymphknotenmetastasen können, falls möglich, operativ angegangen werden. Im übrigen sind alle strahlentherapeutischen Möglichkeiten zu nutzen. Sind sie erschöpft, ist immer auch ein Versuch mit Zytostatika angezeigt.

Bei der geringen Zahl von Dauerheilungen und der gemischten Alterszusammensetzung (Kleinkind bis Greise) können allgemeine Richtlinien zur Rehabilitation oder Invalidisierung nicht gegeben werden.

Tumoren der inneren Nase und der Nasennebenhöhlen

Statistik und Ätiologie

Tumoren des Naseninneren und der Nasennebenhöhlen machen etwa 6% aller Tumoren des HNO-Gebiets aus. Beide Geschlechter werden gleich häufig betroffen mit einem Altersgipfel bei 60–70 Jahren. Über die Ätiologie ist nichts Sicheres bekannt. Für das Adenokarzinom scheint aber eine Holzstaubexposition auslösend zu sein; es findet sich fast ausschließlich bei Tischlern und anderen Holzarbeitern.

Das Verhältnis Karzinom zu Sarkom beträgt 4:1. Verhornende Plattenepithelkarzinome 50%, Adenokarzinome 6%, adenoidzystische Karzinome 3%. Die übrigen sind undifferenzierte Karzinome und invertierte Papillome, selten auch Basaliome und maligne Melanome. Bei den Sarkomen handelt es sich meist um Retothelsarkome. Andere Formen sind das maligne Granulom und die Wegener-Granulomatose.

Die *regionären Lymphknoten* liegen retropharyngeal (im Tubenwinkel) und in den tiefen Halslymphknoten (Abb. 1). Metastasen treten relativ selten und spät auf (28%). Fünfjahresheilungen werden je nach Histologie und Lokalisation in 25–45% der Fälle erreicht.

Anatomische Regionen und Bezirke[2]

1. Innere Nase (vordere Begrenzung: Vestibulum nasi; hintere Begrenzung: Choanalränder und hinterer Septumrand)
   - Nasenboden
   - Nasendach einschließlich oberer Muschel
   - Laterale Nasenwand einschließlich mittlere und untere Muschel
   - Mediale Nasenwand (Septum)
2. Obere Etage der Nebenhöhlen
   - Maxilloethmoidalwinkel
   - Siebbein
   - Keilbeinhöhle
   - Stirnhöhle
3. Mittlere Etage der Nebenhöhlen
   - Unterer Bezirk der Kieferhöhle
   - Oberer Bezirk der Kieferhöhle
   - Lateraler Bezirk der Kieferhöhle
   - Medialer Bezirk der Kieferhöhle
4. Untere Etage der Nebenhöhlen: zählt als Nachbarregion der Mundhöhle (Alveolarfortsatz, harter Gaumen)
5. Orbita: zählt als Nachbarregion

Klassifikation und Stadiengruppierung[2]

Siehe Tabellen 11 und 12. Den Tumorlokalisationsschlüssel zeigt Abb. 4.

Diagnose

Symptome, die den Patienten zum Arzt führen, treten meist erst auf, wenn der Tumor die ursprüngliche Region schon überschritten hat. Es zeigen sich Vorwölbungen des Gaumens, Lockerwerden der Zähne, einseitige Behinderung der Nasenatmung mit blutig-eitrigem Schnupfen, Foetor, Auftreibung der Wange, Verdrängung des Augapfels (Protrusio) mit Doppelbildern, Tränenträufeln, Sensibilitätsstörungen im Bereich des N. infraorbitalis. Der Tumor ist bei der Inspektion des Gaumens oder der Rhinoskopie zu erkennen. Häufig finden sich aber auch im Nasenlumen nur begleitende unspezifische Schleimhautpolypen, die über den wahren Charakter der Erkrankung hinwegtäuschen. Zur Sicherung der Diagnose und zur Abklärung der Ausdehnung sind erforderlich: Röntgenübersichts- und Schichtauf-

---

2 Empfehlungen der UICC zur Abgrenzung der Regionen und Bezirke sowie zur Klassifizierung und Stadiengruppierung liegen noch nicht vor. Die hier gegebene Einteilung folgt im wesentlichen Vorschlägen von Schwab (1975)

Tabelle 11. Klassifikation des Tumoren der inneren Nase und der Nasennebenhöhlen

T_1	Tumor beschränkt auf einen Bezirk
T_2	Tumor beschränkt auf eine Region
T_3	Tumor geht über eine Region hinaus, bleibt aber auf das Organ beschränkt oder befällt eine Nachbarregion mit
T_4	Tumor dehnt sich auf mehr als eine Nachbarregion aus oder überschreitet die Grenze des Organs (Mitbefall von Haut, Flügelgaumengrube, Schädelbasis, Schädelgrube, Endokranium, Stirnbein, Nasopharynx, Oropharynx, Fossa infratemporalis, Orbita)

Tabelle 12. Stadiengruppierung der Tumoren der inneren Nase und der Nasennebenhöhlen

Stadium I	T_1	N_0	M_0
Stadium II	T_2	N_0	M_0
Stadium III	T_3	N_0	M_0
	T_1, T_2, T_3	N_1	M_0
Stadium IV	T_4	N_0, N_1	M_0
	Jedes T	N_2, N_3	M_0
	Jedes T	Jedes N	M_1

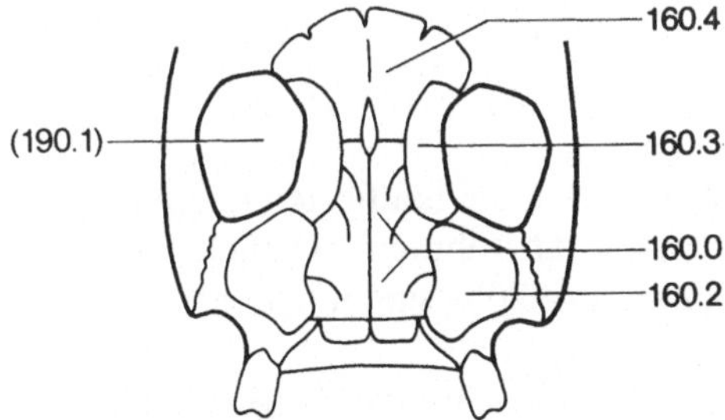

Abb. 4. Tumorlokalisationsschlüssel Nasennebenhöhlen

nahmen der Nasennebenhöhlen, Computertomographie des Schädels, Probespülung der Kieferhöhle, evtl. mit Kontrastmittelfüllung, Endoskopie der Nase und der Kieferhöhle, Probeexzisionen, evtl. Probeeröffnung der Kieferhöhle und des Siebbeins zur Biopsie.

Therapie

Bei den wenig strahlensensiblen reifen Karzinomen steht die *chirurgische Behandlung* im Vordergrund. Je nach Sitz und Ausdehnung des Tumors sind umfangreiche Teilresektionen des Oberkiefers erforderlich, einschließlich des harten Gaumens und Alveolarkamms, bei Einbruch in die Augenhöhle eine Exenteratio orbitae. Inoperabel sind Fälle mit Einbruch in die vordere Schädelgrube und in die Flügelgaumengrube. Eine prophylaktische systematische Ausräumung der regionären Lymphknoten ist nicht erforderlich, bei nachgewiesenen Halslymphknotenmetastasen aber doch eine Neck-dissection.

Eine zusätzliche *Strahlenbehandlung* ist in den meisten Fällen angezeigt. Eine Ausnahme machen die adenoidzystischen Karzinome und die invertierten Papillome, die nur wenig strahlensensibel sind. Bei unreifen Sarkomen ist die ausschließliche radiologische Behandlung indiziert. Die Chemotherapie ist nur beim Nachweis von Fernmetastasen indiziert. Verhornende Plattenepithelkarzinome werden mit Bleomycin, Adenokarzinome mit 5-Fluorouracil behandelt. Zylindrome sind resistent gegenüber der Chemotherapie. Für die Retothelsarkome sei auf das Spezialkapitel (2.25) verwiesen. Bei der Wegener-Granulomatose wird man einen Behandlungsversuch mit Glukokortikoiden und Cyclophosphamid (Endoxan) unternehmen. Zusätzlich wird auf die Möglichkeit einer lokalen intraarteriellen Chemotherapie mit Amethopterin (Methotrexat) und Bleomycin hingewiesen.

Durch den operativ gesetzten Defekt ist direkt oder rhinoskopisch meist eine gute Übersicht über die Region möglich, so daß lokale Rezidive bei regelmäßigen vierteljährlichen Kontrollen leicht erkannt werden. Zusätzlich sind Röntgenkontrollen in jährlichen Abständen angezeigt.

Bei *Rezidiven* sind die chirurgischen Möglichkeiten auszuschöpfen und durch radiologische Maßnahmen zu ergänzen. Zytostatika können bisher nur als ultima ratio empfohlen werden. Große Defekte am Oberkiefer und der Verlust eines Auges müssen durch plastische und prothetische Maßnahmen versorgt werden. Bei älteren Patienten ist mit solchen Eingriffen in der Regel Invalidität verbunden.

Larynx- und Hypopharynxtumoren

Statistik, Ätiologie, Prognose

Larynx- und Hypopharynxkarzinome sind mit 40% die häufigsten malignen Tumoren im HNO-Bereich. Sie haben in den letzten Jahrzehnten erheblich zugenommen. Bevorzugt sind Männer von 50–70 Jahren, nur 20% sind jünger als 50 Jahre, nur 2–5% sind Frauen.

Ätiologisch spielt der Tabakrauch wahrscheinlich die wichtigste Rolle. Als *Vorerkrankungen* finden sich häufig chronische Laryngitiden, Pachydermien, Leukoplakien, Papillome mit allen Übergangsstadien vom einfachen hyperplastischen Epithel (Stadium I nach Kleinsasser) über das unruhige Epithel mit vereinzelten örtlichen Zellatypien (Stadium II) bis zum anaplastischen, präkanzerösen Epithel, dem Carcinoma in situ (Stadium III). Histologisch handelt es sich vorwiegend um Plattenepithelkarzinome verschiedener Ausdifferenzierung. Andere Tumorarten, wie Sarkome, Lymphoepitheliome, Adenokarzinome oder Transitionalzellkarzinome sind sehr selten.

Die *Prognose* richtet sich in erster Linie nach dem primären Sitz der Geschwulst und dem Stadium zu Beginn der Behandlung, weniger nach der Histologie. Dem rascheren Wachstum und der stärkeren Metastasierung der undifferenzierten Tumoren steht deren bessere Strahlenempfindlichkeit gegenüber.

Die einzelnen *Regionen* sind verschieden häufig betroffen:

Supraglottische und marginale Region	28%
Glottische Region	55%
Subglottische Region	5%
Hypopharynx	12%

Prognostisch weitaus am günstigsten sind die Tumoren der *glottischen Region*. Histologisch sind es zu 90% reife Plattenepithelkarzinome. Sie neigen wegen nur geringer Lymphverbindungen erst spät zu Metastasen (5–10%) und machen sich durch eine hartnäckige Symptomatik (Heiserkeit) früh bemerkbar. Im Stadium I kann eine Dauerheilung in mehr als 90% der Fälle erzielt werden. Am ungünstigsten sind die *Hypopharynxtumoren*. Zu etwa 50% handelt es sich um undifferenzierte Karzinome. Infolge ihres histologischen Charakters und der reichen Lymphversorgung treten frühzeitig regionäre Lymphknotenmetastasen auf (75%) (Abb. 1). Da die subjektiven Beschwerden sehr uncharakteristisch sind, wird die Diagnose erst in einem fortgeschrittenen Stadium gestellt. Die Heilungschancen betragen etwa 20%. Die Tumoren der anderen Kehlkopfregionen liegen prognostisch zwischen diesen Extremen: Fünfjahresheilungen bei marginalen Karzinomen etwa 30%, bei subglottischen 40% und bei supraglottischen 60%.

Anatomische Regionen und Bezirke

1. Supraglottis (Epilarynx, einschließlich Marginalzone)
   - Obere (suprahyoidale laryngeale) Epiglottisfläche (einschließlich freier Epiglottisrand)
   - Aryepiglottische Falte
   - Arytaenoidgegend
   Supraglottis (ohne Epilarynx)
   - Untere (infrahyoidale laryngeale) Epiglottisfläche
   - Taschenfalten
   - Morgagni-Ventrikel
2. Glottis
   - Stimmbänder
   - Vordere Kommissur
   - Hintere Kommissur
3. Subglottis
4. Hypopharynx
   - Pharyngoösophageale Grenze (Postkrikoidbezirk)
   - Sinus pririformis
   - Hypopharynxhinterwand

Klassifikation und Stadiengruppierung

Siehe Tabellen 13 und 14. Den Tumorlokalisationsschlüssel zeigt Abb. 3.

Diagnose

Leitsymptom für das Kehlkopfkarzinom ist eine chronische Heiserkeit. Sie ist bei den Tumoren der glottischen Region Frühsymptom, bei den Tumoren der anderen Regionen Spätsymptom, das erst auftritt, wenn die primäre Region bereits überschritten ist. Bei den Hypopharynxtumoren stehen am Anfang oft unklare Schluckbeschwerden, Fremdkörpergefühl oder ein Kratzen im Hals. Häufig sind auch Metastasen in den tiefen Halslymphknoten die ersten subjektiven Symptome, bei den anderen Lokalisationen gelegentlich auch Hustenreiz und blutiger Auswurf. In den Spätstadien treten Luftnot und Schmerzen durch eine begleitende Perichondritis hinzu. Die Diagnose läßt sich in den meisten Fällen durch eine laryngoskopische Untersuchung stellen. Jeder Patient mit längerdauernder Heiserkeit, unklaren

Tabelle 13. Klassifikation der Larynx- und Hypopharynxtumoren

Glottis:

T_{is}	Präinvasives Karzinom (Carcinoma in situ)
T_1	Begrenzt a) auf ein Stimmband, beweglich
	b) auf beide Stimmbänder, beweglich
T_2	Ausdehnung auf Supra- oder Subglottis, beweglich
T_3	Fixiertes Stimmband (Stimmbänder)
T_4	Überschreitet den Larynx

Supraglottis und Subglottis:

T_{is}	Präinvasives Karzinom (Carcinoma in situ)
T_1	Begrenzt, beweglich
T_2	Ausdehnung auf Glottis, Stimmband (Stimmbänder), beweglich
T_3	Tiefe Infiltration, Fixation des Stimmbandes (der Stimmbänder)
T_4	Überschreitet den Larynx

Hyopharynx:

T_{is}	Präinvasives Karzinom (Carcinoma in situ)
T_1	Ein Bezirk befallen
T_2	Ausdehnung auf benachbarten Bezirk oder Region, keine Larynxfixation
T_3	Mit Larynxfixation
T_4	Befall von Knochen, Hals, usw.

Für alle Regionen:

N_1	Homolateral beweglich
N_2	Kontra- oder bilateral beweglich
N_3	Fixiert

Tabelle 14. Stadiengruppierung der Larynx- und Hypopharynxtumoren

Stadium I	T_1	N_0	M_0
Stadium II	T_2	N_0	M_0
Stadium III	T_3	N_0	M_0
	T_1, T_2, T_3	N_1	M_0
Stadium IV	T_4	N_0, N_1	M_0
	Jedes T	N_2, N_3	M_0
	Jedes T	Jedes N	M_1

Schluckbeschwerden, blutigem Auswurf oder einer Halslymphknotenschwellung sollte einem Hals-Nasen-Ohren-Arzt vorgestellt werden. Schritte der Diagnostik, durch die Sitz, Art und Ausdehnung des Tumors gesichert werden, sind: indirekte Laryngoskopie nach Oberflächenanästhesie, Stroboskopie, direkte Laryngoskopie in Narkose unter dem Operationsmikroskop mit Probeexzision, Röntgenschicht-aufnahmen, Laryngographie, Röntgenbreischluck.

Therapie

Die *operativen Möglichkeiten* sind:

1. *Endolaryngeale Entfernung* der Geschwulst in direkter Laryngoskopie unter dem Operationsmikroskop. Diese Methode ist nur für die Gewinnung einer Biopsie indiziert oder allenfalls zur Dekortikation eines Stimmbands zur Entfer-

nung eines Carcinoma in situ am Stimmband. Eine Gewähr, den Tumor mit seinem Tiefenwachstum erfaßt zu haben, besteht nicht. Die Methode sollte daher immer mit weitergehenden chirurgischen oder radiologischen Maßnahmen kombiniert werden.

2. *Teilresektionen des Larynx.* Bei Stimmbandkarzinom des Stadiums I (Tumor auf ein Stimmband beschränkt, Stimmband noch beweglich) ($T_1N_0M_0$): Resektion eines Stimmbands (Chordektomie) nach Spaltung des Schildknorpels von außen in der Mittellinie (Thyreotomie). Bei Übergang des Tumors auf die vordere Kommmissur, aber noch beweglichem Stimmband ($T_2N_0M_0$): frontolaterale Teilresektion. Bei weiter fortgeschrittener, aber streng einseitiger Ausdehnung ($T_3N_0M_0$): Hemilaryngektomie. Bei Tumoren der laryngealen Fläche der Epiglottis ($T_1N_0M_0$): supraglottische Teilresektion. Bei diesen Teilresektionen bleiben die wichtigen Funktionen des Kehlkopfs für Atmung, Phonation und Schluckakt erhalten. Nach Resektion des Stimmbands bildet sich eine Narbe, die meist eine recht gute Stimme ermöglicht. Nach der supraglottischen Teilresektion oder der Hemilaryngektomie ist anfangs mit gewissen Schluckstörungen und einer Neigung zur Aspiration zu rechnen.

3. *Totale Laryngektomie* mit Neck-dissection. Dieser Eingriff ist bei fortgeschritteneren Stadien der glottischen und supraglottischen Region, aber auch bei den primären Stadien der anderen Lokalisationen (subglottisch, marginal oder Hypopharynx) angezeigt. Er bedeutet eine schwere Beeinträchtigung der körperlichen Integrität des Patienten, da er seine normale Sprache verliert und durch ein Tracheostoma atmen muß. Bei allen Tumoren, die nach ihrer primären Lokalisation und Ausdehnung nur durch eine totale Laryngektomie beherrscht werden können, ist auch mit regionären Metastasen in den Halslymphknoten zu rechnen. Selbst wenn palpatorisch keine Lymphknotenmetastasen vorhanden sind, sollte mit der Laryngektomie en bloc eine prophylaktische Neck-dissection ausgeführt werden. Das gilt selbstverständlich erst recht bei nachgewiesenen Metastasen (kurative Neck-dissection). Bei der Neck-dissection werden der M. sternocleidomastoideus, die Vena jugularis, das gesamte Fettgewebe und die Lymphknoten der Halsregion entfernt, wenn notwendig auch der N. accessorius. Bei beiderseitigem Befall kann der Eingriff nach einem Intervall von 5–6 Wochen auch auf der anderen Halsseite ausgeführt werden, möglichst mit Erhaltung der Vena jugularis. Die postoperative Beeinträchtigung ist relativ gering.

Eine alleinige *Strahlenbehandlung* mit Megavoltstrahlen bringt nur beim isolierten Stimmbandkarzinom ($T_1N_0M_0$) gleich gute Ergebnisse wie die Operation. Sie ist ferner indiziert bei allen nichtoperablen Stadien, die besonders beim Hypopharynxkarzinom sehr rasch erreicht werden. Eine postoperative Bestrahlung mit Dosen von etwa 65 Gy in 7 Wochen ist angezeigt, wenn die Resektion des Primärtumors nur knapp im Gesunden erfolgen konnte (histologische Aufarbeitung des Operationspräparates), ferner bei allen Fällen von Neck-dissection mit nachgewiesenen Lymphknotenmetastasen. Eine Nachbestrahlung ist in der Regel nicht erforderlich nach einer sicher im Gesunden erfolgten Chordektomie des isolierten Stimmbandkarzinoms ($T_1N_0M_0$) oder nach einer Laryngektomie mit prophylaktischer Neck-dissection, wenn der Primärtumor sicher weit im Gesunden exstirpiert wurde und in den Halsweichteilen mikroskopisch keine Lymphknotenmetastasen nachzuweisen sind.

Bei *inoperablen Fällen* kann in der Regel auch die Strahlenbehandlung nur palliativ wirken. Meistens wird eine Tracheotomie nötig sowie eine Ernährung durch eine Nasensonde, evtl. auch eine Witzel-Fistel. Durch Infektion der nekrotischen Tumormassen und Einbruch des Tumors in das Knorpelgerüst des Kehlkopfs bildet sich häufig eine sehr schmerzhafte Perichondritis, die mit Breitbandantibiotika und Decortin zu behandeln ist. Mit zytostatischer Therapie sind bisher nur geringe Erfolge erzielt worden.

Kontrollen in vierteljährlichen Abständen mit laryngoskopischer Untersuchung und Fahndung nach Lymphknotenmetastasen sind unbedingt erforderlich. Bei der relativen Seltenheit von Fernmetastasen (1–4%) sind Röntgenuntersuchungen der Lungen nur in größeren Abständen nötig.

Bei lokalen oder regionären *Rezidiven* sollten zunächst alle operativen Möglichkeiten ausgeschöpft werden. Eine Nachbestrahlung wird in den meisten Fällen zusätzlich indiziert sein. Eine alleinige Strahlenbehandlung kommt in Betracht, wenn der Patient den chirurgischen Eingriff (z. B. Laryngektomie) ablehnt, oder bei sonst inoperablen Fällen. Zytostatika bieten bislang die geringsten Heilungschancen und sollten daher erst als letzte Möglichkeit angewandt werden.

Patienten nach Kehlkopfteilresektionen oder Bestrahlungsbehandlung können in der Regel wieder ihrem früheren Beruf nachgehen, ausgenommen spezielle Sprechberufe. Nach einer Laryngektomie ist eine *Rehabilitierung* zur Erlernung der Ösophagussprache bzw. der Handhabung eines Elektrolarynx erforderlich. Operationsmethoden mit der Bildung einer Verbindung zwischen Trachea und Pharynx zum Zweck einer besseren Sprechmöglichkeit (Asai, Staffieri) sind noch im Versuchsstadium und können nicht allgemein empfohlen werden.

Berufe mit der Notwendigkeit, viel zu sprechen, können trotz der verschiedenen Sprechhilfen nicht ausgeübt werden. Schwere körperliche Arbeit oder Tätigkeit in staubiger Luft sind nach der Laryngektomie nicht mehr möglich. Ein Berufswechsel ist daher oft nicht zu umgehen. Da es sich aber meist um ältere Patienten handelt, ist häufig eine Invalidisierung angezeigt.

Chemotherapie der Tumoren im Hals-Nasen-Ohren-Gebiet

Die Chemotherapie der Tumoren dieser Region wurde im Verlauf der letzten 10 Jahre in vielen klinischen Studien intensiv untersucht. Da in der Literatur in der Regel eine zusammenhängende Darstellung dieser Ergebnisse unabhängig von den einzelnen Tumorregionen erfolgt, werden die Prinzipien der Chemotherapie auch in diesem Beitrag zusammenhängend erläutert.

Der Erfolg der Chemotherapie wird hauptsächlich durch die Ausdehnung des Tumors, eine vorangegangene chirurgische oder radiologische Therapie, eine vorangegangene Chemotherapie, den Allgemein- und Ernährungszustand des Patienten, den Grad der histologischen Differenzierung des Tumors und möglicherweise durch den Sitz des Tumors bestimmt (Taylor 1979). Amethopterin und Bleomycin sind die bisher am gründlichsten untersuchten Zytostatika. Mit Amethopterin werden Remissionsraten um 40–50% erreicht. Als günstigste Applikation erwies sich die wöchentliche Injektion von 40–60 mg/m^2 Körperfläche (KOF). Sie war in einer prospektiv randomisierten Studie der ECOG (De Conti u. Schoenfeld 1981) einer hochdosierten Amethopterintherapie (240 mg/m² KOF) und einer Kombination aus Amethopterin, Cyclophosphamid und Cytosinarabinosid bei gleichen Remissionsraten bezüglich der Remissionsdauer und der Verträglichkeit überlegen. Das Bleomycin wird in der Regel 2mal pro Woche in der Dosis von 10–15 mg/m² KOF entweder intravenös oder intermuskulär appliziert. Die durchschnittlichen Remissionsraten werden mit 30–50% angegeben.

Als 3. Medikament setzte sich in den letzten Jahren das Cisplatin auch für die Behandlung der Tumoren dieser Region durch. Im Gegensatz zu Amethopterin und Bleomycin bedarf es nach vorangegangener Radiotherapie keiner Dosismodifikation. Es scheint zusätzlich nicht nur die regionale Metastasierung sondern auch die hämatogene Ausbreitung hemmend zu beeinflussen. Wegen dieser Eigenschaften bietet sich Cisplatin bei den Patienten an, die im Anschluß an eine Radiotherapie eine weitere Chemotherapie benötigen (Taylor 1979). In dieser Situation werden sowohl Bleomycin als auch das Amethopterin sehr schlecht toleriert. Bei einer Dosis von 80–120 mg/m² KOF werden Remissionsraten von 39–40% erwartet.

Weitere effektive Zytostatika sind bei diesen Tumoren das Fluorouracil, Cyclophosphamid, Adriamycin, Vinblastin, Vindesin, Hydroxyharnstoff, Cytosinarabinosid, BCNU, CCNU.

Die mit der Monochemotherapie erzielten Remissionen sind in der Regel nur von kurzer Dauer. Deshalb wurde wie bei anderen Tumoren die Polychemotherapie versucht. Im Durchschnitt werden Remissionsraten von 40–50% mit den Kombinationen Cisplatin – Bleomycin, Cisplatin – Amethopterin – Bleomycin, Cyclophosphamid – Amethopterin – Fluorouracil – Bleomycin u.a. erreicht (Wittes 1980).

Die gute Wirksamkeit der Chemotherapie bei primär unbehandelten Patienten begründete auch unter Berücksichtigung einer schwierigen lokoregionalen Kontrolle größerer Tumoren durch Chemo- oder Radiotherapie im Verlauf der letzten 2–3 Jahre klinische Studien, in denen die Chemotherapie als initiale Behandlungsform vor der chirurgischen oder radiologischen Therapie eingesetzt wurde. Die Erfolge bestätigten das Konzept mit Ansprechraten (komplette und partielle Remissionen) von 70–90% (Wittes 1981). Es ist besonders bemerkenswert, daß in einzelnen Fällen die Tumoren so rasch durch die Chemotherapie verschwanden, daß sie bei der späteren chirurgischen Exploration nicht mehr nachgewiesen werden konnten oder nur noch in Residuen erkennbar waren. Häufig gelang es, durch die initiale Chemotherapie die Tumoren so zu verkleinern, daß sie operabel wurden. Durch die initiale Chemotherapie wurden bisher keine Komplikationen bzgl. Wundheilungsstörungen ausgelöst. Ein Beispiel für die initiale Polychemotherapie ist das in Abb. 5 dargestellte Schema der Heidelberger Gruppe (Singer et al. 1980), das von den Patienten wegen der Zusatztherapie mit Leukovorin, Thymidin und Inosin sehr gut toleriert wird.

Endgültige Resultate dieser primären Chemotherapie bezüglich rezidivfreier Intervalle, Überlebensdauer und Rezidivmuster sowie der Entstehung von möglichen Zweittumoren liegen noch nicht vor.

Es gelang bisher nicht, die Ergebnisse durch komplizierte Schemata mit prolongierten Bleomycininfusionen, einer hohen Dosis des Cisplatin oder Amethopterin signifikant zu verbessern. Diese Behandlungen sind zusätzlich durch eine hohe To-

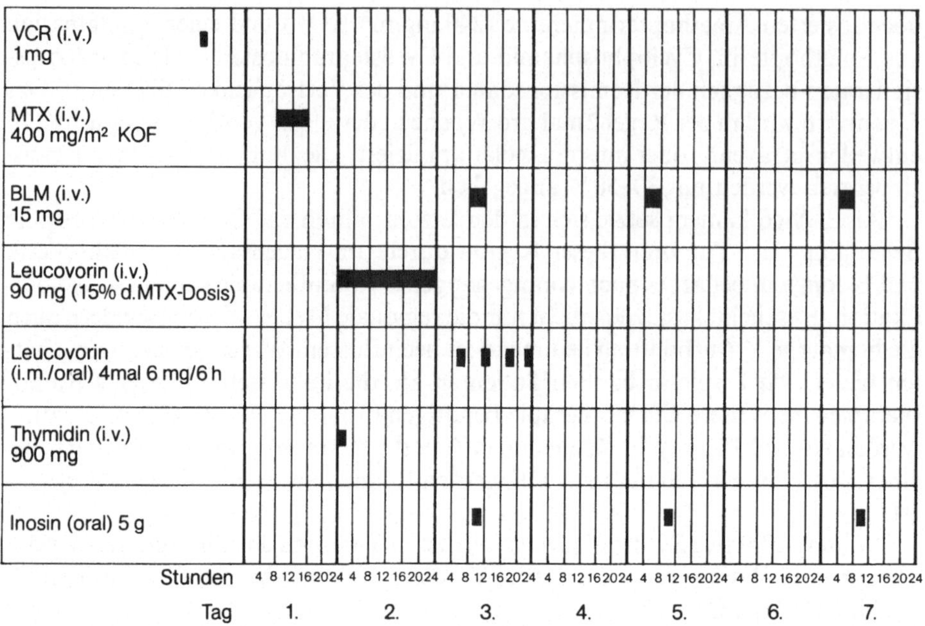

Abb. 5. Wochenschema der systemischen Chemotherapie mit Vincristin (*VCR*)/Methotrexat (*MTX*) – Leucovorin/Thymidin – Bleomycin/Inosin

xizität belastet. Die adjuvante Chemotherapie und Immuntherapie konnten sich bisher außerhalb klinischer Studien nicht durchsetzen.

Die wesentlichen Fortschritte in der Chemotherapie dieser Tumoren im Verlauf des letzten Jahrzehnts sind weniger an Remissionsraten und -dauer als an dem ausgesprochen günstigen palliativen Effekt erkennbar. Es ist möglich, den Patienten die starken Tumorschmerzen zu lindern und sie von den belastenden Symptomen eines geschwürig zerfallenden Tumors zu befreien.

Nachuntersuchungen

Das Nachuntersuchungsprogramm zeigt Tabelle 15.

Tabelle 15. Nachuntersuchungsprogramm bei Tumoren im HNO-Bereich

 1. NU nach 3 Monaten Lokalbefund, Labor[a]
 2. NU nach 6 Monaten Lokalbefund, Labor, Röntgen: Thorax, lokal
 3. NU nach 9 Monaten Lokalbefund, Labor
 4. NU nach 12 Monaten Lokalbefund, Labor, Röntgen: Thorax, Leberszintigraphie/Sonographie
 5. NU nach 18 Monaten Lokalbefund, Labor
 6. NU nach 24 Monaten Lokalbefund, Labor, Röntgen: Thorax lokal
 7. NU nach 30 Monaten Lokalbefund, Labor
 8. NU nach 36 Monaten Lokalbefund, Labor, Röntgen: Thorax, lokal
 9. NU nach 42 Monaten Lokalbefund,
10. NU nach 48 Monaten Lokalbefund, Labor, Röntgen: Thorax, lokal
11. NU nach 54 Monaten Lokalbefund
12. NU nach 60 Monaten Lokalbefund, Labor, Röntgen: Thorax, lokal

[a] BSG, kleines Blutbild, GOT, GPT, LDH, AP, γGT

Literatur

Becker J, Gauwerky F (1969) Tumoren der Mundhöhle, des Rachens und des Kehlkopfes. Interdisziplinäre Diskussionen, Deutscher Röntgenkongress 1968. Urban & Schwarzenberg, München Berlin Wien

Berendes J, Link R, Zöllner F (1966) Hals-Nasen-Ohren-Heilkunde. Ein kurzgefaßtes Handbuch in 3 Bänden, Bd I–III/3. Thieme, Stuttgart

Bertino JR, Mosher MB, Deconti RC (1973) Chemotherapy of cancer of the head and neck. Cancer 31:1141

Conley J (1970) Concepts in head and neck surgery. Thieme, Stuttgart

DeConti RC, Schoenfeld D (1981) A randomized prospective comparison of intermittent methotrexate, methotrexate with leukovorin, and a methotrexate combination in head and neck cancer. Cancer 48:1061

Eneroth CM (1976) Die Klinik der Kopfspeicheltumoren. Arch Oto-Rhino-Laryngol 213:61

Jahnke V (1975) Die Chirurgie der Zungen- und Mundbodentumoren. Arch Oto-Rhino-Laryngol 210:275

Schwab W (1975) Aktuelle Bemerkungen zur Anwendung des TNM-Systems im Kopf-Hals-Bereich. Laryngol Rhinol Otol (Stuttgart) 54:44

Singer S, Kristen K, Weidauer H, Osswald H (1980) Fünf Jahre antineoplastische Chemotherapie fortgeschrittener Mundschleimhaut- und Oropharynxkarzinome mit Vincristin (VCR), Methotrexat (MTX), Bleomycin (BLM) und Nukleosid-Rescue sowie erste Erfahrungen bei Hypopharynxkarzinomen. Dtsch Zahn Mund Kiefer Gesichts Chir 4:17

Spiessl B (1966) Plattenepithel-Carcinom der Mundhöhle. Grundlagen der Behandlung. Thieme, Stuttgart

Taylor SG (1979) Head and neck cancer. In: Pinedo HM (ed) Cancer chemotherapy 1979. The EORTC cancer chemotherapy annual 1. Excerpta Medica, Amsterdam Oxford, p 238

Ward GE, Hendrick JW (1950) Tumors of the head and neck. Williams & Wilkins, Baltimore

Wey W (1968) Tonsillenkrebs. Aktuelle Probleme der Chirurgie, Bd 8. Huber, Bern Stuttgart

Wittes RE (1980) Head and neck cancer. In: Burchenal JH, Oettgen HF (eds) Cancer achievements challenges and prospects for the 1980s, vol 2. Grune & Stratton, New York London Toronto Sydney San Francisco, p 556

Wustrow F (1977) Bösartige Tumoren der Nase und ihrer Nebenhöhlen. In: Berendes J, Links R, Zöllner F (Hrsg) Hals-Nasen-Ohren-Heilkunde in Praxis und Klinik, Bd 2. Thieme, Stuttgart, S 21

2.3 Mundhöhlenkrebs

B. Spiessl

Definition

Mundhöhlenkrebs ist ein Sammelbegriff für die Karzinome der beweglichen Zunge, des Mundbodens und Unterkiefers, der Wange, des Oberkiefers und Gaumens (Abb. 1 u. 2).

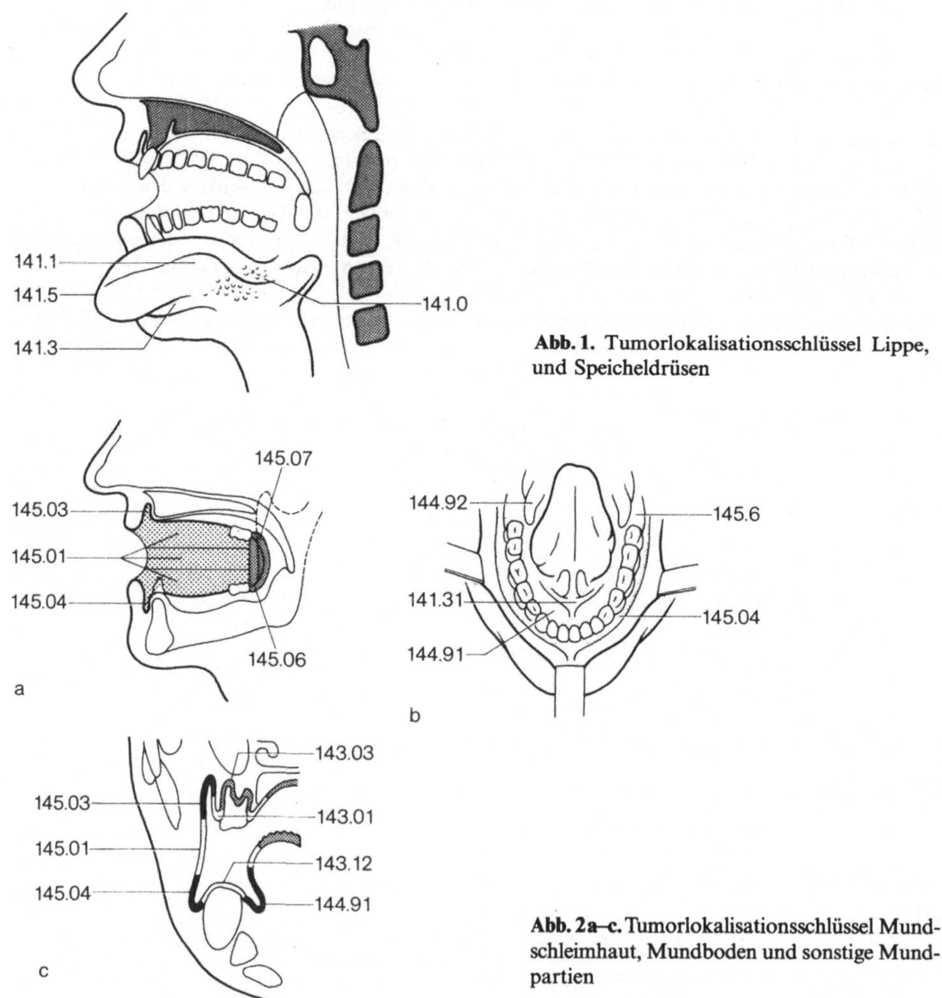

Abb. 1. Tumorlokalisationsschlüssel Lippe, und Speicheldrüsen

Abb. 2a–c. Tumorlokalisationsschlüssel Mundschleimhaut, Mundboden und sonstige Mundpartien

Inzidenz

Die Häufigkeit des Mundhöhlenkrebses beträgt im Vergleich zum Krebs anderer Organlokalisationen 5%. (In der BRD 3–5%, in Skandinavien 3–5%, in der USSR 10,2%, in den USA 6–9% und in Indien 45%.) Die Erkrankung tritt meistens nach dem 45. Lebensjahr auf; das Durchschnittsalter liegt bei 60 Jahren. Der Mundhöhlenkrebs kommt bei Männern häufiger vor. Früher war das Verhältnis Männer:Frauen 4:1, jetzt liegt es bei 3:1.

Ätiologie

Der häufigere Befall des männlichen Geschlechts wie die Zunahme bei der Frau läßt auf eine Krebsbegünstigung durch Lebensgewohnheiten schließen, wie Lippenkrebs bei Pfeifenrauchern, Zungen- und Wangenkrebs bei Zigaretten- und Zigarrenrauchern.

Auch Alkoholkonsum begünstigt die Entstehung des Mundhöhlenkrebses (Wynder 1957). Daß dabei die Kombination von Alkohol- und Tabakkonsum einen additiven Effekt hat, leuchtet ein. Bei vorhandener Leberzirrhose ist dann der synkanzerogenetische Kreis geschlossen.

Die Frage, ob Prothesenreiz als Krebsbegünstigung von Bedeutung ist, kann mit nein beantwortet werden.

Prognose

Der Mundhöhlenkrebs ist eine der bösartigsten Geschwülste, die im menschlichen Körper vorkommen. Das reichverzweigte Netz von Lymphgefäßen in der Zunge, Wange und im Mundboden begünstigt die Absiedlung von Krebszellen in die Halslymphknoten. Die Neigung zur Bildung solcher Tochtergeschwülste nimmt mit der Größe der Krebsgeschwulst rasch zu.

Durch Frühbehandlung können 7 von 10 Erkrankten gerettet werden. Bei den Späterfaßten kann nur 1 von 4 geheilt werden. Rund 46% werden "früh" (Stadium I: 13%, Stadium II: 33%) und 54% „spät" erfaßt (Shah et al. 1976; vgl. auch Spiessl 1966, Koch 1974).

Daraus geht hervor, daß trotz mancher Bemühungen zur Vorsorge der Mundhöhlenkrebs in mehr als 50% der Fälle erst im Spätstadium erfaßt wird, obwohl es sich diagnostisch um direkt zugängliche Tumoren handelt. Deshalb ist die Organisation regionaler Früherkennungsdienste, verbunden mit Fortbildungsvorträgen und Laienaufklärung empfehlenswert.

Klassifikation

Die Einschätzung der Prognose stützt sich hauptsächlich auf den Befund vor Beginn der definitiven Behandlung. Dieser Befund wird nach den international gültigen TNM-Kategorien eingestuft (Tabelle 1).

Der prätherapeutische Befund, in eine Tumorformel zusammengefaßt, ist die Basisinformation für die Wahl der Behandlung, Mitteilung an den Hausarzt und

Tabelle 1. TNM-Klassifikation des Mundhöhlenkrebses

T_{is}	Präinvasives Karzinom (Carcinoma in situ)
T_0	Keine Evidenz für einen Primärtumor
T_1	Tumor mißt in seiner größten Ausdehnung 2 cm oder weniger
T_2	Tumor mißt in seiner größten Ausdehnung mehr als 2, aber nicht mehr als 4 cm
T_3	Tumor mißt in seiner größten Ausdehnung mehr als 4 cm
T_4	Tumor hat Knochen, Muskel, Haut, Antrum, Hals etc. befallen
T_X	Die Minimalerfordernisse zur Bestimmung des Primärtumors liegen nicht vor
N_0	Keine Evidenz für einen Befall der regionären Lymphknoten
N_1	Bewegliche, homolaterale Lymphknoten
N_2	Bewegliche, kontralaterale oder bilaterale Lymphknoten
N_3	Fixierte Lymphknoten
N_X	Die Minimalerfordernisse zur Beurteilung der regionären Lymphknoten liegen nicht vor
M_0	Keine Evidenz für Fernmetastasen
M_1	Fernmetastasen vorhanden
M_X	Die Minimalerfordernisse zur Feststellung von Fernmetastasen liegen nicht vor

Tabelle 2. Stadiengruppierung beim Mundhöhlenkrebs

Stadium I	T_1	N_0	M_0
Stadium II	T_2	N_0	M_0
Stadium III	T_3	N_0	M_0
	T_1, T_2, T_3	N_1	M_0
Stadium IV	T_4	N_0, N_1	M_0
	Jedes T	N_2, N_3	M_0
	Jedes T	Jedes N	M_1

Bestimmung der Nachsorgeintensität. Die TNM-Formel hat somit höchsten Verbindlichkeitscharakter.

Postoperative histopathologische Klassifikation: pTNM. Innerhalb der operativen Therapie ist die Möglichkeit zur exakteren Bestimmung der einzelnen T-, N- und M-Kategorien gegeben, und zwar mit Hilfe der Exploration des Operationssitus und pathohistologischer Untersuchung des Resektats. Bei dieser zweiten Ebene der Klassifikation, die als pTNM bezeichnet wird, gelten die gleichen Definitionen wie bei TNM. Da im üblich abgefaßten Histologiebericht diese Definitionen nicht berücksichtigt sind, ist eine diesbezügliche Absprache mit dem Pathologen erforderlich.

Den Tumorlokalisationsschlüssel zeigen Abb. 1 u. 2.

Klinische Diagnose des Primärtumors

Die Minimalerfordernisse bei der Diagnostik des Mundhöhlenkrebses sind die klinische und die röntgenologische Untersuchung.

Bei den Tumoren der Mundhöhlenwandung handelt es sich generell um epimurale und intramurale Neubildungen. Der wichtigste epimurale Typ ist das Karzinom (90%). Die intramuralen Typen sind das Sarkom, der odontogene Tumor und das Speicheldrüsenkarzinom.

Das Karzinom läßt sich im Stadium T_1, T_2 und T_3 inspektorisch wie palpatorisch gut unterscheiden. Der Tumor ist derb, flach und weist eine granulierte bzw.

papillomatöse und verhornte Oberfläche auf. Mit wenigen Ausnahmen liegt anfangs (bis zu einem Durchmesser von 3 cm) die Hauptmasse des Tumors *oberflächlich*. Im Zentrum, gelegentlich auch an der Peripherie, besteht meist eine Ulzeration.

Probeexzision

Die Verifizierung der klinischen Diagnose soll in enger Zusammenarbeit zwischen Chirurgen und Pathologen erfolgen. Aus diesem Grunde ist die Probeexzision (PE) dem Operateur zu überlassen. Hierfür sind 2 Überlegungen maßgebend:

1. ist der Mundhöhlenkrebs für den Kundigen klinisch diagnostizierbar, so daß wegen der Gefahr der Dissemination, Kontamination und Sekundärinfektion die histologische Untersuchung am sichersten erst intra operationem in Form von *Schnellschnitten* (inklusive Randschnitten zur Feststellung, ob der Tumor im Gesunden entfernt worden ist) durchzuführen ist.

2. kann der Operateur am besten die Entnahmestelle des verdächtigen Bezirks bestimmen, die ein Höchstmaß an Sicherheit in der histologischen Diagnostik zuläßt.

Untersuchung der Halslymphknoten

In manchen Fällen sind derbe Knoten am Hals der erste Hinweis auf das Vorhandensein eines Karzinoms in der Mundhöhle. Im Durchschnitt weist mehr als die Hälfte der Erkrankten (60%) palpable Halslymphknoten auf, die in fast 70% der Fälle histologisch auch bestätigt werden.
Die regionäre Ausbreitung erfolgt in der Regel nach 1–2 Jahren
– beim Zungen- und Mundbodenkarzinom in 60–70%,
– beim Wangen-, Ober- und Unterkieferkarzinom in 40–50%.

Es muß deshalb bei der Diagnostik des Mundhöhlenkrebses stets an Lymphknotenmetastasen gedacht werden. Mit der Inspektion des Primärtumors ist immer eine Untersuchung des Halses zu verbinden. Vor allem kommt es auf die Palpation an, die nach einem bestimmten Schema und in bestimmter Reihenfolge durchzuführen ist:
1. Die beidhändige Palpation der Submandibular- und Submentalregion. Beide Seiten werden verglichen (Abb. 3).
2. Die beidhändige Palpation der jugularen Lymphknotenkette (Abb. 4).

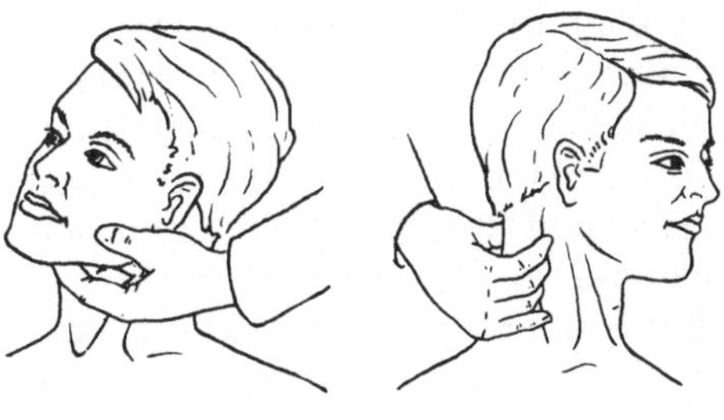

Abb. 3. Beidhändige Palpation der Submandibular- und Submentalregion. Der Untersucher steht hinter dem Patienten, der sich in Sitzhaltung befindet und dessen Kopf ventral flexiert ist. Dadurch werden die Muskeln entspannt. (Aus Allgöwer 1973)

Abb. 4. Beidhändige Palpation der jugularen Lymphknotenkette. Die 4 Finger tasten in der Tiefe am Vorderrand des M. sternocleidomastoideus die Scheide des Gefäß-Nerven-Strangs. (Aus Allgöwer 1973)

Abb. 3   Abb. 4

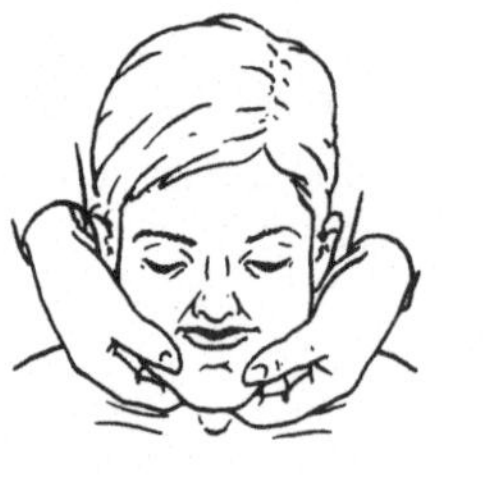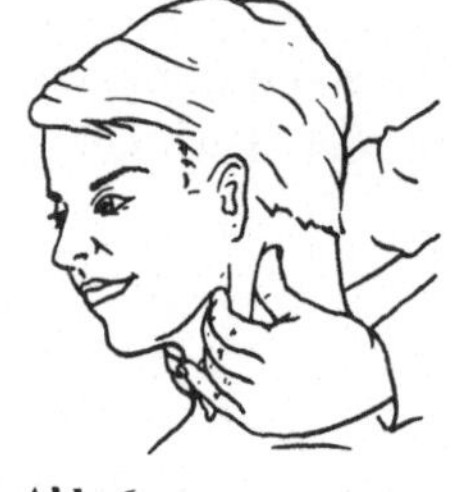

Abb. 5. Palpation der Submandibularregion bei Lateralflexion. Muskeln, Hals und Faszie sind entspannt. Die einzelnen Knoten können gut getastet werden. (Aus Allgöwer 1973)

Abb. 6. Palpation der Akzessoriusknoten. (Aus Allgöwer 1973)

Abb. 5   **Abb. 6**

3. Die einseitige Palpation bei Verdacht von Submandibularknoten (Abb. 5).
4. Die Palpation der „Akzessoriusknoten" (Nodi lymphatici cervicales superficiales) (Abb. 6).

Therapierichtlinien

Problematik

Die subklinische Metastasierung setzt früh ein, so daß 3 von 4 Karzinomen bereits zu Behandlungsbeginn Metastasen haben. Im Durchschnitt weisen 60% der Patienten bereits palpable Halslymphknoten auf, was in fast 70% der Fälle histologisch bestätigt wird. Das ist das erste Problem. Das zweite besteht darin, daß in den meisten Fällen eine tumorselektive Strahleneinwirkung infolge der histologischen Struktur und der Tumortopographie nicht realisierbar ist.

Deshalb ist die Operation in rund 75% der Fälle die primäre Therapie.

Primärbehandlung

Radikale chirurgische Behandlung. Das allgemein gültige Behandlungskonzept geht davon aus, daß der Mundhöhlenkrebs zunächst ein lokalisierter Prozeß ist, der sich von der Primärläsion in die benachbarten Strukturen (T_1–T_4) und in das regionäre Lymphabflußsystem (N_1–N_3) ausbreitet. Erst relativ spät – bei unbehandelten Fällen nach etwa 2 Jahren – manifestieren sich Fernmetastasen (M_1).

Grundtyp der chirurgischen Behandlung ist die Resektion. Entsprechend der Ausdehnung des Primärtumors werden die Resektionen partiell (T_1), halbseitig (T_2 und T_3) und extensiv (T_4) durchgeführt. Bei den extensiven Resektionen sind Ausmaß der Mutilation unter Berücksichtigung der realen Aussichten auf Erfolg und menschenwürdiges Dasein in Einklang zu bringen, zumal die Rezidivquote im Bereich des Primärtumors generell hoch ist (40%). In der Regel stirbt der Patient vor der systemischen Ausbreitung der Erkrankung am Rezidiv des Primärtumors.

Nicht minder wichtig ist der Lymphknotenbefall. Ein allgemeines Problem ist dabei die subklinische Ausbreitung. Beim Zungenkrebs z. B. liegt die Häufigkeit der okkult befallenen Lymphknoten zwischen 40 und 60% (Lyall u. Schetlin 1958; Southwick et al. 1960). Generell täuscht man sich in 40% der Fälle bei klinisch nicht evidentem Lymphknotenbefall. Dies führte zum Konzept der elektiven Neckdissection, d. h. unter Berücksichtigung der Lokalisation (z. B. Zunge, Mundboden), Ausbreitung (T_2, T_3 und T_4) und Entdifferenzierung des Primärtumors (G_3)

sowie des Alters des Patienten wird trotz N_0 die Indikation zur Lymphknotenausräumung von Fall zu Fall (selektiv) gestellt, auch auf die Gefahr hin, daß sich im Einzelfall ein Lymphknotenbefall nicht nachweisen läßt. Bei klinisch palpablen Lymphknoten (N_1) ist die Indikationsstellung klar. Wegen der Häufigkeit des Lymphknotenbefalls ist die radikale Neck-dissection der Eckstein der operativen Behandlung.

So bestehen die meisten Operationen aus einer Kombination spezieller Eingriffe, wobei „en bloc" die radikale Neck-dissection, Hemiglossektomie und Unterkieferresektion sowie im Anschluß daran die wichtigsten rekonstruktiven Maßnahmen, wie funktionsstabile Überbrückung des Mandibuladefekts und Deckung des Weichteildefekts durchgeführt werden.

Trotz Befolgung größtmöglicher Radikalität ist eine Verbesserung der Operationsergebnisse kaum mehr möglich. Die durchschnittliche Fünfjahresüberlebensraten betragen für T_1 75%, T_2 60%, T_3 40%, T_4 20% (Spiessl 1966; Koch 1974).

Strahlenbehandlung. Aufgrund der begrenzten Möglichkeiten der operativen Therapie lag es nahe, mit der Einführung der Megavolttherapie (1950) die Idee der Kombination von Operation und Bestrahlung neu zu beleben. Mit der hinzugekommenen computergesteuerten Dosisplanung besteht die Möglichkeit einer weiteren Reduzierung der Nebenwirkungen.

So konnte durch die systematische Kombination beider Behandlungsarten die Fünfjahresüberlebensrate um 5–10% erhöht werden.

Zweck der prä- und postoperativen Bestrahlung bei den TNM-Kategorien der Stadiengruppierung III und IV ist die Verminderung der Rezidiv- und Metastasenhäufigkeit durch Devitalisierung der subklinischen Tumorrandzone. Bei 45–50 Gy, über 5 Wochen appliziert, werden 90% der gut oxygenierten Zellen des subklinisch ausgebreiteten Tumors abgetötet; bei 30–40 Gy 60% (Perez u. Powers 1967). Fixierte Lymphknotenmetastasen (N_3) können mit dieser Dosis bei guter Ansprechbarkeit operabel gemacht werden.

Wenn keine gewichtigen Gründe dagegen sprechen, ist aber die Applikation von rund 50–60 Gy grundsätzlich anzustreben. Diese Dosierung, präoperativ angewendet, ist allerdings mit schwerwiegenden Nachteilen wie gestörte Wundheilung, erhöhte Gefahr der Wundinfektion, Fistelbildung, Beeinträchtigung plastisch-rekonstruktiver Maßnahmen und verzögerte Rekonvaleszenz verbunden.

Es ist daher verständlichh, wenn im Prinzip der Chirurg die Nachbestrahlung bevorzugt. Die Befürchtung, daß die postoperativ bedingte Hypoxie der Tumorzellen die Strahlenwirkung stark herabsetzt, ist nur teilweise berechtigt, denn die Sauerstoffaufnahme der subklinisch vorhandenen Karzinomreste in der Randzone der Resektion wird nur wenig beeinträchtigt (Lindberg et al. 1974).

Die Nachbestrahlung ist vor allem bei Kapselbefall der Lymphknoten angezeigt, weil bei diesem Befund die Rezidivgefahr am größten ist, wie nachgewiesen wurde (Micheau et al. 1978; Garnier 1979, persönliche Mitteilung). In diesem Zusammenhang muß noch einmal auf die Bedeutung der pathohistologischen pTNM-Bestimmung hingewiesen werden.

Chemotherapie. Die Wirkung der meisten antitumoralen Mittel, die beim Plattenepithelkarzinom der Mundhöhle erprobt werden, beruht auf der Hemmung der

Tabelle 3. Therapieschema zur Zytostatikabehandlung

Medikament	Dosis	Applikation
Methotrexat	240 mg/m² KOF	i.v. innerhalb 5 min
Leucovorin	25 mg	oral 42 h danach und dann alle 6 h (8 mal)
Cyclophosphamid	0,5 mg/m² KOF	i.v. kurz vor der Gabe von Methotrexat
Cytosinarabinosid	300 mg/m² KOF	15 min nach der Gabe von Methotrexat

Tabelle 4. Schema einer Kombinationstherapie

Medikament	Dosis	Applikation
Bleomycin	15 mg	i.v. am Morgen und Abend; Tag 1+2
Methotrexat	10 mg/m² KOF	i.v. (Infusion) Tag 3+4
Cyclophosphamid	600 mg/m² KOF	i.v. (Infusion) Tag 5

Replikation DNS-synthetisierender Zellen. Bisher konnten nur mit wenigen dieser Substanzen gewisse Erfolge erzielt werden.

Methotrexat ist das am häufigsten erprobte Zytostatikum. Es wird kontinuierlich infundiert oder i.v. injiziert sowie kombiniert mit einer Leucovorinrescue nach dem in Tabelle 3 gezeigten Schema.

Es gibt Kombinationstherapien, die zu überraschenden Einzelergebnissen führen, z. B. Methotrexat und Bleomycin kombiniert mit Bestrahlung. Die Dosierung beträgt 7,5 mg Bleomycin 3mal wöchentlich oder 10–15 mg Bleomycin 2mal wöchentlich bis zu einer Gesamtdosis von 75–105 mg (s. z. B. Tabelle 4).

An dieses Schema schließt sich eine Strahlentherapie mit einer Dosis von 20 Gy an.

Die E.O.R.T.C.[1] Head and Neck Group berichtet über Ergebnisse randomisierter Studien, wonach Bleomycin besser wirkte und weniger Nebenwirkungen hat als Methotrexat.

In diesem Zusammenhang sei auf die zusätzliche Thymidinapplikation in der Leucovorinrescue hingewiesen, welche die Methotrexattoxizität vermindert. Ähnlich wirkt Inosin bei Bleomycinanwendung, wobei es darüber hinaus noch einen antitumoralen Effekt hat. Die Erprobung dieses experimentell beobachteten Synergismus in der Klinik führen Kristen und Singer (1980) in einer prospektiven Studie mit sequentieller Kombinationschemotherapie (Vincristin – Methotrexat – Leucovorin – Thymidin – Bleomycin – Inosin) beim fortgeschrittenen Mundhöhlenkarzinom durch, wobei über Vollremissionen in 30% und Teilremissionen in 50% der Fälle berichtet wird.

Die intraarterielle Applikation kann sehr effektiv sein (z. B. mit Fluorouracil), wird jedoch durch die damit verbundenen technischen Probleme und örtlichen Komplikationen in ihrer praktischen Anwendung beim Hausarzt eingeschränkt.

---

1 European Organisation for Research on Treatment of Cancer

Für den Hausarzt ist die adjuvante Chemotherapie des Mundhöhlenkrebses noch nicht etabliert. Er wird aber mit den Nebenwirkungen einer in der Klinik durchgeführten Therapie konfrontiert. Bei den erwähnten antitumoralen Mitteln sind Fieber, Nausea, Erbrechen, Mukositis, Fingerschwellungen, Hyperkeratose, Lungenfibrose, erhöhte Infektanfälligkeit, unterschiedlich starker Haarverlust und bei Palliativfällen ausgedehnte Nekrosen im Rezidivbereich bei rascher Verschlechterung des Allgemeinbefindens die üblichen kurz- und mittelfristigen Nebenwirkungen.

Weitere Ausführungen zur Chemotherapie sind in Beitrag 2.2 enthalten.

Terminalbehandlung

Deutliche Zeichen der Inkurabilität des Mundhöhlenkrebses sind Infiltration und Spontanperforation der Gesichts- und Halshaut. Heroische und für den Patienten verstümmelnde Eingriffe kommen nicht in Betracht. Dies entspricht der Aufgabe der Nachsorge, wonach das Leben des Krebskranken so zu verlängern ist, daß es sozial akzeptabel ist.

Die wichtigsten Maßnahmen bei der Terminalbehandlung, die möglichst innerhalb der häuslichen Pflege erfolgen soll, betreffen die Hygiene, Schmerzbekämpfung und Ernährung.

Bei Exulzerationen der infiltrierten Haut sind Betadinespülungen und Iruxolverbände empfehlenswert. Wenigstens zweimal am Tage ist der Verbandwechsel durchzuführen, während die Mundhöhle öfters durch Kamillosanspülungen oder Carbadonspray zu reinigen ist. Extra- wie intraoral kann zusätzlich Betadinespray verwendet werden. Betadinegetränkte Verbände sind durch ihre antiseptische und zugleich hautschonende Wirkung schmerzlindernd und desodorierend.

Die Schmerzbekämpfung sollte i. allg. mit Tofranil und Tranquilizern begonnen werden. Alkoholinjektionen in den N. trigeminus oder N. glossopharyngeus wie auch die Durchtrennung von Nervenstämmen sind wegen der kurzen Lebensspanne bei inkurablen Fällen kaum einmal angezeigt.

Die Ernährung kann gelegentlich problematisch werden, wenn eine pernasale Sondenernährung erforderlich ist und diese voraussichtlich länger als zwei Monate dauern wird. Da gewöhnlich Sonden schon nach mehreren Wochen quälende Reizzustände hervorrufen können, empfiehlt sich in diesen Fällen eine Spezialsonde durch ein pharyngeales Stoma. Als Sondennahrung kann z. B. Meritene (Wander) verschrieben werden.

Nachsorge

Bei der Forderung nach einer differenzierten Nachsorge gehen wir von folgender Erkenntnis aus: Die Fünfjahresüberlebensrate bei den T_1- und T_2-Kategorien des Mundhöhlenkrebses liegt bei 65–80%. Der Rest dieser Frühfälle stirbt vorwiegend am Rezidiv. Von 334 Rezidivpatienten starben innerhalb der Fünfjahresgrenze 73% am Rezidiv (rT, rN oder rTrN) (Shah et al. 1976).

Das in Tabelle 5 dargestellte Nachuntersuchungsprogramm hat sich aufgrund eigener langjähriger Erfahrung bewährt.

Tabelle 5. Nachuntersuchungsprogramm beim Mundhöhlenkrebs

Im 1. Jahr	alle 4 Wochen	Lokalbefund; Röntgenlokalbefund nach 6 und 12 Monaten
Im 2. Jahr	alle 8 Wochen	Lokalbefund; Röntgenlokalbefund nach 18 und 24 Monaten, Röntgen: Lunge nach dem 2. Jahr
Im 3. Jahr	alle 8 Wochen	Wie im 2. Jahr
Im 4. und 5. Jahr	4 mal jährlich	Röntgen: Lokalbefund und Lunge wie im 2. Jahr
Nach Ablauf des 5. Jahrs	jährlich einmal	

Invalidisierung und Rehabilitation

Patienten mit Stadiengruppierung I und II sind vornehmlich chirurgische Fälle und daher durchschnittlich zwischen einem halben und einem Jahr arbeitsunfähig. Die prothetische Versorgung ist unmittelbar nach Abschluß der kurativen Behandlung durchzuführen, damit die Arbeitsunfähigkeit wieder erlangt wird. Diese ist schon aus psychologischen Gründen wichtig, weil daraus für den Patienten ersichtlich ist, daß er als geheilt betrachtet wird.

Literatur

Allgöwer M (Hrsg) (1976) Allgemeine und spezielle Chirurgie, 3. Aufl. Springer, Berlin Heidelberg New York

Koch H (1974) Karzinome der Mundhöhle. Forschungsbericht Nr. 2421 des Landes Nordrhein-Westfalen. Westdeutscher Verlag, Opladen Wiesbaden

Kristen K, Singer R (1980, unveröffentlichter Arbeitsbericht) „Prospektive klinische Studie mit sequentieller Kombinationschemotherapie (Vincristin-Methotrexat-Leucovorin-Thymidin-Bleomycin-Inosin) beim fortgeschrittenen Mundhöhlencarcinom"

Lindberg RD, Jesse RH, Fletcher GH (1974) Radiotherapy – Before or after surgery? In: Neoplasia of head and neck. Year Book Medical Publishers, Chicago

Lyall D, Schetlin DF (1958) Cancer of the tongue. Ann Surg 134:313

Micheau C, Gerard-Marchant R, Sancho H, Saravane D (1978) Prognostic des adénopathies cervicales métastatiques en fonction des facteurs anatomo-pathologiques. Nuovo Arch Ital Otol Rinol Laringol 6:5

Osswald H (1970) Synergismus der chemotherapeutischen Wirkung einer Kombination von Thymidin und Endoxan beim Ehrlich-Ascites-Tumor. Z Krebsforsch 74:376

Osswald H (1972a) Überadditiver Synergismus einer Kombination von Cyclophosphamid mit Thymidin, Adenosin oder Uridin bei Transplantationstumoren. Arzneim Forsch 22:1421

Osswald H (1972b) Potenzierung der chemotherapeutischen Wirkung von Vinblastin durch Thymidin. Arzneim Forsch 22:1421

Perez CA, Powers WE (1967) Studies on optimal dose of preoperative irradiation and time for surgery in the cure of a mouse lymphosarcoma. Radiology 89:116

Shah JP, Cendon RA, Farr HW, Strong EW (1976) Carcinoma of the oral cavity: Factors affecting treatment failure at the primary site and neck. Am J Surg 132:504

Southwick HW, Slaughter DP, Trevino ET (1960) Elective neck dissections for intraoral cancer. Arch Surg 80:905

Spiessl B (1966) Plattenepithelkarzinom der Mundhöhle. Thieme, Stuttgart

Wynder L, Bross I, Feldmann R (1957) A study of the etiological factors in cancer of the mouth. Cancer 10:1300

2.4 Schilddrüsentumoren

H. RUDOLPH

Das Schilddrüsenkarzinom ist mit einer Morbiditätsquote von weniger als 1% aller Malignome (Statistisches Bundesamt Wiesbaden) selten.

Ätiologie und Statistik

Die durchschnittlich sehr guten Heilungschancen dieser Tumoren hängen nicht nur von ihrem Ausbreitungsgrad, sondern ganz erheblich von ihrem histologischen Aufbau ab.

Charakteristisch ist dabei der enge Zusammenhang zwischen histologischer Struktur und dem klinischen Verlauf. Leider gab es in der Vergangenheit erhebliche Schwierigkeiten beim Vergleich klinischer Erfahrungsberichte, weil die meist gebräuchlichen histologischen Nomenklaturen sehr unübersichtlich waren und auf klinische Belange wenig Rücksicht nahmen.

Eine von Bokelmann et al. (1970) erarbeitete histologische Klassifizierung versucht, diese besonderen tumorspezifischen Eigenschaften miteinander in Beziehung zu setzen. Sie unterscheidet in Anlehnung an Woolner et al. (1961) (Tabelle 1) 4 Hauptgruppen und ordnet die verschiedenen Malignomtypen anderer Nomenklaturen diesen Hauptgruppen zu (Tabelle 2).

Aus dieser Einteilung lassen sich schematisiert gruppenspezifische Korrelationen zwischen histologischem Befund und klinischem Bild und Verlauf herstellen.

Die gut differenzierten papillären Karzinome sind histologisch oft schwer von nichtkarzinomatösem Schilddrüsengewebe zu unterscheiden, befallen bevorzugt jüngere Patienten, setzen relativ früh lokale Metastasen bei kleinem Primärtumor und haben bei optimaler Behandlung eine gute Prognose. Follikuläre Karzinome, ebenfalls gut differenziert, finden sich häufiger bei älteren Patienten, setzen sehr selten lokale, dagegen frühzeitiger Fernmetastasen in Lunge, Wirbelsäule und Plattenknochen bei noch kleinem Primärtumor und haben ebenfalls bei entsprechender

Tabelle 1. Histologische Klassifikation der Schilddrüsenkarzinome nach Woolner et al. (1961)

---

1. Papilläres Karzinom
2. Follikuläres Karzinom
3. Solides Karzinom mit amyloidem Stroma
4. Anaplastisches Malignom

Tabelle 2. Histologische Einteilung maligner Schilddrüsentumoren. (Nach Bokelmann et al. 1970)

A. Differenzierte epitheliale Tumoren
 1. Papillär wachsendes Adenokarzinom
    - Malignes Papillom (Wegelin)
    - Zystopapilläres Adenom
    - Papilläres Karzinom
    - Sklerosierendes Adenokarzinom
 2. Follikulär wachsendes Adenokarzinom
    - Hürthle-Zelltumor/Onkozytom
    - Wuchernde Struma Langhans
    - Follikuläres Karzinom
    - Metastasierendes Adenom

B. Undifferenzierte epitheliale Tumoren
 1. Solides (medulläres) Karzinom
 2. Anaplastisches Karzinom
    - Riesenzellkarzinom
    - Kleinzelliges Karzinom
    - Polymorphzelliges Karzinom

C. Nichtepitheliale Tumoren
 1. Sarkome
    - Rundzelliges Sarkom
    - Spindelzelliges Sarkom
    - Polymorphzelliges Sarkom
    - Retikulumzellsarkom
 2. Angiozelluläre Sarkome
    - Hämangioendotheliom
    - Lymphangiosarkom

Behandlung eine gute Prognose. Die undifferenzierten Karzinome und Sarkome wachsen vor allem lokal destruierend und infiltrierend und metastasieren relativ spät, bevorzugt in Mediastinum und Lunge. Die Prognose ist, abgesehen von den Tumoren im Frühstadium, schlecht.

Die TNM-Klassifizierung der UICC (1976) erfaßt die unterschiedlichen Tumorausbreitungsstadien (Tabelle 3). Eine Stadieneinteilung wird von der UICC zur Zeit nicht empfohlen, doch reicht für klinische Belange allgemein eine Einteilung in 3 Gruppen aus (Tabelle 4).

Einen international gültigen Lokalisationsschlüssel der Schilddrüse gibt es bislang nicht.

Im Gegensatz zu den meisten anderen Organkrebsen können Patienten mit gut differenzierten Karzinomen des Stadiums II und III in über der Hälfte bzw. einem Drittel der Fälle die Operation länger als 5 Jahre überleben. Die erhöhte Letalität im Stadium II und III geht fast ausschließlich zu Lasten der undifferenzierten Malignome.

Das Verhältnis Frauen zu Männer (3:1) und die Altersverteilung erlauben keine relevanten Aussagen bezüglich Karzinomentstehung oder Überlebenszeit. Es ist lediglich bekannt, daß bei Männern relativ häufiger als bei Frauen ein Karzinom gefunden wird. Die bei über 80% aller Karzinomträger langjährig vorbestehende

Tabelle 3. TNM-Klassifizierung der Schilddrüsentumoren

T_0	Kein tastbarer Tumor
T_1	Ein einzelner Tumor, der auf die Drüse beschränkt ist. Keine Behinderung der Beweglichkeit oder keine Deformierung der Drüse oder normaler Palpationsbefund bei Defekt im Szintigramm
T_2	Multiple Tumoren oder ein einzelner Tumor, der eine Deformierung der Drüse verursacht. Keine Einschränkung ihrer Beweglichkeit
T_3	Der Tumor dehnt sich über die Drüse hinaus aus, was durch ihre Fixierung oder durch die Infiltration benachbarter Strukturen nachgewiesen werden kann
N_0	Keine palpablen Lymphknoten
N_1	Bewegliche, homolaterale Lymphknoten a) Die Lymphknoten werden als nicht befallen betrachtet b) Die Lymphknoten werden als befallen betrachtet
N_2	Bewegliche, kontralaterale oder bilaterale Lymphknoten a) Die Lymphknoten werden als nicht befallen betrachtet b) Die Lymphknoten werden als befallen betrachtet
N_3	Fixierte Lymphknoten
M_0	Keine Fernmetastasen nachweisbar
M_1	Fernmetastasen vorhanden

Tabelle 4. Stadieneinteilung von Schilddrüsentumoren

Stadium I	$T_1-T_3\,N_0 M_0$
Stadium II	$T_x N_1-N_3 M_0$
Stadium III	$T_x N_x M_1$

Struma, insbesondere die Struma nodosa, wird neben dem solitären Adenom der Schilddrüse und der Immunthyreoditis als fakultative Präneoplasie aufgefaßt (Lindsay u. Dailey 1955).

Sorgfältige Beachtung verdienen Patienten, die in ihrer Kindheit oder Jugend wegen einer zervikalen Lymphknoten-Tbc mit Röntgenbestrahlungen behandelt wurden. Bei ihnen kann sich häufiger als bei anderen Kropfträgern nach vielen Jahren und mehreren Jahrzehnten ein Schilddrüsenkarzinom entwickeln (Russel et al. 1963; Refetoff et al. 1975).

Die seit über 35 Jahren angewandte Radiojodtherapie scheint nach bisherigen Analysen keine vermehrte Tumorbildung zu indizieren (Dobyns et al. 1974). Eine weitere sehr genaue Kontrolle dieser Patientengruppe ist jedoch erforderlich.

Diagnose

1. Frühsymptome
   - Rasches Entstehen einer derben oder harten Struma innerhalb von Wochen oder Monaten
   - Rasches Wachstum mit Konsistenzvermehrung von Knoten oder Bezirken in einer langjährig vorbestehenden Struma

2. Spätsymptome
   - Heiserkeit (Rekurrensparese)
   - Luftnot
   - Dysphagie
   - Lokales Druckgefühl oder lokaler Druckschmerz
   - Tastbare uni- oder bilaterale zervikale Lymphknoten
   - Hustenreiz
   - Schmerzen in Wirbelsäule oder Extremitäten (Fernmetastasen)

Die kurzzeitige Entwicklung einer Struma, aber auch langjährig vorbestehende Strumen oder isolierte Knoten lassen Vorsorgeuntersuchungen unbedingt gerechtfertigt erscheinen. Die Rechtfertigung dafür ergibt sich einerseits aus der fast 100%-igen Fünfjahresüberlebenszeit beim früh diagnostizierten und gut differenzierten Karzinom (Stadium I). Andererseits kann der Patient mit einer benignen Struma frühzeitig mit Schilddrüsenhormon behandelt und dadurch die zum späteren Zeitpunkt häufig erforderliche Operation der zu Kompressionserscheinungen führenden unbehandelten Struma vermieden werden.

Die prätherapeutisch erforderlichen diagnostischen Maßnahmen bei Verdacht auf Schilddrüsenkarzinom sind in der Reihenfolge ihrer Bedeutung:

1. Klinische Untersuchung (Palpation!)
2. Röntgenuntersuchungen: Thoraxübersicht, Tracheaspezialaufnahme und Ösophagusbreischluck in je 2 Ebenen, Aufnahmen von Wirbelsäule und Becken bei Verdacht auf Fernmetastasen
3. Radiojodszintigramm (bei Jodblockade evtl. ^{99m}Technetium), bei Verdacht auf Metastasen zusätzlich Ganzkörperszintigramm
4. Bestimmung der Thyreoglobulinantikörper zum Ausschluß einer Thyreoiditis, obwohl Thyreoiditis und Karzinom gleichzeitig vorliegen können
5. Kehlkopfspiegelung (Funktionsprüfung des N. recurrens)
6. Tracheoskopie und Ösophagoskopie bei klinischem oder röntgenologischem Verdacht auf Tumoreinbruch in die Halsorgane
7. Fluoreszenzszintigraphie (Patton et al. 1976)
8. Punktion und zytologische Untersuchung sind bei den bekannten Schwierigkeiten histologischer Untersuchungen selbst größerer Präparate als unsicher einzustufen.

Röntgenuntersuchungen mit jodhaltigen Kontrastmitteln sind *kontraindiziert*. Sie erbringen gegenüber den oben erwähnten diagnostischen Maßnahmen keinen Vorteil, blockieren jedoch die Jodspeicherung von Schilddrüse und Metastasen gut differenzierter Karzinome und verhindern dadurch eine wirksame Radiojodtherapie für Wochen und Monate.

Therapie

Die Behandlung (Operation, Bestrahlung, Schilddrüsenhormone) richtet sich nach dem histologischen Aufbau und der Ausbreitung der Schilddrüsentumoren.

Die gut differenzierten papillären und follikulären Karzinome erfordern unabhängig von Tumorstadium und -ausbreitung die Thyreoidektomie, histologisch nachgewiesene zervikale Lymphknotenmetastasen (Stadium II) eine zusätzliche uni- oder bilaterale selektive Neck-dissection. Nur die radikale Entfernung des gesamten Schilddrüsengewebes schafft die Voraussetzung für eine erfolgreiche gezielte Behandlung verbliebener regionärer oder Fernmetastasen mit ^{131}J, da die Metastasen dieser Karzinome häufig Jod speichern. Je nach Größe des verbliebenen Schilddrüsenrests beträgt die applizierte Dosis 2–3 GBq ^{131}J, entsprechend einer Gewebsdosis von ca. 300–500 Gy. Die Suppressionsbehandlung dieser meist hormonaktiven und dadurch über den Regelkreis Hypophyse-Schilddrüse-Körperperipherie zu beeinflussenden Karzinome mit Thyroxin (T_4) und Trijodthyronin (T_3) in einer Dosis von 200–500 µg (T_4) (wenn möglich unter TRH-Testkontrolle) bzw. 60–100 µg T_3 erweitert das Behandlungsspektrum und ist außerdem auch zur Substitution der athyreoten Patienten erforderlich.

Bei soliden (medullären) und undifferenzierten Karzinomen sowie Sarkomen verspricht die radikale Thyreoidektomie lediglich im Stadium I Aussicht auf Dauerheilung. Die postoperative Nachbestrahlung mit Kobalt-60-γ-Strahlen oder schnellen Elektronen mit Dosen von 60–65 Gy in 6–7 Wochen muß in jedem Fall angeschlossen werden. Überschreitet der Tumor die Organgrenzen oder werden sogar Metastasen nachgewiesen, hat jede „Radikaloperation" nur noch palliativen Charakter. Sie unterstützt jedoch durch eine weitgehende Tumorgewebsreduktion die radiologische Behandlung. In diesen Fällen ist die postoperative Kobalt-60-Teletherapie oder Bestrahlung mit schnellen Elektronen unabhängig vom Stadium die Therapie der Wahl. Sie vermag zwar keine Dauerheilung, aber doch länger andauernde Remissionen zu erzielen. T_4 und T_3 wirken substituierend, können jedoch das Tumorwachstum weder im positiven noch im negativen Sinne beeinflussen.

Die Chemotherapie mit bisher bekannten Zytostatika ergab so schlechte Resultate, daß verbindliche Richtlinien nicht gegeben werden können. Man wird sich zur Chemotherapie nur entschließen, wenn beim differenzierten Schilddrüsenkarzinom alle anderen Therapiemöglichkeiten ausgeschöpft sind und der Tumor trotzdem eine Wachstumstendenz zeigt oder ein anaplastisches, durch lokale Radiotherapie nicht kontrollierbares Karzinom vorliegt. Unter den bisher bekannten Zytostatika erwies sich das Adriamycin als die wirksamste Substanz. Nach Ergebnissen von Gottlieb et al. (1975) führte es in der Dosis von 60–75 mg/m^2 KOF alle 3–4 Wochen bei $^1/_3$ der Patienten zur kompletten oder partiellen Remission. Diese Resultate wurden in Deutschland von Benker et al. (1980) bestätigt. Außerdem liegen Einzelmitteilungen vor über Cisplatin, BCNU, Bleomycin und Cyclophosphamid. Eine Kombination dieser Substanzen mitAdriamycin erbrachte bisher keine besseren Ergebnisse als die Monochemotherapie mit Adriamycin, deshalb gilt diese Substanz bisher als Medikament der 1. Wahl.

Problematisch sind Fälle, in denen bereits ein Tumoreinbruch in die Halsorgane stattgefunden hat. Operation oder Bestrahlung verbieten sich wegen der Gefahr einer unstillbaren Tumorblutung in Trachea, Bronchialsystem oder Mediastinum oder des Auftretens von Ösophagusfisteln oder -perforationen. Ultraradikale Eingriffe unter Mitnahme von Trachea, Ösophagus und Halsgefäßen sind bei den sehr undifferenzierten Tumortypen wenig sinnvoll. Palliativeingriffe (Witzel-Fistel, Tracheotomie) können das Leben der Patienten oft nur um wenige Tage oder Wochen bei Fortdauer der oft unerträglichen Beschwerden verlängern.

Nachsorge

Regelmäßige Nachuntersuchungen aller behandelten Karzinompatienten sind die Voraussetzung für eine frühzeitige Erkennung und Behandlung von Tumorrezidiven. Das Intervall dieser Kontrollen wird durch Karzinomtyp, Tumorstadium und behandlungsbedingte Komplikationen (Hypothyreose, Tetanie, Rekurrensparese) bestimmt. Bestehen bei optimal mit T_4 oder T_3 substituierten Patienten, deren Primärtumor radikal entfernt werden konnte, keine Hinweise auf ein Rezidiv oder Metastasen, sind während der ersten 2 Jahre 3monatliche Kontrollen (Palpation der Halsregion, Röntgenuntersuchung von Thorax und Becken, Blutsenkungsreaktion) ausreichend. Zervikales oder Ganzkörperszintigramm mit ^{131}J bei gut differenzierten Karzinomen sollten halbjährlich nach vorherigem Absetzen der Hormontherapie (2½–3 Wochen) durchgeführt werden. Nach 2jährigem, rezidivfreiem Intervall sind weitere Kontrollen im Abstand von jeweils 6 Monaten ausreichend (Tabelle 5).

Beim Nachweis lokaler Rezidive oder Metastasen gelten die gleichen therapeutischen Richtlinien wie beim unbehandelten Karzinom in seinen 3 Stadien.

Alle Patienten mit einem operativ vollständig entfernten Karzinom im Stadium I (gut differenzierte papilläre und follikuläre Karzinome auch im Stadium II) sind nach Abschluß von Wundheilung, Strahlentherapie und Substitution mit

Tabelle 5. Nachuntersuchungsprogramm bei Schilddrüsentumoren. In 10% der Fälle tritt nach Radiojodtherapie eine Knochenmarksdepression auf, die Leukämierate ist wahrscheinlich erhöht. Bei Kanülenträgern aufgrund beidseitiger Rekurrensparese ist eine HNO-fachärztliche Mitbetreuung erforderlich

1. NU nach 3 Monaten:	Klinische Untersuchung, Labor[b], EKG, Röntgen: Lunge
2. NU nach 6 Monaten:	Klinische Untersuchung, Labor[a], Schilddrüsenszintigramm, Skelettszintigramm, EKG
3. NU nach 9 Monaten:	Klinische Untersuchung, Labor[a]
4. NU nach 12 Monaten:	Klinische Untersuchung, Labor[b], EKG, Röntgen: Lunge, Schilddrüsenszintigramm, Skelettszintigramm
5. NU nach 18 Monaten:	Klinische Untersuchung, Labor[a]
6. NU nach 24 Monaten:	Klinische Untersuchung, Labor[b], EKG, Röntgen: Lunge, Schilddrüsenszintigramm
7. NU nach 30 Monaten:	Klinische Untersuchung, Labor[a]
8. NU nach 36 Monaten:	Klinische Untersuchung, Labor[b], EKG, Röntgen: Lunge, Schilddrüsenszintigramm, Skelettszintigramm
9. NU nach 42 Monaten:	Klinische Untersuchung, Labor[a]
10. NU nach 48 Monaten:	Klinische Untersuchung, Labor[b], EKG, Röntgen: Lunge, Schilddrüsenszintigramm
11. NU nach 54 Monaten:	Klinische Untersuchung, Labor[a]
12. NU nach 60 Monaten:	Klinische Untersuchung, EKG, Röntgen: Lunge, Schilddrüsenszintigramm, Skelettszintigramm
13. NU nach 10 Jahren:	Klinische Untersuchung, Labor[b], EKG, Röntgen: Lunge, Schilddrüsenszintigramm, Skelettszintigramm

[a] BSG, kleines Blutbild, Urinstatus, GOT, GPT, LDH, AP, γ-GT, Kreatinin, Haemoccult, Differentialblutbild, Kalzium, Cholesterin. GOT, GPT nur bei Verdacht, Haemoccult einmal jährlich
[b] BSG, kleines Blutbild, Urinstatus, GOT, GPT, LDH, AP, γ-GT, Kreatinin, Differentialblutbild, Kalzium, Cholesterin, T_3/T_4, Thrombozyten

Schilddrüsenhormon voll arbeitsfähig. Patienten mit gut differenzierten Karzinomen und jodspeichernden Fernmetastasen können unter ständiger Kontrolle und wiederholter Radiojodtherapie, besonders aus psychischen Gründen, durchaus leichte Arbeit verrichten, obwohl eine zeitliche Limitierung besteht. Patienten mit undifferenzierten Karzinomen und Sarkomen der Stadien II und III sind entweder arbeitsunfähig, oder ihre meist eingeschränkte Arbeitsfähigkeit ist bis zum Eintritt der vollständigen Arbeits- und Erwerbsfähigkeit auf wenige Wochen oder Monate beschränkt.

Literatur

Benker G, Dabag S, Hackenberg K, Seeber S, Reinwein D (1980) Adriamycin in der Behandlung metastasierender Schilddrüsenkarzinome. In: Fetzer J, Füllenbach D, Musil J (Hrsg) Adriamycin – Solide Tumoren Hämoblastosen – Neue Möglichkeiten der Chemotherapie, Bd 3. Kehrer, Freiburg

Bokelmann D, Dörr D, Linder F, Oellers B, Röher HD, Rudolph H, Trumm FA (1970) Zur Pathologie und Therapie der Struma maligna. Dtsch Med Wochenschr 95:666

Dobyns BM, Sheline GE, Workman JB, Tompkins EA, McConachey WM, Becker DV (1974) Benign and malignant neoplasms of the thyroid in patients treated for hyperthyroidism. A report of a thyreotoxicosis therapy follow-up-study. J Clin Endocrinol Metab 38:976

Gottlieb JA, Stratton Hill C (1975) Adriamycin (NSC 123 127) therapy in thyroid carcinoma. Cancer Chemother Rep (Part 3) 6:283

Lindsay S, Dailey ME (1955) Malignant lymphoma of the thyroid gland and its relation to Hashimoto disease. A clinical and pathologic study of 8 patients. J Clin Endocrinol Metab 15:1332

Patton JA, Hollifield JW, Brile AB, Lee GS, Patton DD (1976) Differention between malignant and benign solitary thyroid nodules by fluorescent scanning. J Nucl Med 17:17

Refetoff S, Harrison J, Karanfilki BT, Kaplan EL, De Groot LJ, Bekerman C (1975) Continuing occurence of thyroid carcinoma after irradiation to the neck in infancy and childhood. N Engl J Med 292:171

Russel WO, Ibanez L, Clark RL, White EC (1963) Thyroid carcinoma. Classification, intraglandular dissemination and clinicalpathological study based upon whole organ section of 80 glands. Cancer (Philadelphia) 16:1425

Statistisches Bundesamt Wiesbaden (1967) Bevölkerung und Kultur. Reihe 7. Gesundheitswesen. Kohlhammer, Stuttgart

Taylor SG (1979) Salivary gland and thyroid cancers. In: Pinedo HM (ed) Cancer chemotherapy, EORTC Cancer therapy annual 1. Excerpta Medica, Amsterdam Oxford, p 257

Deutschsprachiger TNM-Ausschuß (1976) TNM-Klassifizierung der malignen Tumoren und allgemeine Regeln zur Anwendung des TNM-Systems. Springer, Berlin Heidelberg New York

Woolner LB, Beahrs OH, Black BM, McConnattey WM, Keating FR (1961) Classification and prognosis of thyroid carcinoma. J Surg 102:354

2.5 Tumoren der Brustdrüse

G. OTT

Statistik und Prognose

Brustkrebs ist in vielen Ländern der häufigste Krebs bei Frauen. In der Todesursachenstatistik rangiert er in der Bundesrepublik Deutschland nach dem Magenkrebs und dem Gebärmutterkrebs an 3. Stelle. Jeder 8. Krebssterbefall bei Frauen ist durch Brustkrebs bedingt. Trotz Fortschritten in der Therapie nimmt die Gefährdung, an Brustkrebs zu erkranken und zu sterben, weiterhin zu. Das Risiko steigt ab dem 30.–35. Lebensjahr mit zunehmendem Alter. Es gibt keinen Hinweis dafür, daß der Brustkrebs durch das Klimakterium begünstigt wird. Derzeit leben in der Bundesrepublik Deutschland schätzungsweise 160 000 an Brustkrebs operierte Frauen; jährlich ist mit 15 000 Neuerkrankungen zu rechnen. Etwa 1% aller Brustkrebserkrankungen betrifft Männer. Nur 1–2% aller Fälle sind Sarkome; fast ausschließlich handelt es sich um Karzinome mit sehr unterschiedlichen histologischen Formen, Malignitätsgraden und sehr unterschiedlicher Prognose.

In den frühen Ausbreitungsstadien dieses Organkrebses können wir heute von 5 kranken Frauen 4 endgültig heilen. Beim Nachweis von regionalen Metastasen gelingt eine Fünfjahresheilung noch bei jedem 2. Erkrankungsfall. Kommen die Frauen erst beim Nachweis von Fernabsiedlungen zur Behandlung, dann haben sie zahlenmäßig keine nennenswerten Dauerheilungschancen mehr (Abb. 1). Insgesamt wird heute jede 2. Frau vom Brustkrebs geheilt. Bei einer Verbesserung der Früherkennung und damit häufigeren Frühbehandlung und bei konsequenter Wahrnehmung der Therapiechancen in der Krebsnachsorge ist es heute schon

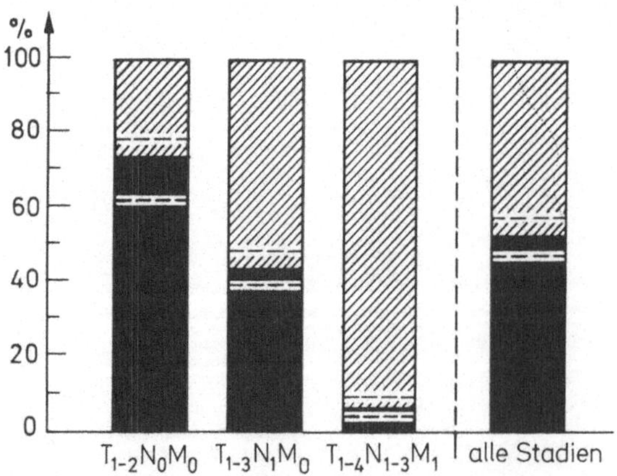

Abb. 1. Fünfjahresüberlebensraten von Brustkrebspatientinnen bei verschiedenen Ausbreitungsgraden der Geschwulst

Tabelle 1. TNM-Klassifikation beim Brustkrebs

T_{is}	Präinvasives Karzinom (Carcinoma in situ); nicht infiltrierendes intraductales Karzinom oder Morbus Paget[a] der Mamille ohne nachweisbaren Tumor
T_0	Kein Tumor in der Brust nachweisbar
T_1	Der Tumor mißt in seiner größten Ausdehnung 2 cm oder weniger a) Keine Fixierung an der darunterliegenden Pectoralisfascie und/oder Muskel b) Fixierung an der darunterliegenden Pectoralisfascie und/oder Muskel
T_2	Der Tumor mißt in seiner größten Ausdehnung mehr als 2 cm, aber unter 5 cm[b] a) Keine Fixierung an der darunterliegenden Pectoralisfascie und/oder Muskel b) Fixierung an der darunterliegenden Pectoralisfascie und/oder Muskel
T_3	Der Tumor mißt in seiner Ausdehnung mehr als 5 cm a) Keine Fixierung an der darunterliegenden Pectoralisfascie und/oder Muskel b) Fixierung an der darunterliegenden Pectoralisfascie und/oder Muskel
T_4	Tumor jeglicher Größe mit Infiltration in die Brustwand oder Haut a) Fixierung an der Brustwand b) Mit Armödem, mit Infiltration oder Ulceration der Haut (einschl. Apfelsinenhaut) oder mit Satellitenmetastasen in der Brust c) T_{4a} und T_{4b} kombiniert
N_0	Keine palpablen, homolateralen, axillären Lymphknoten
N_1	Tastbare, bewegliche, homolaterale, axilläre Lymphknoten a) Die Lymphknoten werden als nicht befallen betrachtet b) Die Lymphknoten werden als befallen betrachtet
N_2	Homolaterale, axilläre Lymphknoten, die untereinander oder an andere Strukturen fixiert sind
N_3	Homolaterale, supra- oder infraklavikuläre Lymphknoten oder ein bestehendes Armödem[c]

Fernmetastasen

M_0	Keine Fernmetastasen nachweisbar
M_1	Fernmetastasen sind vorhanden, einschließlich tumoröser Hautfiltrationen außerhalb des Brustdrüsenbereiches

Stadieneinteilung

Stadium I	T_{1a}	N_0	oder N_{1a}	M_0
	T_{1b}	N_0	oder N_{1a}	M_0
Stadium II	T_0	N_{1b}		M_0
	T_{1a}	N_{1b}		M_0
	T_{1b}	N_{1b}		M_0
	T_{2a}	N_0	oder N_{1a}	M_0
	T_{2b}	N_0	oder N_{1a}	M_0
	T_{2a}	N_{1b}		M_0
	T_{2b}	N_{1b}		M_0
Stadium III	Jedes T_3	Mit jedem N		M_0
	Jedes T_4	Mit jedem N		M_0
	Jedes T	Mit N_2		M_0
	Jedes T	Mit N_3		M_0
Stadium IV	Jedes T	jedes N	mit	M_1

[a] Der M. Paget, kombiniert mit einem nachweisbaren Tumor, wird entsprechend der Größe der Tumors klassifiziert

[b] Einbeziehungen der Haut oder eine Einziehung der Mamille oder andere Hautveränderungen außer denjenigen, die unter T_{4b} aufgeführt sind, können in T_1, T_2 oder T_3 vorkommen, ohne die TNM-Klassifizierung zu beeinflussen

[c] Das Armödem kann durch lymphatische Obstruktion (Abflußhindernis) verursacht werden; Lymphknoten brauchen dabei nicht palpabel zu sein

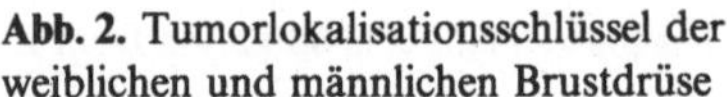

Abb. 2. Tumorlokalisationsschlüssel der weiblichen und männlichen Brustdrüse

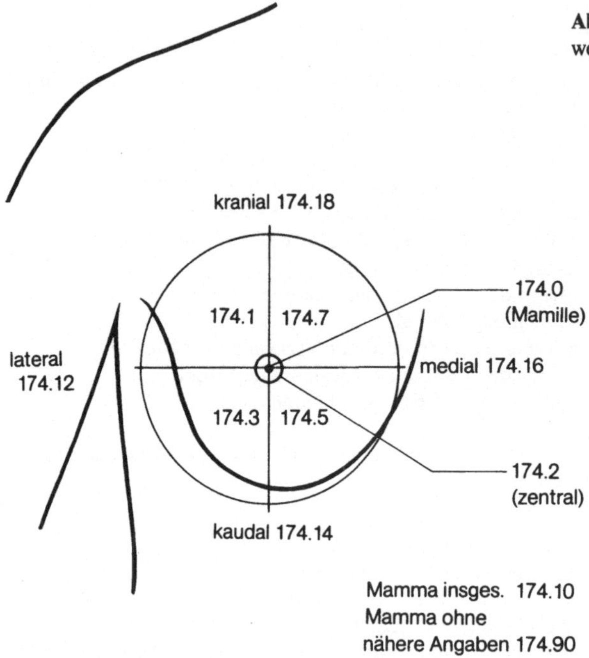

möglich, ohne sonstige Therapieverbesserungen $^2/_3$–$^3/_4$ aller Brustkrebserkrankungen zu heilen.

Die Tumorausbreitung wird nach dem TNM-System klassifiziert (Tabelle 1). Die Zusammenfassung von mehreren TNM-Tumorformeln zu sog. Stadien ist international verbindlich festgelegt. Der internationale Lokalisationsschlüssel bedarf beim Brustkrebs der Ergänzung; die in Abb. 2 angegebenen Schlüsselzahlen ergänzen bereits die international gültigen Schlüsselzahlen entsprechend den klinischen Bedürfnissen. Die bevorzugte primäre Krebslokalisation im oberen äußeren Quadranten der Brustdrüse ist bedingt durch die mit zunehmendem Alter vermehrte Lokalisation des Brustdrüsengewebes (bezogen auf die Mamille) in diesem Quadranten. Tatsächlich hat jede Zelle der Brustdrüse unabhängig von ihrer Lokalisation das gleiche Risiko zur malignen Entartung. Die Prognose, die Metastasierungshäufigkeit, nicht aber die Metastasierungswege des Brustkrebses sind von der Morphologie dieser Geschwülste, nicht von der Lokalisation der Primärgeschwulst (Abb. 2) abhängig. So haben beispielsweise medial lokalisierte Primärgeschwülste im Vergleich zur lateralen Lokalisation gleich häufig axilläre Lymphknotenmetastasen und dieselben Heilchancen bei gleicher Operationstechnik.

Diagnose

Selbstbeobachtung, Vorsorgeuntersuchung und Diagnose

Die Selbstbeobachtung der Frauen, ergänzt durch ärztliche Vorsorgeuntersuchungen, soll die Früherkennung des Brustkrebses und damit dessen Heilungschancen verbessern. Durch wiederholte Aufklärung und Gesundheitserziehung werden die

Tabelle 2. Warnzeichen für Brustkrebs bei der Inspektion

1. Unterschiedliche Größe und Form der Brustdrüsen
2. Unterschiedlicher Stand der Mamillenhöhe bei hängenden oder erhobenen Armen bzw. unterschiedliche Beweglichkeit der Brustdrüsen bei dieser Bewegung
3. Eingezogene Brustwarzen
4. Einziehung der Haut über der Brustdrüse bei hängenden oder erhobenen Armen
5. Entzündliche, ekzematöse oder geschwürige Veränderungen im Bereich der Brustwarze oder der Haut über der Brustdrüse

Tabelle 3. Warnzeichen bei der palpatorischen Untersuchung der Brust

1. Jeder tastbare Tumor oder diffuse Resistenzvermehrung. Besonders verdächtig sind unregelmäßig begrenzte, gegenüber der Haut oder der Pectoralisfascie wenig verschiebliche Verhärtungen. – Beim Versuch, zwischen zwei Fingern die Haut über einer Resistenz zu falten, wird diese, bedingt durch Tumorfixationen an der Haut, eingezogen [Plateauzeichen oder Retraktionszeichen (Abb. 3)]
2. Tastbare vergrößerte Lymphknoten im regionalen Lymphabflußgebiet der Axilla und des Pectoralisrands
3. Eine abnorme Sekretion aus der Mamille. Besonders fleischfarbene und blutige Sekrete sind karzinomverdächtig

Frauen zu regelmäßigen Selbstbeobachtungen angehalten, die der Erkennung der häufigsten Krebswarnzeichen dienen. Ärztliche Vorsorgeuntersuchungen ergänzen die Selbstbeobachtung, sie dienen ebenfalls der Anleitung der Frauen zur Selbstbeobachtung, zum anderen dienen sie der Erkennung und diagnostischen Abklärung von Warnzeichen, die bei der Inspektion und Palpation der Frau selbst oder dem Arzt aufgefallen sind (Tabellen 2 und 3). Die ärztliche Untersuchung sollte möglichst bei stehender Patientin und nicht im Sitzen oder Liegen erfolgen.

Die Seitwärtshochführung der gestreckten Arme dient zum Erkennen einer unterschiedlichen Verschieblichkeit der Brustdrüse, von Einziehungen bzw. Vorwölbungen. Die Patientin wird danach aufgefordert, ihre Arme locker in den Hüften abzustützen (zur Entspannung der Pectoralismuskulatur). Die Brustdrüsen, die Achselhöhlen, der Rand der Pectoralismuskulatur und die Supraclaviculagruben werden nunmehr mit der flach aufgelegten Hand abgetastet und danach zwischen Daumen und Zeige- bzw. Mittelfinger durchgetastet. Abschließend wird geprüft, ob sich aus der Brustwarze ein Sekret ausstreichen läßt. Bedingt durch eine Hautfixation am Tumor, ist eine Einziehung zu beobachten beim Versuch, die Haut zwischen zwei Finger über dem Tumor zu falten (Plateau-Zeichen, Abb. 3).

Bei allen diagnostizierten Warnzeichen muß unverzüglich die weitere Klärung, möglichst durch eine Probeentnahme mit histologischer Untersuchung, herbeigeführt werden. Allein der feingewebliche Befund gibt bislang dem Arzt die ausreichende Sicherheit für die weitere Behandlung. Alle anderen Methoden der Brustdrüsendiagnostik haben zu hohe Quoten von Fehldiagnosen. Die Indikation für eine Mammographie sollte heute die Richtlinien, wie sie eine Kommmission der Deutschen Krebshilfe interdisziplinär festgelegt hat (Tabelle 4), befolgen. Mit Hilfe der Mammographie werden Frühdiagnosen gestellt, welche durch Inspektion und Palpation allein, besonders bei voluminösen Brüsten, nicht möglich wären.

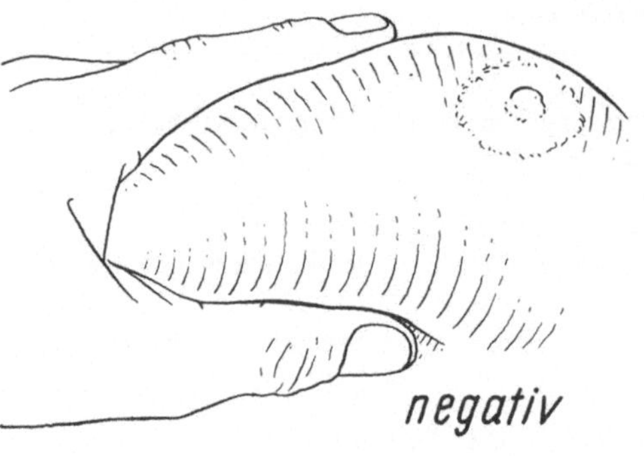

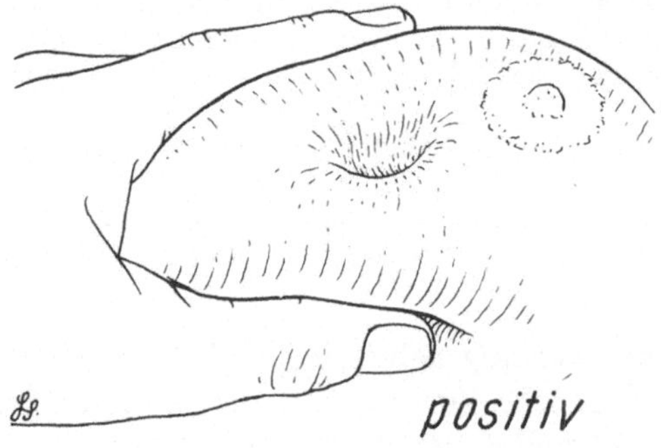

Abb. 3. Plateauzeichen

Daneben verbessern sich stetig die technischen Möglichkeiten, die Sonographie zur Früherkennung des Brustkrebses einzusetzen.

Bei dringendem Verdacht auf eine zystische Veränderung kann die Probepunktion mit Absaugen des Zysteninhalts und zytologischer Untersuchung gelegentlich die Exstirpation des Herds vermeiden helfen. Hierbei ist aber zu beachten, daß auch zystische Veränderungen ein Mammakarzinom maskieren können. Ist eine gute zytologische Diagnostik durchführbar, dann kann gelegentlich einmal die Nadelbiopsie, bei entsprechender Ausrüstung auch mit Hilfe einer röntgenologisch kontrollierten stereotaktischen Punktion, bei der Abklärung eines suspekten mammographischen Befunds helfen.

Die Lymphographie, die Thermographie und szintigraphische Untersuchungen sind, soweit sie finanziell, apparativ und personell möglich sind, als Zusatzuntersuchungen zu werten. Die Ultraschalldiagnostik kann helfen, solide gegenüber zystischen Herden zu differenzieren. Für die Vorsorgeuntersuchung sind alle diese Methoden, ebenso wie die Computertomographie, meist zeitlich aufwendig, kostspielig und in ihrem Aussagewert unsicher. Die Elektrophorese, Bestimmungen der Eisen- und Kupferwerte im Serum, die Vielzahl der biophysikalischen, biochemischen „Krebstests", serologische und andere Untersuchungsmethoden allein oder in den verschiedenartigsten Kombinationen bringen auch keine ausreichende Diagnosesicherung. Auch die immunologischen Untersuchungsmethoden haben uns bislang keinen nennenswerten Fortschritt gebracht.

Tabelle 4. Empfehlungen zur Mammographie (Kommission der Deutschen Krebshilfe e.V. 1979)

1. Bei *Frauen mit verdächtigen Veränderungen* (Knoten, Einziehung der Haut oder der Brustwarze, Absonderungen aus der Brustwarze, umschriebene Schmerzen) muß umgehend eine Abklärung durch Mammographie oder durch weitere entsprechende Maßnahmen (einschließlich der Probeexstirpation) erfolgen. Hierbei ist die Strahlenbelastung angesichts des Risikos einer zu späten Diagnose und Behandlung unerheblich

2. Bei *Frauen ohne verdächtige Veränderungen* kann unter Berücksichtigung der Empfehlung der Internationalen Strahlenschutzkommission von 1977 die Mammographie bei den Vorsorgeuntersuchungen ab dem 40. Lebensjahr durchgeführt werden. Das Untersuchungsintervall muß aufgrund der erhobenen Befunde festgelegt werden. Das übliche Intervall soll etwa 2 Jahre betragen. Ab dem 50. Lebensjahr können einjährige Intervalle eingehalten werden, falls dies ärztlicherseits für erforderlich gehalten wird

3. Bei *Frauen mit erhöhtem Brustkrebsrisiko* ist die Mammographie auch in jüngeren Altersgruppen bzw. mit kürzeren Intervallen angezeigt. Ein erhöhtes Brustkrebsrisiko ist anzunehmen bei Frauen,
   – die wegen einer Krebserkrankung der anderen Brust behandelt worden sind,
   – die aufgrund eines mammographischen oder feingeweblichen Untersuchungsergebnisses ein erhöhtes Krebsrisiko erwarten lassen.
   Weitere Risikofaktoren, insbesondere Brustkrebserkrankungen in der nächsten Blutsverwandtschaft, werden noch diskutiert, weil sie noch nicht ausreichend gesichert sind

4. Eine *Basismammographie* kann als einmalige Untersuchung etwa ab dem 30. Lebensjahr vorgenommen werden. Sie kann bei späteren Untersuchungen als Vergleich dienen. Das Basismammogramm könnte außerdem später eine Bedeutung bei der radiologischen Aufdeckung von Risikofaktoren erlangen

5. Der untersuchende Arzt muß über ausreichende Erfahrungen in der Durchführung und der Auswertung der Mammographie verfügen. Außerdem sind Qualitätskontrollen zur Überprüfung der apparatetechnischen Bedingungen und der Erkennbarkeit der krankhaften Befunde erforderlich. Die mittlere Gewebedosis in der untersuchten Brust soll nicht mehr als 10–20 mGy betragen[a]

[a] Die Kommission hat keine Bedenken gegen Reihenuntersuchungen an wissenschaftlich ausgerichteten Zentren, die auf diesem Sektor besonders ausgewiesen sind, wenn die unter Punkt 5 angegebenen Dosen unterschritten werden

Therapierichtlinien

Gutartige Geschwülste

Auch benigne Tumoren der Brustdrüse sollten operativ entfernt werden; es sind meist fakultative Präneoplasien. Grundsätzlich gilt, daß nur ein histologisch abgeklärter Untersuchungsbefund die Grundlage weiterer therapeutischer Maßnahmen sein kann.

Bei einer Mammafibrose und bei nicht proliferierenden zystischen Mastopathien ist nur selten die Indikation zur teilweisen oder totalen Entfernung der Brustdrüse gegeben. Bekanntermaßen relativ häufig zum Karzinom führende Präneoplasien zwingen aber zu regelmäßigen Kontrolluntersuchungen dieser Risikopatienten. Hierzu zählen das Carcinoma lobulare in situ, die Milchgangspapillomatose und die Mastopathien mit stärkeren Epithelproliferationen. Bei diesen Frauen ist die Indikationsstellung zur Mammographie (Tabelle 4) großzügiger zu stellen.

Bei anhaltend starken Beschwerden, bei zunehmenden oder vielfältigen Geschwulstbildungen, ist bei diesen Frauen eine subkutane Exstirpation des Drüsen-

Tabelle 5. Nachuntersuchungsprogramm bei histologisch gesicherten fakultativen Präneoplasien der Brustdrüse[a]

1. NU nach 3 Monaten	Klinische Untersuchung
2. NU nach 6 Monaten	Klinische Untersuchung, Mammographie
3. NU nach 12 Monaten	Klinische Untersuchung, Mammographie, gynäkologische Untersuchung
4. NU nach 18 Monaten	Klinische Untersuchung
5. NU nach 24 Monaten	Klinische Untersuchung, Röntgen: Lunge, Mammographie, gynäkologische Untersuchung
6. NU nach 36 Monaten	Klinische Untersuchung, Mammographie, gynäkologische Untersuchung
7. NU nach 48 Monaten	Klinische Untersuchung, Mammographie
8. NU nach 60 Monaten	Klinische Untersuchung, Mammographie, Röntgen: Lunge
9. NU nach 10 Jahren	Klinische Untersuchung, Mammographie, Röntgen: Lunge, gynäkologische Untersuchung

[a] Laboruntersuchungen werden nur bei Verdachtsmomenten angeordnet, die 1. Mammographie sollte innerhalb des 1. halben Jahres vorgenommen werden, um den Bezirk der vorangegangenen Probeexzision zu kontrollieren, das Untersuchungsprogramm schließt die gynäkologische Vorsorge mit ein. Es werden nur die Patienten in dieses Nachuntersuchungsprogramm aufgenommen, bei denen eine histologisch nachgewiesene Risikobelastung vorliegt

körpers, kombiniert mit einer autoplastischen Aufbauplastik oder mit der Implantation einer alloplastischen Prothese, in Erwägung zu ziehen. Als Alternative, insbesondere bei älteren Patienten, ist die prophylaktische beidseitige Mastektomie zur Wahl zu stellen, wenn man es nicht bei strengen halbjährlichen Kontrolluntersuchungen belassen möchte, wofür wir ein „standardisiertes diagnostisches Programm" erarbeitet haben (Tabelle 5).

Operative Therapie. Dauerhafte und hohe Heilerfolge bringen beim Brustkrebs allein ausreichend radikale Operationsmethoden. Die Operationstechniken wurden mit Hilfe umfangreicher, fundierter pathomorphologischer Untersuchungen über die Wuchsformen und Metastasierungswege dieses Organkrebses entwickelt. Bislang sind hier alle reduzierten, auf die Organerhaltung zielenden Operationsverfahren umstritten und verpflichten als nicht ausreichend wissenschaftlich begründete Versuche den Operateur zu häufigen, gewissenhaften Nachsorgeuntersuchungen und Aufklärung der Patienten über das hier zu bedenkende zusätzliche Risiko.

Gemessen an der Zehnjahresheilziffer, haben solche reduzierten Operationstechniken trotz Einsatz von adjuvanter Chemotherapie und Strahlentherapie zweifelsohne geringere Dauerheilchancen. Die Strahlentherapie und Chemotherapie beim Brustkrebs können bislang nur als zur Operation zusätzliche Behandlungsverfahren angesehen werden. Allein können durch sie keine Dauerheilungen erzielt werden.

Die axilläre Metastasierung ist auch bei einem relativ kleinen Primärtumor bereits so häufig, daß eine Belassung der axillären Lymphknoten in keinem Falle zu vertreten ist. Der präoperative Tastbefund der Axilla und der intraoperative Befund dieser Lymphknoten sind unzulänglich: bei rund $^1/_3$ der Fälle sind vergrößerte Lymphknoten nicht metastatisch durchsetzt und bei rund $^1/_3$ der unverdächtig erscheinenden Lymphknoten lassen sich mikroskopisch metastatische Absiedlungen diagnostizieren. Die Entfernung der axillären Lymphknoten ist deshalb bei jeder Radikaloperation des Brustkrebses zu fordern.

Die Mitnahme der Pectoralismuskulatur in Frühstadien (T_1 und T_2) ohne Fixation des Tumors an der Muskelfaszie ist nicht begründet. In solchen Fällen kann man die Pectoralismuskulatur belassen. Bei jedem suspekten axillären Befund sollte aber zumindest der M. pectoralis minor entfernt werden, auch wenn der M. pectoralis major belassen wird. Die Radikalität der Lymphknotenausräumung entlang dem Gefäß- und Nervenband zwingt zu diesem Vorgehen, das technisch leicht eine ausreichende Übersicht in diesem Operationsgebiet sicherstellt. Hierbei ist histologisch den medialsten Lymphknoten am sog. Venenwinkel besondere Beachtung zu zollen; sie sollten gesondert gekennzeichnet dem Pathologen zugeführt werden.

Nur bei einer nachgewiesenen Fernmetastasierung, die im Gesamtkrankheitsbild vorrangig geworden ist, und evtl. einmal bei hohem Operationsrisiko sollte man sich auf die Mastektomie ohne Ausräumung der axillären Lymphknoten beschränken.

Strahlentherapie. Beim Brustkrebs ist neben der Operation die *Strahlenbehandlung* als weitest geübte zusätzliche Krebsbehandlung zu nennen. Ihr fehlt jedoch bis heute, obwohl sie seit 80 Jahren geübt wird, der statistisch gesicherte Nachweis, daß sie ergänzend zur Operation als prophylaktische Strahlenbehandlung die Heilchancen verbessert. Sie sollte deshalb vorwiegend beim Nachweis verbliebener Geschwulstzellen, die sich operativ nicht entfernen lassen, lokal und hoch dosiert in Einsatz kommen. Wir empfehlen die Nachbestrahlung nicht, wenn die axillären Lymphknoten (histologisch untersucht) nicht befallen sind. Dagegen setzen wir die prophylaktische Nachbestrahlung noch ein, wenn eine axilläre Metastasierung nachgewiesen ist und wenn Metastasen in den „entfernteren regionalen Lymphknoten" wahrscheinlich sind.

Eine Metastasierung in die retrosternalen und supraclaviculären Regionen erfolgt erst, wenn die primäre axilläre Lymphfilterung durchbrochen ist, das gilt auch für Primärtumoren in den medialen Segmenten der Brustdrüse. Eine primäre retrosternale oder hepatogene Metastasierung bei dieser Lokalisation ist allerdings anatomisch möglich und theoretisch denkbar. Für die Nachbestrahlung selbst empfehlen wir, das Operationsgebiet und die Axilla nicht in das Bestrahlungsfeld einzubeziehen, um dem Chirurgen die hier anzustrebenden lokalen Rezidivoperationen nicht zu erschweren.

Allein die supraclaviculären und parasternalen Felder, also die Regionen, welche der Operateur nur selten operativ angeht, werden prophylaktisch bestrahlt. Wir empfehlen eine Bestrahlung der supra- und infraclaviculären Lymphabflußwege über ventrale und dorsale Felder mit Kobalt-60-γ-Strahlen oder ultraharten Röntgenstrahlen bis zu einer Gesamtdosis von 45–60 Gy in 5–6 Wochen, sowie eine Bewegungsbestrahlung der Parasternalregion mit Kobalt-60-γ-Strahlen oder hochenergetischen Elektronen bis zu einer Referenzdosis von 50–60 Gy im selben Zeitraum. Mit Hilfe der Strahlentherapie können zudem auch inoperable Metastasen und Rezidive beeinflußt, vereinzelte Tumorherde gelegentlich auch langfristig beherrscht werden. Zahlreiche tumorbedingte Komplikationen, insbesondere aber schwer zu beeinflussende Schmerzen, können mit Hilfe der Strahlentherapie häufig beseitigt oder gemindert werden. Eine eventuelle Bestrahlung der Thoraxwand sollte großflächig mit tangentialen Feldern oder mit Elektronentherapie erfolgen; Gesamtdosen 45–60 Gy in 5–6 Wochen.

Chemotherapie. Im Verlauf des vergangenen Jahrzehnts konnte für das disseminierte Mammakarzinom eine palliative, stadiengerechte, einigermaßen schematisierte internistische Behandlung entwickelt werden. Sie erfolgt entweder als additive Hormontherapie oder antineoplastische Chemotherapie. Remissionsdauer und -qualitäten sind in beiden Verfahren gleich, der Remissionseintritt ist in der Regel unter einer Chemotherapie schneller, die Remissionsraten hängen vom Hormonrezeptorenstatus ab. Die Chemotherapie ist im Gegensatz zur Hormontherapie besonders durch ihre Nebenwirkungen belastet. Die Entscheidung für die jeweilige Behandlungsform ist seit einigen Jahren durch die Bestimmung der Hormonrezeptoren im Tumorgewebe wesentlich erleichtert worden. Hierin liegt ein wesentlicher Fortschritt für die individuelle Tumorbehandlung. So muß die Hormonabhängigkeit des Tumors nicht mehr nachträglich aus dem Behandlungsergebnis geschlossen werden. Man vermeidet unnötige und belastende Behandlungen. Im Gegensatz zu den Ergebnissen der Hormontherapie sind die der Chemotherapie weitgehend unabhängig vom Alter der Patientinnen und der Dauer des rezidivfreien Intervalls. Auch hat der Metastasierungstyp einen geringeren Einfluß auf die Chemotherapie als auf die Hormontherapie. Es ist zweifelsfrei erwiesen, daß im Durchschnitt 60–70% aller behandelten Frauen mit objektiv meßbaren Rückbildungen der Metastasen und subjektiver Besserung (Schmerzlinderung, Aktivitätssteigerung) von der Chemotherapie profitieren. Sie wird in der Regel nur noch als Polychemotherapie durchgeführt. Es existieren sehr viele Variationen mit vergleichbarer Wirkung, aber erheblich unterschiedlicher Toxizität.

Sehr weit verbreitet, in der Regel gut verträglich und damit auch ambulant applizierbar ist eine Kombination aus Cyclophosphamid, Amethopterin und Fluorouracil, das CMF-Schema (Bonadonna et al. 1974) (Tabelle 6). Nachdem in einer Studie der SAKK (Brunner et al. 1973) nachgewiesen wurde, daß das subjektiv gut verträgliche Chlorambucil in der Kombination mit anderen Zytostatika dem Cyclophosphamid bezüglich des antineoplastischen Effektes gleichzusetzen ist, wurde es an Stelle des Cyclophosphamid für dieses Dreierschema empfohlen (Senn 1979) (LMF-Schema).

Unter den aggressiveren Therapieschemata des Mammakarzinoms sind die Kombinationen mit Adriamycin zu nennen. Ein Beispiel hierfür ist das VAC-Schema (Tabelle 7). Es bietet gegenüber dem CMF-Schema den Vorteil, daß sich die

Tabelle 6. CMF-Schema zur Behandlung des Mammakarzinoms. (Aus Bonadonna et al. 1974)

Zytostatikum	mg/m² KOF	Applikation	Tage
Cyclophosphamid	100	Oral	1–14
Amethopterin	40 (30)	Intravenös	1 und 8
Fluorouracil	600 (400)	Intravenös	1 und 8
Fortsetzung nach einer Pause von 2 Wochen			

Tabelle 7. Kombination von Adriamycin, Vincristin und Cyclophosphamid zur Behandlung des Mammakarzinoms. (Aus Mayr et al. 1979)

Zytostatikum	mg/m² KOF	Applikation	Tage
Vincristin	1	Intravenös	1
Adriamycin	50	Intravenös	1
Cyclophosphamid	150	Oral	2–6
Nach 6 Zyklen evtl. Umstellung auf CMF-Schema			

Behandlung nur auf wenige Tage beschränkt. Auch diese Therapie ist im Prinzip ambulant möglich. Wegen der kumulativen Toxizität wird nach 6 Zyklen auf eine CMF-Kombination umgesetzt, in der das Cyclophosphamid jedoch nur an 5 Tagen gegeben wird (Tabelle 7).

Parallel zur Chemotherapie erfuhr auch die Hormontherapie eine weitere Entwicklung. Dank neuer Medikamente mit gleich guter antineoplastischer Wirkung, aber geringeren Nebeneffekten und der Möglichkeit guter Hormonrezeptoranalyse kann man von einer Renaissance der Hormontherapie in den letzten Jahren sprechen. Unter den Medikamenten ist an erster Stelle das Tamoxifen zu erwähnen, das in der Tagesdosis von 20–30 mg oral als Dauertherapie gegeben wird.

Bei Resistenz gegenüber einem der genannten Therapieverfahren stehen mehrere Alternativprogramme zur Verfügung, die noch eine langfristige, sich oft über mehrere Jahre hinziehende Behandlung ermöglichen. Hierzu sind neue, noch weitgehend experimentelle Substanzen wie auch schon seit vielen Jahren bekannte, aber gewissermaßen neu entdeckte Zytostatika (Mitomycin C) oder Hormone, die in höherer Dosis gegeben werden können (z. B. Clinovir) zu rechnen.

Unter Berücksichtigung verschiedener prognostischer Faktoren, wie Alter, Menopausenstatus, Hormonrezeptorenanalyse, Dauer des rezidivfreien Intervalls, Metastasierungstyp u. a. (Tabelle 8) (Nagel u. Wander 1981) ist es möglich geworden, eine weitgehend individuelle internistische Behandlung der an einem Mammakarzinom erkrankten Frau durchzuführen. Hierin liegt ein wesentlicher Fortschritt in der Behandlung des Mammakarzinoms.

Man wird bei älteren Frauen mit einem langen rezidivfreien Intervall sowie einer Skelett- oder Weichteilmetastasierung die Hormontherapie bevorzugen. Im Falle einer viszeralen Metastasierung (Lunge, Leber), besonders bei jüngeren Frauen in der Prämenopause, deren Tumoren häufig hormonrezeptorarm sind, wird man in der Regel nicht auf die primäre Chemotherapie verzichten können (Abb. 4).

Die Verbesserung der therapeutischen Möglichkeiten des metastasierten Mammakarzinoms führten besonders vor dem Hintergrund der bekannten ungünstigen Prognose dieses Tumors zum Versuch der adjuvanten Chemotherapie. Beim Nachweis positiver axillärer Lymphknoten haben die Frauen 5 Jahre nach radikaler Mastektomie noch eine Überlebenschance von 46,5%, nach 10 Jahren nur noch von 24,9%. Wenn mehr als 4 Lymphknoten befallen sind, verschlechtert sich diese Prognose weiter (Fisher et al. 1975a). 1975 erstmalig vom National Surgical Adjuvant Breast Cancer Project (NSABP) (Fisher et al. 1975b) und 1976 von der

Tabelle 8. Prognosefaktoren, die den Verlauf eines Mammakarzinoms spontan und unter Therapie sicher beeinflussen. (Nach Nagel u. Wander 1981)

Gute Prognose	Schlechte Prognose[a]
1. Östrogenrezeptoren+, Progesteronrezeptoren+	1. Rezeptoren negativ
2. Metastasierungstyp: lokale Weichteile, Knochen ipsilateraler Pleuraerguß	2. Gemischte oder viszerale Metastasierung (z.B. Leber-, Hirnmetastasen)
3. Langsames Tumorwachstum	3. Rasches Tumorwachstum
4. Medulläres Mamma-Ca	4. Inflammatorisches Mamma-Ca.
5. Freies Intervall >2 Jahre	5. Freies Intervall <2 Jahre
6. Zeitpunkt der Metastasierung >5 Jahre postmenopausal	6. Nach der Postmenopause
7. Guter Allgemeinzustand, ambulant (Karnofsky-Index >70)	7. Schlechter Allgemeinzustand, Gewichtsverlust, Fieber, Bettlägerigkeit
8. Laborwerte normal	8. BSG und CEA sehr hoch, Panzytopenie, Hyperprolaktinämie
9. Kein familiäres Mamma-Ca.	9. Familiäres Mamma-Ca.
10. Keine Vorbehandlung mit Hormon- bzw. Chemotherapie	10. Vorbehandlung mit Hormon- bzw. Chemotherapie, ausgedehnte Vorbestrahlung

[a] Wird eines der Merkmale 1–4, werden mindestens 2 der Merkmale 5–10 erhoben, muß die Patientin als prognostisch ungünstig eingestuft werden

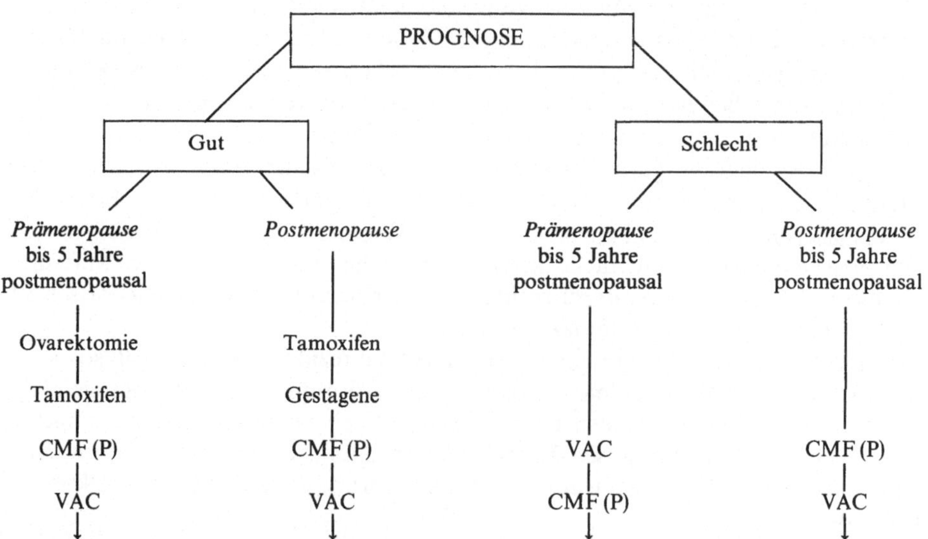

– Medikamente dritter Wahl, besonders hochdosierte Gestagene
– Experimentelle Chemo- und/oder Hormontherapie
– Symptomatische Therapieformen

Abb. 4. Indikation zur Hormon- oder Chemotherapie, bezogen auf die Spontanprognose und 2 besonders gebräuchliche Zytostatikakombinationen. Der Übergang auf den nächsten Therapieschritt erfolgt jeweils nach Versagen der vorangegangenen Maßnahme. Eine hormonelle Zweittherapie kommt nur zur Anwendung, wenn das Rezidiv erst nach mindestens 12- bis 18 monatiger guter Remission auftritt. (Nach Nagel u. Wander 1981)

Tabelle 9. Protokolle des NSABP zum Vergleich der Ergebnisse adjuvanter Chemotherapie (*5 FU* 5-Fluorouracil, *MTX* Methotrexat). (Aus Fisher et al. 1980)

Therapie	Vergleichstherapie	Protokollnr.
Melphalan	Placebo	05
Melphalan	Melphalan + 5 FU	07
Melphalan + 5 FU	Melphalan + 5 FU + MTX	08
Melphalan + 5 FU	Melphalan + 5 FU + Tamoxifen	09
Melphalan + 5 FU	Melphalan + 5 FU + C. parvum	10

Mailänder Gruppe um Bonadonna (Bonadonna et al. 1976) veröffentlichte Studien verstärkten diese Erwartungen. Die adjuvante Chemotherapie führte zunächst nur bei den jungen Frauen im Prämenopausenalter zu einer Verlängerung des rezidivfreien Intervalls. Nach 4jähriger (Fisher et al. 1980) bzw. 5jähriger Beobachtung (Rossi et al. 1981) konnten diese Ergebnisse bestätigt werden. Wenn dieser Trend anhält, stimmen die Resultate mit denen einer von Nissen-Meyer geleiteten skandinavischen Studie überein, deren Analyse nach 12 Jahren ergab, daß das 4 Jahre nach der Operation erreichte Niveau mit einem Unterschied von 10% zwischen beiden Gruppen bezüglich Rezidivfreiheit zugunsten der behandelten Gruppen in den folgenden Jahren konstant blieb. Die Unterschiede in der Überlebensrate betrugen nach 12 Jahren noch 11% (Nissen-Meyer 1979).

Im Verlauf des letzten Jahrzehnts wurden weltweit zahlreiche klinische Studien zur adjuvanten Chemotherapie unter Berücksichtigung des Alters, Menopausenstatus und des primären Tumorstadiums begonnen (Henney u. DeVita 1980). Exemplarisch hierfür sind die aufeinander aufbauenden Protokolle des NSABP, die in Tabelle 9 dargestellt sind (Fisher et al. 1980). Die bisher vorliegenden, als vorläufig anzusehenden Ergebnisse lassen günstige Effekte der adjuvanten Chemotherapie bei den Frauen erkennen, deren Karzinom zum Zeitpunkt der Operation bereits eine ausgedehnte Metastasierung in die regionalen axillären Lymphknoten aufwies. Ohne systematische Nachbehandlung hat diese Patientengruppe eine besonders schlechte Prognose mit einer Zehnjahresüberlebenswahrscheinlichkeit von unter 15% (Fisher et al. 1975 a). Was den Einfluß einer Lymphknotenmetastasierung und des Menopausenstatus angeht, kam eine Studie der OSAKO, deren Analyse nach durchschnittlich 34 Monate dauernder Beobachtung nur bei älteren Frauen in der Menopause und bei Frauen ohne Befall der axillären Lymphknoten einen positiven Effekt ergab, zu gegenteiligen Ergebnissen. Es profitierten besonders die Frauen in der Menopause und mit negativen Rezeptorenstatus von der Therapie. Die Behandlung erfolgte mit Chlorambucil, Amethopterin und Fluorouracil in Kombination mit BCG (Senn et al. 1979).

Aus dem Widerspruch der bisher publizierten Resultate ist erkennbar, daß in der adjuvanten Chemotherapie des Mammakarzinoms noch mehr Fragen offen als gelöst sind. Es besteht jedoch eine allgemeine Übereinstimmung, daß trotz der zunächst günstigeren Ergebnisse der Monotherapie aufgrund der in den letzten Jahren erzielten Resultate eine adjuvante Chemotherapie des Mammakarzinoms nur noch in Form einer Polychemotherapie erfolgen sollte. Dabei ist klar festzuhalten, daß außerhalb klinischer Studien eine allgemeine Anwendung dieser Therapieform beim Mammakarzinom noch nicht empfohlen werden kann. Aus verschiedenen Gründen können viele Patientinnen derartigen klinischen Studien jedoch nicht zugeführt werden. Man wird sich dann in einzelnen Fällen, mit besonders hohem Risiko (mehr als 4 axilläre Lymphknoten befallen oder Befall der Lymphknoten im Venenwinkel der Axilla, jugendliches Alter der Patienten, fehlende Hormonrezeptoren, mikroskopischer Nachweis von Tumoreinbrüchen in Gefäße), wenn die Patientin bereit ist, die Belastungen der Therapie zu akzeptieren, auch außerhalb einer klinischen Studie zu einer solchen Behandlung entschließen.

Die optimale Dauer der adjuvanten Chemotherapie ist noch unbekannt, in klinischen Studien variiert sie zwischen 6 und 24 Monaten. Eine Behandlung von 6 Monaten scheint genauso wirksam zu sein wie eine über 12 Monate. Die positive Entwicklung der Hormontherapie wirkte sich auch in der adjuvanten Behandlung des Mammakarzinoms aus. Man sieht günstige Möglichkeiten in der additiven Hormontherapie, z. B. mit Tamoxifen in Kombination mit der Chemotherapie bei Frauen mit einem positiven Hormonrezeptorenstatus (Fisher et al. 1981).

Da zunächst die günstigsten Effekte der adjuvanten Chemotherapie bei den Frauen in der Prämenopause gesehen wurden, meinten einige Autoren, daß sich der Effekt auf das Tumorwachstum mit einer medikamentösen Kastration erklären ließe (Henney u. DeVita 1980). Hiergegen ist jedoch einzuwenden, daß auch ältere Frauen in der Menopause von dieser Behandlungsform profitieren. Der zunächst angebliche deutliche Unterschied in den Resultaten der adjuvanten Chemotherapie je nach Menopausenstatus konnte in späteren Analysen nicht bestätigt werden (Rossi et al. 1981). Es erwies sich nämlich die tatsächlich applizierte Zytostatikadosis als die wesentliche kritische Größe.

Bei der Planung einer adjuvanten Therapiestudie für das Mammakarzinom müssen 3 wesentliche kritische Variablen berücksichtigt werden: der Lymphknotenstatus, der Menopausenstatus, der Hormonrezeptorgehalt.

Daraus ergibt sich bereits eine Stratifikation in 12 prognostisch unterschiedliche Gruppen. Es wird vor diesem Hintergrund leicht verständlich, daß auch 15–20 Jahre nach Beginn der 1. klinischen Studie zur adjuvanten Chemotherapie des Mammakarzinoms noch viele Fragen offen sind. Die meisten bisher gewonnenen Ergebnisse sind deshalb auch nur als vorläufig anzusehen.

Stadium I. Sind axilläre Lymphknotenmetastasen durch die feingewebliche Untersuchung der axillären Lymphknoten und auch Fernmetastasen nach der Radikaloperation ausgeschlossen, dann sollte keine zusätzliche Nachbestrahlung, endokrine Therapie oder zytostatische Behandlung angeschlossen werden. Nur bei medialer Lokalisation kann eine Bestrahlung der Parasternalregion diskutiert werden. Eine adjuvante Chemotherapie kann nur bei sichergestellter Nachsorgeüberwachung im Rahmen von prospektiven Untersuchungsreihen verantwortet werden. Auch bei diesen Frühstadien sind aber konsequente Nachsorgeuntersuchungen notwendig. Sie sollen helfen, die therapeutischen Chancen bei früh erkannten lokalen Rezidiven wahrzunehmen.

Die feingewebliche Untersuchung der axillären Lymphknoten ist in jedem Fall unerläßlich. Eine unterschiedliche Behandlungsfolge je nach Ausbreitungsgrad der Geschwulst nur aufgrund des prätherapeutischen Befunds ist nicht möglich, weil sich in rund der Hälfte aller Fälle nach den histologischen Untersuchungen ein anderer Ausbreitungsgrad (posttherapeutisches TNM) ergibt).

Stadium II. Sind bei der Operation vergrößerte axilläre Lymphknoten zu erkennen, so sollte zumindest der M. pectoralis minor mitentfernt werden zur sicheren Lymphknotenexstirpation aller infraclaviculären Lymphknoten bis zum Venenwinkel. Bestätigt die feingewebliche Untersuchung die axilläre Metastasierung, ohne daß Fernmetastasen nachweisbar sind, so empfehlen wir eine Bestrahlung der supra- und infraclaviculären Regionen sowie der parasternalen Lymphknotenstationen. Vielfach wird auch die Bestrahlung der Thoraxwand propagiert (45–50 Gy in 5 Wochen). Eine adjuvante Chemotherapie ist in ihrem Wert fraglich.

Sind die Lymphknoten, insbesondere im Bereich des Venenwinkels, metastatisch durchsetzt, dann besteht eine hohe Wahrscheinlichkeit, daß auch entferntere regionale Metastasierungen vorliegen. In diesen Fällen wird man die Indikation zur Strahlentherapie großzügig stellen und auch die Hormontherapie bzw. die Chemotherapie öfter einmal prophylaktisch einsetzen.

Stadium III. Läßt sich das Tumorgewebe nicht im Gesunden exstirpieren, verbleiben entferntere regionale Metastasen am Hals und retrosternal oder sind Fernmetastasen gesichert, dann ist die operative radikale Entfernung der Primärgeschwulst und der axillären Lymphknoten nicht unbedingt angezeigt. Hier wird man sich öfter einmal auf die palliative Entfernung der Brustdrüse, die Mastektomie, beschränken. In diesen Fällen haben die Hormon- oder die antineoplastische Chemotherapie ihre vorrangigen Indikationen. Sie werden evtl. durch die Radiotherapie gezielt ergänzt.

Nachsorgerichtlinien

Von 3 lokalen Rezidiven beim Brustkrebs treten 2 bereits in den ersten 2 Jahren auf. Eine Verschiebung dieser klinisch latenten Zeitspanne zeigt sich unter einer adjuvanten Chemotherapie. Besonders hoch ist die regionale bzw. lokale Rezidivquote im ersten postoperativen Jahr. Dementsprechend sind die Nachuntersuchungstermine festzulegen (Tabelle 10). Im 1. Jahr werden die Patientinnen alle 3 Monate einbestellt. Bei nachbestrahlten Patientinnen beginnen diese Nachuntersuchungen 6 Wochen nach Beendigung der Strahlenbehandlung. Vom 2. Jahr an werden diese Routineuntersuchungen alle 6 Monate veranlaßt über wenigstens 5 Jahre. Der bei den einzelnen Untersuchungen notwendige, wirtschaftlich angemessene diagnostische Aufwand richtet sich nach der Effektivität bzw. Treffsicherheit unserer Untersuchungsmethoden. Röntgenaufnahmen des Beckens und der Lendenwirbelsäule z. B. zeigen kaum je Metastasen ohne klinische Hinweiszeichen. Diese Röntgenuntersuchungen sollte man deshalb nur bei klinischen Hinweiszeichen veranlassen. Eine höhere Treffsicherheit und bessere Frühdiagnostik bringt uns das Knochenszintigramm. Es hat allerdings eine höhere Fehlerquote, bedingt durch nicht metastatisch bedingte Aktivitätsanreicherungen. Die Laboruntersuchungen haben für die Nachuntersuchung insgesamt nur wenig Effizienz. Das Routineprogramm kann entsprechend minimal gehalten werden, wenn nicht die Gefährdung durch eine evtl. gleichzeitig durchgeführte Chemotherapie eine Ausweitung des Laborpro-

Tabelle 10. Nachuntersuchungsprogramm beim Brustkrebs. Rezidive und lokale Lymphknotenmetastasierungen werden fast ausschließlich anamnestisch durch die klinische Untersuchung erfaßt und können häufig wiederum einer radikalen chirurgischen Therapie zugeführt werden. Die regelmäßigen Röntgenuntersuchungen der Lunge sowie die Durchführung der Knochen- und Leberszintigraphie sind wichtig zur frühzeitigen Erfassung von Fernmetastasierungen, da dann häufig ein Therapiewechsel erforderlich wird. Die Mammographie der noch vorhandenen Brust soll die in 10% der Fälle aufgetretenen Zweittumoren frühzeitig miterfassen helfen. Es empfiehlt sich die Zusammenarbeit mit einem Bandagisten, um eine optimale prothetische Versorgung zu erzielen. Abhängig vom Lokalbefund soll frühzeitig der plastische Wiederaufbau geplant werden

1. NU nach 3 Monaten	Klinische Untersuchung, Labor[a], Röntgen: Lunge
2. NU nach 6 Monaten	Klinische Untersuchung, Labor
3. NU nach 9 Monaten	Klinische Untersuchung, Labor, Röntgen: Lunge
4. NU nach 1 Jahr	Klinische Untersuchung, Labor, Röntgen: Mammographie, gynäkologische Untersuchung[b], Skelettszintigramm, Leberszintigramm oder Sonographie
5. NU nach 18 Monaten	Klinische Untersuchung, Labor, Röntgen: Lunge
6. NU nach 24 Monaten	Klinische Untersuchung, Labor, Röntgen: Mammographie, gynäkologische Untersuchung
7. NU nach 30 Monaten	Klinische Untersuchung
8. NU nach 36 Monaten	Klinische Untersuchung, Labor, Röntgen: Mammographie, Lunge, gynäkologische Untersuchung, Leberszintigramm oder Sonographie
9. NU nach 42 Monaten	Klinische Untersuchung
10. NU nach 48 Monaten	Klinische Untersuchung, Labor, Röntgen: Mammographie, Lunge, gynäkologische Untersuchung, Leberszintigramm oder Sonographie
11. NU nach 54 Monaten	Klinische Untersuchung
12. NU nach 60 Monaten	Klinische Untersuchung, Labor, Röntgen: Mammographie, Lunge, gynäkologische Untersuchung, Leberszintigramm oder Sonographie
13. NU nach 10 Jahren	Klinische Untersuchung, Labor, Röntgen: Mammographie, Lunge, gynäkologische Untersuchung, Skelettszintigramm

[a] BSG, kleines Blutbild, Urinstatus, GOT, GPT, LDH, AP, γ-GT, Kreatinin
[b] Im Rahmen der Vorsorge

gramms empfiehlt (Tabelle 6). Zur Kontrolle auf Lebermetastasen bewährt sich zunehmend die Sonographie, weniger die Leberszintigraphie. Bei entsprechenden Verdachtsbefunden ist heute auch die recht kostenaufwendige Computertomographie indiziert.

Therapierichtlinien bei Rezidiven und Metastasen

Bei lokalen Rezidiven der Brustwand und der Axilla ist, wenn immer möglich, eine nochmalige Operation mit dem Ziel der radikalen Entfernung des Tumorgewebes durchzuführen. Diese Rezidivoperationen erfordern aber meist einen großen operativen Aufwand mit Verschiebeplastiken, Brustwandteilresektionen, gestielter Plastik der gesunden Brust zur Deckung des großen Weichteildefekts u. a. In jedem Fall sollte eine Nachbestrahlung, nunmehr auch der Thoraxwand, veranlaßt werden. Diese ist bei noch nicht bestrahlter Thoraxwand mit den erforderlichen Dosen von 60–65 Gy in 6–7 Wochen unter Verwendung von schnellen Elektronen ohne das Risiko einer stärkeren Strahlenreaktion der Haut möglich. Auch bei nicht kompletter Bestrahlung der Thoraxwand sollten großzügige Felder zur Anwendung kommen.

Sind *Fernmetastasen* im Skelett vorhanden, ist bei Schmerzzuständen eine palliative Strahlenbehandlung mit Dosen von 40 bis maximal 50 Gy in 4–5 Wochen immer angezeigt und führt in einem hohen Prozentsatz zur Analgesie. Bei Hirnmetastasen kann oftmals durch eine Ganzhirnbestrahlung mit 40 Gy in 4–5 Wochen eine Verlangsamung des Krankheitsverlaufs und Aufhellung des Sensoriums erreicht werden.

Invalidisierung und Rehabilitation

Arbeitsfähig ist eine Frau mit Brustkrebs mit der Radikaloperation und einer zu empfehlenden Erholungsphase, der Rekonvaleszenz, von 2–3 Monaten. Eine Minderung der Erwerbsfähigkeit ist durch die operative Entfernung der weiblichen Brust nicht gegeben. Eine Invalidisierung richtet sich nach den allgemeinen Richtlinien für Krebskranke. Auch hier ist die Möglichkeit, „Nachsorgekuren" zur besseren Rekonvaleszenz und Rehabilitation einzusetzen, oftmals von Wert.

Literatur

Arneault GS, Band P, Israel L (1976) Breast Cancer: A multidisciplinary approach. Recent results in cancer research. Springer, Berlin Heidelberg New York
Bauer KH (1963) Das Krebsproblem, 2. Aufl. Springer, Berlin Göttingen Heidelberg
Bonadonna G, Brambilla C, DeLena M, Veronesi U (1974) Controlled study with multiple drug combinations in advanced breast cancer. Proc Am Assoc Cancer Res Am Soc Clin Oncol 15:176
Bonadonna G, Brusamolino E, Valagussa P et al. (1976) Combination chemotherapy as an adjuvant treatment in operable breast cancer. N Engl J Med 294:405
Brunner KW, Nagel GA (1976) Internistische Krebstherapie. Springer, Berlin Heidelberg New York
Brunner KW, Martz G, Senn HJ, Obrecht P, Alberto P, Melchert F (1973) Kontrollierte Untersuchungen über cytostatische Kombinationstherapien beim metastasierten Mammacarcinom. Internist (Berlin) 14:643
Fisher B, Slack N, Katrych B, Wolmark N (1975a) Ten years follow-up results of patients with carcinoma of the breast in a cooperative clinical trial evaluation surgical adjuvant chemotherapy. Surg Gynecol Obstet 140:528
Fisher B, Carbone P, Economou SG et al. (1975b) L- Phenylalanine mustard (L-PAM) in the management of primary breast cancer: a report of early findings. N Engl J Med 292:117
Fisher B, Redmond C, Fisjer ER et al. (1980) The contribution of recent NSABP clinical trials of primary breast cancer therapy to an understanding to tumor biology – An overview of finding. Cancer 46:1009
Fisher B, Redmond C, Brown A et al. (1981) Treatment of primary breast cancer with chemotherapy and tamoxifen. N Engl J Med 1:1
Flad H-D, Herfarth C, Betzler M (1979) Immundiagnosis and immuntherapy of malignant tumors. Relevance to surgery. Springer, Berlin Heidelberg New York
Grundmann E, Beck L (1978) Brustkrebsfrüherkennung. Krebsbekämpfung. Bd 1. Fischer, Stuttgart New York
Gummel H, Widow W (1973) Symposium über den Brustkrebs. Akademie, Berlin
Haagensen CH (1971) Diseases of the breast, 2nd ed. Saunders, Philadelphia London Toronto
Henney JE, DeVita V (1980) The evaluation of primary multimodality treatment in resectable breast cancer. Cancer 46:999
Henningsen B, Linder F, Steichele C (1980) Endocrine treatment of breast cancer. Recent results in cancer research. Springer, Berlin Heidelberg New York
Kellner B (1971) Die Ausbreitung des Krebses. Urban & Schwarzenberg, München Berlin Wien
Kuttig H (1972) Die Strahlentherapie des Mammacarcinoms. Langenbecks Arch Chir 332:623

Kuttig H, Harbst H, Lachmann U, Misri H, Zunter F (1970) Die postoperative Strahlentherapie des Mammakarzinoms unter Verzicht auf die Bestrahlung der Thoraxwand. Strahlentherapie 140:27

Nagel GA (1978) Behandlung des metastasierenden Mammakarzinoms. In: Fetzer J, Füllenbach D, Gabel H (Hrsg) Adriamycin, solide Tumoren, Hämoblastosen Neue Möglichkeiten der Chemotherapie, Bd 2. Krehrer, Freiburg

Nagel GA, Wander HE (1981) Metastasierendes Mammakarzinom. Dtsch Ärztebl 9:399

Nissen-Meyer R (1979) Comparison of effects obtained with various types of adjuvant treatment. A commentary. Cancer Treat Rev 6:101

Ott G, Schunck R (1981) Ergebnisse der chirurgischen Onkologie, Bd 2. Enke, Stuttgart

Ott G, Reme H, Schwaiger M, Kuttig H (1972) Brustkrebs. Kongreßbericht Dtsch. Ges. Chir. Langenbecks Arch Chir 332:597

Rossi A, Bonadonna G, Valagussa P, Veronesi U (1981) Multimodal treatment in operable breast cancer: five years results of the CMF programme. Br Med J 282:1427

Senn HJ (1979) Therapiefortschritte beim Mammakarzinom? Klinikarzt 8:348

Senn HJ, Jungi WJ, Amgwerd R (1979) Divergent effect of chemo-immuntherapy with LMF/BCG in node negative and node positive breast cancer. In: Jones SE, Salmon SE (eds) Adjuvant therapy of cancer, vol II. Grune & Stratton, New York, p 245

Southwick HW, Slaughter DP, Humphrey LJ (1973) Chirurgie der weiblichen Brust. Schattauer, Stuttgart New York

Zinser HK (1972) Mammakarzinom. Diagnose und Differentialdiagnose. Thieme, Stuttgart

2.6 Tumoren von Trachea, Bronchien, Lunge, Pleura und Mediastinum

H. TOOMES, I. VOGT-MOYKOPF und H. H. VOLLHABER

Die Tumoren des Brustraums lassen sich für die allgemeinen Behandlungsrichtlinien wie folgt einteilen:
1. Tumoren von Trachea, Bronchien, Lunge
   maligne: Bronchialkarzinom, Sarkom
   semimaligne: Karzinoide
   gutartige: Adenome, Chondrome, Fibrome, Lipome
2. Pleuratumoren
   primäre: maligne – Mesotheliom
                         benigne – Lipom, Hämangioendotheliom, Mesotheliom
   sekundäre: Metastasen
3. Mediastinaltumoren
   gutartige: ⟵⟋ autochthon
   bösartige: ⟋⟵ Erkrankung des lymphatischen Systems
4. Metastasen anderer Organkrebse

Tumoren von Trachea, Bronchien und Lunge (Bronchialkarzinome)

Ätiologie und Statistik

Die Anzahl der Bronchialkarzinome hat im Verlauf dieses Jahrhunderts ständig
zugenommen. Es ist der häufigste intrathorakale Tumor und beim Mann in den
Industrienationen die häufigste Krebstodesursache. Alle anderen Tumoren im
Thorax treten zahlenmäßig stark in den Hintergrund. Gegenwärtig muß in der
Bundesrepublik Deutschland mit 25 000 Lungenkrebstoten jährlich gerechnet wer-
den. Hält diese steigende Tendenz an, werden es bis zum Jahr 2000 jährlich 40 000
Tote sein. Bei den Frauen ist das Bronchialkarzinom wesentlich seltener als bei den
Männern, hat jedoch auch eine erhebliche Tendenz zur Zunahme. Gegenwärtig
steht es an 7.–8. Stelle der malignen Tumoren der Frau.
   Eine wesentliche Verbesserung der Frühdiagnostik und Therapie und damit eine Zunahme der Heilungschancen ist im letzten Jahrzehnt trotz großer Anstrengungen nur in Teilbereichen erzielt worden. Der Anteil definitiv geheilter Patienten
wurde von 5 auf 7% angehoben.
   Ätiologisch spielen exogen inhalierte Karzinogene die Hauptrolle, an der Spitze
die Verbrennungsprodukte beim Tabak- und Zigarettenkonsum, gefolgt von beruflichen Expositionen. Die Spektren inhalierter Karzinogene sind (Bauer 1963)
für die Überwachung, Früherfassung und Präventivmedizin von großer Bedeutung. Entsprechend einer anzunehmenden Latenzzeit von etwa 20–30 Jahren bis

zur Karzinomentstehung sind Personen jenseits des 50. Lebensjahrs als krebsgefährdet anzusehen. Am häufigsten ist das Bronchialkarzinom bei Männern zwischen dem 50. und 70. Lebensjahr.

Leider ist eine wirksame Vorbeugung nicht möglich, da sie einem undurchführbaren Verbot des Zigarettenrauchens, der Hauptnoxe des Lungenkrebses, gleichkäme. Ob über eine Reduzierung der schädlichen Rauchkondensate im Tabak, also die Herstellung von „entschärften Zigaretten" eine positive Auswirkung auf die Erkrankungshäufigkeit erreicht werden kann, bleibt abzuwarten. Der starke Zigarettenkonsum begünstigt außerdem eine vorzeitige Koronarsklerose und eine Reduktion der Atemreserven, die neben dem fortgeschrittenen Alter (Fettsucht und Diabetes) die Chancen einer operativen Therapie zusätzlich mindern.

Klassifizierung der Bronchialkarzinome

Für die Beurteilung des Krankheitsverlaufs und das therapeutische Konzept sind das Tumorstadium (örtlich expansives Wachstum, lymphogene und hämatogene Metastasen) sowie der feingewebliche Aufbau und das biologische Verhalten des Tumors von Bedeutung. Die derzeit gültige internationale Klassifizierung der Bronchialkarzinome richtet sich nach den Vorschlägen des American Joint Committee For Staging and End Results Reporting und der UICC in der Fassung von 1979 (Tabelle 1). Sie ermöglicht, wie Mountain u. Hermes (1979) und Vogt-Moy-

Tabelle 1. TNM-Klassifikation und Stadieneinteilung des Bronchialkarzinoms. (Aus ULCC 1979)

T_{is}	Präinvasives Karzinom (Carcinoma in situ)
T_0	Keine Evidenz für einen Primärtumor
T_1	Tumor mißt in seiner größten Ausdehnung 3 cm oder weniger, ist umgeben von Lungengewebe oder visceraler Pleura, ohne bronchoskopische Evidenz einer Infiltration proximal eines Lappenbronchus
T_2	Tumor mißt in seiner größten Ausdehnung mehr als 3 cm, oder Tumor jeglicher Größe mit begleitender Atelektase oder obstruktiver Entzündung, die sich bis zum Hilus ausdehnt. Bei der Bronchoskopie darf die proximale Ausdehnung des Tumors höchstens bis 2 cm distal der Carina reichen. Jede begleitende Atelektase oder obstruktive Pneumonie muß weniger als einen ganzen Lungenflügel betreffen, und es darf kein Pleuraerguß bestehen
T_3	Tumor jeglicher Größe mit direkter Ausdehnung auf benachbarte Strukturen, wie Thoraxwand, Zwerchfell oder Mediastinum, oder Tumor bei der Bronchoskopie weniger als 2 cm distal der Carina oder Tumor verbunden mit Atelektase oder obstruktiver Pneumonie eines ganzen Lungenflügels oder Pleuraerguß
T_x	Tumor, der nicht beurteilt werden kann, oder Tumornachweis durch maligne Zellen im Bronchopulmonalsystem eines ganzen Lungenflügels oder Pleuraerguß
N_0	Keine Evidenz für einen Befall der regionalen Lymphknoten
N_1	Evidenz für Befall der peribronchialen Lymphknoten und/oder homolateralen Hiluslymphknoten einschließlich einer direkten Ausdehnung des Primärtumors
N_2	Evidenz von Befall der Lymphknoten im Mediastinum
N_x	Die Minimalerfordernisse zur Beurteilung der regionären Lymphknoten liegen nicht vor
M_0	Keine Evidenz für Fernmetastasen
M_1	Fernmetastasen vorhanden
M_x	Die Minimalerfordernisse zur Feststellung von Fernmetastasen liegen nicht vor

Stadium I	T_{is} N_0 M_0, T_1 N_0 M_0, T_1 N_1 M_0, T_2 N_0 M_0
Stadium II	T_2 N_1 M_0
Stadium III	Ausdehnung über T_2 N_1 M_0

kopf et al. (im Druck) zeigen konnten, für die nicht kleinzelligen Karzinome signifikante prognostische Aussagen (Abb. 1 u. 8). Für die Gruppe der kleinzelligen Bronchialkarzinome ist das TNM-System weniger gut geeignet. Hier bietet sich eine einfachere Aufteilung in die 2 Stadien „limited" und „extensive disease" an (Tabelle 2).

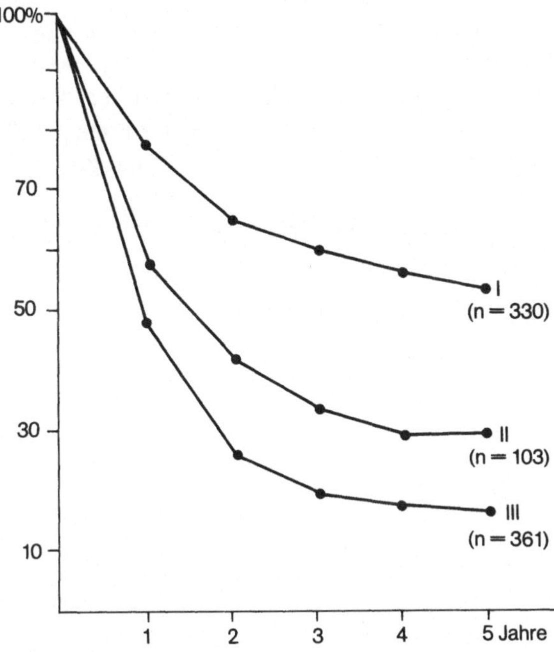

Abb. 1. Überlebenszeit von Patienten mit nicht kleinzelligen Bronchialkarzinomen (n = 794) nach mit kurativem Ziel durchgeführter Resektion. Stadium I entspricht $T_{is}N_0M_0$, $T_1N_0M_0$, $T_1N_1M_0$, $T_2N_0M_0$; Stadium II entspricht $T_2N_1M_0$; Stadium III entspricht T_3 mit jedem N oder M, N_2 mit jedem T oder M, M_1 mit jedem T oder M. (Nach Mountain u. Hermes 1979)

Tabelle 2. Ausbreitungsstadien der kleinzelligen Bronchialkarzinome

„limited disease"	1. Primärtumor
	2. Ipsilaterale hiläre Lymphknoten
	3. Ipsilaterale supraklavikuläre Lymphknoten
	4. Ipsilaterale und kontralaterale mediastinale Lymphknoten
	5. Evtl. vorhandene Atelektase
	6. Rekurrens- und/oder Phrenikusparese
	7. Kleiner Winkelerguß ohne maligne Zellen
„extensive disease"	1. Kontralaterale hiläre Lymphknoten
	2. Kontralaterale supraklavikuläre Lymphknoten
	3. Thoraxwandinfiltrationen (auch ipsilateral)
	4. Pleuritis carcinomatosa, Pleuraerguß (außer kleiner Winkelerguß ohne maligne Zellen)
	5. Lymphangiosis carcinomatosa
	6. Vena-cava-superior-(VCS-)Syndrom
	7. Metastasen in die kontralaterale Lunge
	8. Sonstige Fernmetastasen (Leber, Gehirn, Knochen, sonstige Lymphknoten usw.)

Die histologische Einteilung der Bronchialkarzinome unterscheidet 5 Hauptformen, die von dem international gegenwärtig am weitesten verbreiteten Klassifizierungsschema der WHO erfaßt werden. Es berücksichtigt die komplexe Morphologie dieser Tumoren. Die überarbeitete Fassung der WHO-Klassifikation aus dem Jahre 1977 (Sobin 1977) ist in Tabelle 3 dargestellt.

Am häufigsten sind die Plattenepithelkarzinome mit durchschnittlich 50% aller Bronchialkarzinome. Der Anteil der kleinzelligen und großzelligen Karzinome variiert je nach Untersucher zwischen 10 und 30%, jener der Adenokarzinome sogar zwischen 6 und 32% (Niederle et al. 1980 b). Yesner (1973) registrierte in einer Analyse von 2897 Bronchialkarzinomen 49% Plattenepithelkarzinome, 19% kleinzellige Bronchialkarzinome und jeweils 16% Adenokarzinome und großzellige Karzinome.

Der Lokalisationsschlüssel für die Tumoren von Trachea, Bronchien und Lunge ist in Abb. 2 skizziert.

Tabelle 3. Histologische Klassifikation des Bronchialkarzinoms in der überarbeiteten Fassung der WHO. (Nach Sobin 1977)

---

1. Plattenepithelkarzinom
   Variante: Spindelzellkarzinom

2. Kleinzelliges Karzinom
   a) Haferzellkarzinom
   b) Intermediäres Karzinom
   c) Kombiniertes Haferzellkarzinom

3. Adenokarzinom
   a) Azinäres Adenokarzinom
   b) Papilläres Adenokarzinom
   c) Bronchioloalveoläres Adenokarzinom
   d) Solides Karzinom mit Schleimbildung

4. Großzelliges Karzinom
   a) Riesenzellkarzinom
   b) Klarzellkarzinom

5. Adenosquamöses Karzinom

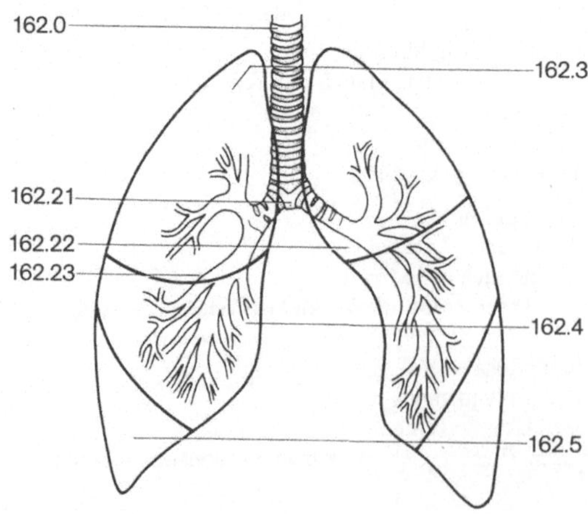

Abb. 2. Lokalisationsschlüssel der Tumoren von Trachea, Bronchien und Lunge

Symptome und Diagnostik

Die führenden Symptome des Bronchialkarzinoms Reizhusten, Fieber und Nachtschweiß sowie ein blutiges Sputum (Tabelle 4) sind nicht für diesen Tumor charakteristisch, sondern werden auch bei anderen Lungenerkrankungen, insbesondere bei der Tuberkulose, häufig beobachtet. Weitere Hinweise auf ein Bronchialkarzinom können Gewichtsverlust, ein Leistungsknick, Brustschmerz, Dyspnoe oder paraneoplastische Syndrome sein. Bei Thoraxwandschmerzen ist bereits ein T_3-Stadium zu vermuten. Wie in seiner Symptomatik, so kann das Bronchialkarzinom auch im Röntgenbild jede andere Lungenerkrankung imitieren (Abb. 3). Andererseits schließt aber auch ein normales Röntgenbild ein Karzinom selbst auf der rechten Seite nicht aus.

Besonders häufig wird das Bronchialkarzinom als sog. *solitärer Rundherd* mit einem Tuberkulom verwechselt. Die Analyse des eigenen operierten Krankenguts (Toomes et al. 1981 a) (Tabelle 5) zeigt jedoch, daß das Bronchialkarzinom in der Differentialdiagnose des Rundherds im Vergleich zu anderen Lungenerkrankungen an erster Stelle steht. Die durchschnittliche Verschleppungszeit betrug 9 Monate und war überwiegend auf den Arzt zurückzuführen (doctor's delay). Aus dieser Untersuchung lassen sich 2 wichtige Rückschlüsse tätigen: je jünger der Patient und je kleiner der „Rundherd", um so harmloser wurde er – fälschlich – gedeutet. In der Regel waren solche „Rundherde" symptomlos und wurden zufällig entdeckt. Die Verkennung eines Bronchialkarzinoms wiegt in dieser Situation besonders schwer, da sich hinter dem Rundherd oft frühe Formen ($T_1 N_0 M_0$) eines Bronchialkarzinoms verbergen, die nach kurativer Resektion eine Fünfjahresüberlebensrate über 50% aufweisen. Wenn die gutartige Genese eines Rundherdes nicht durch Bronchoskopie, zytologische Untersuchung bzw. das allgemeine klinische Bild zweifelsfrei bewiesen ist, muß er operativ entfernt werden. In der klinischen Praxis bedeutet dies, daß man sich in der Regel zur Operation entschließt.

Diagnostik und Stadieneinteilung des Bronchialkarzinoms erfordern ein umfangreiches Untersuchungsprogramm, welches unter Berücksichtigung der individuellen subjektiven Belastbarkeit des Patienten und der aufzuwendenden Zeit durchzuführen ist. Durch dieses Programm wird die histologische Sicherung des Tumors erreicht und eine Entscheidung über die einzuschlagende Therapie ermög-

Tabelle 4. Symptome des Bronchialkarzinoms. Die Symptome 1–4 sind am häufigsten. Die Blutkörperchensenkung ist in 10% der Fälle normal

1. Reizhusten
2. Fieber (Retentionspneumonie)
3. Nachtschweiß
4. Hämoptoe
5. Blutkörperchensenkungsbeschleunigung
6. Gewichtsverlust
7. Leistungsknick
8. Brustschmerz
9. Dyspnoe
10. Paraneoplastische Syndrome

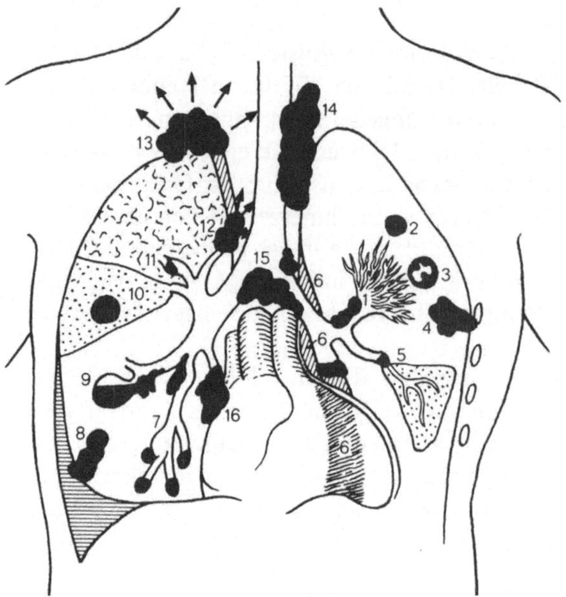

Abb. 3. Häufigste Erscheinungsformen eines Bronchialkarzinoms. (Nach Grunze 1962) *1* Hilärer Lungenkrebs mit endobronchialem Wachstum (relativ frühzeitiger Hustenreiz!); *2* typischer Rundherd; *3* Tumorkaverne (dicke unregelmäßige Wandung!); *4* in die Brustwand infiltrierender subpleuraler Herd; *5* obstruierender Segmentabbruch mit Retentionspneumonie, bei *10* bereits mit Abszeßbildung; *6* Atelektase, die sich hinter dem Herzschatten verbirgt (seitliche Aufnahme!); *7* sekundäre Bronchiektasie durch partielle Stenose; *8* pleuranaher Herd mit Ergußbildung; *9* zerfallener Tumor mit drainierendem Bronchus (Abszeßsymptom!); *11* Obstruktionsemphysem durch Ventilverschluß; *12* und *13* Ausbrecherform ins Mediastinum, z. B. zur Vena cava hin (obere Einflußstauung!) oder als Pancoast-Tumor; *14* Lymphknotenbefall im oberen Mediastinum und paratracheal, der sich bis in die obere Schlüsselbeingrube fortsetzt, Nachweis durch die Lymphknotenbiopsie nach Daniels oder die Mediastinoskopie; *15* auf die Trachea und bei *16* auf das Perikard übergreifendes Karzinom. Cave: Auch in einem normalen Röntgenbild kann sich ein Bronchialkarzinom rechts verstecken!

Tabelle 5. Verteilung von 955 Rundherden auf maligne bzw. benigne Erkrankungen

Maligne Erkrankungen		479 (49%)
Bronchialkarzinome	364 (38,1%)	
Metastasen	89 (9,2%)	
Sonstige	16 (1,8%)	
Benigne Erkrankungen		486 (51%)
Gutartige Tumoren	132 (13,8%)	
Tuberkulose	225 (23,6%)	
Sonstige	129 (13,5%)	

licht. Es hat sich eine Unterteilung in eine obligate standardisierte Basisdiagnostik und eine fakultative individuelle weiterführende Diagnostik bewährt (Tabelle 6). Hinzu kommen die präoperativen Untersuchungsmethoden zur Risikoabgrenzung (Tabelle 7). Die *Bronchoskopie* ist die wichtigste Basisuntersuchung, was bei der differentialdiagnostischen Abklärung zur Tuberkulose oft fälschlich außer acht gelassen wird.

Tabelle 6. Diagnostik des Bronchialkarzinoms (bei jedem intrathorakalen Tumorverdacht)

Basisdiagnostik:

1. Anamnese (es gibt keine spezifischen Beschwerden!)
2. Klinische Untersuchung und physikalischer Befund (Seitendifferenz)
3. Basislaboruntersuchungen (BSG, großes Blutbild, GGT bzw. alkalische Phosphatase)
4. Röntgenaufnahmen in 2 Ebenen (ggf. Durchleuchtung)
5. Tomographie (je nach Befunderhebung unter 4.)
6. Sputumzytologie (3 mal)
7. Bronchoskopie

Weiterführende Diagnostik:

1. Bronchographie
2. Szintigraphie der Lunge
3. Mediastinoskopie
4. Sonographie (Oberbauch)
5. Computertomographie
6. Knochenszintigraphie
7. Angiographische Untersuchungen
8. Nadelbiopsie
9. Thorakoskopie (evtl. Minithorakotomie)

Tabelle 7. Wichtigste prätherapeutische Funktionsuntersuchungen

1. EKG
2. Routineuntersuchung der Lungenfunktion: Blutgasanalyse in Ruhe und mit Belastung und einfache Spirometrie
3. Ganzkörperplethysmographie und Rechtsherzkatheteruntersuchung (Pulmonalisdruckmessung) nach Überschreiten der Grenzwerte
4. Belastungs-EKG (Koronarsklerose, Rhythmusstörungen)

Die Bronchoskopie wird durchgeführt:
– beim ersten Auftreten einer nicht exakt abgrenzbaren Symptomatik,
– bei Hämoptysen,
– bei Änderungen einer vorhandenen Symptomatik (z. B. Verstärkung des Raucherhustens),
– bei Ersterhebung eines pathologischen Röntgenbefundes,
– bei Änderung eines bekannten krankhaften Röntgenbefundes (z. B. im Verlauf einer Tuberkulose),
– bei Seitendifferenzen im Auskultationsbefund trotz „normalen" Röntgenbefundes,
– vor jedem operativen Eingriff an der Lunge.

Die Bronchoskopie sichert bei 60–70% der Patienten die Diagnose des Bronchialkarzinoms. Außerdem gibt sie Hinweise auf die Operabilität des Tumors und sein *T-Stadium* (Abstand zur Carina). Mit dem Basisdiagnostikprogramm werden die regionären Lymphknotenmetastasen erfaßt. Bei nachgewiesener Verbreiterung des Mediastinums ist mittels *Mediastinoskopie* eine histologische Sicherung des Befalls der Lymphknoten (*N-Stadium*) dieser Region möglich. Dieser diagnostische Eingriff ist in der Abklärung des klinischen Stadiums und der Operabilität des Bronchialkarzinoms von großer Bedeutung. Unter den nichtinvasiven diagnosti-

Tabelle 8. Ventilatorische Grenzbereiche (Basisdiagnostik)

	Sekundenkapazität (L)	Atemgrenzwert (L/min)	
Pneumonektomie	1,2 –1,7	45–65 < ♂ / ♀	35–50 / 45–65
Lobektomie	1,2 –1,5	40–55 < ♂ / ♀	31–42 / 40–55
Segmentresektion, Keilexzision	0,95–1,2	35–40 < ♂ / ♀	27–31 / 35–40

schen Verfahren dominiert in der Beurteilung von raumfordernden Prozessen des Mediastinums die *Computertomographie*. Mit ihr lassen sich außerdem Prozesse an der Thoraxwand und der Pleura überlagerungsfrei darstellen.

Die Suche nach Fernmetastasen orientiert sich an den Prädilektionsstellen der Fernmetastasierung dieses Tumors, wie der Leber, dem Gehirn, dem Skelett und den Nebennieren. Beim kleinzelligen Bronchialkarzinom müssen zusätzliche Metastasen in den abdominellen Lymphknoten, dem Pankreas und den Nieren erwartet werden. Ausmaß und Häufigkeit der Fernmetastasierung variieren beträchtlich je nach dem histologischen Typ des Bronchialkarzinoms. Entsprechend der hohen Malignität und Tendenz zur frühen hämatogenen Metastasierung werden Fernmetastasen am häufigsten beim kleinzelligen Bronchialkarzinom beobachtet. Es folgen das Adenokarzinom, das großzellige Karzinom und das Plattenepithelkarzinom. Bei der Suche nach Metastasen werden mehrere Methoden verwandt, deren Priorität nach der persönlichen Erfahrung des Untersuchers und den verschiedenen technischen Möglichkeiten variiert.

Prätherapeutische Risikoabgrenzung

Die Ermittlung der Funktionsreserven bzw. der Belastbarkeit des Kranken ist besonders wichtig vor Operationen (Tabelle 7). Für kleinere intrathorakale Eingriffe reichen die Basisuntersuchungen aus. Grenzwerte der Basisuntersuchung gibt Tabelle 8. Das Abschätzen des Risikos größerer Eingriffe ist Spezialabteilungen vorbehalten, insbesondere wenn zusätzliche Risiken bestehen wie Koronarsklerose (früher Infarkt), Herzrhythmusstörungen, Hypertonus, Stoffwechselleiden (Diabetes mellitus) usw.

Es muß aber auch das Risiko konservativ-therapeutischer Behandlungen sorgfältig erwogen werden. Dies gilt beim fortgeschrittenen Lungenemphysem und bei Lungenfibrosen mit entsprechender Funktionseinschränkung besonders für die Strahlentherapie. Kardiale Vorschädigungen limitieren oft die Möglichkeiten der Chemotherapie.

Prognose

Die Prognose aller Patienten mit Bronchialkarzinom ist nicht günstig; die Fünfjahresüberlebensrate – auch bei unbehandelten – liegt nur zwischen 5 und 10%. 25–30% aller Patienten sind zum Zeitpunkt der Diagnose noch einer kurativen Resektionsbehandlung zuzuführen. Bei diesen mit kurativem Ziel operierten Patienten ist die Fünfjahresüberlebensquote von der TNM-Stadienklassifizierung abhängig: Stadium 1 > 50%, Stadium II 20–30%. Alle Stadien danach unter 10%. Die gesamtdurchschnittliche Überlebensquote nach Resektion von soliden Tumoren beträgt ca. 25% (Vogt-Moykopf et al., im Druck).

Wenn eine spezifische Tumortherapie (Operation, Radiotherapie oder Chemotherapie) bei einem Patienten mit Bronchialkarzinom nicht vorgenommen werden kann, ist die Prognose noch wesentlich ungünstiger. In der Literatur werden mittlere Überlebenszeiten von 4,3 Monaten für Patienten mit generalisierten Karzinomen angegeben (Hyde et al. 1965). Vor diesem Hintergrund muß man die Ergebnisse der Therapie interpretieren.

Therapie

Das therapeutische Konzept wird hauptsächlich vom klinischen Stadium und histologischen Typ des Bronchialkarzinoms bestimmt. Dementsprechend hat sich eine Einteilung dieser Tumoren in die kleinere Gruppe der kleinzelligen, anaplastischen Karzinome und die größere heterogene Gruppe der nicht kleinzelligen Karzinome allgemein bewährt. Als dritte Komponente beeinflußt ganz wesentlich das Alter und die Leistungsfähigkeit des Patienten die Entscheidung zur jeweiligen Therapie. Nach klinischer Erfahrung gelten ein Alter über 70 Jahre, ein Gewichtsverlust von mehr als 12% sowie die Abnahme der Leistungsfähigkeit von 50% und mehr als prognostisch ungünstige Kriterien und zusätzlich auch als Kontraindikationen für eine aggressive Radio- oder Chemotherapie (Lanzotti et al. 1975).

Das therapeutische Vorgehen beim kleinzelligen Bronchialkarzinom unterscheidet sich wegen der kürzeren Generationszeit der Tumorzellen mit der daraus resultierenden raschen Tumorverdoppelung, der frühzeitigen hämatogenen Metastasierung und hohen Sensibilität gegenüber der Radio- und Chemotherapie wesentlich von dem aller anderen Bronchialkarzinome. Entsprechend der Tendenz zur frühzeitigen Dissemination spielt die Chemotherapie in der Behandlung des kleinzelligen Bronchialkarzinoms eine dominierende Rolle.

Kleinzellige Karzinome

Chirurgie. Das operative Vorgehen ist wegen der genannten biologischen Eigenschaften dieser Tumoren nur noch auf Ausnahmen beschränkt. Hierzu zählen sichere Frühstadien wie $T_1–T_2 N_0 M_0$ (Stadium I). Gelegentlich werden kleinzellige Bronchialkarzinome als periphere Tumoren noch unbekannten histologischen Typs radikal operiert. In jedem Fall sollte der Operation eine Chemotherapie, evtl. in Kombination mit einer Strahlentherapie, folgen.

Chemotherapie. In der Monotherapie werden mit verschiedenen Substanzen Ansprechraten zwischen 20 und 50% erreicht, die sich in mittleren Überlebensdauern der Patienten von 4–6 Monaten ausdrücken (Broder et al. 1977). Zu den wirksamsten Mitteln werden das Cyclophosphamid, das Ifosfamid, Mechlorethamin, Hexamethylmelamin, BCNU, CCNU, Vincristin, Vindesin, VP 16–213, Adriamycin, Amethopterin, Procarbazin und Cisplatin gerechnet. Diese Medikamente werden nicht allein, sondern ausschließlich in einer Kombination aus 3–4 Medikamenten zur Remissionsinduktion eingesetzt. Weit verbreitet und bewährt ist die Kom-

Tabelle 9. Variationen des ACO-Schemas beim kleinzelligen Bronchialkarzinom. Wiederholung der Chemotherapie alle 3 Wochen bis zu 6 Zyklen. Zusätzlich Radiotherapie auf den Tumorkernschatten, Hilus und das Mediastinum

Autor	Adriamycin	Cyclophosphamid	Vincristin
Johnson et al. (1976)	40 mg/m² KOF Tag 1	1 500 mg/m² KOF Tag 1	2 mg Tag 1
Livingston et al. (1978)	50 mg/m² KOF Tag 1	750 mg/m² KOF Tag 1	1 mg Tag 1 1 mal pro Woche für 12 Wochen
Niederle et al. (1980a)	60 mg/m² KOF Tag 1	750 mg/m² KOF Tag 1+2	1,5 mg Tag 1+8+15
Greco et al. (1978)	40 mg/m² KOF Tag 1	1 000 mg/m² KOF Tag 1	1 mg/m² KOF Tag 1

Tabelle 10. Alternativen zum ACO-Schema beim kleinzelligen Bronchialkarzinom als primäre Therapie oder bei Resistenz gegenüber diesem Schema

VPIV (Havemann et al. 1980)

VP 16	120 mg/m² KOF i.v. Tag 1–3
Ifosfamid	1 500 mg/m² KOF i.v. Tag 1–5
Vindesin	3 mg/m² KOF i.v. Tag 1

Wiederholung nach 3 Wochen

APO (Liesenfeld et al. im Druck)

ADM	60 mg/m² KOF i.v. Tag 1
Cisplatin	90 mg/m² KOF i.v. Tag 1
VCR	2 mg i.v. Tag 1

Wiederholung nach 3 Wochen

Cisplatin, VP 16, Adriamycin (Goldhirsch et al. 1980)

Cisplatin	20 mg/m² KOF i.v. Tag 1–3
VP 16	80 mg/m² KOF i.v. Tag 1–3 und 15–17
Adriamycin	40 mg/m² KOF i.v. Tag 1

Wiederholung nach 4 Wochen

Cisplatin, VP 16 (Sierocki et al. 1979)

Cisplatin	60 mg/m² KOF i.v. Tag 1+22
VP 16	120 mg/m² KOF i.v. Tag 4, 6, 8, 25, 27, 29

CMCC (Cohen et al. 1977)

Cyclophosphamid	1 000 mg/m² KOF i.v. alle 3 Wochen
Amethopterin	15 mg/m² KOF oral 2mal wöchentlich
CCNU	100 mg/m² KOF oral alle 6 Wochen

bination aus Adriamycin, Cyclophosphamid und Vincristin, bekannt als ACO-Schema. Von dieser Kombination existieren mehrere Variationen (Johnson et al. 1976; Livingston et al. 1978; Niederle et al. 1980a; Seeber et al. 1977; Greco et al. 1978) (Tabelle 9). Als Alternative bzw. bei Therapieresistenz gegenüber diesem Schema stehen andere Kombinationen, z.B. aus Ifosfamid, VP 16 und Vindesin oder Adriamycin, Cisplatin und Vincristin (Havemann et al. 1980), bzw. Cisplatin, VP 16 und Adriamycin (Goldhirsch et al. 1980), bzw. Cyclophosphamid, Amethopterin und CCNU (Cohen et al. 1977) zur Verfügung (Tabelle 10). Es scheint sich in der Behandlung des kleinzelligen Bronchialkarzinoms die alternierende Anwendung von verschiedenen nicht kreuzreagierenden Zytostatikakombinationen im Anschluß an eine intensive Induktionsbehandlung zu bewähren (Cohen et al. 1977).

Beim lokoregional ausgedehnten kleinzelligen Bronchialkarzinom (limited disease) wird die Polychemotherapie mit der Radiotherapie kombiniert. Es sind dann komplette Remissionen bei 30–90% (im Durchschnitt bei 60%) der Patienten zu erwarten (Hansen 1980; Livingston 1981; Niederle et al. 1980a). Bezüglich der Langzeitergebnisse erreicht man gegenwärtig weltweit ein langfristiges rezidivfreies Überleben bei 5–10% aller behandelten Patienten. Etwa 20% der Patienten (49 von 252 nach einer Zusammenstellung von Livingston 1981) haben die Chance, 2 Jahre und länger rezidivfrei zu überleben. Diese Zahlen bedeuten, daß die kombinierte Radio-/Chemotherapie beim kleinzelligen Bronchialkarzinom im Stadium „limited disease" eine kurative Zielsetzung hat.

Bezogen auf den zeitlichen Einsatz der beiden Therapieformen erfolgte in den letzten Jahren ein Wandel: Es hat sich bewährt, die Behandlung mit der Chemotherapie zu beginnen. Durch diese Maßnahme werden höhere Remissionsraten erzielt, außerdem wird die Fernmetastasierungstendenz eingeschränkt. Seit einigen Jahren besteht die Tendenz, die Strahlentherapie nach 4–6 Chemotherapiezyklen einzuleiten. Sie ist auf die Primärtumorregion sowie das Mediastinum, in einzelnen Programmen auch auf die Supraclavicularregionen, gerichtet. Es scheint besonders wichtig zu sein, die Strahlentherapie nicht nur auf 30 Gy zu beschränken, sondern auf 40–45 Gy auszudehnen (Niederle et al. 1980).

Wenn eine gesicherte Fernmetastasierung des kleinzelligen Bronchialkarzinoms besteht, also das Stadium „extensive disease" vorliegt, ist von der Kombination der Chemotherapie mit der Radiotherapie kein besseres Ergebnis als von der Chemotherapie allein zu erwarten (Weiss 1978). Man wird die Radiotherapie deshalb gezielt einsetzen. Wegen der größeren Tumormasse sind die Therapieergebnisse selbstverständlich wesentlich schlechter als im Stadium „limited disease". Die Rate kompletter Remissionen wird noch mit 10–45%, im Durchschnitt mit 30% angegeben (Livingston 1981). Die mittlere Überlebensdauer der Patienten beträgt 7–9 Monate.

Die besondere Neigung des kleinzelligen Bronchialkarzinoms zur Metastasierung in das ZNS wird, da die Überlebensdauer der Patienten durch die Therapie verlängert wurde, jetzt häufiger manifest. Zur Verhinderung dieser Metastasierung wurde in den letzten Jahren eine prophylaktische ZNS-Bestrahlung vorgeschlagen. Sie wird in der frühen Phase der Behandlung, d.h. nach dem 2. oder 3. Therapiezyklus, mit Strahlendosen von 30 Gy in 3–4 Wochen unter Einschluß des gesamten Gehirns mit Aussparung der Augen (Satellitenblende) empfohlen (Abb. 4). Bisher vorliegende Ergebnisse lassen zwar eine signifikante Verminderung der ZNS-Rezidive, aber noch keinen definitiven Einfluß auf die mittlere Überlebensdauer der Patienten erkennen (Weiss 1978). Die prophylaktische ZNS-Bestrahlung hat damit bisher hauptsächlich eine palliative Indikation. Sie ist auch im Stadium „extensive disease" indiziert, wenn sich unter der Chemotherapie eine Remission ankündigt.

Eine besondere Komplikation des Bronchialkarzinoms, ganz besonders des kleinzelligen Karzinoms, stellt die obere Einflußstauung dar, die sich innerhalb weniger Tage entwickeln und dann ein bedrohliches Krankheitsbild darstellen kann,

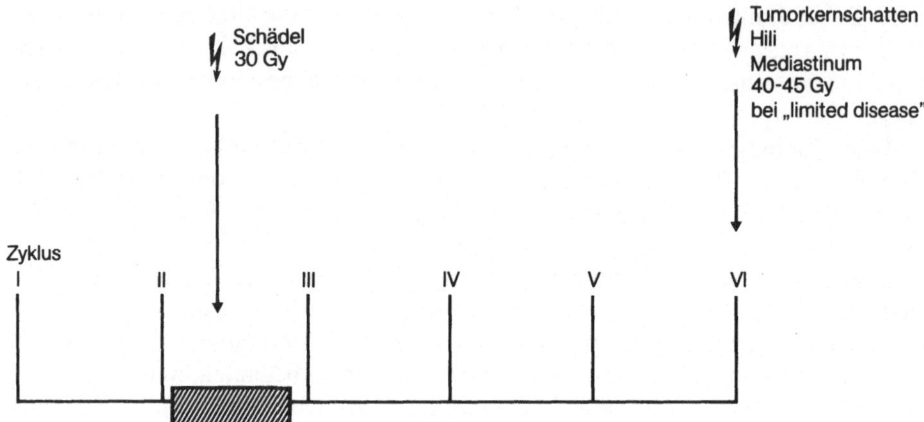

Abb. 4. Schema der Chemo-/Radiotherapie beim kleinzelligen Karzinom

welches als „onkologischer Notfall" ein sofortiges therapeutisches Eingreifen erfordert. Radiotherapie und Chemotherapie sind in gleicher Weise wirkungsvoll. Häufig ist es nicht möglich, vor Beginn der Therapie Gewebe zur Sicherung der histologischen Diagnose zu entnehmen. Dann wird man aus vitaler Indikation „blind" therapieren und die Diagnostik nachholen.

Nicht kleinzellige Karzinome

Chirurgie. Der radikal-chirurgische Eingriff gilt beim operablen Karzinom als die Behandlung der ersten Wahl. Er bietet die höchste Heilungschance und ist damit allen anderen Therapieverfahren überlegen. Nur die Hälfte aller Tumoren erscheinen operabel. Insgesamt sind weniger als 30% aller Patienten einer mit kurativem Ziel eingeleiteten Resektionsbehandlung zugänglich. Tumorgröße und -lokalisation bestimmen das Ausmaß des operativen Eingriffs.

Die Lobektomie und die Pneumonektomie gelten als die Standardverfahren, während Lappenteilresektionen nur auf Ausnahmefälle wie Patienten mit kleinen peripheren Bronchialkarzinomen und gleichzeitig eingeschränkter ventilatorischer Kapazität begrenzt werden sollten. Bei sorgfältiger präoperativer Risikoabgrenzung, adäquater Vorbereitung der Patienten, routinemäßiger Beherrschung der modernen Operationstechniken und sorgfältiger postoperativer Behandlung, liegt die Operationsletalität nach Lobektomien unter 4%, teilweise sogar unter 2%, nach einfachen Pneumonektomien bei 7–10%. In den Stadien I oder II sollte, wennn irgend möglich, eine Lobektomie durchgeführt werden. Die Entscheidung zur erweiterten Pneumonektomie unter Mitnahme benachbarter Strukturen (Herzbeutel, Vorhof, Brustwand usw.) wird individuell getroffen.

In jedem Fall sollte bei einer Lobektomie oder Pneumonektomie das Mediastinum eröffnet werden. Die paraösophageale Lymphknotenkette wird ebenso wie die Bifurkation und der beidseitige paratracheale Bereich inspiziert. Wenn möglich, sollten auch bei makroskopisch unauffälligen Lymphknoten Gewebsproben zur histologischen Untersuchung entnommen werden, da sich hierdurch die TNM-

Klassifizierung ändern kann (pTNM), was wiederum Konsequenzen für die Folgetherapie hat. Auf der linken Seite sind vor allem auch die Lymphknoten im und um den Aortenbogen zu inspizieren.

Bei nicht scharf abgegrenzten Tumoren empfiehlt sich ggf. die Schnellschnittuntersuchung an der Absetzungsstelle des Bronchus. Die großen Lungenvenen sollten unmittelbar auf intraluminales Tumorwachstum inspiziert werden, evtl. muß der zentrale Venenteil intraperikardial bis zum Vorhof nachreseziert werden. Bei einer Verklebung der Pleurablätter über dem Tumorbezirk ist stets eine extrapleurale Auslösung im Sinne der Radikalität vorzunehmen.

Global zusammengefaßt gehört zur operativen Therapie des Bronchialkarzinoms ein klares Konzept. Wenn möglich, besonders bei erhöhtem Risiko eines Patienten, sollten sog. organsparende Operationen zur Anwendung kommen, die seit den 70er Jahren zur Standardtechnik der Thoraxchirurgie gehören.

Die organsparenden Eingriffe beim Bronchialkarzinom lassen sich in zwei Kategorien einteilen:
1. Eingriffe, um die Pneumonektomie zu umgehen: plastische Verfahren am Bronchial- und Lungengefäßbaum, Lobektomien mit zusätzlicher Keilresektion angrenzender Lappen;
2. Eingriffe, um die Lobektomie zu umgehen: Keil- oder Segmentresektionen.

Für diese Operationen ergeben sich folgende Indikationen: 1. Fortgeschrittenes Lebensalter, insbesondere Patienten über 70 Jahre mit eingeschränkten „biologischen Reserven". 2. Eingeschränkte ventilatorische Reserven. 3. Palliativeingriffe beim Bronchialkarzinom zur Vorbeugung oder Behandlung von Komplikationen durch das Tumorleiden.

Unter den Eingriffen, um eine Pneumonektomie zu umgehen, stehen die Manschettenresektionen und ihre Variationen am Bronchialbaum im Vordergrund, insbesondere bei Tumoren der Lungenoberlappen. Die operativen Maßnahmen am Lungengefäßbaum, insbesondere an der Pulmonalarterie lassen sich einteilen in die Tangential-/Keilresektion (häufigste Form), die offene Gefäßabsetzung und Kontinuitätsresektion (Abb. 5–7) (Vogt-Moykopf et al. 1980 b).

Auch diese Eingriffe haben ihre Anwendbarkeit durch Fünfjahresüberlebensquoten bewiesen, die wiederum von der TNM-Stadienklassifizierung abhängen (Abb. 8, Tabelle 11). Differenzen der Fünfjahresüberlebenszeiten im deutschen und angloreichsischen Schrifttum ergeben sich aus der unterschiedlichen Angabe der postoperativen Letalität (30-Tage-Grenze), die von den Amerikanern oft ausgeklammert wird.

Die chirurgische Therapie verfolgt neben der kurativen Zielsetzung im Falle einer bedingten oder sicheren kurativen Inoperabilität (Tabelle 12) auch eine palliative Wirkung, die sich in einer Beseitigung von Beschwerden (ohne Einfluß auf die Lebensdauer) der Patienten niederschlägt (Tabelle 13). Als Indikation für eine palliative chirurgische Behandlung gelten:
1. Zerfallendes Karzinom mit Abszeßbildung,
2. Tumorblutungen,
3. Karzinome mit poststenotischen Komplikationen,
4. unbeeinflußbare Schmerzen bei Tumoreinbruch in die Brustwand (nach konservativem Therapieversagen).
Bei den Indikationen 3 und 4 ist auch die Strahlentherapie möglich.

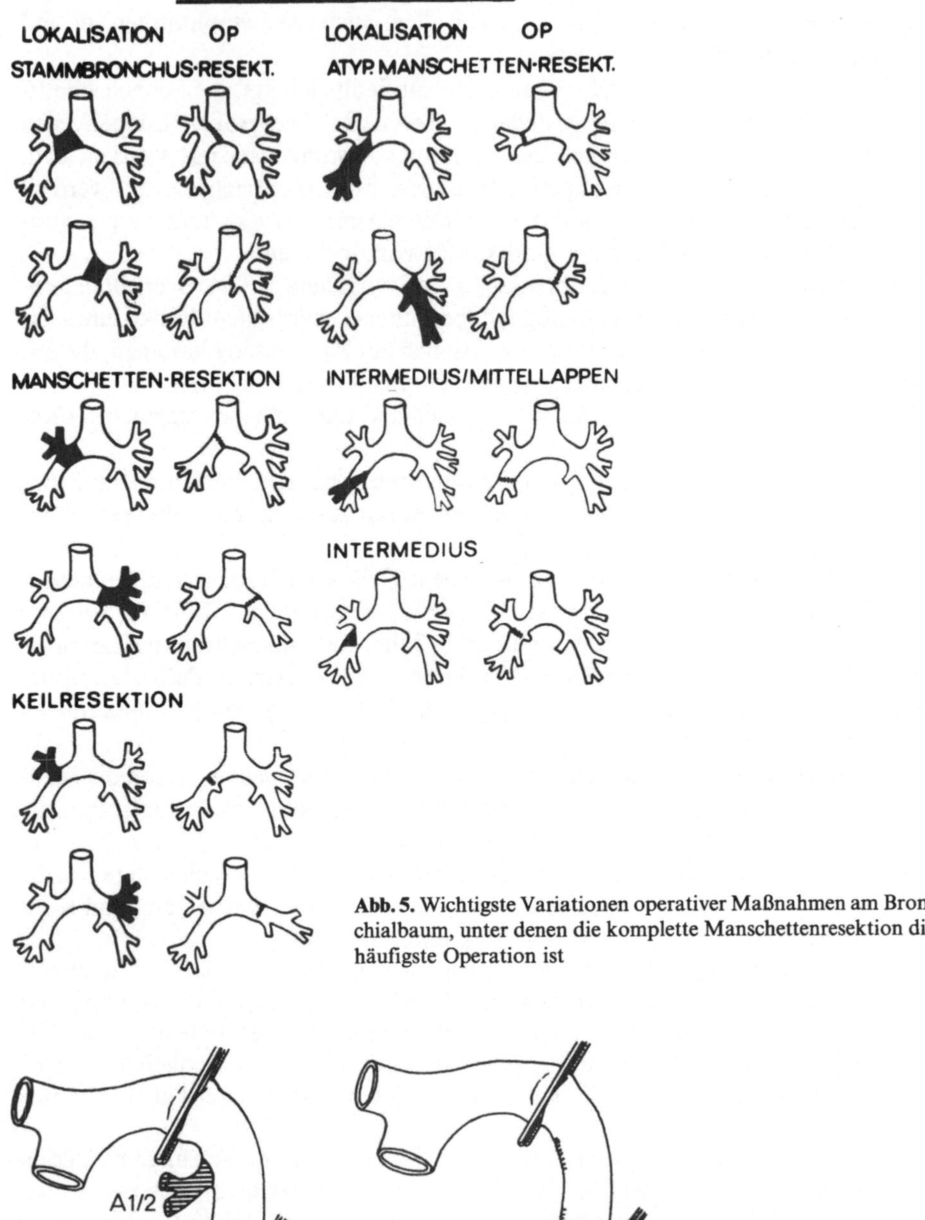

Abb. 5. Wichtigste Variationen operativer Maßnahmen am Bronchialbaum, unter denen die komplette Manschettenresektion die häufigste Operation ist

Abb. 6. Tangentialresektion der Pulmonalarterienäste (*A1–A5*) des Oberlappens links zur Vermeidung einer Pneumonektomie. Verschluß mit überwendlicher längsverlaufender Gefäßnaht

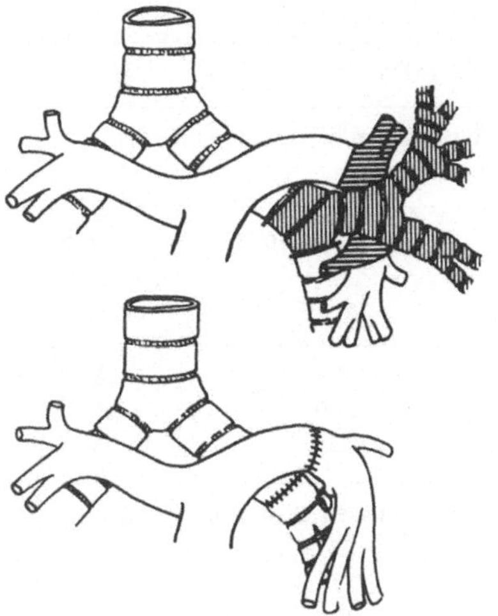

Abb. 7. Manschettenresektion des linken Oberlappens mit seinem zugehörigen Bronchus. Segmentresektion des dazugehörigen Pulmonalarterienabschnitts mit anschließender End-zu-End-Anastomose

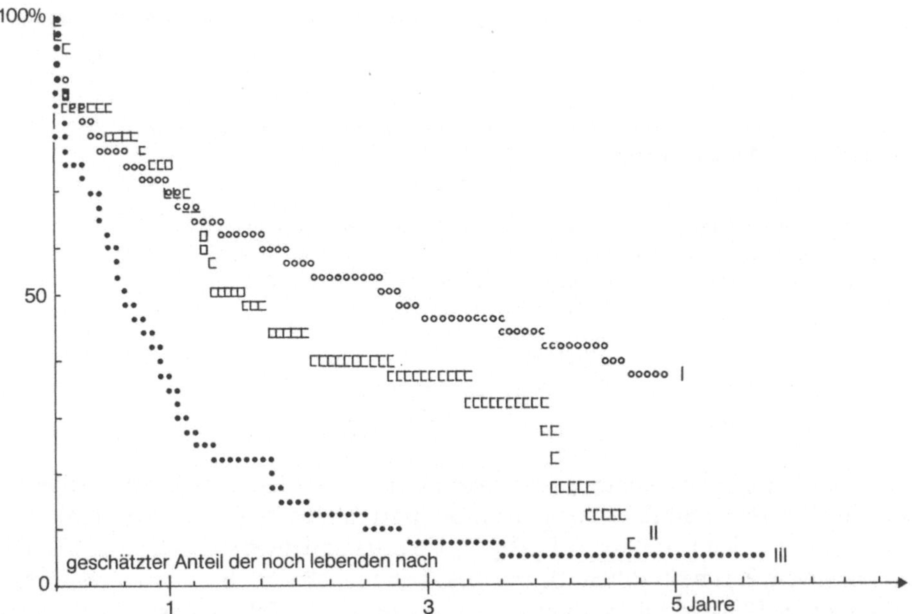

Abb. 8. Überlebensquoten parenchymsparender Eingriffe (n = 288, davon nachuntersucht 232), aufgegliedert nach der Stadiengruppierung der TNM-Klassifizierung von 1979. Stadium I: n = 121, Stadium II: n = 32, Stadium III: n = 79. Schätzung der Überlebensraten nach Kaplan u. Meier (1980)

Radiotherapie. Eine primäre kurative Strahlentherapie wird bei den Patients vorgenommen, bei denen aus allgemeinen oder technischen Gründen eine Operation nicht möglich ist oder diese vom Patienten verweigert wird. Fünfjahresüberlebensraten von 5–10% (Bleehen 1980) beweisen, daß die Radiotherapie auch beim nicht kleinzelligen Bronchialkarzinom in einzelnen Fällen, wenn sie allein und primär durchgeführt wird, eine kurative Wirkung entfaltet. Nach einer Sammelstatistik

Tabelle 11. Überlebensraten bei Bronchialkarzinomen nach organsparenden Operationen an 288 Patienten, davon 232 nachuntersucht. Heidelberg-Rohrbach (1973–1980)

Plastische Operationen an	n	Geschätzter Anteil der noch lebenden Patienten[a] nach		
		1 Jahr	3 Jahren	5 Jahren
		(%)		
A. pulmonalis und Bronchus	71	45	23	14
Bronchus	93	68	50	34
A. pulmonalis	28	52	25	19

[a] Geschätzte Überlebenszeit nach Kaplan und Meier (1980) die operative Letalität ist enthalten

Tabelle 12. Kriterien der Inoperabilität des Bronchialkarzinoms. Die Entscheidung, ob bei fortgeschrittenem Krebs der Lunge noch eine Operation durchgeführt werden kann (z. B. bei sehr starken Schmerzen), muß bei jedem Patienten einzeln getroffen werden. Hier lassen sich generelle Aussagen kaum treffen

Sicher inoperabel:

– Fernmetastasen (Leber > 30%, Nebennieren 25–30%, Gehirn 20–25%, Knochen 10–20%, gegenseitige Lunge, Milz und Schilddrüse < 10%)

Bedingt operabel:

– Metastasen in paratrachealen, supraklavikulären und axillären Lymphknoten
– Pleuritis oder Pericarditis carcinomatosa
– Nervenausfall (Rekurrens, Phrenikus, Sympathikus, Plexus brachialis)
– Vena-cava-Syndrom (obere Einflußstauung)
– Dysphagie
– Invasion von Brustwand oder Zwerchfell

von 17 radiologischen Zentren (Heilmann et al. 1976) lag die Fünfjahresüberlebensziffer bei reiner Strahlentherapie im Gesamtkrankengut (3 662 Patienten) zwar nur bei 2%, bei den Frühfällen (T_1–T_2 N_0 M_0, 203 Patienten) jedoch bei 8,4%. Bei mit kurativem Ziel bestrahltem Bronchuskarzinom ließ sich eine Dreijahresüberlebensrate von 10% erreichen (Shehata 1977; Coy 1978). Zehnjahresüberlebenszeiten nach reiner Strahlentherapie histologisch gesicherter Bronchuskarzinome sind zwar selten, wurden jedoch an mehreren Kliniken beobachtet (Heilmann et al. 1976). In der Regel wird die kurative Radiotherapie nur im Sinne einer Nachbestrahlung bei bereits radikal operierten Patienten vorgenommen. Damit wird eine Verminderung der lokalen Rezidivraten um durchschnittlich 10%, jedoch ohne Einfluß auf die Überlebensdauer des Patienten, erreicht.

Die Radiotherapie hat einen festen Platz als palliative Behandlungsform der nicht kleinzelligen Karzinomtypen. Entsprechend der Zielsetzung werden die Bestrahlungsfelder und die Referenzdosis festgelegt. Die Behandlung richtet sich gegen die Symptome, die vom lokoregional infiltrierend wachsenden Primärtumor oder den Fernmetastasen ausgelöst werden.

Tabelle 13. Komplikationen des Bronchialkarzinoms und pallative therapeutische Maßnahmen

Symptomatik	Ursache/Befall	Palliative Chirurgie[a]
Dyspnoe	Stenosierung von Bifurkation und Trachea	Elektrochirurgisch-endoskopische Tumorabtragung mit oder ohne Bougierung. Bifurkationsresektion und prothetischer Ersatz. Kryoabtragung
	Ventilmechanismus (obturierender Tumor an Haupt-, Lappen- und Segmentbronchien)	Resektion des befallenen Lungenabschnitts
	Lymphangiosis carcinomatosa (sarcomatosa)	Keine
	Ausgedehnter Pleuraerguß	Punktion/Saugdrainage (Cave starker Eiweißverlust), Pleurektomie
Husten/Auswurf eitrig	Tumorkaverne, Tumorbronchiektasie (Bronchusobturation)	Parenchymresektion
	Bronchotracheal-/Ösophagusfistel	Gastrostomie (z. B. Witzel-Fistel), retrosternale Koloninterposition oder ähnliches Verfahren als Bypass, sind nur bei sehr gutem Allgemeinzustand möglich
blutig	Tumorarrosion von Lungengefäßen	Lungenparenchymresektion
	Tumorarrosion intrathorakaler Gefäße	Keine
Schmerzen	Lymphknotenmetastasen der Supraklavikulargruben (Gefahr der Exulzeration)	Chirurgische Ausräumung
	Pancoast-Syndrom (Tumorkuppeninvasion)	Atypische Lungenparenchymresektion in Kombination mit Thoraxwandresektion
	Thoraxwandschmerz durch lokale Tumorinvasion	Interkostalblockade, Interkostalnervendurchtrennung, kombinierte Lungen- und Thoraxwandresektion
	Pleuratumor	Pleurektomie
	Befall der Brustwirbelsäule mit oder ohne drohende Querschnittssymptomatik	Strahlentherapie, gelegentlich operative Wirbelkörperstabilisierung
Obere Einflußstauung	Oberer Hohlvenenverschluß	Tumorresektion und Cavaplastik, Bypass
	Perikarderguß	Perikardpunktion, transthorakale Perikardfensterung
Dysphagie	Ösophaguskompression	Ösophagusschienung durch Tubuseinlage oder Gastrostomie (z. B. Witzel-Fistel), retrosternaler Digestionsbypass, nur bei gutem Allgemeinzustand möglich

[a] Die Einleitung chirurgischer Maßnahmen ist je nach Art des zugrunde liegenden Tumors gegenüber den Möglichkeiten konservativer Therapieverfahren abzuwägen!

Die erforderlichen Strahlendosen liegen bei kurativer Zielsetzung in einer Größenordnung von 60–65 Gy in 6–7 Wochen, evtl. in Form einer Split-course-Therapie mit bis zu 3 wöchiger Unterbrechung nach $^2/_3$ der Dosis zur Verbesserung der Verträglichkeit, bei palliativer Bestrahlung werden Dosen von etwa 40 Gy in 4 Wochen für ausreichend angesehen.

Chemotherapie. Die Chemotherapie hat bei nicht kleinzelligen Tumoren nur palliativen Charakter. Die Remissionen sind in der Regel nur partiell und kurzfristig. Die bisher erreichbaren Ergebnisse (objektive Tumorrückbildungen bei 10–30% der Patienten, Remissionsdauern von 2–4 Monaten und Überlebenszeiten von 7–9 Monaten) (Chahinian 1980; Niederle et al. 1980 b) versuchte man in den letzten Jahren durch die Einführung neuer Zytostatika wie Adriamycin, Ifosfamid, Cisplatin, Vindesin und VP 16 zu verbessern. Eine Auswahl verschiedener Therapieschemata wird in Tabelle 14 dargestellt. Die vor einigen Jahren noch häufige Kombination von 4 und mehr Zytostatika wurde besonders in den letzten 2 Jahren zugunsten einer Zweier- oder Dreierkombination aufgegeben. Eine besonders starke Beachtung fanden die Ergebnisse aus dem Memorial Sloan Kettering Institute (Gralla et al. 1980). Man erreichte mit einer Kombination aus Cisplatin und Vindesin eine Remissionsrate von 43%. Die erfolgreich behandelten Patienten über-

Tabelle 14. Chemotherapiekombinationen bei nichtkleinzelligen Bronchialkarzinomen

CAMP (Britan et al. 1976)
Cyclophosphamid	300 mg/m² KOF i.v.	Tag 1 + 8
Adriamycin	20 mg/m² KOF i.v.	Tag 1 + 8
Amethopterin	15 mg/m² KOF oral	Tag 1 + 8
Procarbazin	100 mg/m² KOF oral	Tag 1–10
Wiederholung alle 4 Wochen		

MACC (Chahinian et al. 1979)
Amethopterin	30–40 mg/m² KOF i.v.	Tag 1
Adriamycin	30–40 mg/m² KOF i.v.	Tag 1
Cyclophosphamid	400 mg/m² KOF i.v.	Tag 1
CCNU	30 mg/m² KOF oral	Tag 1
Wiederholung alle 3 Wochen		

FAM (Butler et al. 1979)
Fluoro-uracil	600 mg/m² KOF i.v.	Tag 1, 8, 29, 36, 56
Adriamycin	30 mg/m² KOF i.v.	Tag 1, 29, 56
Mitomycin C	10 mg/m² KOF i.v.	Tag 1 + 56
Wiederholung nach 9 Wochen		

CAP (Eagan et al. 1979)
Cyclophosphamid	400 mg/m² KOF i.v.	Tag 1
Adriamycin	40 mg/m² KOF i.v.	Tag 1
Cisplatin	60 mg/m² KOF i.v.	Tag 1
Wiederholung nach 4 Wochen		

Cisplatin und Vindesin (Gralla et al. 1980)
Cisplatin	120 mg/m² KOF i.v.	Tag 1 + 29, danach alle 6 Wochen
Vindesin	3 mg/m² KOF i.v.	7 mal hintereinander 1 mal pro Woche, danach alle 2 Wochen

Cisplatin und VP 16 (Longeval et al. 1980)
Cisplatin	60 mg/m² KOF i.v.	Tag 1
VP 16	120 mg/m² KOF i.v.	Tag 4, 6, 8
Wiederholung alle 3 Wochen		

Cisplatin und Ifosfamid (Drings et al. 1980)
Cisplatin	70 mg/m² KOF i.v.	Tag 1
Ifosfamid	2000 mg/m² KOF i.v.	Tag 1–5
Wiederholung alle 3–4 Wochen		

lebten bisher mehr als 22 Monate. Das Hinzufügen eines 3. Medikaments wie Cyclophosphamid, Bleomycin oder Adriamycin führte bis jetzt zu keiner Verbesserung der Ergebnisse. Cisplatin wurde außerdem in der 2er Kombination mit VP-16, Ifosfamid (Tabelle 14) oder Vinblastin kombiniert. Die bisher vorliegenden, noch als vorläufig anzusehenden Ergebnisse scheinen jenen der Cisplatin-Vindesin-Kombination zu entsprechen. Es ist jedoch zu berücksichtigen, daß die Resultate bisher nur in einzelnen Zentren, in der Regel bei Patienten mit einem prognostisch günstigen Karnofsky-Index erarbeitet wurden. Bevor sie als allgemein gültig angesehen werden können, müssen sie noch von mehreren Arbeitsgruppen bestätigt werden. Es ist jedoch gegenwärtig bereits erkennbar, daß die bis vor einigen Jahren gültige Konzeption, bei einem Patienten mit einem nicht kleinzelligen Bronchialkarzinom im noch beschwerdefreien Zustand auf eine Chemotherapie zu verzichten, nicht mehr als allgemein gültig gelten kann. Besonders bei jüngeren Patienten mit noch gutem Allgemeinzustand sollte man einen Therapieversuch mit einer der genannten Kombinationen unternehmen. Eine Verbesserung der Ergebnisse ist in weiterer Zukunft von der Kombination der Radiotherapie mit dieser geschilderten Chemotherapie zu erwarten.

Versuche einer *adjuvanten Chemotherapie* erbrachten in den meisten Studien im Verlauf der letzten 2 Jahrzehnte bei den nicht kleinzelligen Bronchialkarzinomen keine positiven Ergebnisse. Diese Therapieform ist deshalb ebenso wie die *Immuntherapie* außerhalb klinischer Studien gegenwärtig nicht zu empfehlen.

Bei sehr vielen Patienten können die genannten aggressiven Behandlungsformen wegen des Alters oder des reduzierten Allgemeinzustandes nicht mehr zur Anwendung kommen. Man muß trotzdem nicht auf eine Behandlung verzichten. In diesen Fällen wird man sich auf eine rein symptomatische Therapie zur Schmerzlinderung und Beeinflussung der chronischen Bronchitis beschränken. Mit Analgetika, Antibiotika, Broncholytika oder Antitussiva ist häufig in kurzer Zeit eine subjektive Besserung erreichbar.

Nachsorge

Die Nachsorge erfolgt, wie in Tabelle 15 dargestellt, nach einem festen Zeitplan in einem standardisierten Programm, das die körperliche Untersuchung des Patienten, eine Thoraxübersicht und Blutuntersuchungen einschließt. Weitere aufwendige Untersuchungen werden nur bei Verdacht auf ein lokales Rezidiv oder eine Fernmetastasierung durchgeführt. Der Untersuchungsgang orientiert sich dann an der Primärdiagnostik dieser Tumoren.

Tabelle 15. Nachsorgeprogramm beim Bronchialkarzinom

Basisprogramm:	Zwischenanamnese, körperliche Untersuchung, BKS, Hb, Leukozyten, AP, GGT, LDH, Röntgenübersicht des Thorax in 2 Ebenen
Untersuchungszeitpunkt:	1 ½, 3, 6 Monate nach radikaler Resektion oder kurativer Radiotherapie, dann alle 3 Monate bis zu 36 Monaten danach, dann alle 6 Monate bis zu 60 Monaten danach, dann einmal jährlich
Spezialprogramm:	nach Bedarf

Tabelle 16. Therapiefolgen beim Bronchialkarzinom

Folgen nach chirurgischer Therapie
– Respiratorische Folgen
– Hämodynamische Folgen
– Empyem mit und ohne Bronchusfistel nach Lungenresektionen
– Umwandlung des Hemithorax nach Pneumonektomien mit Verziehung intrathorakaler Organe
– Verlagerung extrathorakaler Organe
– Thoraxdeformität
– Interkostalneuralgien nach Thorakotomien
– Thoraxwandschäden (Lungenhernien) nach Thorakotomien

Folgen nach Radiotherapie, evtl. verstärkt durch Kombination mit Chemotherapie
– Lungenfibrosen
– Kardiomyopathien
– Perikarderguß
– Myelopathie
– Ösophagitis, Pharyngitis (Ösophagusstriktur)

Besondere Beachtung verdienen in der Nachsorge die Folgen der primären Therapie (Tabelle 16). Sie können die klinische Symptomatik eines möglichen Rezidivs, die so uncharakteristisch wie jene des Primärtumors ist, zusätzlich verschleiern. Die Folgen einer Resektionsbehandlung äußern sich außer in einer respiratorischen und hämodynamischen Insuffizienz in anatomischen Veränderungen der Thoraxorgane und der Thoraxwand oder können als schwere Infekte klinische Symptome hervorrufen. Nach Pneumonektomien sind ganz besonders die möglichen Nebenwirkungen auf Herz und Kreislauf zu beachten. Die besondere Infektanfälligkeit stellt eine weitere Belastung dar. Durch die in der Regel 50%ige Einschränkung der funktionellen Reserven kommt es zu einer Inaktivität des Patienten, die sehr oft eine Adipositas mit der Potenzierung der fatalen Folgen für Herz und Kreislauf nach sich zieht. Es empfiehlt sich folgender Untersuchungsgang (Vogt-Moykopf u. Zeidler 1980a):

Zwischenanamnese/Beschwerden: 1. Fieber (Tumorrezidiv, Pneumonie, Erguß, Spätabszeß, Empyem)? 2. Husten, Auswurf (braun-rote, blutige Beimengung: Rezidiv oder Fadengranulom)? 3. Thoraxschmerz (Operationsfolge oder Rezidivsymptomatik)? 4. Rheumatische Beschwerden (Skelettmetastasen, Paraneoplasie)? 5. Gewichtsverlust, Leistungsknick (Generalisierung des Grundleidens)? 6. Dyspnoe (Rezidiv, Operationsfolge)?

Klinische Untersuchungen: 1. Lokal: Narbenverhältnisse, Interkostalneuralgie, örtliches Rezidiv. 2. Lunge: Perkussion (Dämpfung, Seitendifferenz). 3. Allgemein: Lymphknoten (Hals, Axilla); Abdomen (Lebervergrößerung).

Strahlentherapie und Chemotherapie führen in der Regel zu rasch reversiblen Beeinträchtigungen des Patienten. Besonders belastend können eine Ösophagitis oder Pharyngitis sowie eine Pneumonitis sein. Die Toxizität wird besonders durch die Kombination beider Verfahren verstärkt.

Rehabilitation

Wegen der allgemein schlechten Prognose und des höheren Lebensalters der Patienten sind die Möglichkeiten der Rehabilitation beim Bronchialkarzinom begrenzt. Bei örtlich expansivem Wachstum und einer Generalisierung des Tumors sowie bei Rezidiven ist meist mit einer Wiedereingliederung in den Arbeitsprozeß nicht zu rechnen (Invalidisierung). In keinem Fall sollte jedoch dem Wunsch nach Wiederaufnahme der beruflichen Tätigkeit entgegengetreten werden. Die körperliche Rehabilitation des Patienten orientiert sich hauptsächlich an einer Besserung der respiratorischen Funktion und der Behandlung einer möglichen chronischen Bronchitis.

Pleuratumoren

Die Pleuratumoren können in primäre und· sekundäre eingeteilt werden. Zu den primären Tumoren zählen die Mesotheliome und die gutartigen Tumoren wie Lipome und Hämangioendotheliome. Die sekundären Tumoren der Pleura wie Metastasen sind im Gegensatz zu den primären bedeutend häufiger.

Mesotheliome

Die diffusen Mesotheliome sind seltene bösartige Tumoren, deren ätiologischer Zusammenhang mit Asbestexposition als gesichert gilt. Die Häufigkeit dieser Erkrankung bei asbestexponierten Arbeitern wird mit bis zu 3% angesetzt (Selikoff et al. 1965).

Die Mesotheliome haben eine sarkomatös invasive Wachstumsart und breiten sich schnell in der Pleurahöhle aus. Das histologische Bild ist vielfältig. Die Pleuradeckzelle hat maligne Potentiale von allen 3 embryologischen Keimblättern. Die meisten Mesotheliome bestehen entweder aus epithelialen, mesenchymalen oder gemischten Zelltypen und zeigen alle Malignitätsgrade von benignen zu hochmalignen.

Es werden 2 Arten der Mesotheliomen hinsichtlich des klinischen Verlaufs und der Prognose unterschieden, was aber oft durch Mischung der Typisierung nicht möglich ist:

1. Das knotig fibröse, breitbasig aufsitzende oder gestielte Pleuramesotheliom. Es besteht aus kugeligen Geschwulstmassen, wächst zunächst verdrängend, ist relativ frühzeitig röntgenologisch erkennbar, ist oft relativ gutartig und läßt sich gut operativ entfernen.

2. Das diffus flächenhafte, in der Regel mit einem Pleuraerguß einhergehende Mesotheliom, das die Lunge umgreift, in die Spalträume bis zum Hilus eindringt und parietal in die Septen des Zwerchfells und der Interkostalmuskulatur einwandert. Die Prognose dieser Mesotheliomform ist schlecht. Die Diagnose ist schwierig und die operative Entfernung kaum radikal möglich.

Die *Symptome* bei Pleurameseotheliom sind uncharakteristisch: rezidivierender, oft hämorrhagischer Pleuraerguß, Thoraxschmerzen, Dyspnoe und Gewichtsverlust. Meist läuft die Erkrankung über Monate als „therapieresistente" Pleuritis. Die Sicherung der *Diagnose* ist schwierig und dauert durchschnittlich 6–12 Monate. Röntgenologisch sind die diffusen Pleuramesotheliome im Anfangsstadium kaum zu erfassen. Erst bei fortschreitendem Wachstum sind kissenartige, randständige Verdichtungen der Pleura parietalis erkennbar. Die Sputumzytologie und die Bronchoskopie geben in der Regel keinen Hinweis. Bei zytologischen Untersuchungen des Pleurapunktats ist die Abgrenzung von Mesothelien gegenüber Tumorzellen auch für erfahrene Zytologen oft schwierig. Es gelingt auf diese Weise, in etwa 30% der Fälle die Diagnose zu stellen. Die gezielte Nadelbiopsie (Röntgendurchleuchtung) ergibt bei 40–50% der Patienten die Diagnose. Der sichere Weg ist die Thorakoskopie und vor allem die Thorakotomie. Ganz selten sind mehrere Körperhöhlen (Gegenpleura, Abdomen) befallen.

Therapie. Bei Patienten mit guten Herz- und Kreislaufreserven kann eine sogenannte Pleuropneumonektomie unter Mitnahme des Zwerchfells (plastischer Ersatz) vorgenommen werden. Von entscheidender Bedeutung ist, daß die gesamte Tumormasse ohne Pleuraeröffnung entfernt wird, ebenso befallene Teile des Perikards und das Zwerchfell mit seinem Ursprung von den Lendenwirbeln. Dazu ist eine zusätzliche basale Thorakotomie notwendig (Doppelthorakotomie). Älteren Patienten kann diese große Operation dann zugemutet werden, wenn durch das Tumorwachstum die betroffene Seite funktionell (Perfusionsszintigraphie) weitgehend oder ganz ausgefallen ist. Vor der Operation sollte eine Mediastinoskopie vorgenommen werden. Sind hierbei die regionären Lymphknoten tumorös befallen, ist die Verwechslung mit einem Adenokarzinom der Lunge wahrscheinlicher als ein primäres Mesotheliom.

Als primär palliative chirurgische Maßnahme kommt die parietale Pleurektomie bei konservativ nicht zu beeinflussender Exsudation und Schmerzen in Betracht. Bringt lokale Strahlentherapie keine Linderung starker Interkostalneuralgien, empfiehlt sich die Interkostalnervenexhärese.

Radiotherapie und Chemotherapie haben beim malignen Pleuramesotheliom nur eine begrenzte Indikation. Wie die palliative chirurgische Therapie werden sie nur bei heftigen Schmerzen und stark belastenden Ergüssen eingesetzt. Die Strahlentherapie kann man sowohl extern als auch intrakavitär durch Instillation radioaktiver Substanzen durchführen. Die Ergebnisse der Chemotherapie sind bisher unbefriedigend (Yap et al. 1978). Es wurden Versuche mit dem CYVADIC-Schema und anderen bei Weichteilsarkomen üblichen Kombiationen in Form einer systematischen Polychemotherapie unternommen. Alternativ steht die intrapleurale Instillation von verschiedenen Zytostatika zur Verfügung. Sie entfalten neben dem zytostatischen wohl hauptsächlich einen sklerosierenden Effekt, der auch sehr gut durch die Instillation von Tetrazyklinen oder Mepacrin erreicht werden kann.

Die gutartigen Pleuratumoren gehen aus dem Fettgewebe oder den Kapillaren der Pleura hervor. Die *Lipome* sind meist basal gelegen und gestielt. Die sehr seltenen *Hämangioendotheliome* wachsen diffus flächenhaft und sind mit klinisch-röntgenologischen Mitteln nicht von bösartigen Tumoren zu differenzieren. Eine frühzeitige operative Entfernung ist indiziert, da eine gewisse maligne Potenz besteht.

Sekundäre Pleuratumoren

Die sekundären Pleuratumoren entstehen entweder unmittelbar infiltrierend von Nachbarorganen her oder sind lymphogen fortgeleitet. An erster Stelle unter den Primärtumoren steht das Mammakarzinom. Ihm folgt das Bronchialkarzinom, das Magenkarzinom und das Ovarialkarzinom.

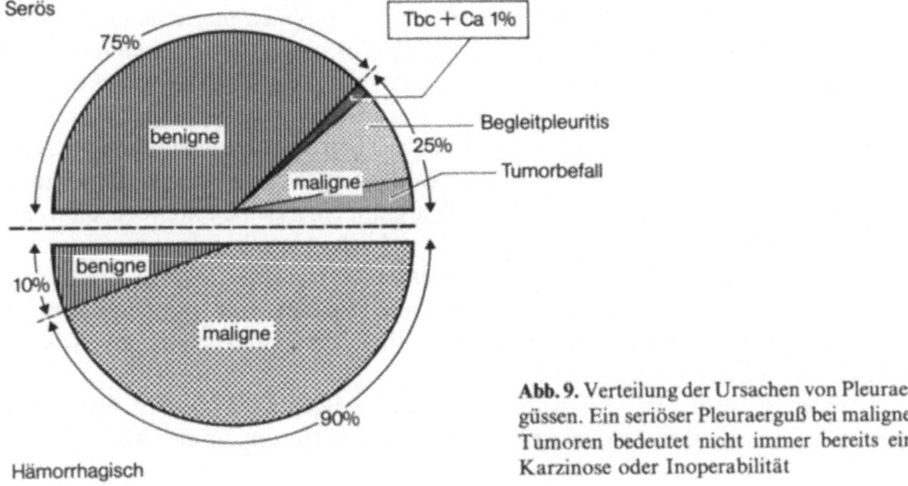

Abb. 9. Verteilung der Ursachen von Pleuraergüssen. Ein seriöser Pleuraerguß bei malignen Tumoren bedeutet nicht immer bereits eine Karzinose oder Inoperabilität

Das klinische Bild kann kurzfristig durch eine trockene Rippenfellentzündung mit heftigen Schmerzen und Atemnot geprägt sein, an die sich eine fibröse oder hämorrhagische Pleuritis anschließt. Hämorrhagische Pleuraergüsse haben überwiegend eine maligne, die serösen Ergüsse eine benigne Ursache (Abb. 9) (Vogt-Moykopf 1978). Oft ist aber die Symptomatik uncharakteristisch. Die Diagnose unterscheidet sich nicht von der des malignen Mesothelioms. Die Anamnese (vorangegangenes Tumorleiden) gibt wichtige Hinweise.

Die Möglichkeiten einer Chemotherapie richten sich nach dem Primärtumor und dem Allgemeinzustand des Patienten. Als chirurgische Therapie kommen nur palliative Maßnahmen wie schmerzlindernde Eingriffe und parietale Pleurektomie bei massiver Exsudation in Frage.

Mediastinaltumoren

Die Mediastinaltumoren werden häufig zufällig durch Röntgenreihenuntersuchungen diagnostiziert oder fallen durch ein lokal expansives Wachstum mit entsprechender Verdrängungssymptomatik (dumpfer Tiefenschmerz, einseitige Venenstauung, Dysphagie) auf. Die Abgrenzung solider Tumoren gegenüber Zysten kann ohne Operation schwierig sein. Einen orientierenden Hinweis gibt die Lage der röntgenologisch sichtbaren Verschattung (Zeidler 1980):

Vorderes Mediastinum: Schilddrüsentumoren, Thymustumoren, Weichteilsarkome, Lipome, Teratome, Dermoide.

Mittleres Mediastinum: Perikardzysten, bronchogene Zysten, Teratome, Lymphome, Pleurazysten.

Hinteres Mediastinum: Neurogene Tumoren, Ösophaguszysten und -tumoren.

Wegen der differentialdiagnostischen Schwierigkeit ist die transthorakale chirurgische Exstirpation gleichzeitig die Diagnostik und die Therapie der Wahl.

Bei den bösartigen Mediastinaltumoren handelt es sich meistens um Erkrankungen des lymphatischen Systems. Die Therapie erfolgt nach den entsprechenden Richtlinien. Unter den diagnostischen Maßnahmen ist die Mediastinoskopie besonders wichtig. Bei rein intrathorakalen Formen einer Lymphogranulomatose kann die Mediastinoskopie versagen, wenn das Tumorgewebe eine sehr feste Kapsel hat oder die Probeentnahme von randständigen, nicht befallenen Lymphknoten erfolgt (sarcoid like lesion). In diesen Fällen kann eine kleine anteriore Thorakotomie im 2. oder 3. Interkostalraum durch reichliche Gewebeentnahme eine klare Diagnose ohne großes Risiko für den Patienten ergeben.

Weichteilsarkome, Myxosarkome, maligne Teratome und Neurinome erfordern meistens eine onkologische Nachbehandlung, die sich nach Art und Ausdehnung des jeweiligen Tumors richtet.

Thymome, besonders im erwachsenen Alter, neigen zu Rezidiven. Eine postoperative Radiotherapie reduziert die Rezidivquote (Batata et al. 1974).

Lungenmetastasen

Beim Auftreten von Lungenmetastasen der verschiedenen Organkrebse erfolgt die Behandlung in der Regel nach den Richtlinien und Therapieempfehlungen für den zugrunde liegenden Primärtumor. Abhängig vom Alter und Allgemeinzustand des Patienten, der Länge des rezidivfreien Intervalls, der Tumorverdopplungszeit sowie der Anzahl und Größe der Metastasen wird man im Einzelfall prüfen, ob eine Resektion dieser Metastasen sinnvoll ist. Dabei gelten als allgemeine Richtlinien:

Der Primärtumor sollte bereits kurativ entfernt sein.
- Klinisch und röntgenologisch (Topographie) müssen die Lungenherde operabel erscheinen.
- Funktionelle Operabilität (Risikoabgrenzung) muß gegeben sein.

Folgende Indikationsgruppen lassen sich unterscheiden:

1. Solitäre Lungenmetastasen. Diese Gruppe stellt die klassische Zielgruppe für die chirurgische Therapie dar. Oft ist bei diesen Patienten keine weitere Therapie notwendig. Dies gilt besonders für Metastasen, die nach einer langen Latenzzeit auftreten. Außerdem ist bei diesen Patienten die Operationsindikation schon allein aus differentialdiagnostischen Gründen gegeben, denn nicht alle Rundherde sind auch Metastasen. Nach eigener Erfahrung sind solitäre Rundherde zu 49% bösartig und von diesen wiederum nur 9,2% Metastasen.

2. Konsekutiv multiple Lungenmetastasen. In dieser Gruppe handelt es sich um Metastasen, die zwar solitär auftreten, aber relativ häufig rezidivieren. Man beobachtet dieses Phänomen besonders bei den Weichteilsarkomen. Über Jahre hinweg können mehrmals solitär auftretende Metastasen operativ entfernt werden. In einzelnen beschriebenen Kasuistiken wurden bis zu 7 Thorakotomien durchgeführt. Auch in dieser Patientengruppe überwiegt die chirurgische Therapie.

3. Gleichzeitig multiple Lungenmetastasen. Eine Metastasenresektion kann ebenfalls indiziert sein, wenn mehrere Metastasen bestehen. Gall et al. (1979) konnten nach Resektion von bis zu 5 Lungenmetastasen eine signifikant höhere Überlebensrate bei den operierten Patienten nachweisen. Ein beidseitiger Befall der Lunge

stellt per se keine Kontraindikation dar. Doch hat die Resektion von multiplen Metastasen nur Sinn, wenn anschließend eine intensive zytostatische Therapie folgt, soweit sie möglich ist.

4. Resektion zur Tumorreduktion. Diese Indikationsstellung kommt vor allem bei den sarkomatösen Tumoren in Frage. Oft handelt es sich hier um große Tumormassen, bei denen eine zytostatische Therapie erst nach Reduktion der Tumormasse sinnvoll wird. Eine weitere Indikation zur Tumorreduktion wurde der chirurgischen Therapie in der Behandlung der metastasierenden Hodenteratome eröffnet (Merrin 1977).

5. Komplikationen durch Lungenmetastasen. Lungenmetastasen können durch ihr lokales Wachstum Komplikationen hervorrufen, die palliative Eingriffe erfordern. So ist bei Lungenmetastasen mit Brustwandbefall zur Schmerzbekämpfung die Durchtrennung von Interkostalnerven und, bei drohender Tumorexulzeration, die Brustwandresektion indiziert. Auch können eine drohende Pancoast-Symptomatik und eine obere Einflußstauung durch frühzeitige Exstirpation von Metastasen vermieden werden.

6. Resektion von Tumornarbengewebe. Durch die erhöhte Effektivität der modernen onkologischen Therapie gelingt es, rasch progrediente Tumorleiden zum Stillstand zu bringen. Nach kompletter Remission sollte unter Abwägung des Operationsrisikos, und wenn es technisch möglich ist, das Tumornarbengewebe exstirpiert werden, z. B. bei Hodenteratomen. Es wird angenommen, daß Rezidive von diesen Restherden ausgehen können.

Besonders die Indikationsgruppen 3–6 setzen eine enge Zusammenarbeit zwischen Internisten und Chirurgen voraus.

Tabelle 17. Primärtumor bei 117 Patienten mit Lungenmetastasen

Primärtumor	Patienten
Mammakarzinom	29
Sarkom	20
Hypernephrom	16
Seminom	9
Cervixkarzinom	8
Kolonkarzinom	8
Plattenepithelkarzinom (Lunge)	6
Hodenteratom	4
Melanom	4
Adenokarzinom (Primärtumor unbekannt)	3
Adenokarzinom (Lunge)	2
Zylindrom	2
Rectumkarzinom	1
Schilddrüsenkarzinom	1
Chondroblastom	1
Ovarialkarzinom	1
Peniskarzinom	1
Blasenkarzinom	1

Tabelle 18. Eingriffe zur Resektion von Lungenmetastasen. Bei 117 Patienten wurden 137 Operationen durchgeführt

Chirurgische Therapie	Eingriffe
Keilexzision (inkl. 9 transmed. Res.)	59
Lobektomie	
– einfache	31
– mit Gefäß- oder Bronchusplastik	19
– erweiterte	5
Segmentresektion	6
Sekundäre Pneumonektomie	6
Primäre Pneumonektomie	
– einfache	3
– erweiterte	2
Probethoraktomie	6

Die durchschnittliche Fünfjahresüberlebensrate nach Resektion von Lungenmetastasen wird in größeren Literaturzusammenstellung mit etwa 30% angegeben. Eine eigene Untersuchung von 177 Patienten mit operierten Lungenmetastasen zeigte eine Dreijahres- und Fünfjahresüberlebensrate von 43 bzw. 37%. 41,9% der Operierten hatten eine Solitärmetastase, 23,9% hatten zwei und 34,2% drei oder mehr Lungenmetastasen. Die Verteilung der Primärtumoren ist in Tabelle 17 dargestellt. Kein Patient mit mehr als 2 Lungenmetastasen erreichte bisher eine Dreijahresheilung. Es wird so parenchymsparend wie möglich reseziert (Tabelle 18). Keilresektionen und plastische Operationen an der Lunge, dem Bronchial- und Gefäßbaum stehen vor Pneumonektomien. Diese Richtlinien sind bedeutsam, da bei Lungenmetastasen gelegentlich auch konsekutiv beiderseits Resektionsverfahren notwendig werden können (Toomes et al. 1981 b).

Literatur

Batata MA, Martini N, Huvos AG, Aguilar RJ, Beattie EJ (1974) Thymomas: Clinicopathologic features. Therapy and prognosis. Cancer 34:389

Bauer KH (1963) Das Krebsproblem. 2. Aufl. Springer, Berlin Göttingen Heidelberg

Bitran JD, Desser RK, De Meester TR et al. (1976) Cyclophosphamide, adriamycin, methotrexate and procarbazine (CAMP). Effective four-drug combination chemotherapy for metastatic non-oat cell bronchogenic carcinoma. Cancer Treat Rep 60:1225

Bleehen NM (1980) Management of inoperable squamous cell adeno- and large cell carcinoma. In: Hansen HH, Rørth M (eds) Lung cancer II world conference, Copenhagen. Excerpta Medica, Amsterdam, p 93

Broder LE, Cohen MH, Selawry OS (1977) Treatment of bronchogenic carcinoma II small cell. Cancer Treat Rev 4:219

Butler TP, MacDonald JS, Smith FP, Smith LF, Wooley PV, Schein PS (1979) 5-Fluoro-uracil, adriamycin and mitomycin-C (FAM) chemotherapy for adenocarcinoma of the lung. Cancer 43:1183

Chahinian AP, Mandel EM, Holland JF, Jaffrey IS, Teirstein As (1979) MACC (methotrexate, adriamycin, cyclophosphamide and CCNU) in advanced lung cancer. Cancer 43:1590

Chahinian AP (1980) Chemotherapy of lung cancer (all types except small cell). In: Chahinian AP, Hansen HH (eds) Cancer clinic series. Meyers, Bristol, pp 12–26

Cohen MH, Creaven PJ, Fossieck BE et al. (1977) Intensive chemotherapy of small cell bronchogenic carcinoma. Cancer Treat Rep 61:349

Coy P (1978) Curative radiotherapy in lung cancer. Int J Radiat Oncol Biol Phys [Suppl 2] 4:72

Drings P, Dirks P, Manke HG, Vollhaber HH, Queisser W (1980) Vorläufige Erfahrungen mit der Kombination Ifosfamid-Cisplatin beim nichtkleinzelligen Bronchialkarzinom. In: Burkert H, Nagel GA (Hrsg) Neue Erfahrungen mit Oxazaphosphorinen unter besonderer Berücksichtigung des Uroprotektors Uromitexan®. Karger, Basel München Paris London New York Sydney, S 77

Eagan RT, Frytak S, Creagan ET, Ingle JN, Kvols LK, Coles DT (1979) Phase II study of cyclophosphamide, adriamycin, and cisdichlorodiammine-platinum (II) by infusion in patients with adenocarcinoma and large cell carcinoma of the lung. Cancer Treat Rep 63:1589

Gall FP, Mühe E, Angermann B (1979) Chirurgische Behandlung von Lungenmetastasen. Dtsch Med Wochenschr 104:835

Goldhirsch A, Joss R, Alberto P, Cavalli F, Brunner KW (1980) Cis-platinum (DDP) and VP-16-213 (VP) combination with and without adriamycin (ADM) in the treatment of lung cancer. Proc Assoc Cancer Res Am Soc Clin Oncol (ASCO Abstr C 514) 21:449

Gralla RJ, Casper ES, Kelsen DP, Golbey RB (1980) Vindesine (DVA) and cisplatin (DDP) combination chemotherapy in non-small cell cancer (NSCLC): A two-year follow-up. In: Hansen HH, Dombernowsky P (eds) II World conference on lung cancer. Excerpta Medica, Amsterdam Oxford Princeton, p 229

Greco FA, Richardson RL, Schulman SF, Stroup SL, Oldham RK (1978) Treatment of oat cell carcinoma of the lung: complete remission, acceptable complications and improved survival. Br Med J 2:10

Grunze H (1962) Tumoren der Thoraxorgane. In: Bartelheimer H, Maurer HJ (Hrsg) Diagnostik der Geschwulstkrankheiten. Thieme, Stuttgart

Hansen HH (1980) Management of small cell anaplastic carcinoma. In: Hansen HH, Rørth M (eds) II World conference on lung cancer. Excerpta Medica, Amsterdam Oxford Princeton, p 113

Havemann K, Gropp C, Gassel WD et al. (1980) Treatment of small cell lung cancer with a new combination chemotherapy consisting of VP 16-213, Ifosphamide, and Vindesine (AIO-Study BI). In: Hansen HH, Dombernowsky P (eds) II World conference on lung cancer. Excerpta Medica, Amsterdam Oxford Princeton, p 152

Heilmann HP et al. (1976) Ergebnisse der Strahlenbehandlung des Bronchialkarzinoms. Dtsch Med Wochenschr 101:1557

Hyde LJ, Yee R, Wilson M, Pattno E (1965) Cell type and the natural history of lung cancer. JAMA 193:140

Johnson RE, Brereton HD, Kent CH (1976) Small cell carcinoma of the lung. Attempt to remedy causes of past therapeutic failure. Lancet 1:289

Kaplan EL, Meier P (1980) In: Kalbfleisch JD, Prentice RL (eds) The statistical analysis of failure time data. J Wiley, New York

Lanzotti VJ, Berry RJ, Newmann CR, Smith P (1975) Treatment of small cell carcinoma of bronchus. Lancet 1:129

Liesenfeld A, Havemann K, Gropp C et al. (im Druck) Behandlung des kleinzelligen Bronchialkarzinoms mit zwei neuen Chemotherapiekombinationen (AIO-Studien B I u. II). Verh Dtsch Ges Inn Med 87

Livingston RB, Moore TN, Heilbrun L, Bottomley R, Lehane D, Rivkin SE, Thigpen T (1978) Small cell carcinoma of the lung. Combined chemotherapy and radiation. A south-west group study. Ann Intern Med 88:194

Livingston RB (1981) Small cell lung carcinoma recent advances and current challenges. In: Carter SK, Sakurai Y, Umezawa H (eds) New drugs in cancer chemotherapy. Recent results in cancer research 76. Springer, Berlin Heidelberg New York, p 266

Longeval E, De Jager R, Tagnon H, Klastersky J (1980) Cisplatin (CDDP)-VP 16-213 combination chemotherapy in non-small cell (NSC) bronchogenic carcinoma: phase I–II clinical trial. Proc Am Assoc Cancer Res Am Soc Clin Oncol (ASCO Abstr C 195) 21:368

Merrin C, Takita H, Beckley S, Kassis J (1977) Treatment of recurrent and widespread testicular tumor by radical reductive surgery and multiple sequential chemotherapy. J Urol 117:291

Mountain CF, Hermes KH (1979) Management implications of surgical staging studies. In: Muggia F, Rozencweig M (eds) Lung cancer: Progress in therapeutic research. Raven, New York, Vol II, p 233

Mountain CF (1980) Surgery of lung cancer including adjunctive therapy. In: Hansen HH, Rørth M (eds) Lung cancer 1980 II World conference Copenhagen. Excerpta Medica, Amsterdam, p 71

Niederle N, Schilcher RB, Bierbaum W, Mouratidou D, Seeber S, Schmidt DG (1980a) Erste Ergebnisse mit dem ACO II-Protokoll beim inoperablen kleinzelligen Bronchialkarzinom. Verh Dtsch Ges Inn Med 86:464

Niederle N, Schmidt CG, Seeber S (1980b) Nichtoperative Therapie des Bronchialkarzinoms. Intern Welt 10:359

Seeber S, Schmidt CG, Holfeld H, Scherer E (1977) Integrale Behandlung (Chemotherapie und Radiotherapie) des inoperablen Bronchialkarzinoms, vorläufige Ergebnisse bei 50 Patienten. Dtsch Med Wochenschr 102:147

Selikoff IJ, Churg J, Hammond EC (1965) Relation between exposure to asbestos and mesothelioma. N Engl J Med 272:560

Shehata WM (1977) Role of radiation therapy in bronchogenic carcinoma. Ohio State Med J 73:605

Sierocki JS, Hilaris BJ, Hopfan S, Martini N, Barton D, Golbey RB, Wittes RB (1979) Cis-Diamminedichloroplatinum II and VP 16; an active induction regimen for small cell carcinoma of the lung. Cancer Treat Rep 63:1593

Sobin LH (1977) The WHO histological classification of lung tumors. In: Wilkinson PM (ed) Clinical cancer principle sites 2. Pergamon, Oxford New York (Advances in medical oncology research and education, vol 11, p 5)

Toomes H, Delphendahl A, Manke HG, Vogt-Moykopf I (1981a) Differentialdiagnose und Beurteilung des solitären Lungenrundherdes. Dtsch Aerztebl 37:1717

Toomes H, Manke HG, Vogt-Moykopf I, Drings P (1981) Eingriffe bei Lungenmetastasen. Chirurg 52:21

UICC (1979) TNM-Klassifikation der malignen Tumoren, 3. überarb erweit Aufl. Springer, Berlin Heidelberg New York

Vogt-Moykopf I (1974) Gefäßplastiken bei Bronchusmanschetten-Resektion. Prax Pneumol 28:1030

Vogt-Moykopf I, Zeidler D (1978) Palliativoperationen an Lunge und Pleura. Med Klin 73:341

Vogt-Moykopf I, Zeidler D (1980) Tumoren von Trachea, Bronchien und Lunge. In: Scheibe O, Wagner G, Bokelmann D (Hrsg) Krebsnachsorge. Urban & Schwarzenberg, S 201

Vogt-Moykopf I, Lüllig H, Toomes H (1980) Operativer Stand und Möglichkeiten beim Bronchialkarzinom. Onkologie 3:112

Vogt-Moykopf I, Lüllig H, Toomes H, Weidauer H (1980) Tracheaersatz am Menschen, kombinierte Eingriffe an Bronchien und Gefäßen der Lunge. Langenbecks Arch Chir 352:285

Vogt-Moykopf I, Abel U, Heinrich St, Toomes H, Wesch H (im Druck) Organsparende Operationsverfahren beim Bronchialkarzinom, Ergebnisse. Langenbecks Arch Chir

Weiss RB (1978) Small cell carcinoma of the lung. Therapeutic management. Ann Intern Med 88:522

Williams DE, Pairolero PC, Davis CS et al. (1981) Survival of patients surgically treated for stage I lung cancer. J Thorac Cardiovasc Surg 82:70

Yap BS, Benjamin RS, Burgess MA, Bodey GP (1978) The value of adriamycin in the treatment of diffuse malignant pleural mesothelioma. Cancer 42:1692

Yessner R (1973) Observer variability and reliability in lung cancer diagnosis. Cancer Chemother Rep 4:55

Zeidler D (1980) Die Mediastinaltumoren. Dtsch Ges Chir 3:1980

2.7 Ösophagustumoren

R. Dietz, F. Linder und I. Vogt-Moykopf

Statistik und Ätiologie

Die malignen epithelialen Geschwülste der Speiseröhre fordern in der Bundesrepublik Deutschland pro Jahr rund 2000 Todesopfer. Ihr relativer Anteil an allen bösartigen Tumoren beträgt 3–4%, bezogen auf die malignen Tumoren des gesamten Magen-Darm-Trakts etwa 9% (Linder 1976).

Besonders die Geschlechtsverteilung zeigt ausgeprägte geomedizinische Unterschiede. In Mitteleuropa, Nordamerika und Japan beträgt das Verhältnis Männer zu Frauen etwa 6:1, in Finnland hingegen 1:1 (Viikari et al. 1974). Der Häufigkeitsgipfel liegt in Deutschland bei den Männern zwischen dem 50. und 70. Lebensjahr, bei den Frauen zwischen dem 50. und 60. Lebensjahr (Krebs et al. 1966). Histologisch handelt es sich überwiegend um Plattenepithelkarzinome (90–95%). Selten sind Adenokarzinome, die von den Schleimdrüsen des Ösophagus oder von versprengten Magenschleimhautinseln ausgehen können. Sehr selten sind Adenokankroide, die eine Mischung zwischen Adenokarzinom und verhornendem Plattenepithelkarzinom darstellen. Maligne mesenchymale Geschwülste (Sarkome) sind eine Rarität (Vogt-Moykopf et al. 1971).

Gutartige Tumoren der Speiseröhre sind ausgesprochen selten (0,5–2% aller Ösophagusgeschwülste), wegen ihrer Symptomarmut werden sie in 20–50% der Fälle nur zufällig autoptisch entdeckt. Histologisch handelt es sich meist um mesenchymale Leiomyome, weniger häufig sind Polypen, Papillome, Fibrome, Hämangiome und Lipome (Linder et al. 1968; Plachta 1962; Postlethwait et al. 1961; Watson et al. 1967).

Eine unmittelbar krebsauslösende Ursache ist beim Ösophaguskarzinom wie auch bei anderen Krebsen nicht bekannt. Wesentlich ist auch hier die Synkarzinogenese krebsauslösender und krebsbegünstigender Faktoren (Tabelle 1). Tierexperimente von Gibel (1967) ergaben bei alleiniger Alkoholzufuhr keine pathologischen Veränderungen an Ösophagus und Magen, bei zusätzlicher Gabe von Diäthylnitrosamin (10 mg/kg KG) entwickelten sich im Ösophagus vermehrt Papillome und Karzinome.

Untersuchungen von Gsell u. Löffler (1962) und von Auerbach et al. (1975) sprechen für eine ursächliche Beziehung zwischen Alkohol- und Tabakmißbrauch und dem Speiseröhrenkrebs, besonders bei kombinierter Applikation. Eine Präkanzerose stellt das Plummer-Vinson-Syndrom (Eisenmangel, evtl. auch Vitamin-B-Mangel) dar. Möglicherweise ist deshalb das häufige Auftreten des Ösophaguskarzinoms bei Frauen in Schweden und Finnland auf eine Mangelernährung zurückzuführen. Die insgesamt einheitlich ungünstige *Prognose* in Europa und USA

Tabelle 1. Krebsauslösende und krebsbegünstigende Faktoren beim Ösophaguskarzinom. (Nach Linder u. Hecker 1966)

1. Chemische Noxen	Alkohol Tabak („Rauchstraße") Kanzerogene Beimengungen in Speisen und Getränken Arsen (Winzer) Mangelernährungen (Plummer-Vinson-Syndrom)
2. Physikalische Noxen	Hitze Chronische Mikrotraumen (Eßgewohnheiten)
3. Angeborene und chronische erworbene Epithelirritationen	Dystope Magenschleimhaut (Adenokarzinom) Ösophagitis (Reflux, Divertikel) Kardiospasmus Narben (Strikturen nach Verätzungen)

kann auf folgende Ursachen zurückgeführt werden:

1. Wegen der im Krankheitsverlauf erst spät auftretenden Dysphagie ist die Frühdiagnose schwierig. Nur ein Teil der Patienten kann wegen des fortgeschrittenen Leidens (15% im eigenen Krankengut) noch reseziert werden.

2. Frühzeitig infiltratives Wachstum und metastastische Ausbreitung.

3. Patienten der höheren Altersgruppen mit Störungen der Herz-, Lungen-, Leber- und Nierenfunktion sind vorwiegend betroffen.

4. Wegen der Größe des Eingriffs ist die Operationsletalität hoch. Sie schwankt in der Weltstatistik zwischen 15 und 50%.

Eine Ausnahme macht Nakayama (1977), der in Japan bei 827 Resektionen eine Operationsletalität von 6,4% angibt.

Bei Patienten, bei denen wegen des schlechten Allgemeinzustands eine spezifische Behandlung (Bestrahlung, Resektion) nicht durchgeführt werden kann, beträgt die mittlere Überlebenszeit nach Stellung der Diagnose etwa 4 Monate (Schütze et al. 1971; Viikari et al. 1974).

Die in der Literatur mitgeteilten Fünfjahresüberlebensraten nach Bestrahlung liegen zwischen 2 und 7% (Wieland u. Hymmen 1977). Pearson (1974) gibt bei einem ausgewählten Krankengut eine Dreijahresüberlebenszeit von 20% an. Nach der Radikaloperation bzw. nach kombinierter Strahlen- und chirurgischer Therapie werden Überlebenszeiten zwischen 4 und 22% (Marks et al. 1976; Nakayama 1977; Viikari et al. 1974) angegeben, unter Berücksichtigung der primären Operationsletalität. Insgesamt gesehen haben Frauen und jüngere Patienten eine bessere Heilungschance als Männer und Patienten höheren Alters. Bei den sehr guten Ergebnissen handelt es sich in allen Fällen um ein stark ausgewähltes Krankengut. Die besten Fünfjahresüberlebenszeiten werden durch die Kombination von Strahlentherapie und Resektionsbehandlung erzielt (Marks et al. 1976; Parker u. Gregorie 1976).

Symptome

Die frühen Symptome sind meist uncharakteristisch. Die Patienten klagen über Müdigkeit und Abgeschlagenheit, evtl. auch über ein Druck- und Engegefühl hinter dem Brustbein. Eine gesteigerte Salivation soll ein Frühsymptom darstellen (Krebs u. Schöning 1966). Das Leitsymptom Dysphagie (98%) tritt wegen des bevorzugten Längenwachstums und wegen der Dehnbarkeit der noch gesunden Wandabschnitte der Speiseröhre verhältnismäßig spät auf. Weitere Symptome sind Gewichtsverlust, Retrosternalschmerz und Erbrechen. Atemnot (Trachea- und Bifurkationssyndrom) und Heiserkeit (Rekurrensparese) sind in der Regel Zeichen der Inoperabilität. Unstillbarer Husten weist auf eine Ösophagotrachealfistel hin.

Diagnose

Die durchschnittliche Dauer der Anamnese beträgt 4–7 Monate. Eine bessere Früherfassung kann nur dann erreicht werden, wenn bei jeder anhaltenden Schluckstörung die Speiseröhre geröntgt und endoskopiert wird (Tabelle 2). Die Diagnostik beginnt mit der Röntgenuntersuchung des Ösophagus und des Magens (Überprüfung der Verwendbarkeit als Ösophagusersatz). Gleichzeitig wird routinemäßig eine Thoraxaufnahme in 2 Ebenen durchgeführt. Besteht der Verdacht auf eine Metastasierung in mediastinale Lymphknoten, tragen Zusatzuntersuchungen wie Tomographie, Cavographie und Aortographie zur Stellung der Diagnose bei. Zum Nachweis mediastinaler und abdominaler Lymphknotenmetastasen wird heute eine Computertomographie durchgeführt. Der Röntgenuntersuchung folgt in allen Fällen die Ösophagogastroskopie, wobei Lokalisation und Ausdehnung des Tumors exakt bestimmt und Material zur histologischen Untersuchung gewonnen wird.

Bei geplanter Operation ist bei Karzinomen der thorakalen Speiseröhre immer die Bronchoskopie mit Probeexzision zum Ausschluß einer Tumorinfiltration, besonders im Bereich der trachealen Bifurkation erforderlich (Tabelle 3).

Tabelle 2. Röntgenologische und endoskopische Kriterien des Ösophaguskarzinoms

Röntgenologische Kriterien	Endoskopische Kriterien
Wandstarre	Polypöses Wachstum
Füllungsdefekt oder Faltenabbruch	Schüsselförmige Exulzerationen
Unregelmäßige Wandbegrenzung	Rigidität der Schleimhaut
Stenose und prästenotische Dilatation	Wandstarre und fehlende Dehnbarkeit
	Blutungsneigung

Tabelle 3. Diagnostik beim Ösophaguskarzinom

	Röntgen	Endoskopie
Standardisierte Basisdiagnostik	Ösophagus, Magen, Duodenum, Lunge in 2 Ebenen	Ösophagoskopie, Gastroskopie, Bronchoskopie
Erweiterte Diagnostik bei geplanter Operation und spezieller Fragestellung	Tomographie des Mediastinums, Cavographie, Aortographie, Computertomographie	Mediastinoskopie, Laparoskopie

Tabelle 4. Tumorlokalisationsschlüssel des Ösophagus

150.0		Zervikaler Ösophagus
150.1		Thorakaler Ösophagus
	150.11	Obere Hälfte
	150.12	Untere Hälfte
150.2		Abdominaler Ösophagus
150.3		Ösophagus, oberes Drittel
150.4		Ösophagus, mittleres Drittel
150.5		Ösophagus, unteres Drittel
150.8		Ösophagus (sonstige, mehrere Teilbereiche)
150.9		Ösophagus o.n.A.

Tabelle 5. Kurzfassung der TNM-Klassifizierung beim zervikalen und intrathorakalen Ösophaguskarzinom

	Zervikal und intrathorakal
T_1	$\leqq 5\,$cm, keine Obstruktion
T_2	$> 5\,$cm, Obstruktion, Gesamtumfang befallen
T_3	Extraösophageale Ausbreitung
	Zervikal
N_1	Unilateral, beweglich
N_2	Bilateral, beweglich
N_3	Fixiert
	Intrathorakal
N_1	Regionärer Befall

Die Mediastinoskopie führen wir nicht routinemäßig durch, sondern nur bei begründetem Verdacht auf einen Tumorbefall mediastinaler Lymphknoten. Zur besseren Auswahl resektionsfähiger Tumoren wird in der Literatur allerdings auch die routinemäßige Mediastinoskopie bei allen Ösophaguskarzinompatienten gefordert (Murray et al. 1977).

Therapeutische Planung

Therapeutisches Ziel ist die Erhaltung der Nahrungsaufnahme auf natürlichem Wege. Die Anlage einer Ernährungsfistel sollte möglichst vermieden werden. Für die Therapieplanung ist neben dem Allgemeinzustand die Lokalisation (Tabelle 4) und die Stadiengruppierung von ausschlaggebender Bedeutung, die nach den Regeln der UICC festgelegt wird (Tabelle 5). Als regionale Lymphknoten gelten bei Tumoren im Bereich des zervikalen Ösophagus die Halslymphknoten und die supraklavikulären Lymphknoten, bei Tumoren des intrathorakalen Ösophagus sind es die intrathorakalen Lymphknoten. Bei tumoröser Okkupation der Scalenuslymphknoten und abdominaler Lymphknoten handelt es sich schon um Fernmetastasen. Da beim Ösophaguskarzinom überwiegend intrathorakale Lymphknoten befallen werden (Sakai et al. 1973), die ohne operativen Eingriff (Mediastinoskopie, Thorakotomie) nicht nachgewiesen werden können, ist die intraoperative Inspektion für die prätherapeutische Klassifizierung von der UICC zugelassen worden.

Therapie

Operation

Da die statistischen Behandlungsergebnisse durch eine kombinierte radiologische und chirurgische Therapie offenbar zu verbessern sind (Nakayama 1977; Parker u. Gregorie 1976), wird heute die Radikaloperation mit vorhergehender Bestrahlung

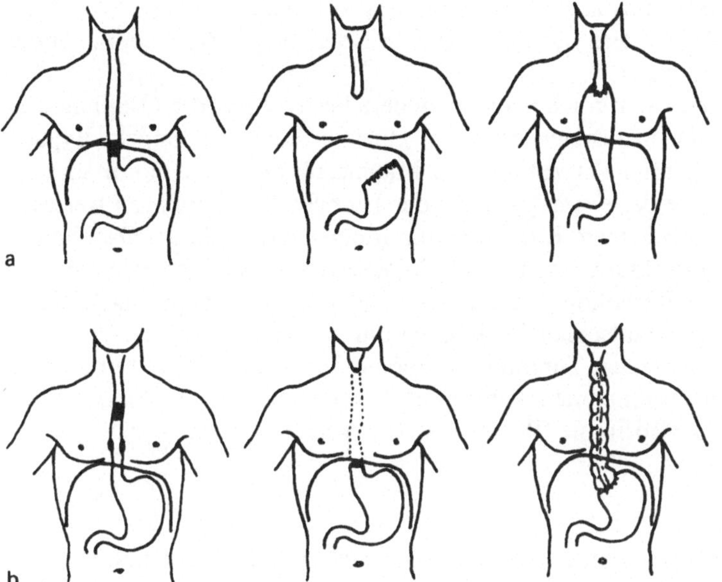

Abb. 1 a, b. Operative Behandlungsprinzipien beim Ösophaguskarzinom. **a** Begrenzte Resektion bei tiefsitzendem Karzinom mit Ösophagogastrostomie. **b** Exstirpation der Speiseröhre und Interposition eines langen Schaltstücks (Kolon, Magen, Jejunum)

angestrebt (40 Gy innerhalb von 4 Wochen), 2 Wochen nach Abschluß der Bestrahlung erfolgt dann die Operation. Patienten in ausreichendem Allgemeinzustand werden bis zum Tumorstadium $T_2N_2M_0$ operiert.

Die Art der Operation richtet sich nach der Lokalisation des Tumors. Bei den relativ günstigen Karzinomen im Bereich der Kardia und unmittelbar darüber empfiehlt sich die linksseitige abdominothorakale Kardiaresektion mit nachfolgender Ösophagogastrostomie (Abb. 1 a). Bei Tumoren im mittleren Drittel wird die Speiseröhre transpleural von rechts partiell oder radikal in toto exstirpiert. Die Passage wird dann durch eine Kolon- oder Mageninterposition (Kirschner 1920; Ong 1971, 1975; Röher 1976) meist retrosternal wiederhergestellt (Abb. 1 b). Beim Totaleingriff ist ein zweizeitiges Vorgehen vorteilhaft. Die Interposition bietet auch für Tumoren im oberen Drittel eine therapeutische Möglichkeit. Mit beiden Verfahren werden praktisch identische Behandlungsergebnisse erzielt. Die Anastomose im Halsbereich vermindert beim Auftreten einer Insuffizienz die sonst meist letal endende Mediastinitis.

Beim rein zervikal lokalisierten Karzinom hat in seltenen Fällen die Interposition von Dünndarm mittels mikrochirurgischer Technik (Nakamura et al. 1975; Peters et al. 1971) oder auch noch die Rollappenplastik nach Lotheisen, von Hakker und Wookey ihre Indikation.

Palliativeingriffe

Bei lokal inoperablen stenosierenden Tumoren oder bei schon eingetretener Fernmetastasierung sind folgende Palliativmaßnahmen zu erwägen.

1. Intraluminaler Tubus nach der Bestrahlung zur Sicherung der oralen Nahrungszufuhr. Empfohlen wird nach den eigenen Erfahrungen der Celestin-Tubus oder der Haering-Tubus.

2. Als aufwendige Alternative kann besonders bei vorliegender Ösophagotrachealfistel bei Patienten in ausreichendem Allgemeinzustand eine doppelte Bypassoperation (Ong 1975) unter Verwendung des Magens für die Alimentation und des Jejunums als Drainage des Ösphagus bzw. der Bronchialfistel erwogen werden.

3. Entwickelt sich bei einem Karzinom unmittelbar unterhalb des Ösophagusmunds nach der Bestrahlung erneut eine Stenose, kann zur Sicherstellung der Schluckfähigkeit eine Resektion des tumortragenden Abschnitts mit nachfolgender Inerposition eines Hautschlauchs durchgeführt werden.

4. Nur bei stenosierenden Tumoren im oberen Speiseröhrendrittel und dann, wenn andere Palliativmaßnahmen nicht möglich sind, sollte bei drohender Mangelernährung eine Gastrostomie (Witzel-Fistel) angelegt werden.

Strahlentherapie

Bei allen Karzinomen, bei denen eine Operation nicht durchgeführt werden kann (Tumorausdehnung, Metastasen, schlechter Allgemeinzustand, Alter der Patienten, evtl. auch Tumorsitz im oberen Speiseröhrendrittel), ist die Indikation zur Strahlentherapie in der Regel gegeben (Ausnahme: Ösophagotrachealfistel). In den meisten Fällen wird zumindest eine vorübergehende Verbesserung der Ösophaguspassage durch eine Rückbildung des stenosierenden Tumors erzielt. Zur Anwendung kommen Kobalt-60 und ultraharte Röntgenstrahlen. Eine stärkere Wirkung soll durch eine kombinierte Behandlung mit u.h. Photonenstrahlen und schnellen Neutronen erzielt werden (Eichhorn u. Lessel 1974). Die Bestrahlungstechnik richtet sich nach der Lokalisation des Karzinoms. Die erforderlichen Referenzdosen betragen 60, maximal 70 Gy in 6–8 Wochen. Bei drohender oder bestehender Ösophagotrachealfistel ist die Bestrahlung wegen einer Verschlimmerung durch den bestrahlungsbedingten Gewebezerfall kontraindiziert.

Chemotherapie

Die Chemotherapie hat in der Behandlung des Ösophaguskarzinoms bisher keinen festen Platz. Behandlungsversuche mit Amethopterin, Bleomycin, Fluorouracil, Vindesin und Cisplatin erbrachten nur bei 5–15% der Patienten kurzfristige Besserungen. Auch die Kombinationschemotherapie bzw. die Kombination einer Radiotherapie mit der Chemotherapie (Smith et al. 1980; Roussel et al. 1974; Tanaka 1973) kam bisher über das Versuchsstadium nicht hinaus. Wegen des in der Regel reduzierten Allgemeinzustands der Patienten scheint die Anwendung dieser kombinierten aggressiven Therapie sehr problematisch zu sein.

Für die Therapie der sehr seltenen *Ösophagussarkome* gelten dieselben Behandlungsrichtlinien wie für die Ösophaguskarzinome.

Auch bei den *gutartigen* Ösophagustumoren ist, besonders bei bestehenden Schluckbeschwerden und dann, wenn trotz Röntgenuntersuchung und Endoskopie ein gutartiger Tumor nicht mit letzter Sicherheit von einem bösartigen Prozeß zu unterscheiden ist, die Operation indiziert. Gestielte intraluminale Tumoren können endoskopisch abgetragen werden, intramurale Geschwülste oder Zysten werden möglichst ohne Eröffnung der Schleimhaut exstirpiert, selten ist die Ösophagusresektion mit anschließendem Ösophagusersatz indiziert.

Nachsorge

Die 1. Nachsorgeuntersuchung wird 6 Wochen nach der Entlassung durchgeführt. Bis zum Ablauf des 2. Jahres erfolgen Kontrolluntersuchungen in vierteljährlichem, danach in halbjährlichem Abstand.

Rezidive und Beschwerden als Folge der Therapie haben häufig eine ähnliche Symptomatik. Neben der Fahndung nach Rezidiven und Metastasen ist deshalb besonders auf die angeführten Komplikationen zu achten, die als Operationsfolgen auftreten können. Dazu gehören: Anastomosenstenosen, Reflux, Zwerchfellhernien als Operationsfolge, Verdauungsinsuffizienz, Spätfolgen nach Thorakotomien.

Anastomosenstenosen werden rechtzeitig bougiert, wobei wegen der Perforationsgefahr spezielle Techniken erforderlich sind (Zeidler u. Dietz 1975). Die Verdauungsinsuffizienz wird wie nach einer Gastrektomie behandelt. Bei Refluxbeschwerden sind mechanische Maßnahmen (Hochstellen des Betts) sowie antiphlogistische Medikamente indiziert. Bei liegendem intraluminalem Tubus ist der Tubuspflege besondere Beachtung zu widmen. Die Patienten sollen passierte und breiige Kost zu sich nehmen. Nach jeder Mahlzeit wird zur Reinigung des Tubus sprudelndes Mineralwasser getrunken.

Auf folgende Komplikationen muß geachtet werden:
- Verrutschen des Tubus nach oral und aboral,
- Obturation des Tubus durch einen Bolus (endoskopische Entfernung indiziert),
- Arrosionsblutung.

Therapierichtlinien bei Rezidiven

Die meisten Todesfälle erfolgen noch vor Ende des 2. postoperativen Jahres als Folge einer Fernmetastasierung. Bei lokalen Rezidiven oder bei mediastinalen Lymphknotenmetastasen kann eine erneute Bestrahlungsbehandlung diskutiert werden. Eine erneute Resektion ist nur in Ausnahmefällen möglich. Auch bei malignen Stenosen sollte eine Bougierung versucht oder wenn möglich eine Endoprothese eingelegt werden. Als letzte Möglichkeit bleibt die Ernährungsfistel (Jejunostomie).

Rehabilitation

Eine Wiedereingliederung in den Arbeitsprozeß richtet sich nach dem Allgemeinzustand und nach der Prognose. Da die Mehrzahl der Patienten bereits das Rentenalter erreicht hat, stellt sich dieses Problem jedoch selten. Bei jüngeren Patienten sollte immer die Wiederaufnahme der Arbeit oder eine Umschulung angestrebt werden; da die Patienten in der Regel über die Art ihrer Erkrankung aufgekärt sind, wird die Ungewißheit des eigenen Schicksals bei einer regelmäßigen Tätigkeit besser überwunden als bei einer totalen Arbeitsaufgabe.

Zusammenfassend kann gesagt werden, daß das Karzinom der Speiseröhre mit zu den ungünstigsten Formen der Krebserkrankung gehört. Die geringe Quote der Resektionsfähigkeit, die relativ hohe Operationsmortalität und die kleine Heilchance hinsichtlich des 5jährigen Überlebens sind die tragenden Faktoren für die chirurgische Situation. In der interdisziplinären Zusammenarbeit dürften sich durch die Kooperation mit den Radiologen Fortschritte abzeichnen, während die Chemotherapie Erfolge bisher noch vermissen läßt.

Literatur

Auerbach O, Stout AP, Hammond EC, Garfinkel L (1975) Histologic changes in esophagus in relation to smoking habits. Arch Environ Health 11:4

Eichhorn HJ, Lessel A (1974) Untersuchungen zur Fraktionierungsmethode der Strahlentherapie des Speiseröhrenkrebses. Radiobiol Radiother (Berl) 15:551

Gibel W (1967) Experimentelle Untersuchungen zur Synkarzinogenese beim Oesophaguskarzinom. Arch Geschwulstforsch 30:181

Gsell O, Löffler A (1962) Ätiologische Faktoren des Oesophaguskarzinoms. Dtsch Med Wochenschr 87:2173

Gunnlaugsson GH, Wychulis AR, Roland Ch, Ellis FH (1970) Analysis of the records of 1 657 patients with carcinoma of the esophagus and cardia of the stomach. Surg Gynecol Obstet 130:997

Kirschner M (1920) Ein neues Verfahren der Oesophagoplastik. Arch Klin Chir 114:604

Krebs H, Schöning F (1966) Das Oesophaguskarzinom. Intern Prax 6:225

Linder F (1976) Tumoren der Speiseröhre. Therapiewoche 26:318

Linder F, Hecker WCh (1966) Zur chirurgischen Behandlung des Speiseröhrenkrebses. Thoraxchir Vask Chir 14:254

Linder F, Grölzinger KH (1968) Benigne Geschwülste des Verdauungstraktes. Langenbecks Arch Chir 322:93

Marks RD Jr, Scruggs HJ, Wallace KM (1976) Preoperative radiation therapy for carcinoma of the esophagus. Cancer 38:84

Murray GF, Wilcox BR, Starck PJK (1977) The assessment of operability of esophageal carcinoma. Ann Thorac Surg 23:393

Nakamura T, Inokuchi K, Sugimachi K (1975) Use of revascularized jejunum as a free graft for cervical esophagus. Jpn J Surg 5:92

Nakayama K (1977) Experience in the treatment of esophageal cancer of the upper and middle thoracic segment. Surg Annu 9:125

Ong GB (1971) Resection and reconstruction of the esophagus. In: Current problems in surgery. Year Book Medical Publishers, Chicago

Ong GB (1975) Unresectable carcinoma of the esophagus. Ann Coll Surg Engl 56:3

Parker EF, Gregorie HB (1976) Carcinoma of the esophagus. JAMA 235:1018

Pearson JG (1974) Carcinoma of the esophagus – operation or radiation. Langenbecks Arch Chir 337:739

Peters CR, McKee DM, Berry BE (1971) Pharyngoesophageal reconstruction with revascularized jejunal transplants. Am J Surg 121:675

Plachta A (1962) Benign tumors of the esophagus. Am J Gastroenterol 38:639

Postlethwait RW, Sealy WC (1961) Benign tumors of the esophagus. In: Surgery of the esophagus. Springfield, Illinois

Röher HD (1976) Totale Magentransposition zur langstreckigen Oesophagus-Ersatzplastik. Chirurg 47:405

Roussel AJ, Robillard J, Souloy J, Fourre D, Abbatucci JS (1974) Résultats dans 600 cas de cancers de l'oesophage traités ou Centre Francois-Baclesse de 1964 à 1971. J Radiol Electrol Med Nucl 55:485

Sakai KT, Sato T, Kitabake T (1973) Autopsy finding of cancer of the esophagus from the viewpoint of radiotherapy. Nippon Acta Radiol 33:24

Schütze U, Vogt-Moykopf I (1971) Vergleich zwischen Endoprothese und Witzelfistel beim inoperablen Oesophagus-Kardiakarzinom. Chirurg 42:366

Smith FJ, Cambareri RJ, Killen JY, Schein PS (1980) Gastrointestinal Cancer. In: Pinedo HM (ed) Cancer chemotherapy. Excerpta Medica, Amsterdam Oxford, p 284

Tanaka Y (1973) Histological studies of carcinoma of the esophagus with preoperative irradiation – combined effects of bleomycin and radiation. Nippon Acta Radiol 33:723

Viikari SJ, Havia T, Inberg MV, Scheinin TM (1974) Behandlung des Oesophaguskarzinoms. Zentralbl Chir 99:1358

Vogt-Moykopf I, Ott G, Schütze U, Merz U (1971) Mesenchymale und neurogene Oesophagustumoren. Eine Literaturübersicht von 203 histologisch gesicherten Fällen. Langenbecks Arch Chir 330:114

Watson RR, O'Connor TM (1967) Solid benign tumors of the esophagus. Ann Thorac Surg 4:80

Wieland C, Hymmen U (1977) Strahlentherapie und Behandlungsergebnisse des Ösophaguskarzinoms. Strahlentherapie 153:719

Zeidler D, Dietz R (1975) Oesophagoskopie. Diagnostische und therapeutische Indikation. Dtsch Aerztebl 72:1111

2.8 Magenkrebs und Dünndarmtumoren

K. JUNGHANNS

Magenkrebs

Einführung, Statistik

Noch 1970 lag der Magenkrebs in der Bundesrepublik Deutschland bei Mann und Frau an 2. Stelle aller malignen Tumoren. 1976 waren Magentumoren unter 143 392 Malignomen mit 15,4% beim Mann die zweithäufigste Tumorart, bei Frauen lagen sie mit 13,7% nach Dickdarm-, Brustdrüsen- und Genitalkrebs an 4. Stelle. Da die Fünfjahresheilziffer unter 10% liegt, ist mit etwa 20 000 Neuerkrankungen pro Jahr zu rechnen. Diese Zahl hat – wie in allen anderen Ländern – in den letzten Jahren deutlich abgenommen. Trotzdem gibt es noch erhebliche Unterschiede in den einzelnen Ländern, so sind z. B. Japaner und Chilenen erheblich mehr betroffen als die Bevölkerung der USA, Kanadas und Australiens.

Die *unterschiedliche Morbidität* deutet auf den Einfluß exogener Faktoren hin, die neben einer erblichen Disposition ätiologisch verantwortlich gemacht werden. Tierische Fette, Geräuchertes und Sojaprodukte sollen eine wesentliche Rolle spielen.

In den Vereinigten Staaten fand sich bei Negern und Mexikanern eine höhere Magenkarzinomrate als bei anderen Rassen. Auch in Südafrika sind Neger stärker betroffen. Japaner, die in die USA auswanderten, zeigten dort die gleiche niedrige Morbidität wie die Amerikaner. In Deutschland scheint die ländliche Bevölkerung stärker gefährdet als Stadtbewohner. Für die Bedeutung genetischer Faktoren spricht der häufigere Befall der Blutgruppe A, die in der Normalbevölkerung einen Anteil von 42% gegenüber 51,7% bei Magenkarzinompatienten hat.

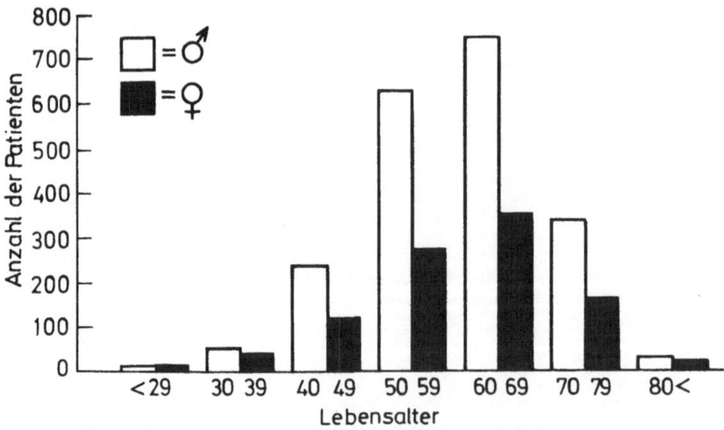

Abb. 1. Magenkarzinom. Alter und Geschlecht

Aufgrund des zunehmenden Anteils älterer Menschen in der Gesamtbevölkerung wandert der Altersgipfel der Erkrankung stetig höher und liegt jetzt bei 67 Jahren. Männer sind doppelt so häufig betroffen wie Frauen. Die Altersverteilung von über 3000 Patienten der Heidelberger Chirurgischen Universitätsklinik kann der Abb. 1 entnommen werden.

Soweit dies bei den meist sehr fortgeschrittenen Tumoren intraoperativ oder auf dem Sektionstisch beurteilt werden kann, gehen etwa 20% von der Kardia, 40% vom Antrum, 20% vom Korpus/Fundus und 20% vom gesamten Magen aus. Histologisch liegt in 80% der Fälle ein Adenokarzinom vor, Plattenepithelkarzinome und Sarkome sind selten.

Klassifikation

Nur durch die Einführung allgemeinverbindlicher Klassifikationssysteme lassen sich Tumorstadien und Behandlungsergebnisse vergleichen (Tabelle 1). Das jetzt vorliegende TNM-System teilt den Magen in Abhängigkeit von der Lokalisation (Abb. 2) in oberes, mittleres und unteres Drittel ein.

Tabelle 1. TNM-Klassifikation der Magentumoren

T_{is}	Präinvasives Karzinom (Carcinoma in situ)
T_0	Kein Nachweis eines Primärtumors
T_1	Tumor auf Mukosa oder Submukosa beschränkt
T_2	Tumor mit Tiefeninfiltration, beschränkt auf weniger als die Hälfte einer Region
T_3	Tumor mit Tiefeninfiltration, Ausdehnung über mehr als die Hälfte einer Region, jedoch nicht über mehr als eine Region
T_4	Tumor mit Tiefeninfiltration und Ausdehnung über eine Region oder Übergreifen auf benachbarte Strukturen
T_X	Minimalerfordernisse für Primärtumorbestimmung liegen nicht vor.
N_0	Kein Befall regionärer Lymphknoten
N_1	Lymphknotenbefall bis zu 3 cm vom Primärtumor entfernt entlang der großen oder kleinen Kurvatur
N_2	Lymphknotenbefall über 3 cm entfernt vom Primärtumor entlang der a. gastrica, lienalis, coeliaca, hepatica
N_3	Befall der paraaortalen, hepatoduodenalen, und/oder intraabdominellen Lymphknoten
N_X	Minimalerfordernisse zur Beurteilung der regionären Lymphknoten liegen nicht vor
M_0	Keine Fernmetastasen
M_1	Fernmetastasen vorhanden
M_X	Minimalerfordernisse zur Feststellung von Fernmetastasen liegen nicht vor

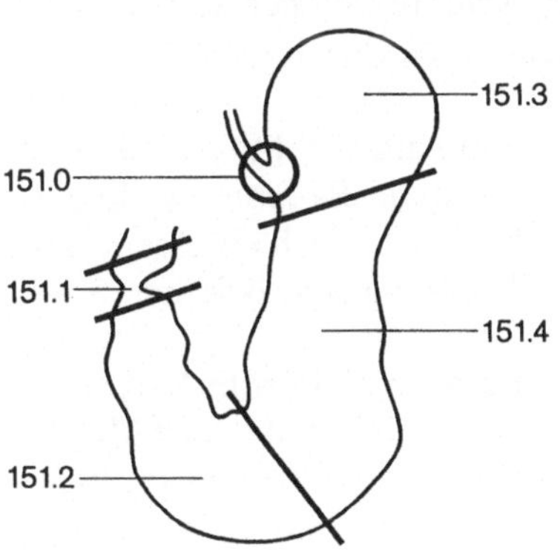

Abb. 2. Tumorlokalisationsschlüssel des Magens

Tabelle 2. Postoperative Tumorklassifikation beim Magenkrebs

pT_{is}	Präinvasives Karzinom (Carcinoma in situ)
pT_0	Kein Primärtumor bei histopathologischer Untersuchung
pT_1	Tumorinvasion der Mukosa und Submukosa, jedoch nicht der Muscularis propria
pT_2	Tumorinvasion der Muscularis propria oder Subserosa
pT_3	Tumorinvasion der Serosa ohne Invasion der benachbarten Strukturen
pT_4	Tumorinvasion der angrenzenden Strukturen
pT_X	Minimalerfordernisse zur Bestimmung der Invasion liegen nicht vor

Durch Anfügen der pTNM-Klassifikation ist das Ergebnis der T-Einteilung histopathologisch noch weiter zu präzisieren. Eine pN-Einteilung entspricht der N-Klassifikation unter Berücksichtigung der histologischen Untersuchung (Tabelle 2).

Frühkarzinom

Das Frühkarzinom (early cancer), der beginnende Krebs, der sich noch auf die Schleimhaut beschränkt, wird bei uns leider nur sehr selten entdeckt. Nach japanischen Erfahrungen bleibt ein Karzinom über lange Zeit hinweg ein auf die Schleimhäute beschränkter „early cancer", der dann aus nicht erkennbarer Ursache plötzlich rapide zu wachsen beginnt. Die Heilchancen nach frühzeitiger Operation werden mit über 90% angegeben. Die Diagnose eines Frühkarzinoms ist letztlich nur postoperativ am Resektionspräparat zu stellen, da nur hier die Tiefeninfiltration gesehen werden kann. In den letzten Jahren konnten wir nur 20 Frühkarzinome operieren. Nur durch eine frühere Diagnose mittels Früherkennungsmaßnahmen können die Heilchancen beim Magenkarzinom verbessert werden.

Präkanzerosen

Bei der Entstehung des Magenkrebses spielen einige Erkrankungen als Präkanzerosen eine wichtige Rolle. Seit Konjetzny (1938) wird neben der hyperplastischen Gastritis auch die chronisch-atrophische Gastritis als Wegbereiter des Magenkrebses angenommen. Bei perniziöser Anämie ist die Magenkarzinomrate 8 mal höher als bei Vergleichsgruppen. Auch Magenpolypen müssen als präkarzinomatöse Erkrankung angesehen werden. Hier wie im gesamten Intestinaltrakt steigt die Gefahr der malignen Entartung mit zunehmender Größe des Polypen. Die Polyposis ventriculi ist eine Indikation zur Magenresektion. Solitäre Polypen sollten endoskopisch mit der Schlinge abgetragen und die Patienten ebenso wie die Träger einer perniziösen Anämie sorgfältig überwacht werden.

Auf dem Boden eines chronischen Ulcus ventriculi kann ein Magenkarzinom entstehen. Bei therapieresistenten Magengeschwüren älterer Patienten sollte deswegen die Billroth-I-Resektion als Therapie der Wahl gelten. Nach Griesser (1968) liegt die Malignitätsrate bei bis zu 40 jähriger Beobachtungszeit zwischen 8 und 13%.

Die Gefahr des Magenstumpfkarzinoms 20–30 Jahre nach Billroth-II-Resektion wegen einer Geschwürerkrankung wird zunehmend mehr erkannt. Nach Magenulkusresektionen ist die Rate etwas höher als nach einem resezierten Zwölffingerdarmgeschwür. Untersuchungen von Dahm u. Rehner (1975) konnten experimentell auch eine vermehrte Karzinomrate nach Resektionen zeigen. Eigene Experimente lassen diese Gefahr nach Vagotomie in Zukunft nicht erwarten. Beim Magenstumpfkarzinom wird nach Reissigl u. Schwamberger (1978) in fast der Hälfte der Fälle nur eine Palliativoperation, und fast immer eher eine Restgastrektomie als eine Nachresektion möglich sein. Die regelmäßige Kontrolluntersuchung dieser Patientengruppen, bei denen eine Magenresektion 20 Jahre und länger zurückliegt, ist dringend erforderlich.

Symptome

Symptome treten beim Magenkarzinom meist erst spät auf. Retrospektiv läßt sich eine länger dauernde Appetitlosigkeit, Abneigung gegen Fleisch, Gewichtsverlust und Anämie feststellen. Die Patienten bemerken meist einen Leistungsknick mit zunehmender Abgeschlagenheit, und unklare Oberbauchschmerzen führen sie dann zum Arzt. Als Warnzeichen bei Patienten über 45 Jahre gelten (Junghanns u. Ott 1971): Druckgefühl und Schmerzen im Oberbauch, Gewichtsverlust, Inappetenz, Abneigung gegen Fleisch, Schluckbeschwerden, Übelkeit und Erbrechen, Bluterbrechen, Teerstuhl.

Wegen des vagen Beginns der Symptomatik lassen die Patienten nach unseren Untersuchungen im Durchschnitt 5 Monate (Frauen) oder 6 Monate (Männer) verstreichen, bis sie zum ersten Mal den Arzt aufsuchen. Eine typische Symptomatik des Frühkarzinoms gibt es nicht, die meisten werden bei uns eher zufällig entdeckt, da es noch keine Vorsorgeuntersuchung gibt. Systematische präventive diagnostische Maßnahmen bei der gefährdeten Altersgruppe sind nicht realisierbar. Nur bei Risikogruppen (Präkanzerosen) ist die halbjährliche Kontrolle angezeigt.

Bei der Aufnahme sind 32% der Patienten kachektisch und bei 39% ist bereits ein Tumor tastbar. Bei $^2/_3$ der Kranken besteht eine Anazidität. Bei 40% unserer Patienten lag der Hämoglobinwert unter 80%. Teilweise sind die Symptome von der Lokalisation des Tumors abhängig. Beim Kardiakarzinom stellen sich frühzeitig Schluckbeschwerden ein, während Erbrechen auf eine Stenosierung im Antrum hinweist. Selten sind Durchfall bei gastrokolischen Fisteln und schwere Blutungen. Geringe Blutbeimengungen im Stuhl, die man durch die Benzidinprobe feststellt, sind dagegen häufig.

Diagnose – Vorsorgeuntersuchungen

An erster Stelle der Diagnose steht die *Palpation* des Abdomens, finden wir doch bei jedem 3. Patienten bereits einen tastbaren Tumor. Auch der metastatische Befall der Leber kann palpiert werden. Die *Röntgenuntersuchung* zeigt bereits bei über 80% der Magenkrebse ein typisches Bild mit Starre der Wandung, Exulzerationen oder polypösen Formationen. Die Magensäureanalyse spielt in der Differentialdiagnose heute keine entscheidende Rolle mehr. Bei unklarem Röntgenbefund erfolgt die endoskopische Kontrolle mit Probeexzision. Die Untersuchung ist wenig aufwendig und kann zusammen mit der Röntgendiagnostik bei 97% der Untersuchten ein Karzinom bestätigen oder ausschließen. Bleibt der Befund nach Röntgen und *Endoskopie* weiterhin unklar, muß je nach Dringlichkeit des Verdachts eine Probelaparotomie vorgenommen werden oder nach einer Wartezeit von nicht länger als

4 Wochen erneut geröntgt und endoskopiert werden. Die alleinige Anwendung der Gastrokamera ohne endoskopische Kontrolle mit Probeexzision hat sich nicht bewährt.

Die *Zytologie* war bei einigen Untersuchungen nach Magenspülung, Sedimentierung und Fixation nur in 50% der Fälle von später durch Operation gesichertem Karzinom zuverlässig. Der Aufwand entsprach etwa der Gastroskopie. Ob die Scheimhautabrasio während der Gastroskopie bessere Ergebnisse bringt als die direkte mehrfache Biopsie der verdächtigen Region, wird bezweifelt.

Szintigraphie, Angiographie, Thermographie, Sonographie und Computertomographie spielen in der Tumordiagnostik des Magens keine Rolle. Moderne Verfahren, wie die Bestimmung des sauren α_1-Glykoproteins und weiterer tumorspezifischer Antigene auf immunologischem Weg, werden vielleicht in Zukunft eine einfache diagnostische Methode darstellen.

In der *immunologischen Untersuchung* des Serums, des Magensaftes oder der Probeexzisionen liegt die einzige Möglichkeit, Früherkennungsmaßnahmen in Zukunft zu realisieren, da Reihenuntersuchungen mit Röntgen, Endoskopie, Zytologie oder Gastrokamera personell und organisatorisch nicht durchführbar sind (Junghanns u. Ott 1971). Die gefährdete Altersgruppe über 45 Jahre hat 22 Millionen Menschen in der Bundesrepublik, die dann in 6- oder 12monatlichem Abstand untersucht werden müßten.

Bei *Patienten* mit bekannten *Risikofaktoren:* atrophische Gastritis, perniziöse Anämie, Magenulzera oder Polypen, ist jedoch die regelmäßige Kontrolle in halbjährlichem Abstand indiziert und auch realisierbar.

Die einzige Möglichkeit, die zur Zeit besteht, ist die Beachtung der Warnzeichen und eine vollständige Diagnostik bei jedem Verdachtsfall mit Röntgen, Endoskopie und Biopsie beim Auftreten der ersten Beschwerden. Nur eine intensivere Aufklärung der Bevölkerung kann dieses Ziel verwirklichen.

Therapie

Die Therapie des Magenkrebses strebt die *operative Entfernung* der tumortragenden Magenanteile und der befallenen Lymphknotenregionen an. Wegen der meist fortgeschrittenen Erkrankung sind bei Klinikaufnahme bereits 9% der Patienten nicht mehr operabel. Von den 91%, die man operieren kann, ist nur bei der Hälfte eine Resektion möglich. Auch bei dieser Gruppe ist wiederum bei jedem zweiten makroskopisch und mikroskopisch eine Metastasierung sicher. Bei 17% unserer Patienten konnte nur eine Umgehungsanastomose, Pertubation, Witzel-Fistel oder Jejunostomie vorgenommen werden. Bei 19% wurde der Eingriff als Probelaparotomie beendet. Diese Ergebnisse sind repräsentativ für alle Magenkrebsstatistiken. Die Aggressivität des Tumorwachstums und seine Symptomarmut bedingen, daß die Patienten erst in weit fortgeschrittenem Stadium zur Behandlung kommen. Die besten Ergebnisse mit einer Fünfjahresheilziffer von 21% zeigen sich beim Antrumkarzinom. Bei Befall der Kardia oder des ganzen Magens sind die Behandlungserfolge wesentlich schlechter.

Untersuchungen haben gezeigt, daß im einzelnen die Größe des Tumors weniger wichtig ist als der Infiltrationsgrad der Magenwand und die Metastasierung. Vergleichbare Statistiken werden jedoch erst möglich, wenn überall das *TNM-Sy-*

stem verbindlich eingeführt worden ist. Den Möglichkeiten der operativen Behandlung sind häufig durch den Befall von Pankreas, Kolon und Leberpforte Grenzen gesetzt, die nur noch eine palliative Maßnahme erlauben. Gastroenterostomie, Gastrostomie oder Jejunostomie bringen in den seltensten Fällen eine echte Lebensverlängerung. Das Operationsrisiko sollte jedoch selbst bei älteren Patienten nicht gescheut werden, denn nur am eröffneten Abdomen kann die Operabilität beurteilt werden. Nicht behandelt führt fast jeder Magenkrebs in 3–4 Monaten zum Tode (Trompke et al. 1967).

Eine *erweiterte Resektion*, die wesentlich über die Tumorgrenzen hinausgeht, erhöht die postoperative Komplikationsrate, ohne eine wesentliche Lebensverlängerung zu bewirken. Es muß ein Sicherheitsabstand von 5 cm vom makroskopisch sichtbaren oberen Tumorrand eingehalten werden. Zur Sicherheit kann intraoperativ vom Oberrand des Resektats eine Schnellschnittuntersuchung erfolgen.

Eine prinzipielle Gastrektomie, wie sie von manchen Autoren in jedem Fall gefordert wird, ist nicht indiziert. Nach Gilbertsen (1969) sind auch die Ergebnisse nach radikaler Ausräumung aller erreichbarer Lymphknoten nicht wesentlich besser als nach Resektion und Mitnahme der umgebenden Lymphknoten. Operable Tumoren sollten jedoch in jedem Fall, unabhängig von der Metastasierung, entfernt werden. Der Verlauf ist auch bei Lebermetastasen nach Entfernung des Primärtumors leichter. Ob dadurch eine Lebensverlängerung erreicht wird, ist jedoch zu bezweifeln. Japanische Erfolgsstatistiken lassen sich aus bisher noch unklaren Gründen nicht auf die Verhältnisse in Europa und USA übertragen.

Hohes Alter kann nur noch in Verbindung mit sehr schlechtem Allgemeinzustand als Gegenindikation einer Resektion angesehen werden. Moderne Anästhesieverfahren und postoperative Intensivpflege ermöglichen auch Gastrektomien bei über 70 jährigen.

Beim Magenkarzinom hat sich die *Strahlentherapie* bisher als wenig wirksam erwiesen, bedingt durch die hohe Strahlenresistenz des Adenokarzinoms, die engen Nachbarschaftsbeziehungen zu strahlenempfindlichen Organen und die frühzeitige Metastasierung. Dagegen stellen Magenmanifestationen von Systemerkrankungen wie z. B. beim malignen Lymphom ein erfolgversprechendes Indikationsgebiet dar. Auch beim Kardiakarzinom können durch Bewegungsbestrahlung mit ultraharten Strahlen langanhaltende Remissionen erzielt werden. Durch Einführung von hochenergetischen Elektronen in die Strahlentherapie ergibt sich heute die Möglichkeit zum Versuch einer palliativen Behandlung des inoperablen Magenkarzinoms, nachdem von russischen Autoren über deutlichen Tumorrückgang mit Besserung des Allgemeinzustands, Schmerzlinderung und Verminderung der dyspeptischen Beschwerden berichtet wurde. Kontraindikationen stellen nachgewiesene Fernmetastasen und Blutungen dar.

Bei Wirbelmetastasen kann die Bestrahlungstherapie Schmerzen lindern, eine Lebensverlängerung wird nicht erreicht. Bei verschiedenen Sarkomformen des Magens hingegen wird durch die Bestrahlung auch bei inoperablen Tumoren die Überlebenszeit verlängert.

Die *Chemotherapie* des Magenkarzinoms hat im Verlauf der letzten Jahre eine positive Entwicklung erfahren. Als Standardzytostatika für diesen Tumor erwiesen sich bei Remissionsraten zwischen 10 und 25% das Fluorouracil, Adriamycin, Mitomycin C sowie die Nitrosoharnstoffderivate BCNU und Methyl-CCNU. Die mit

Tabelle 3. FAM-Schema für das Magenkarzinom. (Nach Macdonald et al, 1979)

Präparat	Dosis [mg/m² KOF]	Applikation
5-Fluorouracil	600 i.v.	Tag 1, 8, 28, 35
Adriamycin	30 i.v.	Tag 1, 28
Mitomycin C	10 i.v.	Tag 1
Wiederholung nach 8 Wochen		

diesen Zytostatika erzielten Remissionen sind in der Regel jedoch nur von kurzer Dauer und ohne wesentlichen Effekt auf die Überlebenszeit der Patienten (Schein 1980). Die Kombination dieser Zytostatika, zunächst in der 2er Kombination Fluorouracil–Nitroharnstoff, später in der 3er Kombination Fluorouracil, Adriamycin und Nitrosoharnstoff bzw. Mitomycin C führte zu einer wesentlichen Verbesserung der Resultate. Mit dem FAM-Schema (Tabelle 3), das eine besonders weite Verbreitung erfuhr, wurden in verschiedenen Arbeitsgruppen (Schein 1980; Bitran et al. 1980) partielle Tumorrückbildungen bei der Hälfte der Patienten beobachtet. Die mittlere Überlebenszeit der erfolgreich behandelten Patienten (12,5 Monate) war in einer Studie von Schein et al. signifikant verlängert gegenüber den Patienten, welche nicht auf die Therapie ansprachen (3,5 Monate). Modifikationen dieses FAM-Schemas (Ersatz des Fluorouracil durch Ftorafur oder des Mitomycin C durch BCNU oder Cisplatin) erbrachten bisher keine wesentliche Verbesserung.

Auf der Basis der mit dem FAM-Schema erreichbaren Resultate kann eine Chemotherapie beim inoperablen lokoregional ausgedehnten oder disseminierten Magenkarzinom empfohlen werden, wenn Alter oder reduzierter Allgemeinzustand des Patienten keine Kontraindikationen darstellen. Eine adjuvante Chemotherapie des Magenkarzinoms sollte bisher nur klinischen Studien vorbehalten bleiben.

Die *Prognose* des Magenkrebses ist ausgesprochen schlecht. Die Fünfjahresheilziffern unter Einrechnung aller Fälle liegen in keiner Statistik über 10%. Auch die in den letzten Jahren deutlich geringeren postoperativen Todesfälle, besonders nach Gastrektomie, haben es bisher nicht vermocht, diese traurigen Resultate zu verbessern. Lediglich nach einer noch möglichen Billroth-II-Resektion werden Fünfjahresheilziffern von über 25% berichtet (vgl. auch Abb. 3). In letzter Zeit hat sich die histologische Klassifikation nach Lauren (1965) durchgesetzt. Er unterscheidet histologisch den diffusen Typ von der intestinalen Form mit der etwas besseren Prognose. Möglicherweise gibt es hier auch immunhistologische Unterscheidungsmöglichkeiten. Die immer wieder aus Japan berichteten günstigen Ergebnisse haben sicher ihre Ursache noch in anderen, bisher unbekannten Gründen als der dort weit verbreiteten Vorsorgeuntersuchung.

Postoperativ müssen die Patienten nach 6 Wochen zum ersten Mal nachuntersucht werden (Tabelle 4). Eine Röntgenkontrolle ist angezeigt, um für spätere Kontrollen einen Anhaltspunkt zu haben. Im ersten Jahr sind die Kontrollen vierteljährlich, für 2 weitere Jahre halbjährlich zu empfehlen. Hierbei werden jeweils Röntgenuntersuchung, Gewichtskontrolle und Bestimmung von Hämoglobin und Blutkörperchensenkung vorgenommen, um frühzeitig ein Rezidiv festzustellen. Bei

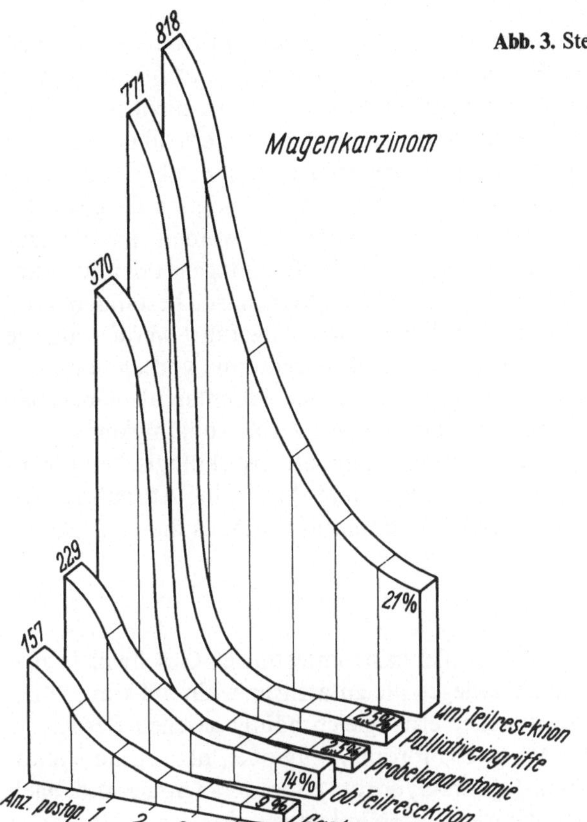

Abb. 3. Sterbekurven nach Operationsverfahren

Tabelle 4. Nachuntersuchungsprogramm beim Magenkarzinom. Gastroskopie und Röntgenuntersuchung des Magens (*MDP*: Magen-Darm-Passage) sollten als Suchmethode alternierend angewandt werden, Rezidive im Restmagen unter der Anastomose sind meist gastroskopisch erfaßbar, Rezidive, die von den Lymphknotenstationen ausgehen, häufig zuerst röntgenologisch (Wandstarre, Magenausgangsstenose). Die diätetische Beratung sollte in Zusammenarbeit mit einer Diätassistentin erfolgen. Häufig symptomatische Therapie erforderlich. Ultraschalluntersuchungen und/oder Leber-Milz-Szintigramme sind wegen der fehlenden therapeutischen Konsequenz bei positivem Befund nicht routinemäßig durchzuführen

1. NU nach 3 Monaten	Klinische Untersuchung, Labor[a], Röntgen: Lunge, MDP
2. NU nach 6 Monaten	Klinische Untersuchung, Labor, Gastroskopie
3. NU nach 9 Monaten	Klinische Untersuchung, Labor, Röntgen: Lunge
4. NU nach 12 Monaten	Klinische Untersuchung, Labor, Röntgen: MDP
5. NU nach 18 Monaten	Klinische Untersuchung, Labor, Röntgen: Lunge, Gastroskopie
6. NU nach 24 Monaten	Klinische Untersuchung, Labor, Röntgen: Lunge, MDP
7. NU nach 30 Monaten	Klinische Untersuchung, Labor, Gastroskopie
8. NU nach 36 Monaten	Klinische Untersuchung, Labor, Röntgen: Lunge, MDP
9. NU nach 42 Monaten	Klinische Untersuchung, Labor, Gastroskopie
10. NU nach 48 Monaten	Klinische Untersuchung, Labor, Röntgen: Lunge, MDP
11. NU nach 54 Monaten	Klinische Untersuchung, Labor, Gastroskopie
12. NU nach 60 Monaten	Klinische Untersuchung, Labor, Röntgen: Lunge, MDP
13. NU nach 10 Jahren	Klinische Untersuchung, Labor, Röntgen: Lunge, MDP, Gastroskopie

[a] BSG, kleines Blutbild, Urinstatus, GOT, GPT, LDH, AP, γ-GT, Kreatinin, Haemoccult (einmal jährlich), Gerinnungsstatus (GOT, GPT nur bei Verdacht). Die Kontrolle des CEA-Titers ist nur dann sinnvoll, wenn ein präoperativer Ausgangswert vorliegt und die Untersuchung im selben Labor gewährleistet ist

unklarem Ergebnis der Röntgenuntersuchung oder klinischem Rezidivverdacht ist eine Gastroskopie erforderlich. Bei einem extragastrischen Tumorrezidiv oder weitergehender Metastasierung ist eine Probelaparotomie meist nicht mehr indiziert. Zur Sicherheit kann ein Computertomogramm hier weiterhelfen.

Rezidive sind nach 3 Jahren kaum noch zu erwarten, es müssen aber Nahrungs- und Vitaminmangelschäden behandelt werden. Ein röntgenologisch festgestellter Rezidivverdacht sollte unbedingt gastroskopisch abgeklärt werden. Häufig täuschen operationsbedingte Verziehungen im Bereich des Restmagens oder der Anastomose ein Rezidiv vor. Falls bei der Operation keine Metastasen bestanden, muß jedes lokale Rezidiv zumindest einer Probelaparotomie zugeführt werden, und je nach Befund kann man eine Nachresektion oder Gastrektomie vornehmen.

Die *Rehabilitation* hängt vom Allgemeinzustand der Patienten ab. Operable, nicht metastasierende Tumoren bedingen keine längere Arbeitsunfähigkeit als 2–3 Monate. Eine grundsätzliche Invalidisierung ist auch aus psychologischen Gründen keinesfalls indiziert, auch die Gastrektomie bildet hier keine Ausnahme. Da aber die meisten Patienten im Rentneralter sind, entfällt oftmals dieses Problem.

Dünndarmtumoren

Tumoren des Dünndarms sind mit 2–3% aller gastrointestinalen Geschwülste ausgesprochen selten. Im Sektionsgut überwiegen die gutartigen, während klinisch benigne und maligne Dünndarmgeschwülste etwa gleich häufig gesehen werden.

Adenome, Polypen, Lipome, Myome, Fibrome, Angiome, neurogene Tumoren, Fibromyome, Polyposis (Peutz-Jeghers-Syndrom), Lymphangiome sind, nach absteigender Häufigkeit geordnet, die wichtigsten gutartigen Formen. – Unter den malignen Geschwülsten steht das Adenokarzinom an erster Stelle mit 60–70%, gefolgt vom Leiomyosarkom, Lymphosarkom, Retothelsarkom, Lymphogranulomatose (Stadium IV), Hämangioendotheliom, makrofollikulärem Lymphom und Lymphangioendotheliom.

Karzinome betreffen vorwiegend das 5.–6. Lebensjahrzehnt, während Sarkome bei allen Altersgruppen vorkommen. Auch Melanome, Retikulofibromatose, Teratome und Hamartome werden beschrieben.

Karzinoide wachsen lokal infiltrierend, jedoch nicht grob zerstörend und setzen bei Lokalisation im Dünndarm Metastasen in Leber und Lunge. Das bekanntere Karzinoid des Wurmfortsatzes metastasiert dagegen selten. – Die für diese Erkrankung pathognomonische anfallweise auftretende Gesichtsröte ist nach neueren Untersuchungen nicht auf die Serotoninwirkung zurückzuführen, sondern wird durch Bradykininfreisetzung hervorgerufen (Kümmerle u. Schier 1973). Karzinoide können auch in einem Meckel-Divertikel lokalisiert sein (Rintala 1958).

Seltene Tumoren sind eosinophile Granulome, Aktinomykose, Endometriose, intestinale Zysten und tertiäre Lues. Auch Metastasen anderer Organtumoren können den Dünndarm befallen. Die Ileitis terminalis, Enteritis granulomatosa oder Crohn-Erkrankung bietet durch ihre Symptomatik und typischen Röntgenbefunde meist keine diagnostischen Schwierigkeiten. Nur bei Befall des mittleren Ileums oder des Jejunums kann ein Dünndarmtumor vermutet werden. Die maligne Entartung des Morbus Crohn ist nach Untersuchungen von Weedon et al. (1973) etwa 20 mal höher, als zu erwarten wäre, betrifft aber fast ausschließlich den Dickdarm.

Symptome

Die gutartigen Geschwülste sind meist asymptomatisch und werden erst bei der Sektion oder zufällig während einer Operation entdeckt. Ein Symptom sowohl der gutartigen wie der bösartigen Tumoren ist die Blutung, die teilweise akut auftreten kann. Intussuszeption mit Blutung und Ileus ist eher bei einer gutartigen Dünndarmgeschwult zu erwarten, während die bösartigen Geschwülste durch chronische Anämie, postzenalen Abdominalschmerz und tastbaren Tumor in Erscheinung treten. Manche Patienten klagen über rezidivierendes Erbrechen, kolikartige Mittelbauchschmerzen, Appetitlosigkeit und Gewichtsverlust. Im Vordergrund steht jedoch meist die Ileussymptomatik.

Typische Symptome beim Karzinoid sind neben dem anfallsweise auftretenden Hitzegefühl, Schweißausbrüchen und vermehrter Dünndarmmotilität eine Hypoglykämie und psychische Störungen.

Insgesamt sind die Symptome besonders im Frühstadium uncharakteristisch, im Spätstadium jedoch bietet sich meist ein eindeutiger Hinweis auf einen Dünndarmtumor.

Diagnose

Nach genauer anamnestischer Exploration und abdomineller Palpation folgt die Röntgenuntersuchung als wichtigste diagnostische Maßnahme. Füllungsdefekte, fehlende Peristaltik, Stenose, Wandstarre weisen auf einen Dünndarmtumor hin. Blut im Stuhl sollte untersucht werden. Die Intestinoskopie (Deyhle 1972) gewinnt heute zunehmend an Bedeutung und wird in Zukunft auch zur Diagnose von Dünndarmtumoren herangezogen werden. Szintigraphie, Angiographie, Sonographie tragen ebenso wie Resorptionsstudien nur zur Abklärung der tumorösen Dünndarmerkrankungen bei. Die Szintigraphie und Computertomographie der Leber kann Metastasen bestätigen, beeinflußt aber die Operationsindikation nicht.

Therapie

Bei nachgewiesenem oder vermutetem Dünndarmtumor sollte in jedem Fall eine Probelaparotomie erfolgen, wobei die *en-bloc-Resektion* des Tumors angestrebt werden muß. Bei lokaler Operabilität soll der Tumor, unabhängig vom Grad der Metastasierung, entfernt werden, da bekanntermaßen der Verlauf dann günstiger ist und eine eventuelle Chemotherapie bessere Ergebnisse zeigt. Bei örtlich inoperablen Verhältnissen ist eine Umgehungsanastomose durch Enterostomie oder Ileotransversostomie angezeigt. Eine Probeexzision muß in jedem Fall aus dem Tumor oder einem umgebenden Lymphknoten zur Feststellung der Diagnose erfolgen. Je weiter aboral der Tumor liegt, desto günstiger ist i. allg. das Operationsergebnis. Ungünstig sind Tumoren an der Flexura duodenojejunalis wegen der Nähe der großen Gefäße und des Mesenteriums.

Die operativen Behandlungsergebnisse bei den gutartigen Tumoren sind ausgezeichnet, bei den Karzinomen entsprechen sie etwa denjenigen bei Magenkrebs. Die Fünfjahresheilziffer wird zwischen 5 und 35% angegeben.

Die Strahlentherapie zeigt nur bei den Dünndarmsarkomen geringe Therapieerfolge.

Für die *Chemotherapie* gilt das beim Magenkarzinom Gesagte, soweit es sich bei diesen malignen Tumoren um Adenokarzinome handelt. Beim Morbus

Hodgkin hingegen sind Zytostatika außerordentlich erfolgreich. Die operative Therapie sollte hier die Exzision weit im Gesunden und tief bis an die Mesenterialwurzel umfassen.

Beim Karzinoid besteht die Therapie in der Entfernung des Tumors und aller erreichbaren Lymphknoten, was nur erfolgreich ist, wenn noch nicht multiple Lebermetastasen bestehen. Solitäre Metastasen sollten durch Leberresektion entfernt werden. In diesen Fällen ist eine palliative Chemotherapie mit Endoxan (20–40 mg/kg) in Intervallen von 2 Wochen oder 5-Fluoruracil indiziert (Mengel et al. 1965; Brunner 1973). Zusätzlich werden Serotoninantagonisten wie Deseril, Largactil und andere verordnet. Die meisten Karzinoide haben zum Zeitpunkt der Operation bereits Metastasen gesetzt, trotzdem sind Überlebenszeiten von 5–10 Jahren häufig.

Röntgenologische und klinische *Nachuntersuchungen* sollten für 1 Jahr alle 3 Monate, dann 2mal in halbjährlichem Abstand und bis zum 5. Jahr jährlich ausgeführt werden.

Literatur

Bitran JD, Desser RK, Kozloff MF, Billings AA, Shapiro CM (1980) Treatment of metastatic pancreatic and gastric adenocarcinoma with 5-fluoro-uracil, adriamycin and mitomycin C (FAM). Caner Treat Rep 62:2049

Brunner KW (1973) Indikation und Resultate der zytostatischen Therapie bei Magen-Darm-Tumoren. Schweiz Med Wochenschr 103:171

Dahm K, Rehner M (1975) Das Karzinom im operierten Magen. Thieme, Stuttgart

Deyhle P, Jenny S, Fumagalli J, Linder E, Ammann R (1972) Endoskopy of the whole intestine. Endoscopy 4:155

Gilbertsen VA (1969) Results of treatment of stomach cancer. An appraisal of efforts for more extensive surgery and a report of 1983 cases. Cancer 23:1305

Griesser G (1968) Häufigkeit des Carcinoms im operierten Geschwürmagen. In: Holle F (Hrsg) Spezielle Magenchirurgie. Springer, Berlin Heidelberg New York, S 770

Junghanns K, Ott G (1971) Frühdiagnostik und Vorsorgeuntersuchungen beim Magenkrebs. Med Welt 22:319

Konjetzny GE (1938) Der Magenkrebs. Enke, Stuttgart

Kümmerle F; Schier I (1973) Dünndarmtumoren. In: Demling L (Hrsg) Klinische Gastroenterologie. Thieme, Stuttgart, S 418

Lauren P (1965) The two histological main types of gastric carcinoma: diffuse and so called intestinal type carcinoma. An attempt at a histo-clinical classification. Acta Pathol Microbiol Scand 64:31

Macdonald JS, Schein PS, Woolley PV, Boiron M, Gisselbrecht C, Brunet R, Lagarde C (1979) 5-Fluoro-uracil (5-FU), mitomycin-C (MMC) and adriamycin (ADR) FAM combination chemotherapy results in 61 patients with advanced gastric cancer. Proc AACR & ASCO 20, C-434

Mengel CE, Kelly MG, Carbone PC, Anhyan WG (1965) Clinical and biochemical effects of cyclophosphamide in patients with malignant carcinoid. Am J Med 38:337

Reissigl H, Schwamberger K (1978) Chirurgisches Vorgehen beim Stumpfkarzinom des Magens. Therapiewoche 28:7174

Rintala A (1958) Carcinoid tumor of Meckel's diverticulum. Ann Chir Gynaecol Fenn 47:190

Schein PS (1980) Chemotherapy and combined modality treatment for gastric cancer. In: Friedman M, Ogawa M, Kisner D (eds) International congress on diagnosis and treatment of upper gastrointestinal tumors. Mainz, September 1980, International Congress Series 542. Excerpta Medica, Amsterdam Oxford, p 419

Trompke R, Gregl A; Keser M (1967) Zum natürlichen Verlauf des Magenkrebses. Bruns' Beitr Klin Chir 211:19

Weedon DD, Shorter RG, Ilstrup DM, Huizenga KA, Taylor WF (1973) Crohn's disease and cancer. N Engl J Med 289:1099

2.9 Tumoren der Leber, der Gallenwege und des Pankreas

K. Junghanns

Tumoren der Leber

Primäre Tumoren der Leber sind in Deutschland im Vergleich zu Asien und Afrika selten. Insgesamt sterben nur 0,5% der Bevölkerung bei uns an primären bösartigen Lebererkrankungen. Männer sind häufiger befallen als Frauen. In den letzten Jahren scheint die Zahl jedoch anzusteigen. Dies läßt sich möglicherweise durch die allgemeine Zunahme der Lebererkrankungen erklären, da ein pathogenetischer Zusammenhang zwischen Tumor und Zirrhose bestehen soll. Dies wird besonders im asiatischen und afrikanischen Raum deutlich, wo fast die Hälfte aller Karzinome von der Leber ausgehen und in mehr als 50% mit Zirrhose verbunden sind.

Es werden epitheliale und mesenchymale Tumoren unterschieden. Bei den epithelialen Formen werden die benignen hepatozellulären Adenome und Gallengangadenome von den malignen hepatozellulären Karzinomen und Gallengangkrebsen unterschieden. Unter den mesenchymalen Geschwülsten sind benigne: Hämangiome und Kavernome; maligne: Hämangioendotheliome und Sarkome. Gleichzeitiges Auftreten von Sarkom und Karzinom ist bekannt. Bei Kindern treten Teratome, Hamartome und Hypernephrome auf. Die kindlichen Hamartome gelten als semimaligne Tumoren und werden häufig von endokrinen Störungen wie Minderwuchs, retardierter Entwicklung und Infektabwehrstörungen begleitet. Das zwischen 1925 und 1942 angewendete Kontrastmittel Thorotrast kann durch seine Ablagerungen in der Leber zu Hämangioendotheliomen, Hämangiosarkomen und Karzinomen führen.

Metastatische Tumorabsiedlungen über Blut- und Lymphwege in die Leber treten bei 20–35% aller Karzinome auf. Trotz stärkster metastatischer Durchsetzung der Leber sind Ausfallserscheinungen selten. Die Abgrenzung isolierter Metastasen von primären Lebertumoren kann oft sehr schwierig sein, da manchmal der Primärtumor sehr klein ist und der Entdeckung entgeht.

Eine TNM-Klassifikation dieses seltenen Tumors wurde bisher nicht vorgelegt.

Symptomatik und Diagnose

Die Symptome der Lebergeschwülste sind meist uncharakteristisch: Völlegefühl, Druck im rechten Oberbauch und Zunahme des Leibesumfangs. Häufig machen erst Verdrängungserscheinungen an Nachbarorganen, Gewichtsverlust, Erbrechen, tastbarer Tumor oder Ikterus auf die Erkrankung aufmerksam. Rechtsseitige Pleuraergüsse können einen Hinweis bieten. Eine Verschiebung des De-Ritis-Quotienten (Relation SGOT/SGPT) bis über 2 soll auch auf maligne Lebertumoren hinweisen. Das α_1-Foetoprotein ist häufig mit hohem Titer nachweisbar. Bei kindlichen Tumoren soll der Cholinesterasewert besonders hoch sein und nach Tumorentfernung wieder zur Norm abfallen.

Die diagnostische Abklärung geschieht durch Laparoskopie, Cholangiographie, Arteriographie, Splenoportographie, Szintigraphie, Sonographie, Computertomographie und Kontrastdarstellungen der angrenzenden Darmabschnitte. In seltenen Fällen kann die endoskopische retrograde Gallenwegsdarstellung eine diagnostische Hilfe sein. Die Probepunktion empfiehlt sich wegen Verschleppung von Tumorgewebe oder Punktion einer Echinokokkuszyste oder eines Kavernoms nicht.

Eine umfassende diagnostische Abklärung des gesamten Bauchraums, der Nieren, der ableitenden Harnwege, der Genitalorgane und des Thorax ist immer indiziert, um nicht einen in die Leber metastasierenden Primärtumor zu übersehen. Die Differentialdiagnose gegenüber Echinokokkuszysten sollte durch eine Komplementbindungsreaktion eingeengt werden. Da diese aber nur im positiven Falle verwertbar ist, kann häufig erst die bei jedem Verdacht indizierte Probelaparotomie Aufschluß geben.

Therapie

Der Versuch zur operativen Entfernung des Tumors steht im Vordergrund. Die Resektionsquoten werden zwischen 40 und 60% angegeben. Bei Befall nur eines Lappens wird eine Lobektomie vorgenommen. Die operative Entwicklung erlaubt inzwischen die Entfernung bis zu 90% des Leberparenchyms ohne lebensbedrohliche Insuffizienzerscheinungen. Hier hat die anatomische Forschung sich außerordentliche Verdienste erworben, da sie zu funktionellen Resektionsschemata geführt hat, die der vaskulären Versorgung der einzelnen Leberabschnitte Rechnung tragen. Auch der Einsatz kryochirurgischer Operationsverfahren hat die Ergebnisse verbessert (Stucke 1959). Bei multizentrischem Auftreten oder gleichzeitiger Leberzirrhose ist ein Resektionsversuch meist vergeblich.

Als Zugang wird der abdominothorakale Weg transdiaphragmal bevorzugt. Es wird dann zunächst eine Inspektion des gesamten Bauchraums vorgenommen, um eventuelle metastasierende Primärtumoren nochmals auszuschließen. Bei der Hemihepatektomie werden dann zunächst die zuführenden Gangsysteme dargestellt und ligiert, während bei kleineren Eingriffen die Resektion an der Leberoberfläche beginnt. Die Hemihepatektomie wird standardmäßig links oder rechts ausgeführt. Die rechte Hepatektomie kann nach links zur Trisegmentektomie erweitert werden, wobei der mittlere Anteil des linken Lappens mitentfernt wird. Die Operationsmortalität liegt zwischen 10 und 20%. Die Lebertransplantation befindet sich noch im experimentellen Stadium und sollte nur bei jüngeren Menschen mit nichtmetastasierenden Lebertumoren erwogen werden. In der postoperativen Phase besteht eine Neigung zur Hypoglykämie. Es muß auch Eiweiß substituiert werden. Bei inoperablen Tumoren können durch eine Ligatur der A. hepatica das Tumorwachstum verlangsamt und zentrale Nekrosen gesetzt werden. Auch die Ligatur tumornaher Portalvenenäste wurde versucht.

Die Behandlungsergebnisse der Leberzellkarzinome sind deutlich verbessert worden. Die erfolgreiche Entfernung eines solchen Tumors und das Erreichen der

Fünfjahresgrenze bleiben jedoch Einzelfälle. Manche Autoren haben durch aggressive Operationen zur kurativen Resektion Fünfjahresheilziffern von über 30% erreicht. Bei den Embryonalzelltumoren und den Sarkomen kann die *Strahlenbehandlung* erfolgreich sein. Auch hier sind die Fallzahlen sehr gering, so daß überzeugende Beweise des Heilerfolgs nicht vorliegen.

Die Ergebnisse einer systematischen *Chemotherapie* – in der Literatur wird über Erfahrungen mit Fluorouracil, Mitomycin C, Amethopterin, VP 16, Neocarzinostatin berichtet – sind unbefriedigend. Als Einzelsubstanz scheint das Adriamycin in der Dosis von 60–75 mg/m² i.v. alle 3 Wochen noch am wirkungsvollsten zu sein. Kombinationen anderer Zytostatika mit Adriamycin erbrachten bisher keine eindeutige Überlegenheit gegenüber der Monochemotherapie. Einen großen Einfluß auf das Therapieergebnis hat das Ausmaß der Leberfunktionsbeeinträchtigung durch den Tumor oder die häufig begleitende Leberzirrhose.

Versuche einer intraarteriellen Applikation der Zytostatika über die Arteria hepatica werden seit 15 Jahren unternommen. Dieses Behandlungsverfahren ist sehr aufwendig und bei eingeschränkter Leberfunktion nicht ungefährlich. Die Remissionsraten dieser Therapie entsprechen bisher denen einer systemischen Behandlung. Es fehlen randomisierte Studien, welche die verschiedenen Applikationsverfahren der einzelnen Medikamente miteinander vergleichen. Vorläufig sollte diese Therapie Spezialabteilungen vorbehalten sein (Übersicht bei Sullivan 1970).

Schwierig ist die Entscheidung, ob Lebermetastasen entfernt werden sollen. Solitärmetastasen werden bei einem operablen Primärtumor in der gleichen Sitzung mitentfernt. Die besten Ergebnisse zeigten sich nach Operation von Metastasen beim Kolonkarzinom und bei Sarkomen. Manche Autoren bevorzugten die Entfernung von Lebermetastasen 1–2 Jahre nach der 1. Operation, um dabei ein lokales Tumorrezidiv ausschließen zu können. Bei dieser Patientengruppe sind die Ergebnisse sehr gut.

Bei disseminierten Lebermetastasen kann abhängig von der histologischen Struktur des Primärtumors ein Chemotherapieversuch unternommen werden.

Es werden die Substanzen bzw. Kombinationen eingesetzt, welche sich bei dem jeweiligen Primärtumor als wirksam erwiesen haben. Die Erfolgschancen sind jedoch bei Lebermetastasen besonders ungünstig. Die lokale Perfusion der Metastasenleber befindet sich ebenfalls noch im Versuchsstadium.

Die Operationserfolge bei *Rezidiven* sind außerordentlich schlecht, deswegen ist ein Zweiteingriff nur in den seltensten Fällen indiziert.

Tumoren der Gallenwege

Etwa 4–6% aller malignen Tumoren entstehen in den Gallenwegen. In den USA zeigen 3% der Karzinomtoten extrahepatische Gallenwegskrebse. Bei Operationen wegen Gallenwegserkrankungen finden sich in 2–3% der Fälle Karzinome, bei Gallensteinträgern in etwa 3%. Die Heilungschancen dieser Tumoren sind äußerst gering. Frauen sind doppelt so häufig betroffen wie Männer. Es handelt sich um eine Erkrankung der höheren Altersgruppe. Bei der überwiegenden Zahl der Gallenblasenkarzinome finden sich Gallensteine.

Hart et al. (1971) beschrieben in einer 5 Jahre dauernden Untersuchung in Israel an über 27 Krankenhäusern mit 345 Fällen eindeutige Hinweise, daß ein ätio-

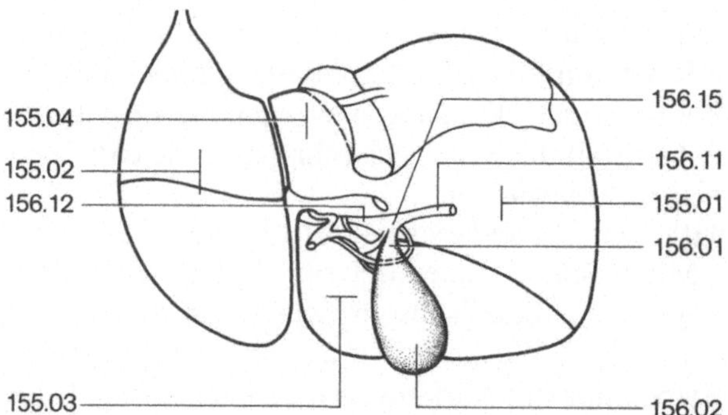

Abb. 1. Tumorlokalisationsschlüssel der Leber, Gallenblase und des Pankreas

logischer Zusammenhang zwischen Gallensteinen und Gallenblasenkrebs besteht. Sie sahen eine stärkere Häufung von Gallenblasenkrebsen bei Gallensteinträgern als bei der Normalbevölkerung. Die Gallensteinhäufigkeit bei Gallenblasenkrebs war bei beiden Geschlechtern und allen verglichenen ethnischen Gruppen gleich. Es bestand eine eindeutige Parallelität in Geschlecht- und Volkszugehörigkeit bei Cholelithiasis und Gallenblasenkrebs. Vaittinen (1970) sah in Finnland bei 390 Gallenwegsgeschwülsten in 83,8% der Fälle Gallensteine.

Die Cholezystektomie muß deshalb bei Gallensteinträgern auch als Krebsprophylaxe durchgeführt werden. Das Risiko einer Komplikation bei der Cholezystektomie ist geringer als die Malignitätsgefahr.

Histologisch sieht man bei über 80% der Fälle Adenokarzinome, der Rest sind anaplastische und Plattenepithelkrebse, ferner sind Adenoakanthome und maligne Karzinoide bekannt.

Die Lokalisation der Gallenwegstumoren zeigt eine Bevorzugung der Gallenblase, häufig ist aber der Ausgangspunkt des Tumors zum Zeitpunkt der Operation nicht mehr festzustellen.

Nach Berger (1970) sind 27% im Fundus, 31% im Korpus lokalisiert. Gallenblasenhals, Ductus cysticus und choledochus sind mit etwa 10% gleich häufig befallen. In der Chirurgischen Universitätsklinik Heidelberg waren 39% im Korpus-Fundus-Gebiet, 26% im Hals- und Ductus-cysticus-Bereich und 10% an der Papille lokalisiert. Die Ductus hepatici waren in 9%, der Ductus choledochus in 16% der Fälle betroffen (s. Abb. 1).

Wir beschränken uns hier auf die reinen Gallenwegstumoren. Die peripapillären Karzinome werden im Abschnitt Pankreaskarzinom abgehandelt.

Symptome

Die Symptome weisen meist auf eine Gallenblasenerkrankung hin. Bei fast der Hälfte der Patienten besteht eine langjährige Gallenanamnese. Der Verdacht wird durch Nachweis von Gewichtsverlust, Ikterus und Anämie bestärkt. Auch Erbrechen wird beschrieben. Führendes Symptom in allen Statistiken ist der Oberbauchschmerz. Manchmal wird die Diagnose erst postoperativ histologisch im Gallenblasenpräparat gestellt. Leider sind solche Frühbefunde sehr selten. Als *Warnzeichen* gelten: eine Veränderung im Charakter von Gallenbeschwerden, tastbarer Tumor, erhöhte alkalische Phosphatase und positiver Blutnachweis im Stuhl.

Diagnose

Die Diagnose entspricht der Untersuchung bei Verdacht auf Steingallenblase und beginnt nach abdomineller Palpation, bei der fortgeschrittene Tumoren palpabel sind, mit der Abdomenleeraufnahme und der Cholegraphie. In Ergänzung ist die hypotone Duodenographie angezeigt und die perkutane transhepatische Cholangiographie bei Ikterus. Die retrograde endoskopische Cholangiographie hat sich hier in letzter Zeit sehr bewährt. Bei Verdacht auf Lebermetastasen können Angiographie, Szintigraphie, Computertomographie und Sonographie gewisse Hinweise bieten. Die Zytologie des Duodenalsafts soll in manchen Fällen zur Diagnosestellung beigetragen haben.

Therapie

Die operative Behandlung sollte die Entfernung der Gallenblase mit dem umgebenden Lebergewebe anstreben. Solitärmetastasen der Leber können durch Leberteilresektion in gleicher Sitzung entfernt werden. Falls die Diagnose eines Gallenblasenkarzinoms erst histologisch gestellt wird, sollte in einem Zweiteingriff eine Keilexzision unter Mitnahme eines 5 cm breiten Streifens des umgebenden Lebergewebes vorgenommen werden. Ausnahmen dürfen nur gemacht werden, wenn der Tumor histologisch die Serosa der Gallenblase noch nicht erreicht hat, also ein echtes Frühkarzinom vorliegt. Bei Verdachtsfällen muß eine Schnellschnittuntersuchung vorgenommen werden.

Das operative Vorgehen bei Tumoren des Ductus hepaticus communis und der Leberpforte kann in den meisten Fällen nur in einer palliativen Hepatikojejunostomie oder Hepatogastrostomie bestehen. Die Ergebnisse sind wenig ermutigend.

Bei Befall des Ductus choledochus oder beim Papillenkarzinom kann in frühen Fällen die Pankreatoduodenektomie mit Choledochojejunostomie, Pankreatojejunostomie und Billroth-II-Resektion vorgenommen werden (Whipple-Operation). Primär radikal operierte Papillentumoren zeigen eine Fünfjahresheilziffer bis zu 30%. Bei inoperablen Fällen mit Ikterus kann zur Ableitung der Galle und zur Beseitigung des Juckreizes durch den Anstieg des Gallensäurespiegels eine palliative Choledocho- oder Cholezystojejunostomie durchgeführt werden. Auch die Choledochoduodenostomie ist bei malignen Erkrankungen mit nur noch geringen Überlebenschancen erlaubt. Die Ableitung der Galle durch ein T-Drain nach außen sollte nur erwogen werden, wenn sich keines der anderen Verfahren anwenden läßt. Das gleiche gilt für die perkutane transhepatische Dauerdrainage und die endlose transhepatische Dauerdrainage nach Kehr. Eine einfache Palliativmethode ist die Einlage einer röhrenförmigen plastiküberzogenen Metallspirale nach Hartenbach. Diese feste Prothese kann auch manchmal durch einen Tumor noch in einen intrahepatischen Gallengang nach Bougierung eingeführt werden. Das distale Ende wird transpapillär ins Duodenum vorgeschoben. Diese Galleableitung wird durch Tumordruck nicht so leicht verschlossen wie eine Gummidrainage. Sie kann auch wie ein T-Drain mit einem Schlauch nach außen versehen werden, über den eine Röntgendarstellung zur Lagekontrolle möglich ist.

Bei der Operation finden sich in 80% der Fälle eine Infiltration der Leber und bei 30–50% eine Fernmetastasierung. Der genaue Ausgangsort der Tumoren läßt sich meist nicht mehr feststellen. Die mittlere Überlebenszeit der resezierbaren Fälle beträgt 12 Monate, die Fünfjahresheilziffer liegt zwischen 3 und 7%.

Bestrahlungen und Zytostatika konnten bisher nur im Stadium III geringe Erfolge zeigen. Bei radikal operierten Fällen bringt eine zusätzliche Strahlentherapie oder Zytostatikabehandlung keine höhere Überlebensrate.

Die Ergebnisse der Chemotherapie sind beim Karzinom der Gallenwege noch ungünstiger als beim Adenokarzinom des Magens oder Darms. Diese Form der Behandlung kann deshalb nur in Ausnahmefällen empfohlen werden. Größere Behandlungsserien sind nicht bekannt. Beim lokalen Rezidiv mit Ikterus ist eine Zweitoperation meist erfolglos. Nachuntersuchungen sind deswegen zwar subjektiv für die Patienten notwendig, können aber die Therapieergebnisse durch evtl. frühes Erkennen eines Rezidivs nicht verbessern.

Tumoren des Pankreas

Etwa 3% aller Krebstodesfälle gehen auf ein Pankreaskarzinom zurück. Häufig läßt sich prä- und intraoperativ der Ausgangspunkt fortgeschrittener Tumoren im Bereich der C-Schlinge des Duodenums nicht differenzieren. Die Tumoren können in Papille, Duodenum, distalem Choledochus oder Pankreas entstanden sein, man spricht deshalb auch von periampullären Tumoren. Diese Geschwülste sollen hier gemeinsam besprochen werden. Der eigentliche Pankreaskrebs beginnt in 60–70% der Fälle im Kopfbereich, in 10% peripapillär, die übrigen verteilen sich auf Korpus (20–25%) und Schwanzanteil (5–10%). Männer sind fast doppelt so häufig befallen wie Frauen. Der Altersgipfel liegt zwischen 60 und 70 Jahren. Histologisch sind es in der überwiegenden Zahl Adenokarzinome, die vom Gangepithel oder seltener von Acinuszellen ausgehen. Pankreassarkome sind selten. Im Inselapparat beginnende Tumoren können Hyperinsulinismus, Zollinger-Ellison- oder Verner-Morrison-Syndrome hervorrufen. Durch enge nachbarliche Beziehungen zu lebenswichtigen Strukturen wie Pfortader, Vena cava, Magen, Wirbelsäule und oberen Mesenterialgefäßen sind Pankreasgeschwülste bei invasivem Wachstum bereits früh inoperabel.

Symptome

Frühsymptome beim Pankreaskarzinom sind sehr selten und unspezifisch. Oberbauchschmerzen, Anorexie, Gewichtsverlust weisen meist auf einen Bauchspeicheldrüsentumor hin, wenn schmerzloser Ikterus oder Stenoseerscheinungen vom Gastrointestinaltrakt dazu kommen. Meist ist dann eine Radikaloperation nicht mehr möglich. Retrospektive Untersuchungen zeigen, daß der Ikterus nur in jedem zweiten Fall schmerzlos war und das Courvoisier-Zeichen (schmerzloser Gallenblasenhydrops) nur bei jedem 5. Patienten auftritt. Karmody (1969) sieht eine labile Hyperglykämie und Glykosurie bei Patienten über 60 Jahren als wertvolles frühes Warnsymptom für Pankreaskarzinome an.

Schnelles Tumorwachstum, frühe Metastasierung. spätes Auftreten der Symptome und für diagnostische und therapeutische Maßnahmen schwierig zu erreichende Lokalisation machen bisher eine Frühdiagnose unwahrscheinlich und lassen nur allgemeine Tumorwarnzeichen erkennen.

Diagnose

Durch die Palpation des Abdomens können nur weit fortgeschrittene Tumoren des Pankreas diagnostiziert werden. Häufig sind erste Hinweise Zeichen des paraneoplastischen Syndroms wie rezidivierende Thrombophlebitiden und unklare Hauterscheinungen. Bei klinischem Verdacht ist zunächst die Röntgenuntersuchung des Magens mit hypotoner Duodenographie und bei fehlendem Ikterus die Gallenwegsdarstellung indiziert. Eine Abdrängung des Magens nach vorn oder eine Anhebung von unten oder ein Frostberg-Zeichen (ε-Deformierung der Pars descendens duodeni) lassen einen Tumor vermuten. Kalzifikationen im Pankreas finden sich nur in 2,4% der Karzinome (Ansari u. Bursh 1968). Bei Verschlußikterus zeigt die perkutane, transhepatische Cholangiographie meist deutlich den spitz zulaufenden Tumorverschluß (Junghanns et al. 1968). Die Duodenoskopie ermöglicht die direkte Betrachtung der Papillenregion und eine Probeexzision. Die retrograde Pankreatikographie, deren diagnostischer Aussagewert beim Pankreastumor noch umstritten ist, ist im Verdachtsfall indiziert. Computertomographie und Sonographie haben die Pankreasdiagnostik einen wesentlichen Schritt weitergebracht. Gleichzeitig können auch Lebermetastasen bei diesen Untersuchungen gesehen Werden.

Die Differentialdiagnose zur chronischen Pankreatitis ist nicht nur präoperativ schwierig, sondern auch die direkte Palpation und sogar die Histologie geben häufig keine eindeutige Diagnose. Palpatorisch sind nach Falconer (1970) kleine harte Knoten eher tumorverdächtig als große weiche. Die zytologische Untersuchung des Pankreassekrets und eine positive Benzidinprobe im Stuhl sind Hinweise für ein papillennahes oder ein das Duodenum infiltrierendes Karzinom.

Die angiographische Darstellung der Arteria coeliaca und des Pfortadersystems geben häufig einen Hinweis. Szintigraphie und Sonographie (Rettenmaier 1972) sind nur bei größeren Tumoren sicher zu verwerten. Durch die selektive pharmakodynamische Angiographie kann die Diagnostik noch verbessert werden. Die supragastrale Pankreoskopie während der Laparoskopie ist bei schlanken Patienten möglich, und es konnten auf diese Weise Pankreaskarzinome diagnostiziert werden (Meyerburg et al. 1972). Die transkutane Nadelbiopsie des Pankreas oder die Biopsie bei der Laparoskopie gewinnen zunehmend mehr Anhänger. Trotz sorgfältiger Diagnostik bleiben jedoch viele Fälle unklar, und es muß eine explorative Laparotomie erfolgen.

Therapie

Die operative Therapie, die einzige Heilungschance für Pankreastumoren, richtet sich nach Lokalisation und örtlicher wie metastatischer Ausbreitung der Geschwulst. Bei der Operation sind nur 10–20% der Tumoren auf das Pankreas beschränkt (Smith et al. 1967; Grözinger et al. 1969), die übrigen zeigen Metastasen oder sind wegen des ausgedehnten infiltrativen Wachstums in die Umgebung inoperabel.

Die erste Pankreasresektion wegen Karzinom wurde 1884 von Billroth ausgeführt, nachdem Allen in den USA bereits 1876 eine traumatische Pankreasruptur operiert hatte. Die von Brunshwig (1937) und Whipple (1935) angegebene Duodenopankreatektomie erfordert einen großen technischen Aufwand, macht 4 Anastomosen notwendig und hat eine entsprechend hohe Mortalität zwischen 10 und 30%. Sie ist nur bei lokal begrenzten, nicht metastasierenden Tumoren indiziert. In den übrigen Fällen sind je nach der Lokalisation palliative Umgehungsanastomosen (Choledocho- oder Cholezystojejunostomie und Gastroenterostomie) angezeigt. Im eigenen Krankengut konnten zwischen 1943 und 1966 von 169 Patienten nur 7 radikal operiert werden. Bei 118 wurden Palliativeingriffe ausgeführt.

Bei ikterischen Patienten können die galleableitenden operativen Verfahren den quälenden Juckreiz beseitigen und damit eine psychologische und subjektive Besserung erreichen. Einige Autoren befürworten wegen der hohen primären Mortalität der Whipple-Operation in allen Fällen nur Palliativeingriffe (Smith et al. 1967). Andere Autoren (Schriefers 1973; Peiper 1972) propagieren die Duodenopankreatektomie auch bei nicht sicher nachgewiesenem Karzinom, da bei vielen Formen der chronischen Pankreatitis in der Resektion das Verfahren der Wahl gesehen wird.

Die Operationsletalität konnte durch zunehmende operative Erfahrung in größeren Statistiken auf fast 10% gesenkt werden (Maki et al. 1969). Eine Sammelstatistik von Peiper (1972) ergab eine Operationsletalität von 20,7% bei 1 753 Fällen zwischen 1946 und 1969. Bei stark ikterischen Patienten in schlechtem Allgemeinzustand wird die zweizeitige Operation empfohlen, wobei zunächst nur eine Gallengangsentlastung ausgeführt wird, die auch durch perkutane transhepatische Punktion und Drainage erreicht werden kann.

Bei Radikaloperationen überleben die Patienten durchschnittlich 12 Monate. Die Fünfjahresheilziffer aller Patienten mit Pankreaskrebs liegt unter 5%. Bei Papillentumoren sind die operativen Behandlungsergebnisse günstiger (20–30% Fünfjahresheilungen).

Ein Leben ohne Pankreas ist bei ausreichender Substitution ohne wesentliche Einschränkungen möglich. Der pankreoprive Diabetes hat einen relativ niedrigen Insulinbedarf und hohe Insulinempfindlichkeit. Meist genügen 20–40 E Insulin täglich. Nur bei metastasierenden inoperablen Bauchspeicheldrüsentumoren sollte die Bestrahlungs- und Zytostatikabehandlung in Erwägung gezogen werden. Beide Verfahren bringen keine Lebensverlängerung.

Trotz gewisser Fortschritte im Verlauf der letzten Jahre kann eine allgemeine Empfehlung zur *Chemotherapie* beim Pankreaskarzinom gegenwärtig nicht gegeben werden. Als wesentliche Voraussetzung für diese Behandlungsform muß ein guter Allgemeinzustand gefordert werden. Außerdem sollte die Tumormasse objektiv meßbar sein (Hartwich 1980). In der Regel ist wegen der späten Diagnose des Pankreaskarzinoms der Allgemeinzustand der Patienten reduziert. Wenn bereits ein Ikterus besteht, ist die Chemotherapie kontraindiziert. Zum Einsatz kommen die gleichen Zytostatika und Kombinationen wie beim Magenkarzinom (Bitran et al. 1979; Smith et al. 1979). Berichte über eine erfolgreiche Therapie bei ausgewählten Patienten in gutem Allgemeinzustand stützen sich nur auf kleine Fallzahlen und sind deshalb nicht als allgemein repräsentativ anzusehen (Zimmermann et al. 1981).

Eine radikale *Strahlentherapie* ist bei Tumoren dieser Organe nicht indiziert, sie besitzt höchstens palliativen Charakter mit dem Ziel, lokale Symptome zu lindern.

Endokrin inaktive Inselzelltumoren sind ebenso wie die gutartigen Insulinome äußerst selten. Die endokrin aktiven Tumoren sollten operativ durch Pankreasteilresektion oder Enukleation entfernt werden. Gleiches gilt für die gastrinproduzierenden Pankreastumoren beim Zollinger-Ellison-Syndrom, die zu 60% maligne sind und zu 40% metastasieren. Sie sind durch die typische Anamnese mit rezidivierenden Ulzera, meist mehrfachen Voroperationen und hohen Säure- und Gastrinspiegeln charakterisiert. Vielleicht handelt es sich grundsätzlich um maligne Tumoren mit sehr langsamem Wachstum und später Metastasierung.

Nur 10% der insulinproduzierenden Tumoren setzen Metastasen, hier erscheint eine zusätzliche Strahlentherapie angezeigt. Beim metastasierenden Zollinger-Ellison-Tumor ist neben der Tumorexzision die Gastrektomie indiziert, da die Patienten bei den relativ langsam wachsenden Metastasen eher einer Ulkuskomplikation als der Karzinomausbreitung zum Opfer fallen. Häufig handelt es sich auch um multiple Herde im Pankreas, die meist schon in die Leber metastasiert sind. Cimetidin kann in vielen Fällen die Hypersekretion und Häufigkeit der Rezidivulzera senken. Wieweit ein Einfluß auf die Grundkrankheit durch diese Medikation möglich ist, ist noch nicht bekannt.

Nachuntersuchungen nach Whipple-Operation sollten in den ersten 6 Wochen in 4 wöchentlichem Abstand erfolgen. Blutzuckerbestimmungen müssen regelmäßig durchgeführt werden. Auch die Beachtung der Stuhlfrequenz und -menge sowie der Stuhlfettausscheidung ist wichtig wegen der Fermentsubstitution. Nach dem ersten halben Jahr genügt eine vierteljährliche und später eine halbjährliche Kontrolluntersuchung.

Die Nachsorge- und Rehabilitationsrichtlinien entsprechen weitgehend denen beim Magenkarzinom.

Literatur

Ansari A, Burch GE (1968) A correlative study of provers carcinoma of the pancreas. Am J Gastroenterol 50:456

Berger HJ (1970) Klinische Erfahrungen beim Karzinom der ableitenden Gallenwege. Chirurg 41:24

Bitran JD, Desser RK, Kosloff MK, Billings AA, Shapiro CM (1979) Treatment of metastatic pancreatic and gastric adenocarcinoma with 5-fluoro-uracil, adriamycin and mitomycin C (FAM). Cancer Treat Rep 63:2049

Brunshwig A (1937) Resection of the head of the pancreas and duodenum for carcinoma. Surg Gynecol Obstet 65:681

Falconer SWA (1970) Surgical differentiation of lesions of the pancreas. J R Coll Surg Edinb 15:192

Grözinger KH, Dallenbach F, Heisler H (1969) Korrelationen zwischen chronischen und malignen Pankreaserkrankungen. Langenbecks Arch Chir 326:47–61

Hart I, Modan B, Shani M (1971) Cholelithiasis in the aetiology of gallbladder neoplasms. Lancet I:1151

Hartwich G (1981) Chemotherapy of pancreatic carcinoma. In: Friedman M, Ogawa M, Kisner D (eds) International congress on diagnosis and treatment of upper gastrointestinal tumors, Mainz 1980, International Congress Series 542. Excerpta Medica, Amsterdam Oxford, p 483

Junghanns K, Beduhn D, Kolig G, Grözinger KH (1968) Zur diagnostischen Bedeutung der perkutanen transhepatischen Cholangiographie in der Chirurgie des Verschlußikterus. Bull Soc Int Chir 4:1

Karmody AJ, Kyle I (1969) The association between carcinoma of the pancreas and diabetis mellitus. Br J Surg 56:362

Maki T et al. (1969) Pancreatoduodenectomy for periampullary carcinoma. Abdom Surg 11:145

Meyerburg I, Ziegler U, Palme G (1972) Zur supragastralen Pankreoskopie. Dtsch Med Wochenschr 97:1969

Peiper HJ (1972) Das Pankreaskarzinom – diagnostische und therapeutische Probleme. Leber Magen Darm 2:95

Rettenmaier G (1972) Technik und Ergebnisse der sonographischen Pankreasdiagnostik. Leber Magen Darm 2:88

Schriefers KH (1973) Exokrines Pankreas. Spezielle Chirurgie für die Praxis. Thieme, Stuttgart

Smith PE, Krementz ET, Reed RJ, Bufkin WJ (1967) An analysis of 600 patients with carcinoma of the pancreas. Surg Gynecol Obstet 124:1288

Smith FP, McDonald JS, Wooley PV et al. (1979) Phase II evaluation of FAM, 5-fluoro-uracil (F), adriamycin (A), and mitimycin C (M) in advanced pancreatic cancer. Proc ASCO 20:27

Stucke K (1959) Leberchirurgie. Springer, Berlin Göttingen Heidelberg

Sullivan RD (1970) Clinical cancer chemotherapy: Including ambulatory infusion. Thomas, Springfield

Vaittinen E (1970) Carcinoma of the gallbladder. A study of 390 cases diagnosed in Finnland 1953–1967. Ann Chir Gynaecol [Suppl 59] 168:1–81

Whipple AO, Parsons WB, Mullens CR (1935) Treatment of carcinoma of the ampulla of vater. Ann Surg 102:763

Zimmerman SE, Smith FP, Schein PS (1981) Chemotherapy of pancreatic carcinoma. Cancer 47:1724

2.10 Kolon-, Rektum- und Anustumoren

D. BOKELMANN

Statistik und Ätiologie

Seit 1965 ist es zu einer kontinuierlichen Zunahme der Todesfälle an Dickdarmkarzinomen gekommen, obwohl diese Erkrankung gegenüber anderen Krebsformen eine vergleichsweise günstige Prognose aufweist, daß eine hohe chirurgische Kurabilitätsrate vorliegt. Mehr als 20 000 Menschen starben 1976 an dieser Krebsform, wobei die Sterberate bei Frauen auf den ersten Platz vor das Mammakarzinom gerückt ist, während sie bei den Männern weiterhin auf dem dritten Platz liegt.

Nimmt man beide Geschlechter zusammen, so sind die bösartigen Erkrankungen des Kolons und Rektums die häufigste Krebserkrankung in der Bundesrepublik (Linder 1978).

Der Trend für ein weiteres Ansteigen der Erkrankungshäufigkeit in der Zukunft ist im Gegensatz zum Magenkarzinom wahrscheinlich. Dies ist nicht allein durch die Altersverteilung dieser Karzinome bei zunehmendem Durchschnittsalter zu erklären, denn gerade bei Frauen scheint ein Befall jüngerer Altersgruppen zuzunehmen. Beim Kolonkarzinom liegt bei Männern der absolute Altersgipfel zwischen dem 60. und 70. Lebensjahr, beim Rektumkarzinom zwischen dem 65. und 75. Lebensjahr. Die meisten Frauen erkranken beim Kolonkarzinom 5 Jahre und beim Rektumkarzinom 10 Jahre früher als Männer.

Das Verhältnis zwischen Rektum- und Kolonbefall liegt bei 5:4, wobei beim weiblichen Geschlecht die verstärkte Beteiligung des Kolons auffällt. Die Häufigkeit der Analkarzinome beträgt 2% der Dickdarmkarzinome, wobei die Männer häufiger betroffen sind.

Die Ätiologie der Kolon- und Rektumkrebse ist noch nicht restlos überzeugend aufgeklärt. Zahlreiche präkanzeröse Erkrankungen sind uns in ihrer Bedeutung bekannt. Dazu gehört die familiäre Adenomatosis coli, die Colitis ulcerosa und der Morbus Crohn. In jüngster Zeit wird von der Polyp-Krebs-Sequenz gesprochen, wobei angenommen wird, daß der Polyp (Adenom) und der Krebs die gleichen ätiologischen Faktoren haben. Patienten mit solchen präkanzerösen Erkrankungen sind als Risikopatienten anzusehen und bedürfen einer konsequenten sorgfältigen Überwachung. Darüber hinaus sind auch solche Patienten in die Risikogruppe aufzunehmen, die bereits früher wegen Krebserkrankungen des Dickdarms oder anderer Organe behandelt wurden. Da sich familiäre Häufungen von Krebserkrankungen zeigen, sind auch Verwandte von Krebspatienten als Risikopatienten anzusehen. Aber auch bei vielen Menschen ohne diese Risikofaktoren muß mit dem Auftreten von Kolon- und Rektumkarzinomen gerechnet werden. Zahlreiche epidemiologische Studien der jüngsten Zeit erbrachten viele Hinweise darauf, daß

Tabelle 1. Verteilung der Tumorstadien bei Kolon- und Rektumkarzinompatienten mit Angabe der Fünfjahresüberlebenszeiten (5 J) (Chirurgische Univ.-Klinik, Heidelberg)

Tumorstadium	Kolon		Rektum	
	n	5 J	n	5 J
$T_1N_0M_0$	26	19 (73,1%)	124	82 (66,1%)
$T_2N_0M_0$	51	33 (65,8%)	204	120 (58,8%)
$T_3N_0M_0$	138	72 (52,8%)	293	135 (46,7%)
$T_4N_0M_0$	94	41 (43,6%)	23	4 (17,4%)
$T_{1-4}N_1M_0$	34	11 (32,3%)	88	31 (36,3%)
$T_{1-4}N_2M_0$	135	26 (19,3%)	399	95 (23,8%)
$T_{1-4}N_xM_1$	194	6 (3,1%)	215	10 (4,6%)

Umwelteinflüsse die entscheidende Rolle bei der Dickdarmkarzinomentstehung spielen. Insbesondere Ernährungsfaktoren mit Störung des Fett-Gallensäure-Stoffwechsels und die chronische Obstipation scheinen eine wesentliche Teilursache zu sein.

Beim Analkarzinom werden als disponierende Faktoren die Leukoplakie, das Lymphogranuloma venereum, chronische Analfisteln und vorausgegangene Röntgenbestrahlung angesehen.

Histomorphologisch ist der häufigste Krebs des Dickdarms das Adenokarzinom (95%). Es kann als medulläres, szirrhöses, papilläres oder in 13% der Fälle als schleimbildendes Adenokarzinom wachsen. Außer beim schleimbildenden Adenokarzinom, welches eine schlechtere Prognose aufweist, finden sich bei den verschiedenen Wachstumsformen keine wesentlichen morphologieabhängigen Prognoseunterschiede.

Im Rektum ist das schleimbildende Adenokarzinom selten. Hier finden sich in 90% der Fälle adenomatöse und in 4% undifferenzierte Karzinome, in weiteren 4% Plattenepithelkarzinome. Selten finden sich im Rektum-Kolon-Bereich maligne Lymphosarkome, die eine etwas günstigere Prognose zeigen. Das in etwa 0,5% der Fälle auftretende maligne Melanom im Bereich des Rektums hat kaum eine Heilchance.

Für die Prognose hat die zunehmende Tiefeninfiltration und die Ausbreitung in die regionalen Lymphknoten entscheidenden Einfluß (Tabelle 1). Die mittlere Fünfjahresüberlebenszeit beim Analkarzinom beträgt 25–30%.

Diagnose

Beim Kolonkarzinom ist das Leitsymptom für den Patienten der unklare Schmerz im Abdominalbereich. Gewichtsverlust, Blut- und Schleimabgänge im Stuhl sowie Änderungen des Stuhlgangs sind als Warnsymptome anzusehen. 27% der erkrankten Patienten kommen bereits mit einem Darmverschluß als Erstsymptom zur stationären Behandlung. Demgegenüber ist beim Rektumkarzinom das Leitsymptom der Blut- und Schleimabgang. Gewichtsverlust, Tenesmen und Änderungen des Stuhlgangs folgen. Patienten mit Blut- oder Schleimabgang im Stuhl sind bis zur sicheren Ausschlußdiagnose als Karzinomträger anzusehen. Die Krebserkrankungen des Dick- und Mastdarms stellen für die Behandlung eine relativ günstige Krebsform dar. Entscheidend für eine gute Prognose ist jedoch die Früherkennung, da nur bei kleineren Primärtumoren ohne ausgedehnte Metastasierung mit einer sehr guten Heilungschance zu rechnen ist. Leider beträgt die fatale Pause, d. h. die Zeit vom Beginn der ersten Symptome bis zum Einsetzen der Therapie, immer noch 5–7 Monate.

Die wichtigste Untersuchung zur Früherkennung ist der Nachweis von okkultem Blut im Stuhl mit Hilfe von Teststreifen, die heute handelsüblich zu erhalten

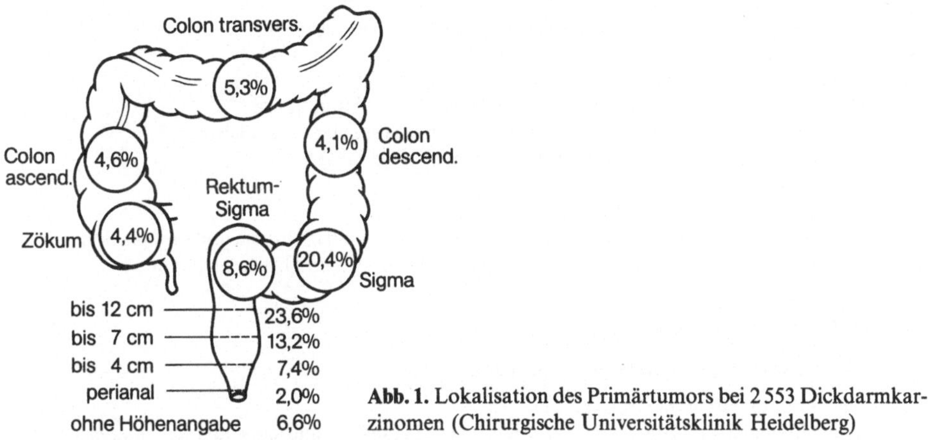

Abb. 1. Lokalisation des Primärtumors bei 2 553 Dickdarmkarzinomen (Chirurgische Universitätsklinik Heidelberg)

Tabelle 2. TNM-System der Kolontumoren

T_{is}	Präinvasives Karzinom (Carcinoma in situ)
T_0	Keine Evidenz für einen Primärtumor
T_1	Tumor beschränkt auf Mukosa oder Mukosa und Submukosa
T_2	Tumor mit Ausdehnung auf Muskularis oder auf Muskularis und Serosa
T_3	Tumor mit Ausdehnung auf unmittelbar angrenzende Strukturen
T_{3a}	ohne Fistelbildung
T_{3b}	mit Fistelbildung
T_4	Tumor mit Ausdehnung über unmittelbar angrenzende Organe oder Gewebe hinaus
T_X	Die Minimalerfordernisse zur Bestimmung des Primärtumors liegen nicht vor
N_0	Keine Evidenz für Befall der regionären Lymphknoten
N_1	Befall der regionären Lymphknoten [a]
	Die Kategorien N_2 und N_3 sind nicht anwendbar
N_4	Befall juxtaregionärer Lymphknoten [b]
N_X	Die Minimalerfordernisse zur Beurteilung der regionären und/oder juxtaregionärer Lymphknoten liegen nicht vor
M_0	Keine Evidenz für Fernmetastasen
M_1	Fernmetastasen vorhanden
M_X	Die Minimalerfordernisse zur Feststellung von Fernmetastasen liegen nicht vor

[a] Die regionären Lymphknoten sind die parakolischen Lymphknoten und die Lymphknoten entlang den Aa. ileocolica, colica dextra, colica media und mesenterica inferior
[b] Die juxtaregionären Lymphknoten sind die paraaortalen und andere subdiaphragmatische intraabdominale Lymphknoten

sind. Mit diesem modifizierten Guajaktest sind bei der Vorsorgeuntersuchung von unausgewählten Patienten über 40 Jahren auf 1 000 Untersuchungen etwa 3 Dickdarmkarzinome und 6 blutende Adenome zu erwarten. Da rund 80% der bösartigen Neubildungen im Rektum und im Sigma lokalisiert sind, sind diese einerseits der digitalen rektalen Untersuchung, andererseits der einfachen endoskopischen Untersuchung zugängig (Abb. 1).

Die höher liegenden Kolonkarzinome sind in den allermeisten Fällen durch die röntgenologische Untersuchung zu diagnostizieren, wobei darauf zu achten ist,

Tabelle 3. TNM-System der Rektumtumoren

T_{IS}	Präinvasives Karzinom (Carcinoma in situ)
T_0	Keine Evidenz für einen Primärtumor
T_1	Tumor beschränkt auf Mukosa oder auf Mukosa und Submukosa
T_2	Tumor mit Ausdehnung auf Muskularis oder auf Muskularis und Serosa
T_3	Tumor mit Ausdehnung auf unmittelbar benachbarte Strukturen
	T_{3a} ohne Fistelbildung
	T_{3b} mit Fistelbildung
T_4	Tumor mit Ausdehnung über die unmittelbar angrenzenden Organe und Gewebe hinaus
T_X	Die Minimalerfordernisse zur Bestimmung des Primärtumors liegen nicht vor
N_0	Keine Evidenz für einen Befall der regionären Lymphknoten
N_1	Befall der regionären Lymphknoten
	Die Kategorien N_2 und N_3 sind nicht anwendbar
N_4	Befall der juxtaregionären Lymphknoten
N_X	Die Minimalerfordernisse zur Beurteilung der regionären und/oder juxtaregionären Lymphknoten liegen nicht vor
M_0	Keine Evidenz für Fernmetastasen
M_1	Fernmetastasen vorhanden
M_X	Die Minimalerfordernisse zur Feststellung von Fernmetastasen liegen nicht vor

Tabelle 4. TNM-System der Analtumoren

T_{IS}	Präinvasives Karzinom (Carcinoma in situ)
T_0	Keine Evidenz für einen Primärtumor
T_1	Tumor mißt 2 cm oder weniger in seiner größten Ausdehnung und wächst rein oberflächlich oder exophytisch
T_2	Tumor mißt in seiner größten Ausdehnung mehr als 2 cm, jedoch nicht mehr als 5 cm, oder Tumor mit minimaler Infiltration in die Dermis
T_3	Tumor mißt in seiner größten Ausdehnung mehr als 5 cm, oder Tumor mit Tiefeninfiltration in die Dermis
T_4	Tumor mit Ausdehnung auf Muskel, Knochen etc.
T_X	Die Minimalerfordernisse zur Bestimmung des Primärtumors liegen nicht vor
N_0	Keine Evidenz für einen Befall der regionären Lymphknoten
N_1	Bewegliche, unilaterale Lymphknoten
N_2	Bewegliche, bilaterale Lymphknoten
N_3	Fixierte Lymphknoten
N_X	Die Minimalerfordernisse zur Beurteilung der regionären Lymphknoten liegen nicht vor
M_0	Keine Evidenz für Fernmetastasen
M_1	Fernmetastasen vorhanden

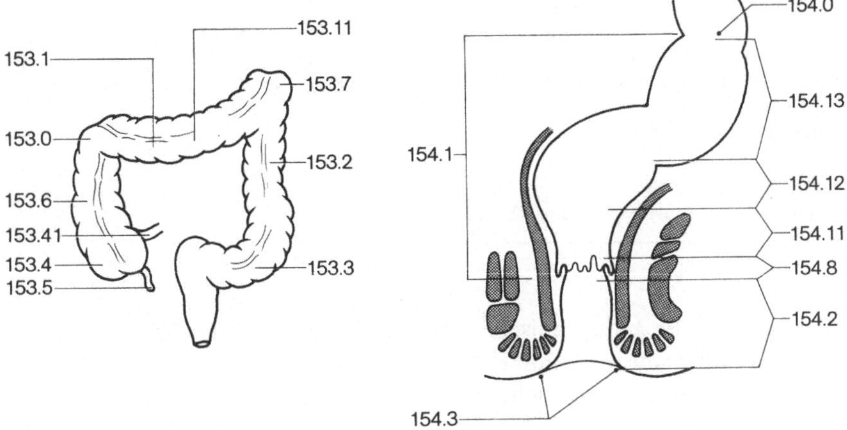

Abb. 2. Tumorlokalisationsschlüssel für Kolon, Sigma, Rektum und Anus

daß die Röntgenuntersuchung im Beckenbereich nur geringe Zuverlässigkeit besitzt. Bei allen Verdachtsfällen ist die Koloskopie angezeigt. Der Untersuchungsgang sollte folgender sein:
1. Test auf okkultes Blut (Hämo-FEC, Haemoccult),
2. Rektal-digitale Austastung des Rektums,
3. Rektosigmoidoskopie mit Probeexzision,
4. Röntgen-Abdomenleeraufnahme mit anschließender Doppelkontrastdarstellung,
5. Koloskopie mit Probeexzision.

Die Klassifikation erfolgt nach dem TNM-System der UICC (Tabellen 2–4) und dem Lokalisationsschlüssel (Abb. 2).

Therapie

Nach gestellter Diagnose hat die operative Behandlung die größte Aussicht auf Erfolg. Aber nur rund ein Drittel aller Patienten kann dauerhaft mit chirurgischen Mitteln geheilt werden, da sich das Tumorleiden bei der Mehrzahl der Patienten zum Zeitpunkt der Diagnosestellung bereits ausgebreitet hat. Das Ausmaß des chirurgischen Vorgehens ist bedingt durch die intramurale Ausdehnung des Tumors, durch seine direkte Ausdehnung in umgebende Gewebe und Organe, durch die Absiedlung in die regionalen Lymphbahnen und Venen, aber auch durch die Implantation von Tumorzellen in die freie Bauchhöhle. Das Ziel ist, das Organ zusammen mit den zugehörigen abführenden Lymphwegen und Lymphknoten der 1. bis 2. Station zu entfernen – die sog. Mono-bloc-Operation. Demgegenüber stehen vereinfachte Operationen, die sich auf die lokale Abtragung des Tumors beschränken. Polypöse Adenome des Dickdarms werden in jedem Fall endoskopisch, entweder durch das Sigmoidoskop oder bei höherer Lokalisation mit dem Koloskop abgetragen. Wichtig ist, daß der ganze Polyp abgetragen wird, um dem Pathologen besonders bei Frühkarzinomen eine exakte Diagnose zu ermöglichen.

Tabelle 5. Selektionskriterien für die lokale Tumorabtragung

1. Adenom mit schwerer Zellatypie
2. Kleine polypoide Karzinome (T_1; <2 cm) (border-line lesions)
3. Hochdifferenzierte Karzinome (T_1)
4. Hohes Patientenalter (>75 Jahre)
5. Hohes Operationsrisiko
6. Verweigerung des Anus praeter
7. Palliative Operation bei fortgeschrittenen Tumoren

Nicht immer gelingt die koloskopische Polypentfernung, so daß eine operative Entfernung notwendig werden kann. Hier gilt die Regel, daß jedes Adenom, welches größer als 1 cm ist, oder ein kleineres Adenom, welches bei Kontrolluntersuchungen eine deutliche Größenzunahme zeigt, eine Operationsindikation darstellt. Die Operation erfolgt durch Kolotomie und Abtragen des Adenoms. Bei mehreren, dicht zusammen liegenden Adenomen wird eine Segmentresektion durchgeführt. Bei mehreren, weit auseinander liegenden Adenomen, die koloskopisch nicht entfernt werden konnten, ist die Abtragung nach Einführung eines Operationsendoskops von einer Kolotomie aus möglich. Bei Anwendung von strengen Selektionskriterien ist die lokale Tumorabtragung im Bereich des Rektums zur Vermeidung eines endgültigen Anus praeter indiziert (Tabelle 5).

Eine exakte Beurteilung des Operationspräparats durch den Pathologen ist Voraussetzung. Bei den in Tabelle 5 unter Punkt 3 aufgeführten hochdifferenzierten Karzinomen sollte außerdem hohes Patientenalter bzw. ein hohes Operationsrisiko ebenfalls gegeben sein. Ohne eine subtile Nachsorge mit kurzfristigen Kontrollen sollten lokale Operationen nicht durchgeführt werden.

Besonders bei breitbasigen Tumoren, bei exulzeriertem Wachstum und bei jüngeren Patienten ist keine Indikation gegeben.

In der Regel werden Karzinome des Rektums durch die sakroabdominelle oder abdominoperineale Resektion behandelt. Bei hochsitzenden Rektumtumoren ist die anteriore Resektion mit End-zu-End-Anastomose und Belassung des natürlichen Afters vorzuziehen. Dabei soll der Resektionsrand mindestens 5 cm vom Tumor entfernt sein. In jedem Fall sind die lymphogenen Abflußbahnen mit auszuräumen. Die sog. tiefen Anastomosen, bei denen ein Rektumstumpf von weniger als 6 cm belassen wird, sind mit einer hohen Komplikationsrate verbunden. Sie sollten daher besonderen Behandlungszentren vorbehalten bleiben.

Kolonkarzinome werden durch Resektion des tumortragenden Darmteils einschließlich der Lymphbahnen des Abflußgebiets behandelt. Die Standardresektionen sind die Hemikolektomie rechts, die Transversumresektion, die Hemikolektomie links und die Sigmaresektion, wobei die Wiederherstellung der Passage gewöhnlich durch eine End-zu-End-Anastomose erfolgt. Im allgemeinen ist bei diesen Operationen die Anlage eines Anus praeter nicht erforderlich. Analkarzinome werden in der Regel durch Rektumamputation behandelt, da nur in wenigen Fällen eine radikale Tumorentfernung unter Schonung des analen Verschlußapparats möglich ist. Eine lokale Exzision mit anschließender Nachbestrahlung sollte nur kleinen, nicht infiltrativ gewachsenen Karzinomen vorbehalten bleiben. Die Behandlung von Patienten mit familiärer Polyposis erfolgt entweder durch die Koloproktektomie mit Anlage einer Ileostomie oder bei jüngeren Patienten durch die Kolektomie mit Ileoproktostomie. Das letztere Verfahren gestattet die endoskopische Überwachung des verbliebenen Rektums, wobei häufig Polypen abgetragen werden müssen. Bei Entstehung eines Karzinoms im Rektum muß bei diesen Patienten dann der Enddarm operativ entfernt werden. Die gleichen operativen Methoden werden angewandt bei der konservativ therapieresistenten Colitis ulcerosa.

In der Regel wird sich bei eingetretener regionärer Metastasierung die Radikaloperation durchführen lassen. Sie sollte auch in diesem Stadium die erste therapeutische Maßnahme sein. Patienten, die mit einem Ileus zur stationären Aufnahme kommen, werden zunächst mit einem Anus praeter versorgt und erst nach Erholung in einer zweiten Sitzung der Radikaloperation unterzogen. Bei den meisten Kolonoperationen kann dann der Anus praeter wieder zurückverlagert werden.

Auch bei fortgeschrittenen Karzinomen sollte die Radikaloperation angestrebt werden, da sie die beste palliative Maßnahme darstellt. In diesen Fällen ist besonders beim Rektumkarzinom eine Nachbestrahlung angezeigt. Die Gesamtdosis im Zielvolumen beträgt je nach Allgemeinzustand des Patienten und Behandlungsziel 40–60 Gy in 4–6 Wochen.

Bei Karzinomen mit Fernmetastasierung ist bei ausreichendem Allgemeinzustand des Patienten als beste palliative Maßnahme die lokale Tumorresektion mit Wiederherstellung der Darmpassage anzustreben. Ist eine Tumorresektion aus örtlichen oder allgemeinen Gründen nicht durchführbar, so sollte bei Tumoren des Colon ascendens und des Colon transversum zunächst eine innere Anastomose angelegt werden. Erst wenn der Versuch, eine solche Anastomose anzulegen, nicht gelingt, oder wenn der Tumor linksseitig liegt, ist die Indikation für einen Anus praeter gegeben. Im Bereich des Rektums ist der Versuch einer lokalen Tumorexzision, bei gutem Allgemeinzustand auch die Rektumamputation durchzuführen. Ist die operative Tumorentfernung nicht möglich, so können Elektrokoagulation oder kryochirurgische Maßnahmen angewandt werden. Die Fünfjahresüberlebensrate liegt bei palliativ operierten Dickdarmkarzinomträgern und Nichtoperierten gleichmäßig unter 10%. Bei resezierten Patienten liegt zwar eine gewisse Verbesserung der mittleren Überlebenszeit vor, das entscheidende Argument für die palliative Tumorresektion ist aber die Verbesserung der Lebensqualität. Diese Patienten können in der ihnen verbleibenden Lebensspanne von den quälenden Begleiterscheinungen wie Schmerzen, Fremdkörpergefühl, Blutung und den sonstigen Folgen des zerfallenden Tumors befreit werden.

Die Strahlentherapie des Rektum- und Analkarzinoms hat insbesondere im Falle der Inoperabilität ihre Berechtigung. Abgesehen von einer statistisch gesicherten Verlängerung der Überlebenszeit ist ihre palliative Wirkung ganz unbestritten. So kam es nach Williams (1960) zur vollständigen Beseitigung der Blutungen in 76%, des Schleimabgangs in 41%, der Tenesmen in 54% und der Schmerzen in 47% der Fälle. Ein weiterer relativ hoher Prozentsatz konnte zumindest teilweise gebessert werden. Die Gesamtdosis im Zielvolumen beträgt je nach Allgemeinzustand des Patienten und Behandlungsziel (palliativ oder kurativ) 40–60 Gy in 4–6 Wochen. Beim Analkarzinom ist lokal eine Elektronentherapie indiziert. Am Kolon ist die Strahlentherapie mit Zurückhaltung zu beurteilen. Die verbesserten Ergebnisse lassen sich allein durch Anwendung ultraharter Strahlen mit den Methoden der Mehrfelder- oder Bewegungsbestrahlung erzielen.

Tabelle 6. Polychemotherapie des Kolonkarzinoms. Ergebnisse der ECOG. (Nach Engstrom et al. 1978)

Kombination	n	Partielle Remission [n]	Partielle Remission [%]	Überlebenszeit (Wochen)
Fluorouracil + Mitomycin C	88	9	10	26
Fluorouracil + Mitomycin C + Vincristin	81	10	12	33
Fluorouracil + Mitomycin C + Dacarbazin	83	14	14	41
Fluorouracil + Mitomycin C + Dacarbazin + Vincristin	71	11	15	40
Fluorouracil + Hydroxyharnstoff	73	15	21	33
Gesamt	396	59	14	
Fluorouracil (Monotherapie)			16	31

Zur Prophylaxe und Behandlung entzündlicher Spätreaktionen wird von Blumenberg und Hoefer-Janker (1972) ab einer Referenzdosis von 40–50 Gy eine Lokalbehandlung empfohlen. Diese besteht zunächst in einem milden Reinigungseinlauf mit Kamillosan-Lösung, bei vorliegendem Anus praeter vom aboralen Schenkel der vorgelagerten Schlinge. Danach erfolgt eine Instillation von 50–80 ml Lebertran unter Zusatz von 20–30 Tropfen 5% iger Bepanthen-Lösung. Jeder dritten Instillation werden 40 mg Volon A-Kristallsuspension (kristallines Triamcinolon) beigefügt.

In den letzten Jahren wird vermehrt die präoperative Bestrahlung des Rektumkarzinoms diskutiert, die besonders bei T_3- und T_4-Tumoren mit oder ohne regionale Metastasen eine Verbesserung der Fünfjahresüberlebensrate um 10–20% bewirken kann. Sie erfolgt in Form einer Großfeldbestrahlung über ein ventrales und dorsales, bis zum 4. Lendenwirbel reichendes Feld bis zu einer Referenzdosis von 40 Gy in 4 Wochen.

In der Chemotherapie erwiesen sich neben dem Fluorouracil das Mitomycin C, die Nitrosoharnstoffderivate CCNU und BCNU sowie das Dacarbazin mit Remissionsraten zwischen 10 und 20% als zytostatisch wirksam (Wooley et al. 1976). Es gelang mit der Polychemotherapie, die mittlere Überlebensdauer der Patienten zu verbessern (Tabelle 6) (Engstrom et al. 1978). Man verwendet Zweierkombinationen von Fluorouracil mit Mitomycin C oder Nitrosoharnstoffderivaten und Dreierkombinationen, die ebenfalls aus Mitomycin C, einer der genannten Substanzen und Dacarbazin bzw. Vincristin bestehen. Die ECOG (Engstrom et al. 1978) verglich die Monotherapie mit Fluorouracil mit verschiedenen Kombinationen und erreichte bei etwa gleichen Remissionsraten eine deutliche Verlängerung der mittleren Überlebensdauer der Patienten, die eine sehr aggressive Polychemotherapie erhalten hatten. Diese Lebensverlängerung ging jedoch zu Lasten einer wesentlich stärkeren Toxizität der Behandlung. In den letzten Jahren konzentrierte sich die Chemotherapie der kolorektalen Tumoren auf die Entwicklung alternativer Kombinationen bei Resistenz des Tumors gegenüber den Standardkombinationen Fluorouracil und Nitrosoharnstoffderivate. Ein Beispiel für eine derartige Alternative ist die Kombination aus Mitomycin C und Dacarbazin (Haegele et al. 1979). Erfolgversprechend scheint die Kombination Methotrexat (mittelhochdosiert) und Fluorouracil zu sein (Herrmann 1979).

Mit der unspezifischen Immunstimulation konnte bisher im Rahmen randomisierter Chemo-/Immuntherapiestudien kein signifikanter Effekt auf Ansprechrate oder Überlebensdauer der Patienten erzielt werden.

Erste Versuche einer adjuvanten Chemotherapie kolorektaler Tumoren hatten zu hoffnungsvollen Resultaten geführt. Es wurde eine statistisch signifikante Verbesserung der Überlebensquoten, bezogen auf frühere Kontrollserien, beschrieben (Li u. Ross 1976; Mavligit et al. 1976). Dieses Ergebnis ließ sich jedoch in prospektiv randomisierten Studien nicht bestätigen (Carter u. Friedman 1974; Wooley et al. 1976). Außerhalb klinischer Studien kann deshalb zum gegenwärtigen Zeitpunkt die adjuvante Chemotherapie bei den kolorektalen Tumoren nicht empfohlen werden.

Auch im Stadium der gesicherten Fernmetastasierung wird die Indikation zur Chemotherapie auf der Grundlage der gegenwärtigen Ergebnisse (Remissionsraten von 15–40% und mediane Überlebenszeiten von 10–11 Monaten) zurückhaltend gestellt werden müssen.

Nachsorge

4–6 Wochen nach der Radikaloperation sollte eine Röntgenkontrastdarstellung des Dickdarms vorgenommen werden. Diese Aufnahme dient als Ausgangspunkt für spätere Kontrollen, um Veränderungen im Dickdarmbereich frühzeitig erkennen zu können. Intrapelvine Rezidive nach Rektumexstirpation sind mit 3–10% sehr selten und kommen ausschließlich bei höheren Tumorstadien vor. Anastomosenrezidive nach Kolonresektionen kommen in 11–20% der Fälle vor. Davon zu trennen sind Doppelkarzinome, die in 5–6% der Fälle im Rektokolon auftreten können (Reifferscheid 1962). Eine sorgfältige Kontrolle des Dickdarms ist erforderlich. Laboruntersuchungen, wie die Bestimmung der alkalischen Phosphatase, der Lactatdehydrogenase (LDH) oder des Gesamteiweißes, vor allem des Albumins, können einen gewissen Wert für die Rezidivsuche haben. Die Blutsenkungsgeschwindigkeit dagegen ist sehr unspezifisch. Zur Rezidiv- und Metastasensuche hat sich die Bestimmung des karzinoembryonalen Antigens (CEA) bewährt, wenngleich es nur zusammen mit den sonstigen klinischen Untersuchungsbefunden zu beurteilen ist. Grundsätzlich sollten besonders in den ersten zwei postoperativen Jahren Röntgenlungenübersicht und Leberszintigraphie bzw. Computertomographie zur Metastasensuche eingesetzt werden (Tabellen 7 und 8). Als röntgenologische Verdachtszeichen eines Anastomosenrezidivs im Kolon gelten die Veränderungen der Anastomosenbegrenzung und die zunehmende scharf begrenzte Aussparung, die über den 3. postoperativen Monat hinaus zunehmende Anastomosenstriktur und die Anastomosenstarre. Neben der Röntgenuntersuchung gehört die digitale und die endoskopische Untersuchung mit der Gewinnung von Probeexzisionen an mehreren Stellen zur Tumornachsorge.

Obgleich der Anteil an jüngeren Patienten im Gesamtkrankengut relativ gering ist, werden besonders die jüngeren Altersgruppen bevorzugt von Rezidiven befal-

Tabelle 7. Nachuntersuchungsprogramm bei Rektum- und Dickdarmpolypen

1. NU nach 3 Monaten	Klinische Untersuchung, Labor[a], Endoskopie
2. NU nach 6 Monaten	Klinische Untersuchung, Röntgen: Kolonkontrasteinlauf
3. NU nach 12 Monaten	Klinische Untersuchung, Labor, Endoskopie
4. NU nach 24 Monaten	Klinische Untersuchung, Labor, Endoskopie, Röntgen: Lunge
5. NU nach 3 Jahren	Klinische Untersuchung, Labor, Endoskopie und/oder Kontrasteinlauf
6. NU nach 4 Jahren	Klinische Untersuchung, Labor, Endoskopie und/oder Kontrasteinlauf
7. NU nach 5 Jahren	Klinische Untersuchung, Labor, Endoskopie, Röntgen: Lunge, Kolonkontrasteinlauf
8. NU nach 10 Jahren	Klinische Untersuchung, Labor, Endoskopie, Röntgen: Lunge, Kolonkontrasteinlauf

[a] BSG, kleines Blutbild, Gerinnungsstatus, Haemoccult (einmal jährlich), eventuell CEA-Titer-Bestimmung

Tabelle 8. Nachuntersuchungsprogramm bei Kolon-, Sigma- und Rektumkarzinom mit ständigem Anus praeter. Alle Kolostomieträger sollten auf die Deutsche Ileo- und Colostomievereinigung hingewiesen werden. Es empfiehlt sich die Zusammenarbeit mit einem Stomatherapeuten, um eine optimale Stomaversorgung zu gewährleisten

1. NU nach 3 Monaten	Klinische Untersuchung, Labor[a], Röntgen: Lunge
2. NU nach 6 Monaten	Klinische Untersuchung, Labor, Restharnbestimmung
3. NU nach 9 Monaten	Klinische Untersuchung, Labor, Röntgen: Lunge
4. NU nach 12 Monaten	Klinische Untersuchung, Labor, Röntgen: Lunge, Restharnbestimmung, Leberszintigramm und/oder Sonographie
5. NU nach 18 Monaten	Klinische Untersuchung, Labor, Röntgen: Lunge, Kontrasteinlauf
6. NU nach 24 Monaten	Klinische Untersuchung, Labor, Röntgen
7. NU nach 30 Monaten	Klinische Untersuchung
8. NU nach 36 Monaten	Klinische Untersuchung, Labor, Röntgen: Lunge
9. NU nach 42 Monaten	Klinische Untersuchung
10. NU nach 48 Monaten	Klinische Untersuchung, Labor, Röntgen: Lunge
11. NU nach 54 Monaten	Klinische Untersuchung
12. NU nach 60 Monaten	Klinische Untersuchung, Labor, Röntgen: Lunge, Kontrasteinlauf, Leberszintigramm und/oder Sonographie
13. NU nach 10 Jahren	Klinische Untersuchung, Labor, Röntgen: Lunge, Kontrasteinlauf, Leberszintigramm

[a] BSG, kleines Blubild, Urinstatus, GOT, GPT (GOT und GPT nur bei Verdacht), LDH, AP, γ-GT, Kreatinin, Haemoccult (einmal jährlich), Gerinnungsstatus.
Die Kontrolle des CEA-Titers ist nur dann sinnvoll, wenn ein präoperativer Ausgangswert vorliegt und die Untersuchung im selben Labor gewährleistet ist

len. Die meisten Rezidive treten bei den Patienten auf, bei denen der Primärtumor im Colon descendens und im Sigma operativ entfernt wurde. Diese Rezidive treten zu 75% in den ersten zwei postoperativen Jahren auf, so daß gerade in dieser Zeit eine intensive Nachsorge notwendig ist.

Wird ein lokales Rezidiv frühzeitig entdeckt, und gelingt es, dieses durch nochmalige Resektion zu entfernen, so haben diese Patienten eine gute Prognose. Bei nochmals radikal operierten Kolonkarzinomrezidiven liegt eine Fünfjahresheilung von 32% vor, während die nur palliativ operierten Patienten innerhalb von 2–3

Jahren sterben. Bei nicht sicher auszuschließendem Verdacht sollte der Entschluß zur frühzeitigen Relaparotomie eher gefaßt werden, als durch Verlaufskontrollen bis zur Feststellung einer eindeutigen Diagnose zu warten. Rezidive im kleinen Becken nach Rektumamputation lassen sich nur selten nochmals einer chirurgischen Therapie zuführen. Erhebliche sakrale und perineale Schmerzen sind das Hauptsymptom. Diese lokalen und meistens äußerst schmerzhaften Rezidive lassen sich durch eine Radiotherapie mit ultraharten Strahlen in den meisten Fällen palliativ, zumindest temporär, gut beeinflussen, wobei Referenzdosen von mindestens 40 Gy in 4 Wochen, oftmals mehr, erforderlich sind. Bei schwersten Schmerzzuständen kann die intrathekale Alkoholinjektion oder die Phenolblockade des Plexus sacralis Linderung bringen. Nur in seltenen Fällen wird die Indikation zur Chordotomie gestellt werden müssen.

Solitäre Fernmetastasen können bei günstigem anatomischen Sitz operativ entfernt werden, bei ungünstigem anatomischen Sitz ist eine primäre Bestrahlung zu erwägen.

Radikal operierte Patienten sollten nach dem Abheilen der Operationswunden und einer angemessenen Erholungsphase wieder dem Arbeitsprozeß zugeführt werden. Der Anus-praeter-Träger bedarf besonders in der ersten Zeit nach der Operation einer sorgfältigen diätetischen Behandlung und einer entsprechenden psychologischen Führung. Durch die moderne Sanitärtechnik gelingt es in den meisten Fällen, den Anus praeter flüssigkeitsdicht und ohne Geruchsbelästigung zu versorgen. Klebebeutel sind wesentlich empfehlenswerter als der sehr umständliche und unhandliche Pelottenverschluß.

Bei empfindlicher Haut sollten Karayaharzringe verwandt werden oder solche Beutel, in denen bereits eine Karayaharzabdichtung eingearbeitet ist. Ein neueres Verfahren zum magnetischen Verschluß des Anus praeter ist nicht für alle Patienten anwendbar, da bestimmte anatomische Voraussetzungen gegeben sein müssen. Anus-praeter-Träger sollten Kontakt mit der Deutschen Ileo- und Colostomie-Vereinigung (Deutsche Ilco, Kammergasse 9, 8050 Freising, Telefon: 08161/3800) aufnehmen. Störungen der Blasen- und Sexualfunktion nach Rektumamputationen bedürfen einer sorgfältigen ärztlichen Behandlung. Eine dauernde Invalidisierung sollte nur bei Patienten kurz vor dem Pensionierungsalter oder bei solchen mit fortgeschrittenen Tumoren bzw. Fernmetastasen eingeleitet werden. Dabei muß jedoch die Einstellung des Einzelnen zu seiner Tätigkeit berücksichtigt werden. Auch Patienten mit fortgeschrittenen Karzinomen, die den Wunsch zum Weiterarbeiten haben, sollte die Arbeitsaufnahme nicht verwehrt werden. Der Anus praeter selbst ist kein Grund zur Einschränkung der Erwerbsfähigkeit. Nur in wenigen Fällen wird es erforderlich sein, eine Umschulung einzuleiten.

Literatur

Blumenberg F-W, Hoefer-Janker H (1972) Gewebsschutz bei hochdosierter Strahlentherapie. Radiologe 12:209
Bokelmann D (1978) Tiefsitzendes Rectum-Frühcarcinom: Exstirpationsverfahren. Langenbecks Arch Chir 347:613
Bokelmann D (1978) Kolon- und Rektum-Tumoren. Diagnostik 11:3

Brunner KW (1973) Indikation und Resultate der zytostatischen Therapie bei Magen-Darm-Tumoren. Schweiz Med Wochenschr 103:171

Carter SK, Friedmann M (1974) Integration of chemotherapy into combined modality treatment of solid tumors. II. large bowel carcinoma. Cancer Treat Rev 1:111

Dukes CE (1957) Discussion on major surgery in carcinoma of the rectum with or without colostomy. Proc R Soc Med 50:1031

Engstrom P, MacIntyre J, Douglas H jun, Carbone P (1978) Combination chemotherapy of advanced bowel cancer. Proc AACR & ASCO 19:384 C 309

Gilchrist RK, David VC (1948) Prognosis in carcinoma of the bowel. Surg Gynecol Obstet 86:359

Haegele LA, Conroy JF, Brodsky J, Kahn SB, Orlowitz HL (1979) Dimethyl triazene imidazole carboxamide (DTIC) and mitomycin-C in the treatment of advanced colon carcinoma. Proc. AACR & ASCO 20:342 C-210

Herrmann R, Moayeri H, Douglas OH (1979) Methotrexate followed by 5-fluorouracil: Toxicology of a new synergistic regimen. Clin Res 27:386

Linder F (1978) Die Stellung der Chirurgie in der neuzeitlichen Krebs-Therapie. Langenbecks Arch Chir 347:435

Li MC, Ross S (1976) Chemotherapy for patients with colorectal cancer. Prospective study with five-years follow-up. JAMA 235:2825

Mavligit GM, Burgess MA, Seibert GB (1976) Prolongation of postoperative disease-free intervall and survival in human colorectal cancer by BCG plus 5-fluorouracil. Lancet 1:871

Reifferscheid M (1962) Darmchirurgie. Thieme, Stuttgart

Turell R (1969) Diseases of the colon and anorectum. Saunders, Philadelphia London Toronto

Williams JG (1960) Radiotherapy of carcinoma of the rectum. In: Dukes CE (ed) Neoplastic disease of various sites, vol III: Cancer of the rectum. Livingstone, Edinburgh London, p 210

Wooley PU, MacDonald JS, Schein PS (1976) Chemotherapy of colorectal carcinoma. Semin Oncol 3:415

2.11 Krebs im Kindesalter

W. E. Brandeis, R. Ludwig und H. Kuttig

Einleitung

Die überaus erfreulichen Fortschritte bei der Betreuung krebskranker Kinder in den letzten Jahren laufen parallel zur zunehmenden Kooperation zwischen Strahlentherapeuten, Kinderchirurgen, Kinderonkologen und Pathologen. Nur durch intensive gemeinsame Bemühungen sind die heute erreichbaren Heilungsraten möglich geworden. Pädiatrisch-onkologische Diagnostik und Therapie sollten deshalb während der intensiven Behandlungsphase nur an solchen Orten durchgeführt werden, an denen eine derartige Zusammenarbeit gewährleistet ist und ausreichende Erfahrungen bestehen.

In der Liste der Todesursachen bei Kindern zwischen 1 und 14 Jahren stehen Krebserkrankungen mit einer Sterberate von 5,6 auf 100 000 Personen im Jahr an 2. Stelle hinter Unfällen (Sutow 1977). Die jährliche Erkrankungshäufigkeit für Malignome liegt bei 12,4 auf 100 000 Kinder unter 15 Jahren (Young u. Miller 1975). Der Anteil der einzelnen Krebsarten geht aus Tabelle 1 hervor. Auffällig ist im Vergleich zum Erwachsenenalter das vermehrte Auftreten von Leukämien, Sarkomen und embryonalen Tumoren wie Neuroblastomen, Wilms-Tumoren und Retinoblastomen. Bei 65% aller Wilms-Tumoren, 75% aller Neuroblastome und über 90% aller Retinoblastome sind die Kinder bei Diagnose jünger als 5 Jahre. Sarkome befallen vorwiegend Schulkinder, Leukosen kommen in jeder Altersgruppe vor. Karzinome werden bei weniger als 5% aller kindlicher Tumoren diagnostiziert. Eine Häufung von malignen Tumoren im Kindesalter wird bei chromosomalen Störungen (Morbus Down, Fanconi-Anämie), Immundefekten (Bruton-Agammaglobulinämie, schwerer kombinierter Immundefekt) und körperlichen Auffälligkeiten (Hemihypertrophie, Morbus Recklinghausen) gefunden (Strong 1977). Retinoblastome können autosomal dominant vererbt werden und befallen dann vorwiegend beide Augen. Besonders bedeutsam ist bei familiärem Auftreten die Häufung von Zweittumoren, insbesondere Osteosarkomen (Smith u. Bedford 1976).

Tabelle 1. Prozentuale Häufigkeit maligner Tumoren im Kindesalter. (Nach Young u. Miller 1975)

Leukämien	33,7	Knochentumoren	4,5
Gehirntumoren	19,1	Rhabdomyosarkome	3,6
Lymphome	10,6	Retinoblastome	2,7
Neuroblastome	7,7	Gonadentumoren	1,8
Wilms-Tumoren	6,2	Übrige Tumoren	10,1

Die Beziehung zwischen Kind, Eltern und Arzt ist bei der Betreuung pädiatrisch-onkologischer Patienten von großer Wichtigkeit. Vertrauen können Kind und Eltern nur dann haben, wenn sie sich von der betreuenden Person verstanden fühlen. Das Kind darf auf keinen Fall isoliert werden. Für die Kinder bedeutet es eine wesentliche Erleichterung, die notwendige Behandlung soweit wie möglich ambulant durchzuführen. Muß eine intensive Therapie stationär erfolgen, sollen Kind und Eltern den ganzen Tag beisammen sein können, wobei es wünschenswert ist, die Eltern in die Pflege des Kindes einzubeziehen. Entsprechend seinem Alter und Erkenntnisstand muß das Kind über die festgestellte Krankheit sowie über die diagnostischen und therapeutischen Maßnahmen und deren Nebenwirkungen unterrichtet werden. Trotz evtl. infauster Prognose sollte die Hoffnung auf einen positiven Verlauf den Kindern gegenüber klar ausgedrückt werden. Die Eltern werden unmittelbar nach Sicherung der Diagnose bei ihrem Kind genau über die Erkrankung informiert, mit detaillierter Darlegung der therapeutischen Möglichkeiten und der damit erreichbaren Ziele. Auch die möglichen Komplikationen und Risiken der Therapie werden besprochen. Wichtig für Eltern und Kind ist es, eine kompetente Bezugsperson aus dem Behandlungsteam während der Therapie und Nachbetreuung zu haben, an die sie sich jederzeit wenden können. Das psychosoziale Befinden der Kinder bedarf besonderer Beachtung. Durch gezielte Intervention lassen sich Probleme der Beziehungen zu Alterskameraden, der Schule, der Berufsfindung und finanzielle Überlastung häufig klären. Rehabilitationszentren für Jugendliche bieten besondere Möglichkeiten zur Berufsausbildung und zur späteren Eingliederung in die Arbeitswelt.

Leukämien

Die jährliche *Erkrankungshäufigkeit* an Leukämien bei Kindern zwischen 0 und 14 Jahren liegt bei 3,8/100000. Dabei tritt ein deutlicher Altersgipfel zwischen dem 3. und 5. Lebensjahr auf. In dieser Altersgruppe werden 40% aller Fälle beobachtet (Lampert 1977).

Die *Klassifizierung* der Leukämien erfolgt aufgrund morphologischer, zytochemischer und immunologischer Kriterien der pathologischen Zellen. Im Kindesalter überwiegt die akute lymphatische Leukämie (ALL) mit 85% der Fälle. Es folgen akute myeloische (AML), Peroxidase-positive und monozytäre, α-Naphtol-Esterase-positive Formen mit 10%. Chronisch-myeloische Leukämien (CML) treten bei 5% der Kinder auf, chronisch-lymphatische Leukämien werden im Kindesalter nicht beobachtet.

Akute lymphatische Leukämie (ALL)

Im Kindesalter nimmt die ALL aufgrund ihrer Häufigkeit und der in den letzten Jahren erzielten Behandlungsergebnisse eine Sonderstellung ein. Eingeteilt wird die ALL heute vorwiegend aufgrund immunologischer Eigenschaften der Leukosezellen (Brouet u. Seligman 1978; Creutzig u. Schellong 1981). Am häufigsten ist mit ca. 60% die Null-Zell-ALL; hier besitzen die Blasten immunologisch weder T-Zell-Eigenschaften (Spontanrosettenbildung mit Schafserythrozyten) noch B-Zell-Eigenschaften (Immunglobuline und Komplementrezeptoren an der Zelloberfläche).

Zytochemisch sind die Blasten vorwiegend Saure-Phosphatase-negativ. Klinisch haben diese Patienten nur selten eine Mediastinalverbreiterung. Die initiale Leukozytenzahl im peripheren Blut ist nur mäßig erhöht, in fast der Hälfte der Fälle erniedrigt (aleukämische Leukämie). Das Ansprechen der Erkrankung auf die Therapie ist gut, die Heilungschancen sind günstig. Bei 35% der Kinder mit ALL liegt der T-Zell-Typ vor. Zytochemisch findet sich überwiegend eine paranukleäre, fleckförmige Saure-Phosphatase-Aktivität, häufig liegt ein Mediastinaltumor vor. Die initiale Leukozytenzahl ist mäßig bis stark erhöht. Fast alle Kinder kommen mit der Therapie in Vollremission, Rückfälle treten jedoch häufiger als bei der Null-Zell-ALL auf. Eine B-Zell-ALL wird in weniger als 5% der Fälle diagnostiziert. Diese Kinder haben trotz intensiver Behandlung eine schlechte Prognose.

Führende *Symptome* akuter Leukämien sind anhaltendes Fieber, Hautblässe, vermehrte Blutungsneigung, vorwiegend in Form von petechialen Haut- und Schleimhautblutungen, Appetitlosigkeit, Müdigkeit sowie generalisierte Knochen- oder Gelenkschmerzen. Klinisch fällt neben einer Hepatosplenomegalie in ungefähr der Hälfte der Fälle eine Lymphknotenschwellung auf. Seltener sind Atemstörungen bei einem Mediastinaltumor sowie Hirndruckzeichen oder Hirnnervenausfälle bei meningealem Leukämiebefall (Fernbach 1977).

Die *diagnostischen Untersuchungen* umfassen neben einem differenzierten Blutbild die Bestimmung von Leberwerten, Nierenwerten, Gerinnungsparametern und Immunglobulinen. Zur Klärung der Infektionslage werden Antikörpertiter gegen Zytomegalie, Toxoplasmose, Varizellen, Masern, Röteln und Mononukleose bestimmt. Zusätzlich erfolgen Kulturen aus Blut, Urin und von den Abstrichen aus allen Körperöffnungen. Die Diagnose wird durch eine Knochenmarkaspiration gesichert, wobei sich im Ausstrich charakteristischerweise ein monomorphes Zellbild mit Verdrängung der übrigen Zellreihen ergibt. Mit dem Knochenmarkaspirat werden auch die zytochemischen (Saure-Phosphatase-, Peroxidase-, Esterase- und PAS-Reaktion) und immunologischen (Immunglobuline an der Zelloberfläche, Spontanrosettenbildung mit Schafserythrozyten) Untersuchungen durchgeführt. Röntgenkontrollen von Thorax, Skelett und Nieren geben Aufschluß über makroskopische Organinfiltrationen (Benz et al. 1976). Mittels EEG und Computertomographie des Schädels wird nach zerebralen Herdbildungen gesucht. Durch EKG und systolische Zeitintervalle läßt sich die kardiale Belastbarkeit erfassen (Ulmer et al. 1979). Eine Liquoruntersuchung mittels Zytozentrifugation zum Ausschluß eines meningealen Befalls gehört zur Routinediagnostik. *Differentialdiagnostisch* müssen Infektionen mit lymphozytotropen Viren, Agranulozytosen, aplastische Anämien sowie Tumoren mit Knochenmarkbefall wie Neuroblastom, Ewing-Sarkom und Rhabdomyosarkom ausgeschlossen werden. Die Abgrenzung gegen maligne Lymphome ist teilweise äußerst problematisch.

Die *Therapie* bei Kindern mit ALL wird im Rahmen einer Studiengruppe mit mehr als 15 weiteren Kinderkliniken nach dem Westberliner Protokoll durchgeführt (Riehm et al. 1977). Grundlage für die Therapie ist das aus der Initialdiagnostik abgeleitete individuelle Rezidivrisiko. Dieses wird für jedes Kind aufgrund eines sog. Risikoscores ermittelt, der die initiale absolute Blastenzahl im peripheren Blut sowie die Leber- und Milzgröße vor Behandlungsbeginn berücksichtigt.

Alle Kinder erhalten unmittelbar nach Feststellung des Krankheitsausmaßes eine Standardtherapie von $1^1/_2$ bzw. 2 Jahren Dauer, die zu Anfang 3 intensive

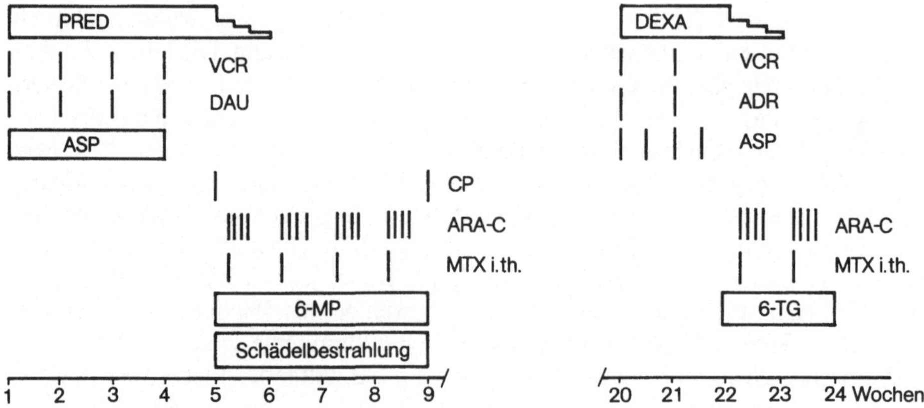

Abb. 1. Therapieschema der Initialphase bei ALL für Patienten mit niedrigen Risikofaktoren. Angegeben sind die Abkürzungen, die Dosierungen und die zeitliche Applikation der Zytostatika.
PRED: Prednison 60 mg/m² KOF tägl. in 3 Dosen p.o.; *VCR:* Vincristin 1,5 mg/m² KOF wöchentl. i.v. 4mal; *DAU:* Daunorubicin 30 mg/m² KOF wöchentl. i.v. 4mal; *ASP:* L-Asparaginase 5000 E/m² KOF tägl. i.v. in Woche 1–3; in Woche 20 und 21:10000 E/m² KOF 2mal wöchentl. i.v.; *CP:* Cyclophosphamid 1000 mg/m² KOF i.v. 2mal; *ARA-C:* Alexan 75 mg/m² KOF i.v.; *MTX i.th.:* Methotrexat intrathekal 12,0 mg/m² KOF (max. 12 mg); *6-MP:* Purinethol 60 mg/m² KOF p.o.; *DEXA:* Dexamethason 15 mg/m² KOF p.o. in 3 Tagesdosen; *ADR:* Adriamycin 30 mg/m² KOF i.v.; *6-TG:* 6-Thioguanin 60 mg/m² KOF p.o. tägl. Schädelbestrahlung im 1. Lebensjahr mit 12 Gy, im 2. Lebensjahr mit 15 Gy, ab dem 3. Lebensjahr 18 Gy. Bei initialer Meningosis leucaemica 30 Gy. (Nach Riehm 1979)

Therapiephasen von je 4 Wochen und eine anschließende Erhaltungstherapie vorsieht. In der ersten 4-Wochen-Phase erhalten die Kinder zur Remissionseinleitung Vincristin, Decortin, L-Asparaginase und Daunorubicin. In den nächsten 4 Wochen erfolgt die Behandlung des zentralen Nervensystems durch 4 intrathekale Methotrexatgaben und Bestrahlung des Gehirnschädels mit 18 Gy, verteilt auf 9 Sitzungen in 3 Wochen. Parallel dazu wird die systemische Zytostatikatherapie mit 6-Mercaptopurin, Cytosinarabinosid und Cyclophosphamid durchgeführt. In der 20. Woche nach Therapiebeginn schließt sich nochmals eine intensive Therapiephase mit einer auf 4 Wochen verkürzten Wiederholung der Anfangsbehandlung unter Auslassung von Cyclophosphamid und Schädelbestrahlung an. Daunorubicin wird jetzt gegen Adriamycin, 6-Mercaptopurin gegen 6-Thioguanin ausgetauscht. Die Dosierung und zeitliche Verteilung der einzelnen Medikamente geht aus Abb. 1 hervor. Nach dieser intensiven Initialtherapie erhalten die Kinder bis $1^1/_2$ bzw. 2 Jahre nach Therapiebeginn 6-Mercaptopurin täglich und Methotrexat wöchentlich in Tablettenform wie bereits in Woche 11–18. Die Dosierung der Medikamente richtet sich nach der Gesamtleukozytenzahl im peripheren Blut, die bei 2000–3500/mm³ liegen sollte. Richtdosen sind für 6-Mercaptopurin 60 mg/m² Körperoberfläche (KOF) täglich und für Methotrexat 20 mg/m² KOF wöchentlich; bei Leukozyten über 3500/mm³ sollte die Zytostatikagabe gesteigert werden, Leukozytenzahlen unter 2000/mm³ sind Anlaß für eine Halbierung der Medikamentendosis. Unter 1000/mm³ Leukozyten wird die Zytostatikagabe vorübergehend ausgesetzt. Bei Kindern mit mittlerem und hohem Rezidivrisiko wird die 3. intensive Therapiephase ab der Woche 20 auf 6 bzw. 8 Wochen verlängert. Die Erhaltungstherapie ist unverändert.

Unabhängig vom Risikoscore erhalten Kinder mit gesicherter initialer Meningosis leucaemica eine kraniospinale Bestrahlung. Der Schädel wird mit einer Referenzdosis von 30 Gy, die übrige Neuroaxis mit 24 Gy bestrahlt. Bei Kindern unter 2 Jahren sind die Richtdosen für die Strahlentherapie reduziert.

Neben der zytostatischen Behandlung ist eine gezielte supportive Therapie erforderlich. Zu Beginn wird eine Hyperurikämieprophylaxe mit Allopurinol, Alkalinisierung des Urins und forcierter Diurese durchgeführt. Zur Pneumocystis-carinii-Prophylaxe wird Cotrimoxazol, zur Reduktion der Darmkeime Colistin verabreicht. Ferner werden prophylaktisch Immunglobuline injiziert. Außer fast regelmäßig erforderlichen Erythrozytentransfusionen müssen im Bedarfsfall teilweise auch über geraume Zeit Thrombozyten und gelegentlich Granulozyten transfundiert werden. Dadurch ist die initiale Behandlung an entsprechend ausgestattete Zentren gebunden.

Zur *Kontrolle* des Therapieerfolgs werden 4 Wochen nach Behandlungsbeginn und im weiteren Verlauf bei auffälligem Blutbild Knochenmark und Liquor untersucht. Parallel dazu werden die initial befallenen Kompartimente kontrolliert. Die Überwachung im 12wöchigen Intervall zwischen 2. und 3. intensiver Therapiephase und in der Erhaltungstherapie erfolgt bevorzugt durch die dem Wohnort der Kinder nächstgelegene Kinderklinik. Anhand der ermittelten Leukozytenzahlen wird die orale Gabe von 6-Mercaptopurin und Methotrexat gesteuert.

Die *Prognose* konnte durch die oben dargelegte, eingreifende Therapie auf eine rezidivfreie Fünfjahresüberlebenszeit von über 65% angehoben werden. Dabei ist eine therapiebedingte Letalität von ca. 5% berücksichtigt. Die Intensivierung der Therapie für Kinder mit mittlerem und hohem Rezidivrisiko hat auch für diese Patientengruppe eine deutlich bessere Prognose erbracht. Durch die günstigen Heilungschancen und die längere Überlebenszeit gewinnen Spätkomplikationen zunehmend an Bedeutung. Hauptprobleme sind dabei zerebrale Störungen sowohl im organischen als auch im psychosozialen Bereich sowie die Gefahr der Entstehung von malignen Zweittumoren und möglichen genetischen Störungen.

Akute myeloische Leukämie (AML)

Die Behandlungsergebnisse bei der AML, die sich durch positive Peroxidase- oder Esterase-Reaktion und Auer-Stäbchen von der ALL abgrenzen läßt, waren bis vor kurzem im Kindesalter ähnlich ungünstig wie bei den Erwachsenen. Riehm und Schellong entwickelten ein Behandlungsschema, das sich an die erfolgreiche ALL-Therapie anlehnt, und erzielten dabei anhaltende Remissionen bei über 50% der Kinder (Scheer et al. 1979). Dieses Schema wurde von der Arbeitsgemeinschaft für Leukämieforschung und -Behandlung im Kindesalter e.V. empfohlen. Die Initialdiagnostik entspricht den Untersuchungen bei der ALL. Die Therapie gliedert sich ebenfalls in Remissionseinleitung, Intensivierung und Erhaltungstherapie. Der Ablauf von Remissionseinleitung und Intensivierung wird in Abb. 2 dargestellt. Die Erhaltungstherapie läuft über 2 Jahre und sieht eine tägliche Gabe von Thioguanin (40 mg/m^2 KOF p.o.) sowie Cytosinarabinosid (alle 4 Wochen 40 mg/m^2 KOF s.c. an 4 aufeinanderfolgenden Tagen) und alle 8 Wochen am Tag der ersten Cytosinarabinosidgabe Adriamycin (25 mg/m^2 KOF i.v.) vor. Die individu-

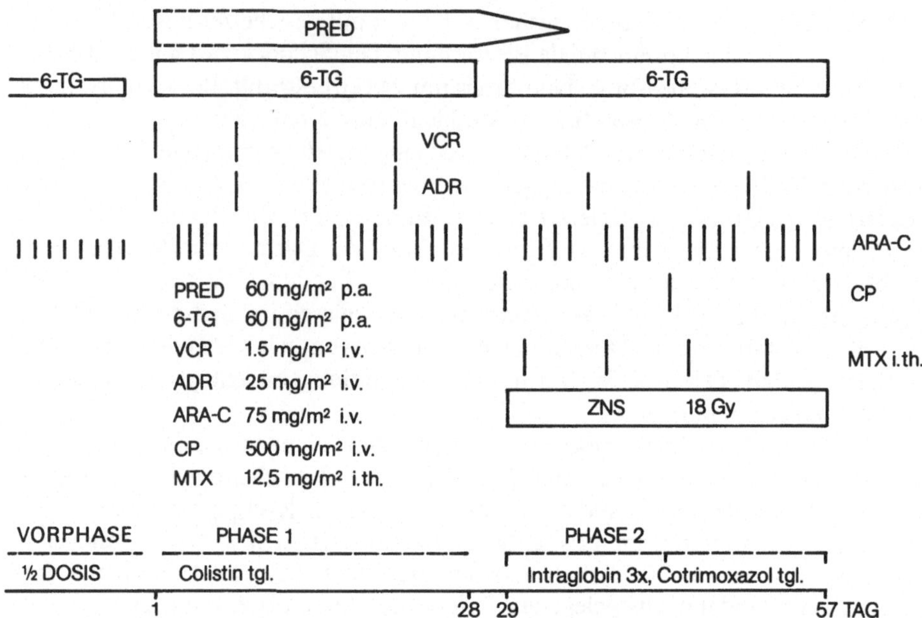

Abb. 2. Initiales Therapieschema bei Patienten mit akuter myeloischer Leukämie. *PRED* Prednison, *6-TG* 6-Thioguanin, *VCR* Vincristin, *ADR* Adriamycin, *ARA-C* Cytosinarabinosid, *CP* Cyclophosphamid, *MTX* Methotrexat. (Nach Schellong et al. 1981)

elle Dosierung erfolgt dabei nach der Zahl der Leukozyten im Blut wie bei der ALL.

Besonderer Beachtung bei der Behandlung der AML bedürfen die vermehrt auftretenden schweren Gerinnungsstörungen, die einen sehr protrahierten Therapiebeginn erforderlich machen. Häufig treten Knochenmarkaplasien auf und erfordern dann sterile Unterbringung sowie Granulozyten- und Thrombozytenkonzentratgaben. Bei Zeichen der Kardiotoxizität muß die Adriamycintherapie vor der geplanten Gesamtdosis von 425 mg/m² KOF beendet werden.

Chronisch-myeloische Leukämie (CML)

Bei der CML im Kindesalter wird eine adulte, Philadelphiachromosom-positive, und eine juvenile Form unterschieden (Dyment 1977). Die Behandlung und Prognose beim adulten Typ ist identisch mit den Therapierichtlinien bei CML im Erwachsenenalter. Der juvenile Typ spricht schlecht auf Zytostatika an; die Patienten haben eine kurze Überlebenszeit.

Maligne Lymphome

Bei der Klassifizierung der malignen Lymphome im Kindesalter hat sich die Aufteilung in Morbus Hodgkin (HD) und Non-Hodgkin-Lymphome (NHL) bewährt.

Morbus Hodgkin (HD)

Eine Lymphogranulomatose tritt jährlich bei 4 von 1 Million Kindern unter 15 Jahren auf. Jungen werden häufiger betroffen als Mädchen. Die klinische Manifestation zeigt weitgehende Parallelen zu der im Erwachsenenalter. B-Symptome, wie Fieber, Nachtschweiß, Gewichtsverlust, sind eher selten vorhanden. Die histologische Klassifizierung beruht auf den Kriterien von Rye (Lukes et al. 1966). Das klinische Staging erfolgt in Anlehnung an die Empfehlung von Ann Arbor (Carbone et al. 1971) und entspricht dem beim Erwachsenen (s. Beitrag 2.25), ebenso der Tumorlokalisationsschlüssel. Für Diagnose und Therapie des Morbus Hodgkin bei Kindern und Jugendlichen wurden detaillierte Richtlinien von Schellong et al. (1981) erarbeitet und von der Deutschen Arbeitsgemeinschaft für Leukämieforschung und -Behandlung im Kindesalter als Studie (HD 82) verbindlich beschlossen. Um einen Befall der Lymphknoten möglichst vollständig zu erfassen, muß in jedem Fall eine Staging-Laparotomie vorgenommen werden. Die Entscheidung zur Splenektomie (bei Kindern über 5 Jahren) wird intraoperativ aufgrund folgender Kriterien getroffen: erkennbare Veränderungen der Milzoberfläche, Vergrößerung der Lymphknoten am Milzhilus und/oder Pankreasschwanz. Eine Hemisplenektomie mit Versorgung durch Fibrinkleber kann bei alleiniger Vergrößerung der Milzhilus- und/oder Pankreasschwanz-Lymphknoten vorgenommen werden. Auf diese Weise kann bei ca. 64% der Patienten die Milz belassen werden. Durch Computer- oder konventionelle Röntgentomographie des Thorax lassen sich auch geringe mediastinale Beteiligungen erkennen.

Die *Therapie* richtet sich nach dem Stadium. Es werden 3 Risikogruppen unterteilt, für die eine kombinierte Chemo- und Strahlentherapie empfohlen wird (Abb. 3): Stadium I–II A, Stadium II B–III A und Stadium III B und IV. Die *Chemotherapie* besteht je nach Risikogruppe aus 2, 4 oder 6 Zyklen, die stets vollständig vor der Strahlentherapie gegeben werden sollen. Die ersten beiden Zyklen OPPA

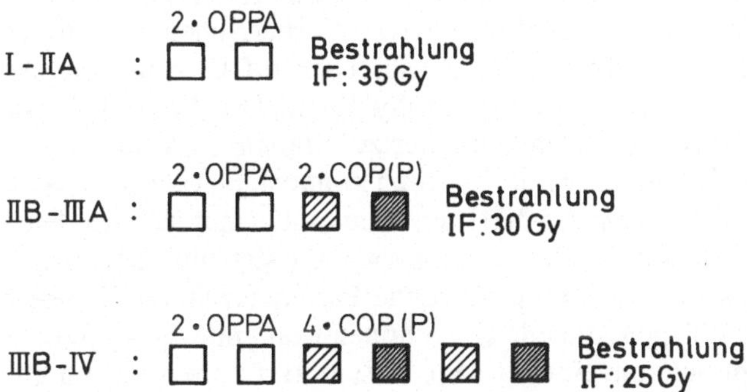

Abb. 3. Therapieprotokoll für Morbus Hodgkin (HD 82) der Deutschen Arbeitsgemeinschaft für Leukämieforschung und -behandlung im Kindesalter e. V. *OPPA:* Polychemotherapie von 2mal 14tägiger Dauer mit Vincristin 1,5 mg/m² KOF i.v., max. 2,0 mg 3mal; Prednison 60 mg/m² KOF p.o. tägl.; Procarbazin 100 mg/m² KOF p.o. tägl.; Adriamycin 40 mg/m² KOF i.v. 2mal; *COP (P):* Polychemotherapie mit 2 und 4 Zyklen zu je 14 Tagen mit Cyclophosphamid 500 mg/m² KOF i.v. 3mal; Vincristin 1,5 mg/m² KOF i.v. 3mal; Procarbazin 100 mg/m² KOF p.o.; Prednison 40 mg/m² KOF p.o. nur im 2. und 4. COP(P)-Zyklus. Bestrahlung der initial befallenen Lymphknotenregionen: Stadium I–IIA 35 Gy; Stadium IIB–IIIA 30 Gy; Stadium IIIB–IV 25 Gy. Auf Regionen mit inkompletter Remission bei Bestrahlungsbeginn: Erhöhung auf 35 bzw. 30 Gy. (Nach Schellong 1981)

(Vincristin 1,5 mg/m² KOF, max. 2,0 mg; Prednison 60 mg/m² KOF; Procarbazin 100 mg/m² KOF; Adriamycin 40 mg/m² KOF) werden bei allen Stadien verabreicht; die weiteren Zyklen bestehen aus COP (P) (Cyclophosphamid 500 mg/m² KOF; Vincristin 1,5 mg/m² KOF; Procarbazin 100 mg/m² KOF; Prednison 40 mg/m² KOF), wobei Prednison im 2. und 4. Zyklus gegeben wird. Bei der *Radiotherapie* erfolgt die Bestrahlung nur auf die initial befallenen Lymphknotenstationen, nicht mehr auf die früher ebenfalls bestrahlten Nachbarregionen. Die Dosis ist abhängig von der Zahl der Chemotherapiezyklen und beträgt 35, 30 bzw. 25 Gy. Bei inkompletter Remission durch die vorausgegangene Chemotherapie soll die Bestrahlungsdosis auf 35 bzw. 30 Gy erhöht werden. Die Bestrahlungstechnik entspricht der bei Hodgkin-Lymphomen des Erwachsenen (s. Beitag 2.25).

Als supportive Maßnahmen sind vorgesehen: Pneumokokken-Impfung vor der Staging-Laparotomie, antibakterielle Prophylaxe mit Cotrimoxazol während der Behandlung, und nach der Splenektomie eine mehrjährige Penicillinapplikation.

Die *Verlaufskontrollen* sehen während der Therapiephase jede Woche eine ambulante Kontrolle von klinischem Status und Blutbild vor. Leberwerte, Nierenwerte und Blutsenkung sowie Röntgenaufnahme des Thorax werden unter der Therapie 4 wöchentlich, nach Therapieende alle 3 Monate untersucht. Zur raschen Durchführung der erforderlichen Initialdiagnostik empfiehlt sich eine kurze stationäre Aufnahme. Die Therapie kann mit Hilfe einer onkologischen Poliklinik weitgehend ambulant erfolgen. Bezüglich der *Prognose* kann heute eine rezidivfreie Vierjahresüberlebenszeit von durchschnittlich 85% angegeben werden. Die Schwankungsbreite reicht von 100% bei Stadium I A bis 50% bei Stadium IV B (Tan et al. 1975). Bedenklich sind die in letzter Zeit mehrfach berichteten Fälle von akuter Leukämie nach erfolgreich behandelter Lymphogranulomatose.

Non-Hodgkin-Lymphome (NHL)

Bei den NHL besteht zwischen Erwachsenen- und Kindesalter ein erheblicher Unterschied bezüglich der initialen Tumorlokalisation, dem Vorherrschen bestimmter histologischer Typen, dem Spontanverlauf, dem Ansprechen auf Therapie und der Tendenz zur leukämischen Transformation (Murphy 1978). Die *Häufigkeit* der NHL nimmt bei Kindern mit fortschreitendem Alter zu. Mädchen erkranken seltener als Jungen. Auf 1 Million Kinder bis zu 15 Jahren kommen jährlich ca. 6 neue Fälle. Für die *histologische Einteilung* der NHL im Kindesalter hat sich im deutschen Sprachraum die Kieler Klassifikation durchgesetzt, die sich auf histochemische, elektronenmikroskopische und immunologische Parameter stützt (Lennert 1977). Von Bedeutung sind 3 Typen, die alle einen hohen Malignitätsgrad haben: 1. Lymphoblastisches Lymphom vom Burkitt-Typ, B-Zell-NHL, überwiegend abdominal lokalisiert; 2. lymphoblastisches Lymphom vom convoluted-Typ, T-Zell-NHL, häufig mediastinal; eine leukämische Aussaat erfolgt bei ca. 50% der Fälle; 3. unklassifizierbare lymphoblastische Lymphome, Null-Zell-NHL.

Bei mediastinalem NHL und ALL mit Thymustumor konnte weitgehend gesichert werden, daß es sich um verschiedene Ausprägungsformen einer einzigen Grundkrankheit handelt. Ähnlich sind Altersverteilung, Knabenwendigkeit, gehäufter Befall von Hirnhäuten und Hoden, das Aussehen und die Histochemie der Blasten, das T-Zell-Antigen sowie die Bildung von Spontanrosetten mit Schafserythrozyten (Brouet u. Seligman 1978). Gemeinsamkeiten bestehen auch zwischen lymphoblastischem Lymphom vom Burkitt-Typ und B-Zell-Leukosen. Bevorzugte *Lokalisation* der NHL sind vorderes Mediastinum (15%), Abdomen (23%) sowie Hals-, Achsel- und Leistenlymphknoten (30%). Bei einem Teil der Kinder, vorwiegend solchen mit Mediastinaltumor oder diffusem Lymphknotenbefall liegt zum Zeitpunkt der Diagnose bereits eine Generalisation vor (24%) (Jones u. Klingberg 1963). Hier ergeben sich fließende Übergänge zur ALL. Eine Stadieneinteilung der NHL wird durch die Parallelen zur ALL und die Tendenz zur nichtkontinuierlichen Ausbreitung erschwert. Wir bevorzugen eine Aufteilung nach dem Ort des Primärtumors unter Berücksichtigung von Knochenmark- und meningealen Infiltrationen (Murphy 1978).

Zur Sicherung der *Diagnose* ist eine chirurgische Biopsie erforderlich. Die weiteren Untersuchungen entsprechen dem Vorgehen bei der ALL. Szintigraphie, Sonographie und Computertomographie helfen bei der Bestimmung von Lokalisation und Ausdehnung des Tumors.

Die *Therapierichtlinien* berücksichtigen, daß über 20% der NHL im Kindesalter leukämisch transformieren und bei ca. 10% ein Befall der Meningen auftritt. Neben der lokalen Strahlentherapie muß eine systemische Polychemotherapie und eine prophylaktische ZNS-Behandlung durchgeführt werden (Jenkin u. Jones 1975). Bei abdominalem oder isoliert nodalem Befall wird möglichst eine vollständige chirurgische Resektion angestrebt, die zytostatische Therapie schließt sich an. Verschwinden die Tumormassen nicht vollständig, ist eine Second-look-Operation erforderlich. Die Bestrahlungstherapie der befallenen Bezirke erfolgt in Abhängigkeit von der Lokalisation mit einer Referenzdosis zwischen 30 und 40 Gy in einem Zeitraum von 20–30 Tagen. Bei diffusem abdominalem Befall wird ein „abdominales Bad" mit ca. 10 Gy in 2 Wochen, verteilt auf 10 Sitzungen, durchgeführt. Parallel zur Bestrahlung läuft eine systemische Zytostatikagabe, wobei sowohl die Initial- als auch die Erhaltungstherapie für Nicht-B-Non-Hodgkin-Lymphome dem Protokoll zur Behandlung der ALL mit niedrigen Risikofaktoren weitgehend entspricht (s. Abb. 1). Bei B-Zell-Non-Hodgkin-Lymphomen wird ein Protokoll durchgeführt, wobei vorwiegend Cyclophosphamid und mittelhoch dosiertes Methotrexat sowie Adriamycin, Cytosinarabinosid, Prednison und VM 26 neben Operation und Bestrahlung eingesetzt werden.

Für den Behandlungsablauf und die regelmäßigen Kontrollen zum Ausschluß eines Rezidivs gelten die bei der ALL genannten Richtlinien. Über zusätzliche Kontrollen der ehemals tumorös befallenen Bezirke mittels Sonographie, Computertomographie oder Szintigraphie muß im Einzelfall entschieden werden.

Die Therapieerfolge sind gut und die Ergebnisse lassen sich gut mit denen bei ALL vergleichen (Riehm 1979). Eine Ausnahme bilden nicht resezierbare abdominale Lymphome vom B-Zell-Typ. Hier kommt es häufig trotz intensiver Therapie zu frühen lokalen Rezidiven oder zu Absiedlungen in die Testes oder Meningen.

Neuroblastom

Das Neuroblastom entsteht aus der primitivsten Vorstufe der embryonalen sympathischen Ganglienzelle, der Sympathogonie. Die maligne Entartung während der ontogenetischen Differenzierung erfolgt meist in der Embryonalzeit. Gestützt wird diese Theorie durch die Untersuchungsergebnisse von Beckwith u. Perrin (1963), die bei Autopsien von Säuglingen ein „Neuroblastoma in situ" in den Nebennieren jedes 200. Kindes fanden, also 40- bis 50mal häufiger, als es der Erwartungshäufigkeit klinisch manifester Neuroblastome entspricht, sowie durch die Alterverteilung der Patienten, die zu 50% jünger als 2 Jahre sind. Unter dem Begriff Neuroblastom werden pathologisch-anatomisch das unreife, hochmaligne und früh metastasierende Neuroblastom, Sympathogoniom oder Sympathoblastom sowie das reifere, weniger maligne Ganglioneuroblastom zusammengefaßt. Das benigne Ganglioneurom ist durch völlige Ausdifferenzierung des Tumors, der nicht metastasiert, gekennzeichnet.

Nach Hirntumoren stellen die Neuroblastome, die vom Nebennierenmark oder dem sympathischen Grenzstrang ausgehen, mit ca. 8% den zweithäufigsten malignen soliden Tumor im Kindesalter dar, an dem ca. 100–150 Patienten pro Jahr in der BRD neu erkranken. Entsprechend der histologischen Herkunft findet sich das Neuroblastom zu 75% intraabdominal (Nebenniere), zu 15% im Mediastinum und zu je 5% am Hals und im Sakralbereich.

Diagnose

Ein tastbarer Bauchtumor stellt den häufigsten Befund beim Neuroblastom dar; selten sind respiratorische Symptome wie Husten oder Dyspnoe bei thorakalem Befall feststellbar. Zum Zeitpunkt der Diagnosestellung haben 60–70% der Patienten bereits Metastasen entwickelt, wobei Skelett, Lymphknoten, Leber, Knochenmark, Haut und ZNS in absteigender Reihenfolge betroffen sein können. Die einseitige Protrusio bulbi mit Brillenhämatom ist im Kindesalter für den Orbitalbefall charakteristisch. Relativ häufig finden sich beim Neuroblastom paraneoplastische Syndrome wie chronische Diarrhoe, Myoklonien, Opsoklonien und Ataxie (Winkler 1978). Wenn Tumorgewebe durch die Foramina intervertebralia in den Wirbelkanal einwächst, kann ein Querschnittsyndrom auftreten.

Nach der klinischen Durchuntersuchung mit Erhebung des genauen neurologischen Status und der Fundusskopie wird die *Röntgen-Diagnostik* durchgeführt. In der Nativaufnahme des Abdomens läßt sich oft ein fleckförmig verkalkender Tumor als Nekrosefolge oder eine „Sanduhrgeschwulst" erkennen. Das in 2 Ebenen gefertigte intravenöse Pyelogramm, das möglichst in Kombination mit einer unteren Kavographie durchgeführt werden sollte, zeigt nur nach kaudal und lateral verlagerte, aber nicht destruierte Nierenkelchsysteme; dies erlaubt mit hoher Wahrscheinlichkeit die Abgrenzung zum Wilms-Tumor. Oft weisen die typischen osteolytischen, mottenfraßähnlichen Skelettveränderungen, vor allem am Schädel, auf das Neuroblastom hin.

Als unverzichtbare diagnostische Maßnahme gilt die *Knochenmarkpunktion*, die bei fast der Hälfte der Patienten einen Befall zeigt, meist in Form von Rosetten, aber auch als diffuse Infiltration. Diese Infiltrate sind nicht gleichbedeutend mit Skelettmetastasen und haben prognostisch nur geringe Bedeutung (Winkler 1978).

Besonders wichtig ist die Bestimmung der *Katecholamine* (Vanillinmandelsäure, Homovanillinsäure und Dopamin) im angesäuerten 24-h-Urin zur Sicherung der Diagnose und zur Verlaufskontrolle. Diese Untersuchung muß quantitativ erfolgen und auf die Altersnorm bezogen sein (Käser 1966), da die Spottests auf Filterpapier zum Nachweis von Noradrenalinmetaboliten sich als nicht ausreichend erwiesen haben. Cystathionin im Urin kann ebenfalls als Tumormarker verwendet werden.

Zur weiteren Diagnostik eignet sich die Oberbauchsonographie, die Knochen- und Leberszintigraphie, die Angiographie und die Computertomographie, um die genaue Ausdehnung des tumorösen Prozesses zu erfassen.

Differentialdiagnostisch sind das Ewing-Sarkom, das NHL und das Rhabdomyosarkom histologisch manchmal schwer abgrenzbar. Alle folgenden Malignome können einzelne Symptome des Neuroblastoms imitieren: Wilms-Tumor, Retinoblastom, Hepatoblastom, Leukämie und Histiozytose X.

Immunologische Besonderheiten des Neuroblastoms

Das Neuroblastom weist die höchste Rate spontaner Regressionen aller menschlichen Tumoren auf. In einer Zusammenstellung von Everson u. Cole (1966) fanden sich unter 130 gesicherten Tumoren 28 Neuroblastome mit spontaner Rückbildung, wobei keine oder eine nur inadäquate Therapie nach der Biopsie durchgeführt worden war. Die Ausdifferenzierung zum gutartigen Ganglioneurom selbst nach Metastasierung wurde wiederholt mitgeteilt (Macmillan et al. 1976). Lymphozytäre Infiltrate im Neuroblastomgewebe sind prognostisch von großer Bedeutung (Martin u. Beckwith 1968). Hellström et al. (1969) fanden bei Patienten mit Neuroblastom im Mikrozytotoxizitätstest gegen Neuroblastomzellen sensibilisierte Lymphozyten. Bei Patienten mit ausgedehnter Metastasierung wurden diese zytotoxischen Lymphozyten durch zirkulierende Immunkomplexe blockiert. Lampert u. Dietmair (1973) konnten mit dem Lymphozyten-Adhärenz-Inhibitionstest ebenfalls blockierende Serumfaktoren nachweisen. Es konnte eine enge Korrelation vom Stadium des Neuroblastoms und der Höhe der zirkulierenden Immunkomplexe festgestellt werden. Die zirkulierenden Immunkomplexe stellen somit einen wichtigen prognostischen Parameter für das Neuroblastom dar (Brandeis et al. 1978).

Stadieneinteilung

Zur Registrierung der Tumorausbreitung hat sich die Stadieneinteilung nach Evans et al. (1971) weitgehend durchgesetzt. Ein eigenes Stadium IV S wurde für diejenigen Patienten geschaffen, deren Primärtumor sich im Stadium I oder II befindet, wo jedoch Fernmetastasen in Leber, Haut oder Knochenmark, aber nicht im Knochen selbst vorliegen. Dieser Metastasierungstyp soll eine Heilungschance von über 70% im Säuglingsalter haben (Winkler 1978). Eine TNM-Klassifizierung liegt seit 1978 vor und soll zunehmend verwendet werden (Tabelle 2).

Therapie

Die Behandlung des Neuroblastoms ist abhängig von der Stadieneinteilung (Tabelle 3). Die *Operation* wird als wichtigste Maßnahme beim Neuroblastom angesehen. Dabei sollte möglichst radikal vorgegangen werden. Auch eine inkomplette oder subtotale Entfernung bei nicht operablem Tumor ist einer alleinigen Biopsie vor-

Tabelle 2. Prätherapeutische klinische Klassifikation (TNM) beim Neuroblastom

T_X	Inadäquate Information
T_0	Keine Evidenz für Primärtumor
T_1	Primärtumor 5 cm oder weniger im größten Durchmesser
T_2	Primärtumor 5–10 cm im größten Durchmesser
T_3	Primärtumor größer als 10 cm im Durchmesser
T_4	Multizentrische Tumoren
N_X	Inadäquate Information
N_0	Regionale Lymphknoten frei
N_1	Regionale Lymphknoten von Tumor befallen
M_X	Inadäquate Information
M_0	Keine Fernmetastasen
M_1	Fernmetastasen nachgewiesen

Lokalisation der Metastasen:

PUL – Lunge	LYM –	Lymphknoten
OSS – Knochen	MAR –	Knochenmark
HEP – Leber	PLE –	Pleura
BRA – Gehirn	OTH –	Andere Lokalisationen

Tabelle 3. Therapeutisches Vorgehen beim Neuroblastom (*ADR* – Adriamycin, *CYC* – Cyclophosphamid, *VCR* – Vincristin, *DTIC* – Dacarbazin)

Stadium	Therapie
I	Vollständige chirurgische Resektion
II	Vollständige chirurgische Resektion, 15–30 Gy auf das Tumorbett (nur bei Kindern über 1 Jahr), ADR + CYC
III	Biopsie oder unvollständige Resektion, evtl. später "second look", 10–40 Gy auf das Tumorbett, ADR + CYC + VCR + DTIC
IV	Biopsie oder Versuch zur Resektion des Primärtumors, NBL 82

zuziehen, wenn nicht bereits röntgenologisch eine Skelettmetastasierung nachzuweisen ist.

Die *Strahlentherapie* wird bei unvollständiger Tumorentfernung in einer altersgestaffelten Dosierung von 15 Gy in 3 Wochen bei Säuglingen, bis zu 45 Gy in 5 Wochen bei Patienten über 9 Jahren durchgeführt. Das Rückenmark muß bei Dosen über 25 Gy, Leber und Nieren bei Dosen über 15 Gy ausgeblendet werden. Bei Lebermetastasen im Stadium IV S soll eine Strahlendosis von 5–10 Gy in 1–2 Wochen ausreichen (Tefft u. Wittenborg 1968).

Die *Chemotherapie* sollte im Stadium III und IV, bei Patienten über 2 Jahren auch schon im Stadium II, eingesetzt werden. Die Langzeitüberlebensrate hat sich durch hochdosierte Chemotherapie nicht wesentlich gebessert, es lassen sich jedoch temporäre Remissionen erzielen. Die von der Deutschen Gesellschaft für Pädiatrische Onkologie vorgeschlagene Chemotherapie des metastasierten Neuroblastoms NBL 82 (Berthold u. Lampert 1982) besteht aus 10 Therapiezyklen, die im Abstand von 4 Wochen über einen Zeitraum von 36 Wochen verabfolgt werden. Der

Beginn der Chemotherapie erfolgt am 4. postoperativen Tag. Folgende Zytostatika werden alternierend blockweise verabreicht:

Block ACVD (Zyklus 1, 3, 5, 7, 9): Adriamycin 35 mg/m² KOF i.v. Tag 1; Cyclophosphamid 150 mg/m² KOF tägl. i.v. oder p.o. Tag 1–7; Vincristin 1,5 mg/m² KOF i.v. Tag 8 (max. Einzeldosis 2,5 mg); DTIC 250 mg/m² KOF tägl. als 30-min-Infusion Tag 1–4. *Block PCVm* (Zyklus 2, 4, 6, 8, 10): Cisplatin 20 mg/m² KOF tägl. als 15-min-Infusion Tag 1–5; Cyclophosphamid 200 mg/m² KOF i.v. oder p.o. Tag 1–5; VM 26 100 mg/m² KOF als 30-min-Infusion Tag 5.

Durch Randomnisierung soll die Frage geklärt werden, ob durch Papaverin (45 mg/kg als 12-h-Infusion unter EKG-Kontrolle an den beiden Tagen *nach* dem Zytostatikablock, 45 mg/kg p.o. verteilt auf 3 Dosen an den beiden nächsten Tagen), einem Phosphodiesterasehemmer, Neuroblastome zu einer Ausreifung in Ganglioneurome gebracht werden können. Ab der Woche 40 erfolgt eine einjährige Dauertherapie mit Cyclophosphamid 150 mg/m² KOF tägl. p.o. Tage 1–7) in 4wöchigem Abstand. Behandlungsdauer 1³/₄ Jahre ab Diagnosestellung.

An *supportiven Maßnahmen* wird zur Verhütung der Pneumocystis-carinii-Pneumonie Cotrimoxazol (6 mg/kg KG Trimethoprimanteil) und zur Magnesiumsubstitution 180 mg/m² KOF p.o. tägl. über 20 Tage während der PCVm-Kurse gegeben.

Die *Nachbetreuung* erfolgt über einen Zeitraum von 10 Jahren. Dabei werden folgende Untersuchungen durchgeführt: Bestimmung der Katecholamine im 1.–2. Jahr alle 8 Wochen, im 3.–5. Jahr alle 12 Wochen. Die Ganzkörperknochenszintigraphie wird im 1. und 2. Jahr alle 6 Monate zur Entdeckung von Skelettmetastasen gefertigt. Bei thorakalem Neuroblastom wird im 1. Jahr alle 2 Monate, im 2. Jahr alle 3 Monate eine Röntgenkontrolle des Thorax durchgeführt. Die Serumwerte für die Nieren- und Leberfunktion sowie von LDH und Ferritin werden in den ersten 3 Jahren alle 8 Wochen, im 3.–5. Jahr alle 12 Wochen und danach halbjährlich kontrolliert.

Die *Prognose* ist vor allem abhängig vom Alter der Patienten, wobei das Säuglingsalter eine etwa 3fach höhere Heilungschance gegenüber allen anderen Altersstufen aufweist. Das Tumorstadium stellt den zweitwichtigsten prognostischen Parameter dar. In den Stadien I, II und IV S liegt die Fünfjahresüberlebensrate zwischen 70 und 80%, gleich, ob mit oder ohne Chemotherapie; im Stadium IV ist die Heilungschance geringer als 5%. Prognostisch günstig sind Neuroblastome mit histologisch ausgereiften, differenzierten Tumoren (Harms u. Wilke 1979) sowie extraadrenale, besonders im Thorax und Halsbereich gelegene Neuroblastome. Das Vorhandensein von Dopa oder Homovanillinsäure und der Nachweis von erhöhten zirkulierenden Immunkomplexen ist mit einer ungünstigeren Prognose verbunden (Brandeis et al. 1978). Die Zweijahresüberlebenszeit ohne Nachweis des Tumors wird heute mit einer Dauerheilung gleichgesetzt, da sich 98% aller Todesfälle in diesen 2 Jahren nach der Operation ereignen.

Nephroblastom (Wilms-Tumor)

Das Nephroblastom, der embryonale Tumor der Niere, der 1899 von Wilms als Nierenmischgeschwulst beschrieben wurde, ist der häufigste intraabdominelle Tumor im Kindesalter (Maurer 1978). Das Durchschnittsalter zum Zeitpunkt der

Diagnose liegt bei $3^{1}/_{2}$ Jahren, selten kann dieser Tumor aber auch schon beim Neugeborenen und im Adoleszentenalter beobachtet werden. Die Inzidenz bei Kindern im Alter bis 14 Jahren beträgt 2–4 pro Million.

Der Wilms-Tumor ist eine Geschwulst, die ihren Ursprung im metanephritischen Mesoderm nimmt und – sehr selten – auch extrarenal auf dem embryonalen Weg des metanephritischen Blastoms auftreten kann (Madant et al. 1978). Histologisch handelt es sich um einen Mischtumor, der in unterschiedlicher Ausdifferenzierung sowohl mesenchymale wie auch epitheliale Gewebsanteile enthält. Die histologische Einteilung der Wilms-Tumoren berücksichtigt die gewebliche Ausdifferenzierung (Bolkenius et al. 1978), wobei Lawler et al. (1975) nach dem zahlenmäßigen Vorliegen tubulärer Gebilde 4 Typen unterscheiden. Eine besonders schlechte Prognose haben die sarkomatösen Typen, die auch Knochenmetastasen aufweisen (Brandeis et al. 1981).

Diagnose

Die Vorwölbung des Abdomens stellt das Leitsymptom des Wilms-Tumors dar; Hämaturie, Bauchschmerzen, Fieber und gelegentlich Hypertonie sind oft assoziiert. Angeborene Fehlbildungen, wie Aniridie, Hemihypertrophie, Mißbildungen im Urogenitaltrakt sowie eine Neurofibromatose von Recklinghausen, sind Hinweise für eine genetische Prädisposition und sollten Anlaß zu einer besonders gründlichen Untersuchung der Kinder im Hinblick auf den Wilms-Tumor sein (Gutjahr u. Spranger 1979).

Das intravenöse Pyelogramm, das bei Injektion des Kontrastmittels in die Beinvenen eine gleichzeitige untere Kavographie erbringt, ist die wichtigste Untersuchungsmethode, um den Einbruch des Tumors in die großen Gefäße nachzuweisen. Im Urogramm findet sich bei der seitlichen Aufnahme eine Ventralverlagerung der Niere, die deformiert ist, Kelche und Nierenbecken sind auseinandergedrängt, gespreizt und verzerrt (Willich 1972). Ein beidseitiger Nierenbefall muß im Zweifelsfall durch eine selektive Nierenarteriographie abgeklärt werden. Durch Computertomographie und die Ultraschalluntersuchungen lassen sich solide von zystischen Tumoren unterscheiden. Die Nierenszintigraphie ist zur Abschätzung der Funktionstüchtigkeit der kontralateralen Niere sinnvoll. Wegen der Gefahr der Metastasierung ist eine Biopsie des Wilms-Tumors kontraindiziert.

Präoperativ sollten folgende Untersuchungen durchgeführt werden: Klinischer Status mit Blutdruck und Meßwerten;

Labor: BKS, Blutbild mit Thrombozyten, Blutgruppe, Gerinnungsanalyse, Harnstoff im Serum, Kreatinin im Serum, Gesamteiweiß, SGOT, alkalische Phosphatase, Urinstatus, 24-h-Urin auf Katecholamine;

EKG mit systolischen Zeitintervallen;

Röntgen: Abdomenübersichtsaufnahme und i.v. Pyelographie mit seitlicher Aufnahme, evtl. als untere Kavographie, Thorax in 2 Ebenen, fakultativ Angiographie;

Computertomographie und Ultraschalluntersuchungen des Abdomens.

Differentialdiagnostisch gilt es vor allem das Neuroblastom, eine Hydronephrose oder andere zystische Nierenerkrankungen sowie retroperitoneale Tumoren, Zysten und Ovarialgeschwülste abzugrenzen. Während des ersten

Tabelle 4. Prätherapeutische klinische Klassifikation (TNM) beim Nephroblastom

T_X	Inadäquate Information
T_0	Keine Evidenz für Primärtumor
T_1	Fläche von einseitigem Tumor und Niere im Urogramm 80 cm^2 oder kleiner
T_2	Fläche von einseitigem Tumor und Niere im Urogramm größer als 80 cm^2
T_3	Klinisch rupturierter einseitiger Tumor vor Behandlung
T_4	Nachweis von bilateralen Tumoren vor der Behandlung
N_X	Inadäquate Information
N_0	Kein Nachweis für regionalen Lymphknotenbefall
N_1	Nachweis für regionalen Lymphknotenbefall
M_X	Inadäquate Information
M_0	Kein Nachweis von Fernmetastasen
M_1	Nachweis von Fernmetastasen

Lebensjahrs muß das kongenitale mesoblastische Nephrom ausgeschlossen werden, da dieser Tumor keine Metastasierungstendenz aufweist und durch alleinige Exstirpation geheilt werden kann (Bolande et al. 1967).

Für die *Stadieneinteilung* liegt seit kurzem eine verbindliche TNM-Klassifizierung vor (Tabelle 4). Am meisten wird noch die klinische Stadieneinteilung der NWTS (National Wilms Tumor Study) verwendet (D'Angio et al. 1976).

Therapie

Sobald die Diagnose gesichert ist und evtl. vorhandene Probleme wie Anämie, Elektrolytimbalanz und Hypertonie beseitigt sind, muß der Tumor so schnell wie möglich entfernt werden. Bei primär inoperablen Wilms-Tumoren ist eine 2 wöchige präoperative Vincristinapplikation, evtl. kombiniert mit einer Bestrahlung zur Verkleinerung des Tumors möglich. Strahlendosis 20 Gy in 2 Wochen, jedoch nur bei Kindern über 1 Jahr.

Bei der *Operation* wird transperitoneal vorgegangen, die vom Tumor befallene Niere wird nach frühzeitiger Abklemmung der Gefäße exstirpiert, die andere Niere wird auf Tumorbefall kontrolliert. Die regionalen Lymphknoten werden revidiert und histologisch nach Metastasen abgesucht. Intraoperativ wird im Beisein des Pädiaters anhand der Ausbreitung des Tumors das Stadium festgelegt.

In Anlehnung an die Therapieempfehlung der Deutschen Gesellschaft für Pädiatrische Onkologie (Gutjahr 1982) wird die *zytostatische Langzeittherapie* entsprechend der genauen Stadieneinteilung durchgeführt. Ausgenommen sind Wilms-Tumoren, die in den ersten 4 Lebenswochen diagnostiziert werden (Abb. 4).

Im *Stadium I* werden Vincristin (VCR) (1,5 mg/m^2 KOF i.v., maximal 2 mg) am 1. und 5. Tag und Actinomycin D (ACD) (15 µg/kg KG i.v., maximal 0,5 mg) vom 1. bis einschließlich 5. Tag gegeben. Dieser „Injektionsblock" wird alle 6 Wochen wiederholt und insgesamt 5 mal verabreicht, so daß die gesamte Therapie rund 6 Monate dauert. Keine Bestrahlung.

Im *Stadium II* wird jeweils am 1. Tag in 6 aufeinanderfolgenden Wochen VCR, in der ersten Woche zusätzlich ACD vom 1. bis 5. Tag in der oben genannten Dosis injiziert. Danach wird, beginnend mit dem ersten Tag der 7. Woche, die Therapie

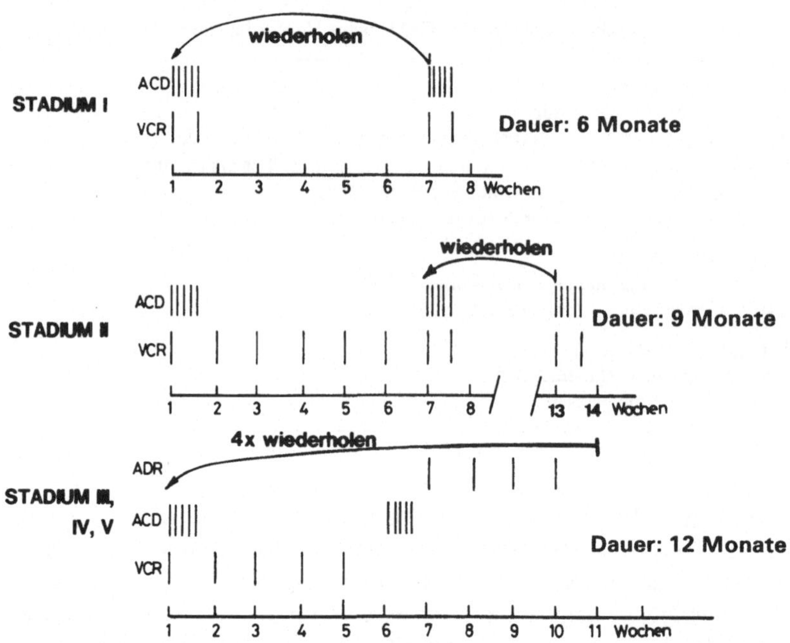

Abb. 4. Chemotherapieschema beim Wilms-Tumor in den unterschiedlichen Stadien. *ACD:* Actinomycin D 15 µg/kg KG i.v. 5 mal (max. 0,5 mg); *VCR:* Vincristin 1,5 mg/m² KOF i.v. (max. 2,0 mg); *ADR:* Adriamycin 25 mg/m² KOF i.v. (max. tolerable Dosis 500 mg/m² KOF)

in „Blöcken" wie im Stadium I im 6-Wochen-Abstand bis zu einer Gesamttherapiedauer von 9 Monaten weitergeführt. Keine Bestrahlung.

Bei den *Stadien III, IV und V* wird jeweils am 1. Tag in 5 aufeinanderfolgenden Wochen VCR, in der 1. und 7. Woche ACD über 5 Tage sowie am 1. Tag der 7.–10. Woche Adriamycin (ADR) (25 mg/m² KOF i.v.) gegeben. Der gesamte 10-Wochen-Zyklus wird 5 mal hintereinander verabreicht, so daß die Therapiedauer ebenfalls 12 Monate beträgt. Wegen der ADR-Kardiotoxizität (Ulmer et al. 1979) ist bei 200 und 400 mg ADR/m² KOF ein EKG mit systolischen Zeitintervallen und eine Echokardiographie erforderlich.

Patienten mit anaplastisch-sarkomatösem und clear cell-Typ des Wilms-Tumors sollten eine aggressive Chemotherapie entsprechend dem Protokoll VACA (für Rhabdomyosarkome) erhalten.

Eine *Strahlentherapie* erfolgt sofort postoperativ im Stadium III–V.

Dabei wird bei Patienten im 2. Lebensjahr das Tumorbett mit 25–30 Gy in 3–4 Wochen, bei über 2 jährigen Patienten mit 30 Gy bestrahlt. Im Säuglingsalter muß die Strahlentherapie individuell festgelegt werden. Bei pulmonalen Metastasen werden bei Kindern unter 2 Jahren beide Lungen mit 12 Gy und bei über 2 jährigen mit 15 Gy bestrahlt. Beim clear cell und anaplastisch-sarkomatösen Typ des Wilms-Tumors wird die Dosis auf 40 Gy erhöht und schon im Stadium I und II bestrahlt.

Metastasen treten bevorzugt in den Lungen und in abnehmender Häufigkeit in Leber, Knochen, Hirn und Speicheldrüsen auf. Um diese Tochtergeschwülste rechtzeitig zu erkennen, sind engmaschige Röntgenkontrolluntersuchungen des

Thorax nötig, bei Metastasenverdacht Tomographien zum Erkennen der oft multiplen Herde. Selbst mehrere Lungenmetastasen können nach chirurgischer Entfernung mit einer Kombination von Bestrahlung und Zytostatika angegangen werden. Bei optimaler Behandlung liegt die Fünfjahresüberlebensrate bei Patienten mit pulmonalen Metastasen um 40% (Aron 1974). Die Knochenszintigraphie ist zur Entdeckung von ossären Metastasen bei Wilms-Tumor wegen „kalter Läsionen" nicht als Routinemethode zu empfehlen (Benz et al. 1978).

Das *bilaterale Nephroblastom* kommt bei ca. 5% der Patienten vor. Die stärker befallene Niere wird exstirpiert, auf der anderen Seite sollte eine Heminephrektomie mit anschließender zytostatischer und Strahlentherapie der zweiten Niere versucht (Bolkenius et al. 1977) oder eine radikale partielle Nierenbestrahlung in Erwägung gezogen werden.

Die *Komplikationen* der Therapie müssen bei dem massiven Vorgehen gegen diese Geschwulst zahlreich sein. Neben hämatologischen, neurologischen, infektiösen und gastrointestinalen Beschwerden, die chemotherapeutisch bedingt sind, verursacht die zusätzliche Radiotherapie Störungen der Leberfunktion, akute Strahlennephritis, interstitielle Pneumonitis und orthopädische Deformierungen und Wachstumsstörungen. Besonders beunruhigend ist das Auftreten von sekundären Neoplasien, vor allem von Leukämien nach intensiver Chemo-Radiokombinationsbehandlung (Li et al. 1975).

Die *Nachsorgerichtlinien* für die ambulante Betreuung und Verlaufsdiagnostik sieht vor jedem ACD-VCR-Zyklus folgende Maßnahmen vor: BKS, Blutbild mit Thrombozyten, Leber- und Nierenwerte, Australia-Antigen, Mittelstrahlurin. Röntgenkontrollen des Thorax in zwei Ebenen alle 6 Wochen während der Dauer der zytostatischen Therapie, im 3. Jahr alle 6 Monate und in den folgenden Jahren jährlich. Das i.v. Pyelogramm wird im 6., 12. und 24. Monat sowie 5 Jahre nach der Operation durchgeführt. Weitere Kontrollen erfolgen durch Ultraschalluntersuchungen im 1., 2. und 5. Jahr postoperativ.

Für die *Prognose* des Nephroblastoms ist in erster Linie das klinische Tumorstadium entscheidend. Ein wichtiger Faktor, der zur Einschätzung der Prognose herangezogen werden muß, ist der Histologietyp (Brandeis et al. 1981), wobei die Patienten mit ausdifferenzierten Tumoren, epithelialen Elementen und Tubulusbildung günstige Heilungsaussichten haben (Lawler et al. 1975). Durch die Fortschritte der Kombinationstherapie konnten die Überlebensraten sehr eindrucksvoll verbessert werden. Während bis 1945 nur 19% sämtlicher Patienten die Krankheit länger als 2 Jahre überlebten, zeigt das Ergebnis der National Wilms Tumor Study bei Patienten des Stadium I eine Zweijahresüberlebensrate von über 95% (D'Angio et al. 1976). Bei lokalisiertem Tumor beträgt die Fünfjahresüberlebenszeit mehr als 85%, bei metastatischer Erkrankung um 50%. Selbst Patienten mit beidseitigen Wilms-Tumoren haben heute eine Heilungsaussicht von etwa 50% (Aron 1974).

Rhabdomyosarkom

Der dritthäufigste solide Tumor im Kindesalter, das Rhabdomyosarkom, ist das häufigste Weichteilsarkom dieser Altersgruppe und kann an jeder Stelle des Körpers auftreten. 70% der Fälle werden vor dem 10. Lebensjahr diagnostiziert (Maurer 1978) mit einem Häufigkeitsgipfel zwischen dem 2. und 6. Lebensjahr, es kann jedoch schon beim Neugeborenen vorkommen (Boie et al. 1979).

Bei diesem vom quergestreiften Muskel ausgehenden Tumor lassen sich histologisch 5 Typen unterscheiden: das embryonale, meist im Kopf-Hals-Bereich auftretende, das die Extremitäten bevorzugende alveoläre, das traubenartige botryoide und das bei älteren Patienten nachzuweisende pleomorphe Rhabdomyosarkom. Auch das extraskelettale Ewing-Sarkom wird seit kurzem dem Rhabdomyosarkom zugeordnet (Soule et al. 1978). Zum Zeitpunkt der Diagnose hat der Tumor in 30–40% der Fälle bereits sichtbare Metastasen in Lymphknoten, Skelett, Knochenmark, Lunge, Leber oder ins Gehirn gesetzt; Mikrometastasen können bei 80–90% der Patienten angenommen werden (Heyn 1975).

Diagnose

Das klinische Bild ist abhängig von der Lokalisation des Tumors, der bei der Hälfte der Patienten im Kopf-Hals-Bereich auftritt und hier zu Protrusio bulbi, Ptose, Augenmuskellähmung und näselnder Sprache führen kann. Wenn der Tumor im Urogenitaltrakt von Mädchen auftritt, wölbt sich ein traubenartiges, gallertiges Gewebe, das Sarcoma botryoides, aus der Vulva hervor. Die Diagnose ist nur durch eine Biopsie zu stellen, wobei die charakteristische Streifenbildung der Zellen nicht bei allen Rhabdomyosarkomen lichtmikroskopisch nachzuweisen ist. Erst die Elektronenmikroskopie oder die Immunhistologie mit fluoreszinmarkiertem Antimyosin lassen die Z-Bänder des Actins und Myosins sichtbar werden (Plüss 1974). Die Ausdehnung des Malignoms wird röntgenologisch erfaßt, wobei die Thoraxaufnahmen in 2 Ebenen bei dringendem Verdacht auf pulmonale Metastasen durch eine Tomographie ergänzt werden. Bei abdominalem Sitz des Tumors kann sich im i.v. Pyelogramm eine Verlagerung der Ureter und der Blase zeigen. Weitere wichtige Untersuchungen sind die Sonographie, Computertomographie, Knochen- und Leberszintigramm sowie Knochenmark- und Lumbalpunktion.

Für die *Stadieneinteilung* hat sich das Staging der „Intergroup Rhabdomyosarcoma Study" durchgesetzt, obwohl eine TNM-Klassifizierung seit 1978 vorliegt, die der bei Erwachsenen entspricht. Stadium I: Lokalisierte Erkrankung, vollständige Resektion möglich. Stadium II: Lokalisierte Erkrankung, mit befallenen regionalen Lymphknoten, mikroskopischer Nachweis von Resttumor nach Resektion. Stadium III: Unvollständige Resektion oder großer Resttumor. Stadium IV: Fernmetastasen bei Diagnose (Tefft u. Jaffe 1973).

Die *Therapie* richtet sich nach dem Stadium und der Lokalisation der Erkrankung. Obwohl die vollständige chirurgische Entfernung die besten Heilaussichten erbringt, sollte auf verstümmelnde Eingriffe vor allem im Kopf-Hals-Bereich und eine Exenteratio des Beckens verzichtet werden (Liebner 1976).

Seit 1981 besteht ein Therapieprotokoll der Gesellschaft für Pädiatrische Onkologie für Weichteilsarkome (CWS 81), wobei eine Verkürzung der Therapiedauer durch eine Intensivierung der Therapie erreicht werden soll (Niethammer u. Treuner 1981). Die Chemotherapie wird im Stadium I über 35 Wochen, ab Stadium II über 56 Wochen durchgeführt. Vincristin (1,5 mg/m^2 KOF), Cyclophosphamid (1200 mg/m^2 KOF), Actinomycin D (3mal 0,5 mg/m^2 KOF) und Adriamycin (2mal 30 mg/m^2 KOF) sollen im 10-Wochen-Abstand gegeben werden (Abb. 5).

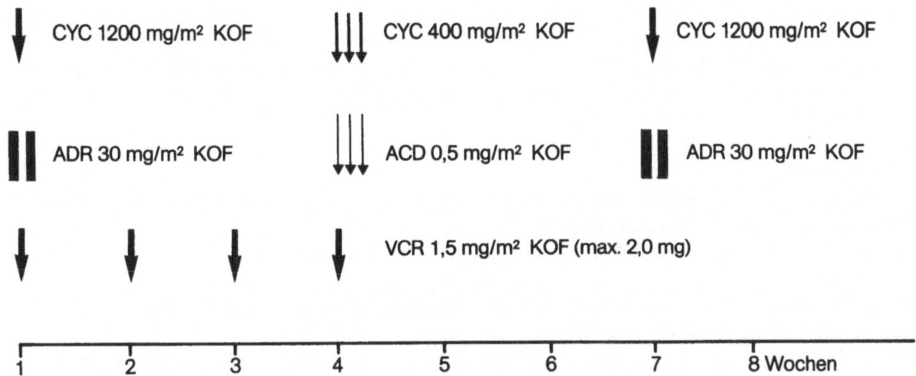

Abb. 5. Chemotherapieschema (VACA) des Rhabdomyosarkoms nach einem Protokoll für Weichteilsarkome. *CYC:* Cyclophosphamid; *ADR:* Adriamycin; *ACD:* Actinomycin D; *VCR:* Vincristin. (Nach Niethammer u. Treuner 1981)

Zusätzlich werden Dacarbazin (250 mg/m² KOF) und Cisplatin (120 mg/m² KOF) in einigen Therapiezweigen anstelle von Adriamycin bzw. Cyclophosphamid eingesetzt.

Die *Bestrahlung* erfolgt je nach Lokalisation und Stadium mit einer Dosierung von 30–50 Gy über $4^1/_2$–6 Wochen, wobei die Felder das umgebende Gewebe miterfassen müssen, um Rezidive zu vermeiden (Ghavimi et al. 1975).

Die *Prognose* bessert sich durch den Einsatz der kombinierten Radio/Chemotherapie zusätzlich zur Operation ganz wesentlich. So konnten Fünfjahresheilungen in ca. 60–80% der Fälle erreicht werden; die alleinige Operation mit Bestrahlung ergibt nur eine Heilungsquote von ca. 35% (Ghavimi et al. 1975). Während 85% der Patienten im Stadium I überleben, besteht bei Patienten mit Fernmetastasen nur eine sehr geringe Hoffnung auf Heilung (Maurer 1978).

Literatur

Aron BS (1974) Wilms' tumor – a clinical study of eightyone patients. Cancer 33:637

Beckwith JB, Perrin EV (1963) In situ neuroblastomas: a contribution to the natural history of neural crest tumors. Am J Pathol 43:1089–1104

Benz G, Brandeis WE, Willich E (1976) Radiological aspects of leukemia in childhood. Pediatr Radiol 4:201

Benz G, Brandeis WE, Geiger H, Georgi P (1978) "Cold" lesions in bone scan of an osteogenic metastasis of Wilms'tumor. Pediatr Radiol 6:233–234

Berthold F, Lampert F (1982) Neuroblastomstudie NBL82 der GPO. 19. Tagung der Gesellschaft für Pädiatrische Onkologie, Frankfurt, 5.6.1982

Boie W, Kühner U, Foet K (1979) Rhabdomyosarkom bei Neugeborenen – Probleme der Therapie. Paediat Prax 21:421–425

Bolande RP, Brough AJ, Izant RJ (1967) Congenital mesoblastic nephroma of infancy. Pediatrics 40:272

Bolkenius M, Brandeis WE, Daum R, Geiger H, Ludwig P, Röhl L, Ulmer H (1977) Kasuistischer Beitrag zum Therapieproblem des doppelseitigen Wilms-Tumors. Z Kinderchir 20:320–329

Bolkenius M, Schabbert S, Daum R, Geiger H, Wurster KH (1978) Wilms Tumor: Vergleich von Tumorhistologie und Prognose. Z Kinderchir 24:322–331

Brandeis WE, Helson L, Wang Y, Good RA, Day NK (1978) Circulating immune complexes in sera of children with neuroblastoma. Correlation with stage of disease. J Clin Invest 62:1201–1209

Brandeis WE, Bolkenius M, Daum R et al. (1981) Knochenmetastasierung beim Wilms-Tumor in Abhängigkeit vom histologischen Grading. Histologische und klinische Besonderheiten. Klin Paediatr 193:232–237

Brouet JC, Seligman M (1978) The immunological classification of acute lymphoblastic leukemias. Cancer 42:817

Carbone PP, Kaplan HS, Musshoff K, Smithers DN, Tubiana M (1971) Report of the Committee on Hodgkin's disease staging classification. Cancer Res 31:1860

Creutzig U, Schellong G (1981) Differenzierung der akuten Leukämien. Dtsch Med Wochenschr 106:1308

D'Angio GJ, Evans AE, Breslow N et al. (1976) The treatment of Wilms'tumor: Result of the National Wilms'Tumor Study. Cancer 38:633

Dyment PG (1977) Chronic myelocytic leukemia and other myeloproliferative disorders. In: Sutow WW, Vietti TJ, Fernbach DJ (eds) Clinical pediatric oncology. Mosby, Saint Louis

Evans AE, D'Angio GJ, Randolph J (1971) Proposed staging for children with neuroblastoma. Cancer 27:374–378

Everson LM, Cole WH (1966) Spontaneous regression of cancer. Saunders, Philadelphia

Fernbach DJ (1977) Natural history of acute leukemia. In: Sutow WW, Vietti TJ, Fernbach DJ (eds) Clinical pediatric oncology. Mosby, Saint Louis

Ghavimi F, Exelby PR, D'Angio GJ et al. (1975) Multidisciplinary treatment of embryonal rhabdomyosarcoma in children. Cancer 35:677–686

Gutjahr P (1982) Wilms-Tumor-Studie der GPO. 19. Tagung der Gesellschaft für Pädiatrische Onkologie, Frankfurt, 5.6.1982

Gutjahr P, Spranger J (1979) Genetische Aspekte der pädiatrischen Onkologie. Padiat Prax 21:13–26

Harms D, Wilke H (1979) Neuroblastom-Grading. Klin Paediatr 191:228–233

Hellström E, Hellström KE, Evans CA, Heppner GH, Pierce GE, Yang JPS (1969) Serum mediated protection of neoplastic cells from inhibition by lymphocytes immune to their tumor-specific antigens. Proc Natl Acad Sci USA 62:362–368

Henze G, Langermann HJ, Brämswig J et al. (1981) Ergebnisse der Studie BFM 76/79 zur Behandlung der akuten lymphoblastischen Leukämie (ALL) im Kindesalter. Klin Paediatr 193:145–154

Heyn RM (1975) The role of chemotherapy in the management of soft tissue sarcomas. Cancer 35:921

Jenkin RDT, Jones PM (1975) Malignant lymphomas. In: Bloom HJG, Lemerle J, Neidhardt MK, Voute PA (eds) Cancer in children. Springer, Berlin Heidelberg New York

Jones B, Klingberg WG (1963) Lymphosarcoma in children. J Pediatr 63:11

Käser H (1966) Zur biochemischen Differentialdiagnose katecholaminproduzierender Tumoren. Oncologia [Suppl] 20:52

Lampert F (1977) Kombinations-Chemotherapie und Hirnschädelbestrahlung bei 530 Kindern mit akuter lymphoblastischer Leukämie. Dtsch Med Wochenschr 102:917

Lampert F, Dietmair E (1973) Leukozyten-Adhärenz-Inhibition: Ein einfacher in vitro Test zum Nachweis tumorspezifischer Immunität und blockierender Serumfaktoren bei Kindern mit Malignomen. Infection 1:17

Lawler W, Marsden HB, Palmer MK (1975) Wilms'tumor – histologic variation and prognosis. Cancer 36:1122

Lennert K (1977) Klassifikation der Non-Hodgkin-Lymphome im Kindesalter. Klin Paediatr 189:7

Li FP, Cassady JR, Jaffe N (1975) Risk of second tumors in survivers of childhood cancer. Cancer 35:1230

Liebner EJ (1976) Embryonal rhabdomyosarcoma of head and neck in children. Cancer 37:2777

Lukes RJ, Craver LF, Hall TC, Rappaport H, Rubin P (1966) Report of the nomenclature committee. Cancer Res 26:1311

Macmillan RW, Blanc WB, Santulli TV (1976) Maturation of neuroblastoma to ganglioneuroma in lymph nodes. J Pediatr Surg 11:461–462

Madanat F, Osborne B, Cangir A, Sutow WW (1978) Extrarenal Wilms tumor. J Pediatr 93:439–443

Martin RF, Beckwith JB (1968) Lymphoid infiltrates in neuroblastoma: their occurrence and prognostic significance. J Pediatr Surg 3:161

Maurer HM (1978) Solid tumors in children. N Engl J Med 299:1345–1348

Murphy SB (1978) Current concepts in cancer: Childhood Non-Hodgkin's lymphoma. N Engl J Med 299: 1446–1448

Niethammer D, Treuner J (1981) Weichteilsarkomstudie der Gesellschaft für Pädiatrische Onkologie. 16. Tagung der Gesellschaft für Pädiatrische Onkologie, Frankfurt 26. Mai 1981

Plüss HJ (1974) Diagnostik und Therapie der Rhabdomyosarkome. Schweizerischer Krebskongreß, Aarau, 1974

Riehm H (1979) Bericht über die Behandlung von akuter lymphatischer Leukämie und Non-Hodgkin-Lymphomen im Kindesalter nach dem West-Berliner-Protokoll. 28. Tagung der Deutschen Arbeitsgemeinschaft für Leukämieforschung und -Behandlung im Kindesalter e.V., Frankfurt, 29. Juni 1979

Riehm H, Gadner H, Welte K (1977) Die West-Berliner-Studie zur Behandlung der akuten lymphoblastischen Leukämie des Kindes. Klin Paediatr 189:89

Rosen G (1979) Chemotherapy for Ewing's sarcoma and small cell sarcomas. 3. Knochentumor-Symposium, Gersthof Workshop, Wien

Scheer U, Schellong G, Riehm H (1979) Verbesserte Prognose der akuten myeloischen Leukämie bei Kindern nach intensivierter Anfangstherapie. Klin Paediatr 191:210

Schellong G (1981) Die Behandlung des Morbus Hodgkin im Kindesalter, 35. Tagung der Deutschen Arbeitsgemeinschaft für Leukämieforschung und -Behandlung im Kindesalter e.V., Frankfurt, 4. Dezember 1981

Smith JLS; Bedford MA (1976) Retinoblastomas. In: Marsden HB, Steward JK (eds) Tumors in children. Springer, Berlin Heidelberg New York

Soule EH, Newton W, Moon TE (1978) Extraskeletal Ewing's sarcoma: a preliminary review of 26 cases encountered in the Intergroup Rhabdomyosarcoma Study. Cancer 42:259–264

Strong LC (1977) Genetic Considerations in Pediatric Oncology. In: Sutow WW, Vietti TJ, Fernbach DJ (eds) Clinical pediatric oncology. Mosby, Saint Louis

Sutow WW (1977) General aspects of childhood cancer. In: Sutow WW, Vietti TJ, Fernbach DJ (eds) Clinical pediatric oncology. Mosby, Saint Louis

Tan C, D'Angio GJ, Exelby PR, Lieberman PH, Watson RC, Cham WC, Murphy ML (1975) The changing management of childhood Hodgkin's disease. Cancer 35:808

Tefft M, Jaffe N (1973) Sarcoma of the bladder and prostate in children. Cancer 32:1161

Tefft M, Wittenborg M (1968) Radiotherapeutic management of neuroblastoma in childhood. JAMA 205:109–111

Ulmer HE, Ludwig R, Geiger H (1979) Assessment of Adriamycin cardiotoxicity in children by systolic time intervals. Eur J Pediatr 131:21

Willich E (1972) Wilms-Tumoren. Chir Praxis 16:461–474

Winkler K (1978) Klinik und risikogerechte Therapie des Neuroblastoms. In: Georgii A (Hrsg) Verhandlungen der Deutschen Krebsgesellschaft, Bd 1. Fischer, Stuttgart New York

Young JL Jr, Miller RW (1975) Incidence of malignant tumors in US children. J Pediatr 86:254

2.12 Tumoren der Nieren und ableitenden Harnwege

K. HOCHBERG

Nierentumoren

Ätiologie und Statistik

In Deutschland starben 1970 4522 Männer und 2216 Frauen an Tumoren der Nieren und ableitenden Harnwege. Damit stehen die Krebstodesfälle der Harnorgane bei den Männern in der Krebsstatistik an 4. Stelle. Sie werden nur noch durch den Lungen-, Magen- und Prostatakrebs (3. Stelle mit 5749 Todesfällen) übertroffen.

Der bösartige Tumor der Niere beim Erwachsenen macht etwa 1% aller bösartigen Geschwülste des Menschen aus. Er tritt meist um das 60. Lebensjahr auf. Interessant ist dabei, daß die Krebsmortalitätsstatistik eine Todesrate von 2,8% der Männer *unter* 45 Jahren und 16,7% der Männer *unter* 60 Jahren bei einem Anteil von 6,9% an der gesamten Krebssterblichkeit ergibt. Männer erkranken doppelt so häufig an Nierentumoren als Frauen. Demgegenüber macht der sog. Wilms-Tumor (embryonales Adenosarkom) 20–25% aller malignen Bauchtumoren des Kindesalters aus. Nach Campbell (1951) sind 75% der Kinder z. Z. der Diagnosestellung jünger als 5 Jahre.

Unbehandelt führen sämtliche bösartigen Tumoren der Harnorgane zum Tod. Weder die Bestrahlung noch die medikamentöse Behandlung, die das Wachstum der Krebszellen verlangsamen, haben bisher zu einer endgültigen Heilung geführt. Nur die rechtzeitige und radikale operative Entfernung des Tumors stellt die einzige erfolgreiche Behandlung dar. Um dies jedoch untermauern zu können bzw. um die in letzter Zeit immer brauchbarer werdende Chemotherapie besser beurtei-

Tabelle 1. TNM-Klassifikation der Nierentumoren

T_1	Kleiner Tumor, keine Nierenvergrößerung
T_2	Großer Tumor, Kortex erhalten
T_3	Ausdehnung in das Nierenbeckenfettgewebe oder in die Nierenhilusgefäße
T_4	Ausdehnung auf benachbarte Organe
N_1	Einzelner, homolateraler regionärer Lymphknoten
N_2	Kontralaterale oder bilaterale/multiple regionäre Lymphknoten
N_3	Fixierte regionäre Lymphknoten
N_4	Juxtaregionäre Lymphknoten
V_1	Nierenvene befallen
V_2	Vena cava befallen
M	Fernmetastasen

len und vergleichen zu können, bedarf es einer exakten Klassifikation, wie sie das TNM-System bietet (Tabelle 1).

Bereits in der Praxis kommt es darauf an, präoperativ, vor der Bestrahlung, überhaupt *vor* der Erstbehandlung eine Klassifizierung durchzuführen.

Da der Nierentumor in den meisten Fällen zu spät erkannt und somit zu spät behandelt wird, sterben noch immer 8 von 10 Kranken an ihrem Leiden. Bei einer Früherkennung dieser bösartigen Tumoren könnten durch die Operation 80% der Erkrankten endgültig geheilt werden. Ist der Tumor auf die Niere beschränkt, so können durch alleinige chirurgische Therapie ca 50% Zehnjahresüberlebenszeiten erreicht werden. Kommen die Kranken jedoch erst bei Nachweis von Metastasen, so haben sie keine dauerhaften Heilchancen mehr, und die Zehnjahresüberlebensrate liegt je nach Metastasierungsgrad zwischen 20% bei lokaler Ausdehnung und 7% bei Fernmetastasen.

Diagnose

Um eine häufigere *Frühdiagnose* und somit bessere Behandlungserfolge zu erreichen, ist jedoch die Mithilfe des Laien durch eine regelmäßige Selbstbeobachtung erforderlich.

Zwar gibt es nur wenig auffällige Befunde, die den Verdacht auf einen Tumor der Harnwege erwecken, sie sind es aber, die bei genauer Beachtung eine Früherkennung ermöglichen.

Die im folgenden aufgeführten *Symptome* sollten eine sofortige diagnostische Abklärung veranlassen. Eine schmerzlose, wiederholt auftretende Hämaturie findet sich in etwa 60% aller Fälle als Erstsymptom. Diese Blutung ist eines der wichtigsten Alarmzeichen, auch wenn sie nur einmal beobachtet wird. Sie sollte immer und sofort Veranlassung zu einer weiteren diagnostischen Abklärung sein. Die Blutung ist meist sehr heftig, setzt akut ein und kann nach einigen Stunden wieder verschwunden sein (Tabelle 2). Ein tastbarer Tumor im rechten oder linken Nierenlager bzw. Oberbauch kann ein weiterer Hinweis sein. Schmerzen oder anhaltendes Druckgefühl im Nierenlager sind in 10% der Fälle zu beobachten. Auch leicht erhöhte Temperaturen und ein plötzlicher Gewichtsverlust sowie Auftreten einer linksseitigen Varikozele nach dem 40. Lebensjahr sollten den Verdacht auf einen Nierentumor erwecken. Weitere Hinweiszeichen sind Koliken mit und ohne Hämaturie, Pollakisurie und Hodenschmerzen.

Bei allen positiven Warnzeichen muß unverzüglich die Klärung durch weitere diagnostische Maßnahmen herbeigeführt werden.

Eine *Hämaturie* muß so lange als tumorverdächtig angesehen werden, bis ein Tumor der ableitenden Harnwege ausgeschlossen ist. Im hämaturiefreien Intervall

Tabelle 2. Warnzeichen, die auf einen Tumor der ableitenden Harnwege hinweisen

1. Schmerzlose Hämaturie
2. Schmerzen und anhaltendes Druckgefühl im Nierenlager
3. Schmerzhafte Hämaturie
4. Bauchtumor
5. Pollakisurie und Dysurie
6. Varikozele links

Tabelle 3. Diagnostische Maßnahmen zum Nachweis eines Tumors
der ableitenden Harnwege in der Reihenfolge ihrer Notwendigkeit

1. Allgemeinuntersuchung einschließlich Blut- und Urinstatus
2. Nierenleeraufnahme
3. Intravenöses Pyelogramm oder Infusionsurogramm
4. Sonographie
5. Urethrozystoskopie, evtl. retrogrades Pyelogramm
6. Angiographie, Kavographie
7. Computertomographie
8. Lymphographie

läßt sich durch die Provozierung einer Blutung mit einer Heparininjektion eine Seitenlokalisation und Verifizierung der Blutung treffen.

In Tabelle 3 sind die verschiedenen diagnostischen Maßnahmen in der Reihenfolge ihrer Anwendung erfaßt, die zur Abklärung der verschiedenen Symptome dienen können. Die Verdachtsdiagnose einer Nierengeschwulst kann allein durch die *Röntgenuntersuchung* gesichert werden. Auf der Übersichtsaufnahme kann ein großer Weichteilschatten mit abnormen Konturen den Verdacht auf eine Neubildung wecken. Das Urogramm als Basisuntersuchung gibt zugleich über die Morphologie und die Funktion der kontralateralen Seite Auskunft. Die Darstellung kann durch die sog. Nephropyelographie (Infusionspyelographie) verbessert werden, wobei der nephrographische Effekt durch die Applikation des Kontrastmittels in Form einer 20minütigen Dauertropfinfusion verstärkt wird. Mittels der Urethrozystoskopie läßt sich die Seitenlokalisation der Blutung erkennen, wobei gleichzeitig bei schlechter Darstellung des Nierenbeckenkelchsystems mit einem retrograden Pyelogramm eine Abklärung erreicht werden kann. Die Sonographie kann bereits weitgehende Klarheit in der Differentialdiagnose Zyste oder Tumor bringen, wobei die Aortographie über die Gefäßversorgung Auskunft gibt. Allerdings ist zu beachten, daß in ca. 7–10% der Fälle gefäßarme Tumoren oder Tumoren in Zysten auch der Angiographie entgehen können. In diesen Fällen ist eine computertomographische Untersuchung indiziert, die auch über die lokale Ausdehnung und eventuelle Metastasierung Auskunft geben kann. In Einzelfällen führen alle diese Maßnahmen nicht zur einwandfreien Diagnose. Kann man aufgrund einer Verlaufskontrolle einen malignen Prozeß nicht sicher ausschließen, muß eine Nierenfreilegung mit Besichtigung der Oberfläche sowie eine Probeexzision verdächtiger Bezirke erfolgen. Die histologische Diagnostik im Schnellschnittverfahren sichert die Diagnose und bestimmt die weiteren therapeutischen Maßnahmen.

Therapie

Ist eine Nierengeschwulst operativ oder bei der Freilegung des Organs als gutartig erkannt (tubuläres Adenom, papilläres Adenom), kann man die Niere erhalten.

In diesen Fällen können Polresektionen oder Enukleationen durchgeführt werden. Eine Nachbestrahlung erübrigt sich.

Grundlage aller Überlegungen zur Behandlungsplanung von Hypernephromen ist die Tatsache, daß der Primärtumor wenig strahlensensibel und auch wenig empfindlich gegenüber einer Chemotherapie ist. Als Basis der Behandlung wird deshalb die ultraradikale Tumornephrektomie unter Mitentfernung der gesamten, auch kontralateralen Lymphknoten empfohlen.

Die Frage der Operabilität ist nicht von der Größe des Tumors abhängig, sondern vom Ausmaß seines Einbruchs in das perirenale Gewebe und von der Art und Ausdehnung der Metastasierung. Solitäre Lungenmetastasen (Stadium III) bilden keine absolute Gegenindikation zur Operation, da sie je nach Sitz und Ausdehnung entfernt werden können. Außerdem kann die Wachstumstendenz von Primätumor und Metastase sehr unterschiedlich sein. Bei einer ausgedehnten Penetration des Tumors in das Nachbargewebe ist die Geschwulst bei der bimanuellen Palpation völlig unverschieblich. In diesen Fällen mit erhöhtem Operationsrisiko besteht die Möglichkeit der intraluminalen Ballonokklusion der Nierenarterie oder überhaupt die Embolisation der Nierengefäße.

Von vielen Autoren wird zur Tumorverkleinerung oder zur Fibrose der Gefäße die präoperative Bestrahlung empfohlen (Brühl et al. 1976; Rost u. Brosig 1977). Sie sollte in Form der Kurzzeitvorbestrahlung mit 12–16 Gy in 2–3 Tagen oder mit 20 Gy in 4 Tagen erfolgen. Dadurch ist weder eine technische Erschwerung der Operation noch eine Verzögerung der Wundheilung zu erwarten.

Der Erfolg der *Strahlentherapie* hängt jedoch im wesentlichen von der Strahlensensibilität der einzelnen Geschwulstarten sowie von der Dosis ab. Je undifferenzierter die Tumoren, um so besser lassen sie sich meistens beeinflussen.

Am unempfindlichsten gegen Strahlen sind in der Regel die papillären und tubulären Adenokarzinome. Entsprechend sollte man im Stadium I hier auf eine Nachbestrahlung verzichten nach dem Grundsatz, eine Kombinationsbehandlung nur dann einzusetzen, wenn sie in der Summe der Fälle mehr nützt als schadet.

Auch beim Granularzellkarzinom ist eine Nachbestrahlung im Stadium I nicht indiziert. Demgegenüber sollte jedoch beim Hypernephrom sowie bei den Sarkomen auch im Stadium I eine Nachbestrahlung durchgeführt werden, da gerade die Sarkome und die Wilms-Tumoren besonders empfindlich auf eine Strahlenbehandlung reagieren. Es ist gerechtfertigt, durch eine begrenzte Strahlentherapie des sog. ehemaligen Tumorbetts die lokale Tumorprorezidenz zu beeinflussen.

Neben der Indikation zur postoperativen Strahlentherapie ist der Versuch einer Strahlenbehandlung bei inoperablen Hypernephromen als palliative Maßnahme gegeben. Aus palliativer Indikation können auch hämatogene Metastasen bestrahlt werden, wenn sie dem Patienten durch ungünstige Lokalisation und rasche Progredienz Beschwerden verursachen. Dies gilt insbesondere für Knochenmetastasen. Allerdings läßt sich in den meisten Fällen nur die Progredienz der Beschwerden bremsen. Technisch wird die Bestrahlung mit Megavolteinheiten durchgeführt. In Bauchlage erfolgt zunächst die Abrenzung des Zielvolumens, wobei die Computertomographie die Bestrahlungsplanung wesentlich erleichtert.

Unter Anwendung ultraharter Strahlen sind beim Hypernephrom Dosen von 60–65 Gy in 6–7 Wochen, beim Wilms-Tumor 40–50 Gy in 5–6 Wochen erforderlich. Die Schonung der kontralateralen Niere und des Rückenmarkes ist hierbei zu beachten.

Im Stadium II (lokale Infiltration und regionäre Metastasierung) sollte eine Nachbestrahlung in sämtlichen Fällen angestrebt werden. Entschließt man sich zu einer Nachbestrahlung, sollte diese unabhängig von der Tumorausdehnung möglichst bald nach der Operation einsetzen.

Zur Ergänzung der Operation und Bestrahlung werden gelegentlich Zytostatika verwandt, in der Hoffnung, eine Rezidiv- oder Metastasenbildung zu verhüten. Wesentliche Erfolge konnten jedoch außer beim Wilms-Tumor nicht beobachtet werden. Ein Versuch im Stadium III ist angezeigt. In einzelnen Fällen wurden partielle Tumorrückbildungen nach Behandlung mit Vincaleucoblastin, Cyclophosphamid, Ifosfamid und Platinverbindungen gesehen. Da das Hypernephrom gegenüber der Chemotherapie sehr resistent ist, können keine allgemeinen Therapieempfehlungen gegeben werden. Das Vincaleucoblastin scheint noch die beste Wirkung zu entfalten. Vereinzelt wurden Metastasenrückbildungen nach Cyclophosphamid oder Ifosfamid beschrieben.

Seit der Originalarbeit von Bloom u. Wallace im Jahre 1964 mit der Beschreibung von guten Remissionen unter Androgen- und/oder Gestagentherapie haben auch andere Autoren ähnliche Resultate beschrieben. Ein neuerer Überblick über 450 Fälle in der Literatur zwischen 1971 und 1976 ergab eine Remissionsrate von etwa 2% mit Hormontherapie (Bodey 1979; Hrushesky u. Murphy 1977). Dies entspricht etwa der Inzidenz von Spontanrückbildungen dieser Tumorart.

Beim Wilms-Tumor (s. Kap. 2.11) sollte jedoch grundsätzlich neben der Operation und Bestrahlung eine zytostatische Behandlung mit Actinomycin D in allen Stadien durchgeführt werden, da bei dem prognostisch sehr ungünstigen Tumor Verbesserungen der Heilungschancen durch diese Kombination beobachtet wurden. Zu beachten ist jedoch die dadurch gesteigerte Strahlenempfindlichkeit, die sich vor allem in einem frühzeitigen Auftreten von Hautreaktionen äußert.

Die Prognose hängt sowohl von der Größe des Tumors als auch vom Grading ab. Die Nachbestrahlung kann die Überlebensraten nach Nephrektomie nur unwesentlich verbessern, es besteht jedoch eine gewisse Aussicht, verbliebene Tumorreste zu beeinflussen.

Therapierichtlinien bei Rezidiven

Lokale Rezidive sind selten, evtl. treten in der Narbe Metastasen auf, die dann exzidiert werden sollten. Beim Auftreten von Spätmetastasen ist die Therapie von der Lokalisation abhängig. Bei Tumorbefall der noch erhaltenen Restniere ist der Versuch eines konservativen chirurgischen Vorgehens im Sinne einer Nierenteilresektion zu machen. Solitäre Lungenmetastasen können exstirpiert werden. Im übrigen ist eine Behandlung wie im Stadium III angebracht.

Nachsorge

Die Nachsorge bei Patienten, die wegen eines Hypernephroms operiert und bestrahlt worden sind, ist ein schwieriges Problem, weil im Falle eines nachgewiesenen Rezidivs nur sehr eingeschränkte therapeutische Möglichkeiten zur Verfügung stehen. Man muß deshalb bei allen Überlegungen über den Umfang der Nachsorge die sich daraus ergebenden Konsequenzen berücksichtigen.

Nahezu $^2/_3$ aller Rezidive und Metastasen treten in den ersten beiden Jahren nach der Operation auf, und hier besonders im 1. postoperativen Jahr. Dementsprechend sind die Nachuntersuchungen zu gestalten, im 1. Jahr nach dem Eingriff alle 3 Monate, im 2.–5. Jahr alle 6 Monate, danach jährlich (s. Tabelle 4).

Tabelle 4. Nachuntersuchungsprogramm für Niere und Harnleiter

1. NU nach 6 Monaten	Klinische Untersuchung, Labor[a], Zystoskopie, Röntgen: Lunge, Becken
2. NU nach 12 Monaten	Klinische Untersuchung, Labor, Urogramm
3. NU nach 18 Monaten	Klinische Untersuchung, Labor, Röntgen: Lunge, Becken
4. NU nach 24 Monaten	Klinische Untersuchung, Labor
5. NU nach 36 Monaten	Klinische Untersuchung, Labor, Zystoskopie, Röntgen: Lunge, Becken
6. NU nach 48 Monaten	Klinische Untersuchung, Labor
7. NU nach 60 Monaten	Klinische Untersuchung, Labor, Zystoskopie, Röntgen: Lunge, Becken
8. NU nach 10 Jahren	Klinische Untersuchung, Labor, Zystoskopie, Röntgen: Lunge, Becken

[a] BSG, kleines Blutbild, Urinstatus, GOT, GPT (GOT, GPT nur bei Verdacht), LDH, AP, γ-GT, Kreatinin, Haemoccult (einmal jährlich) Uricult

Neben den Allgemeinuntersuchungen sollte bei jeder Nachuntersuchung entsprechend den Metastasierungswegen eine Röntgenuntersuchung der Lunge und des Beckens durchgeführt werden. Urinsediment und Ausscheidungsurogramm zur Überwachung der noch erhaltenen Restniere sind selbstverständlich.

Invalidisierung und Rehabilitation

Im Stadium I und II sollte der Patient spätestens 8–12 Wochen nach Abschluß der Behandlung seiner gewohnten Tätigkeit wieder zugeführt werden. Eine wesentliche Minderung der Erwerbsfähigkeit ist nicht anzunehmen, jedoch kann bei entsprechender beruflicher Disposition (Schwerstarbeiter, Arbeiten im Freien, feuchte und naßkalte Umgebung) eine Umschulung wegen Berufsunfähigkeit notwendig werden.

Tumoren der ableitenden Harnwege

Ätiologie und Statistik

Über die Tumoren der ableitenden Harnwege wurde bezüglich Ätiologie und Statistik Wesentliches bereits im Abschnitt Nierentumoren gesagt. Im Nierenbecken, den Ureteren, der Blase und der Urethra kommen die primären Tumoren des Urothels vor. Es handelt sich vorwiegend um Übergangsepithelzellkarzinome. Ein Tumor des Urothels kann überall im harnableitenden System auftreten, aber die Mehrzahl dieser Tumoren wird in der Blase beobachtet. Für die Behandlungsplanung sind zwei Eigenschaften der Malignome des Urothels von besonderer Bedeutung; einmal die Rezidivfreudigkeit sowie zum anderen die Möglichkeit, an mehreren Stellen des Urothels sukzessiv aufzutreten. Während die Tumoren des Nierenbeckens und des Harnleiters überwiegend zwischen dem 60. und 80. Lebensjahr auftreten, kann der Harnblasentumor schon früher, d. h. bereits zwischen dem 20. und 40. Lebensjahr, beobachtet werden. Die Blasenkarzinome stellen rund 2% aller Tumoren bzw. 4,5% aller Karzinome beim Mann und 1,5% bei der Frau. Auch

Tabelle 5. Klassifikation der Blasentumoren

T_{IS}	„Flacher Tumor", in situ
T_a	Papillär, nicht invasiv
T_1	Frei bewegliche Masse, nach TUR nicht mehr tastbar. Lamina propria
T_2	Verhärtung der Blasenwand, nach TUR nicht mehr tastbar. Oberflächliche Muskulatur
T_3	Masse/Verhärtung, auch nach TUR tastbar
T_4	Fixiert. Ausdehnung auf benachbarte Strukturen
N_1	Einzelner, homolateraler regionärer Lymphknoten
N_2	Kontra- oder bilaterale/multiple Lymphknoten
N_3	Fixierte regionäre Lymphknoten
N_4	Juxtaregionäre Lymphknoten

beim Harnblasenkrebs wurde, wie beim Lungenkrebs, ein gewisser Zusammenhang mit dem Rauchen nachgewiesen. Ebenso werden Störungen im Tryptophanstoffwechsel (Hochberg et al. 1972) diskutiert. Da das Blasenkarzinom mit nahezu 95% aller Urotheltumoren das Hauptkontingent stellt, ist gerade hier eine Klassifikation zur Standardisierung der Therapie notwendig (Tabelle 5).

Diagnose

Bezüglich der Diagnose sei auf die Tabellen 2 und 3 sowie auf das im Abschnitt Nierentumoren Gesagte hingewiesen. Dabei ist zu beachten, daß bei der *Trias* von *Hämaturie, Schmerz* und *Tumor* die Blutung im Vordergrund steht. Während das Urogramm gerade bei *Harnleitertumoren* meistens versagt, läßt sich die Diagnose häufiger mit der retrograden Pyelographie stellen. Hierbei sollte über den liegenden Ureterkatheter von dem suspekten Bezirk durch Spülung und Aspiration auch Zellmaterial gewonnen werden.

Die sog. retrograde Bürstenbiopsie zur Gewinnung von Zellmaterial aus dem Tumor bleibt ähnlich der Ganzkörpercomputertomographie, der Lymphangiographie und der Angiographie nur besonders gelagerten Fällen vorbehalten. Differentialdiagnostisch ist ein Steinleiden auszuschließen, in Einzelfällen wird erst die operative Freilegung eine Klärung bringen.

Der auffälligste Befund beim *Blasenkrebs* ist auch hier die schmerzlose Hämaturie. Sie wird bei 85–90% aller Kranken beobachtet. Durch gleichzeitige Infektion sowie durch Tumoren am Blasenboden kommt es zum Bild der Zystitis mit Pollakisurie und Dysurie.

An erster Stelle für die Diagnose des Blasentumors steht die Zystoskopie, die weitgehend auch Aufschluß über die Größe und Ausdehnung des Tumors gibt. Ein zusätzliches *Ausscheidungsurogramm* zeigt ein ostiumnahes infiltratives Tumorwachstum an.

Durch die bimanuelle Palpation in tiefer Narkose werden Beweglichkeit, perivesikale Infiltration und Fixation der Blasenwand festgestellt. Bimanuelle Palpation, Zystogramm, Zystoskopie sowie Computertomographie sind ebenso wie eine eventuelle Lymphknotenstaging-Operation mitentscheidend für die Frage der Operabilität sowie für das einzuschlagende Operationsverfahren.

Generell sollte bei Patienten mit Blasentumorverdacht oder bei späteren Verlaufskontrollen nach Blasentumoroperationen als minimal erforderliche Basisdia-

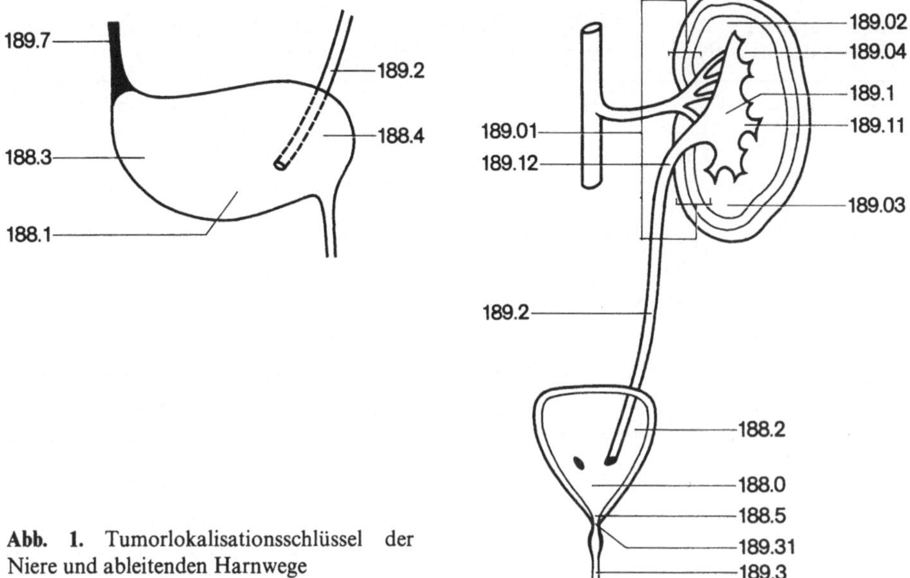

Abb. 1. Tumorlokalisationsschlüssel der Niere und ableitenden Harnwege

gnostik eine über die von der UICC zur TNM-Klassifizierung hinausgehende durchgeführt werden. Die systematische Diagnostik sollte dabei folgende Untersuchungen umfassen:
– klinische Untersuchung,
– laborchemische Untersuchung,
– Harnzytologie,
– Ausscheidungsurogramm und Röntgenthorax,
– Urethrozystoskopie mit bimanueller Untersuchung in Narkose,
– multiple Biopsien und evtl. probatorische transurethrale Resektion (TUR).

Eine Bereicherung stellt in diesem Zusammenhang die Ganzkörpercomputertomographie dar. Während sie im Falle der alleinigen TUR nicht unbedingt erforderlich ist, ist sie bei anderen Behandlungsplanungen aus folgenden Gründen sinnvoll:
– unter Umständen Darstellung einer Tumorinvasion in das kleine Becken,
– im Falle einer Strahlenbehandlung als Grundlage der technischen Bestrahlungsplanung.

Therapie

Bei *Nierenbecken- und Harnleitertumoren* gilt als operative Methode der Wahl die Ureteronephrektomie mit Umschneidung des Blasenostiums. Ein organerhaltendes Vorgehen ist selbst bei Papillomen nicht angezeigt, da sie oft multilokulär auftreten und röntgenologisch schwer nachweisbar sind. Hinzu kommt, daß primär gutartige Papillome potentiell maligne sein können. Voraussetzung der Ureteronephrektomie ist die normale Funktion der Gegenseite. Bei Einzelnieren oder schwerer Niereninsuffizienz muß organerhaltend vorgegangen werden. In diesen Fällen wird man jeweils nach Sitz des Prozesses versuchen, mit einer Nierenteilresektion, einer Nierenbecken- und Ureterresektion oder einer partiellen Ureterresektion auszukommen.

Tabelle 6. Vorschlag einer am TNM-System orientierten Behandlungsplanung von Übergangszellkarzinomen der Blase. (Nach Lutzeyer u. Rübben 1977 und Karstens et al. 1978)

T–G	G_1	G_2	G_3	Undifferenziert
TA T_{is}	TUR	TUR	TUR, bei Rezidiv definitive Radiatio	–
T_1	TUR	TUR, bei Rezidiv definitive Radiatio	TUR, mit definitiver Radiatio	Zystektomie mit Vorbestrahlung
T_2	TUR	TUR mit definitiver Radiatio	Zystektomie mit Vorbestrahlung	Zystektomie mit Vorbestrahlung
T_3	–	Zystektomie mit Vorbestrahlung	Zystektomie mit Vorbestrahlung	Zystektomie mit Vorbestrahlung
T_4 $N > 1$ $M \neq 0$	Palliative Behandlung			

Die Prognose dieser Tumoren ist je nach Malignitätsgrad verschieden; papilläre Karzinome und Plattenepithelkarzinome haben eine schlechte Prognose, Fünfjahresheilungen sind selten.

Obwohl die Strahlentherapie nur einen mehr oder weniger palliativen Effekt hat, sollten besonders Papillomatosen und sämtliche Formen von Karzinomen postoperativ bestrahlt werden.

Zur Behandlung von Blasentumoren gibt es eine Vielzahl von therapeutischen Verfahren. Im Rahmen einer systematisierten Behandlungsplanung soll versucht werden, in Abhängigkeit von der Größe der Tumorinvasion und vom Grading (G) die günstigste Behandlungsmöglichkeit zu finden (Tabelle 6).

Die Therapie des *Harnblasen*papilloms ist die transurethrale Elektroresektion. Nur in seltenen Fällen von besonders großen Papillomen bzw. bei besonders ungünstiger Lokalisation im Bereich des Blasenscheitels ist die Entfernung des Tumors durch die eröffnete Blase erforderlich. Blasenpapillomatosen mit Einschränkung der Blasenkapazität und fortlaufenden Blutungen zwingen zur totalen Zystektomie. Der Versuch einer Nachbestrahlung ist auch bei nur beschränkter Wirksamkeit angebracht. Der Wert liegt hierbei vor allem in einer Verhinderung von Rezidiven und einer Verlängerung der Remissionszeiten nach Resektion oder Koagulation der Papillome mit einer potentiellen Malignisierung. Die erforderlichen Dosen liegen wie beim Blasenkarzinom in einer Größenordnung von 60–65 Gy in 6–7 Wochen.

Maligne Papillomatose, papilläres Karzinom, Übergangszellkarzinom, Adenokarzinom, Plattenepithelkarzinom und Carcinoma solidum sollten prinzipiell operativ angegangen werden. Während bei den exophytischen, epithelialen, nicht infiltrierenden papillären Karzinomen der Gruppen T_{is} bis T_2, abhängig von G, die transurethrale Elektroresektion die besten Ergebnisse erzielt, sollten die übrigen Tumoren (T_1 undifferenziert und $T_2 G_3$ sowie T_3) durch eine Zystektomie beseitigt werden. Als optimal kann die Behandlung dann angesehen werden, wenn ihr eine Strahlentherapie vorausgegangen ist. Während bei den pailllären Karzinomen der Stadien T_{is} bis T_2 die totale Entfernung der Blase zugunsten der weit weniger belastenden transurethralen Operationsmethode verlassen wurde, sind die Aussichten über das Vorgehen bei infiltrierenden Tumoren geteilt. Insgesamt gesehen, sollte jedoch ein operativer Eingriff einer Bestrahlung vorausgehen, solange die Infiltration noch auf die Blasenwand beschränkt ist. Dabei ist die Zystektomie einer zweifelhaften Blasenteilresektion immer vorzuziehen. Bei infiltrierendem Blasenkarzinom, dessen Lage oder Größe eine partielle Resektion nicht zuläßt, wird im Anschluß an die totale Zystektomie die Wahl auf ein Harnumleitungsverfahren fallen. Dabei erscheint aufgrund der relativ schlechten Prognose im Hinblick auf die Gesamterkrankung die Ureterosigmoidostomie als der einfachste und schnellste Eingriff in einer Sitzung. Die getrennte Stuhl-Harn-Ableitung wird vor allem bei hoher Lebenserwartung in den Vordergrund rücken, also beim jugendlichen Patienten mit z. b. einer Papillomatose. Auch hier gilt der Grundsatz, daß, wenn man sich schon für diesen Eingriff entscheidet, die Radikalität nicht darunter leiden soll, daß eine Harnableitung auf natürlichem Wege erzwungen wird.

Die sinnvollste Therapie im Stadiumm $T_4 N_1$ dürfte darin bestehen, daß nach erfolgter Ureterosigmoidostomie die Harnblase belassen wird und der Tumor durch eine massive, nicht mehr auf die Harnleiter rücksichtnehmende Megavolttherapie zerstört wird. Dabei wird man jedoch gelegentlich bei günstigen Bedingungen (Papillomatose) auf eine Zystektomie nicht verzichten. Eine auf diese Weise durchgeführte Kombinationstherapie hat in den letzten Jahren die absolute Heilungsziffer bei Blasenkarzinomen auf etwa 30–40% ansteigen lassen.

Eine Behandlung mit *Zytostatika* wird gelegentlich für das Stadium III angeregt, hat jedoch bisher noch keine wesentlichen Erfolge zeigen können.

Trotzdem gibt es immer wieder Versuche, wobei sich drei wesentliche Gruppen der Chemotherapie zusammenfassen lassen: die intravenöse zytostatische Behandlung, die endovesikale Applikation und die intraarterielle Chemotherapie.

Die Indikation zur systematischen intravenösen Chemotherapie ist nur bei fortgeschrittenen Blasenkarzinomen gegeben, wobei am aussichtsreichsten Adriamycin, Amethopterin, Cisplatin und 5-Fluorouracil scheinen.

Von mehreren Autoren wird die intravesikle Anwendung von Zytostatika mit kurativer Absicht eingesetzt. Dies ist durch das multilokuläre Auftreten begründet. Die Anwendung erfolgt in der Regel erstmals 4 Wochen nach TUR, um die Rezidivrate zu senken.

Während Thiotepa wegen seiner Toxizität weitgehend verlassen wurde, scheint Bleomycin günstiger zu sein. Weitere Studien laufen mit Adriamycin und Mitomycin C.

Zusammenfassend läßt sich zur endovesikalen Anwendung zytostatischer Substanzen sagen, daß sie zur Zeit eingehend geprüft werden und unter Umständen, in Kombination mit anderen Behandlungsverfahren, kurativ eingesetzt werden kann.

Therapierichtlinien bei Rezidiven

Lokale Rezidive, gerade bei Papillomen, sind häufig und sollten wegen der Gefahr der malignen Entartung immer radikal entfernt werden. Bei mehrfachen Rezidiven ist an die Zystektomie zu denken mit entsprechender Nachbestrahlung. Karzinomrezidive sind einer Operation meist nicht mehr zugänglich und sollten einer alleinigen Megavolttherapie zugeführt werden, wobei den Möglichkeiten der Zytostatikabehandlung hier besonders Rechnung getragen werden sollte.

Tabelle 7. Nachuntersuchungsprogramm bei Blasentumoren

1. NU nach 4 Monaten	Klinische Untersuchung [a], Labor [b], Röntgen: Lunge
2. NU nach 8 Monaten	Klinische Untersuchung, Labor, Urogramm
3. NU nach 12 Monaten	Klinische Untersuchung, Labor, Röntgen: Lunge
4. NU nach 18 Monaten	Klinische Untersuchung, Labor
5. NU nach 24 Monaten	Klinische Untersuchung, Labor, Röntgen: Lunge
6. NU nach 36 Monaten	Klinische Untersuchung, Labor, Röntgen: Lunge, Urogramm
7. NU nach 48 Monaten	Klinische Untersuchung, Labor, Röntgen: Lunge, Urogramm
8. NU nach 10 Jahren	Klinische Untersuchung, Labor, Röntgen: Lunge, Urogramm

[a] Die klinische Untersuchung schließt die Zystoskopie ein
[b] BSG, kleines Blutbild, Urinstatus, GOT, GPT (GOT, GPT nur bei Verdacht), LDH, AP, γ-GT, Kreatinin, Haemoccult (einmal jährlich), Uricult

Nachsorge

Auch hier gilt das bereits bei den Nierentumoren Gesagte, daß $^2/_3$ der Rezidive in den ersten beiden postoperativen Jahren auftreten. Entsprechend sind in dieser Zeit alle 3 Monate Zystoskopiekontrollen zum Ausschluß eines Tumorrezidivs der Harnblase durchzuführen. Besondere Bedeutung hat die Harnzytologie, die den Patienten wenig belastet und bei kompetenter Untersuchung bessere Ergebnisse für die Rezidivdiagnostik aufweist als die Zystoskopie. In gleichen Zeitabständen durchgeführte Urogramme weisen rechtzeitig auf eine Abflußstörung, vor allem auch nach der Bestrahlung, hin. Bei Harnleiterauspflanzungen, Ersatzblase oder Ureterosigmoidostomie ist vor allem auf eine sekundäre Pyelonephritis zu achten und durch Langzeitantibiotika entsprechend vorzubeugen. Der Gefahr einer Elektrolytstörung, vor allem einer Azidose bei einer Ureterosigmoidostomie kann durch die sorgfältige ambulante Überwachung der Elektrolyte im Serum und eine entsprechende Langzeittherapie vorgebeugt werden (s. Tabelle 7).

Invalidisierung und Rehabilitation

Nach allen transurethralen Resektionen und Blasenteilresektionen mit oder ohne Nachbestrahlung sollte der Patient etwa 12 Wochen nach Abschluß der Behandlung seine regelmäßige Tätigkeit wieder aufnehmen. Nach Zystektomie ist bei älteren Menschen mit wenigen Ausnahmen eine Invalidisierung anzustreben. Bei jüngeren Menschen ist jedoch nach entsprechender prothetischer Versorgung durch Urinauffangbeutel bzw. bei der Ureterosigmoidostomie nach Erlangung eines Entleerungsrhythmus des Urins aus dem Enddarm auf eine Resozialisierung und Wiedereingliederung in den Arbeitsprozeß ähnlich einem Anus-praeter-Träger zu achten.

Literatur

Ammon J, Karstens JH, Rathert P (1979) Urologische Onkologie. Springer, Berlin Heidelberg New York
Bauer KH (1963) Das Krebsproblem, 2. Aufl. Springer, Berlin Göttingen Heidelberg
Bodey GP (1979) Current status of chemotherapy in metastatic renal cancer. In: Johnson DE, Samuels ML (eds) Cancer of the genitourinary tract. Raven, New York, S 67

Boeminghaus H (1971) Urologie, 4. Aufl. Banaschewski, München Gräfelfing
Brühl P, Scheef W, Albert H, Bücheler E (1976) Perspectives nouvelles dans le traitement du carcinome hypernephroide du rein. J Urol Nephrol (Paris) 82:417
Campbell M (1951) Clinical paediatric urology. Saunders, Philadelphia London
Flamm J, Sapik H, Glautschnik W (1976) Behandlung maligner Nierentumoren durch selektive Embolisation der Arteria renalis. Urologe [A] 18:79
Hess F (1969) Die Strahlentherapie. Enke, Stuttgart
Hochberg K, Röhl L, Kochen W (1972) In vitro-Untersuchungen zur Ätiologie des Harnblasencarcinoms. Urologe [A] 11:98
Höltl W, Hruby W, Erben WD (1979) Problematik der Diagnostik und Therapie gefäßarmer maligner Nierentumoren. Urologe [A] 18:73
Hrushesky WJ, Murphy GP (1977) Current status of the therapy of advanced renal cell carcinoma. J Surg Oncol 9:277
Klippel KF, Altwein JE (1979) Cystektomie als „Ultima ratio" und Versagen der Radiotherapie beim Blasencarcinom. Urologe [A] 18:118
Kuttig H (1968) Telegammatherapie, Indikationstellung Erfahrungen und Ergebnisse. Fortschr Med 86:55
Rost A, Brosig W (1977) Preoperative irradiation or renal cell carcinoma. Urology 10:414
Zollinger HU (1966) Niere und ableitende Harnwege. In: Doerr W, Seifert G, Uehlinger E (Hrsg) Spezielle pathologische Anatomie, Bd 3. Springer, Berlin Heidelberg New York

2.13 Tumoren der männlichen Geschlechtsorgane

K. Hochberg

Ätiologie und Statistik

Die häufigsten Krebse der männlichen Geschlechtsorgane sind der *Prostatakrebs*, der *Hodenkrebs* und das *Peniskarzinom*. Während das Peniskarzinom erst nach dem 40. Lebensjahr und das Prostatakarzinom ab dem 50. Lebensjahr beobachtet wird, finden sich die Hodentumoren vorwiegend zwischen dem 20. und 40. Lebensjahr, können aber auch davor und danach noch auftreten.

Der *Prostatakrebs* hat in den letzten 20 Jahren um etwa 50% zugenommen. In der Epidemiologie rangiert das Prostatakarzinom an 4. Stelle bei den Männern, das entspricht 10% aller männlichen Krebstodesfälle bei einer absoluten Zahl von 7 300 im Jahr. Bei steigendem Anteil älterer Männer und steigender Todesrate wird die Bedeutung des Prostatakarzinoms noch zunehmen. Es besteht Einigkeit darüber, daß mit höherem Alter die *Häufigkeit* des Prostatakarzinoms zunimmt. Nach Untersuchungen von Szendröi u. Balogh (1965) betrug die Karzinomhäufigkeit bei 39 Männern über 80 Jahre in Stufenschnittuntersuchungen der Prostata bei den über 80 jährigen 48%, bei den über 90 jährigen schon 80%. Der Prostatakrebs kann nur im Frühstadium operiert und damit evtl. auch geheilt werden.

Die *Hodentumoren* gehören zu den bösartigsten Tumoren überhaupt und führen unbehandelt innerhalb von 1–2 Jahren zum Tode. Sie machen zwar nur 1–2% aller bösartigen Tumoren und etwa 4% der Geschwülste des Harn- und Geschlechtstrakts aus, die besondere Tragik liegt jedoch darin, daß sie bei jungen Menschen auftreten und diese trotz der Möglichkeit einer guten Zugänglichkeit zur Untersuchung oft aus falschem Schamgefühl zu spät in ärztliche Behandlung kommen. Maligne Hodentumoren entstehen meistens als kleine intratestikuläre Geschwülste, gegen die die Tunica albuginea ein normale Barriere darstellt. Die Metastasierung erfolgt meist lymphogen, bei der Untergruppe der Chorionkarzinome zusätzlich auch hämatogen.

In Tabelle 1 sind die germinativen und nicht germinativen Tumorformen mit ihrer Häufigkeit aufgeführt.

Hodentumoren sind überwiegend eine Erkrankung des Erwachsenenalters. So hat Pugh (1976) festgestellt, daß Teratome und Mischtumoren überwiegend im Alter von 25–30 Jahren vorkamen, während Seminome über den Bereich 35–60 Jahre verteilt sind. Auch bei Kindern, wenn auch selten, sind Hodentumoren möglich.

Über die Ätiologie ist wenig bekannt, jedoch gilt der Kryptorchismus eindeutig als Risikofaktor. Statistische Auswertungen zeigen, daß zwischen 3,6 und 11,6% der Hodentumoren in kryptorchen Hoden entstehen. Somit ist ein Risikofaktor von 20–50 anzunehmen.

Tabelle 1. Einteilung der Hodenmalignome und deren Häufigkeit im British Testicular Panel. (Nach Pugh 1976)

Einteilung der Hodenmalignome	Häufigkeit der einzelnen Tumoren im British Testicular Panel (2941 Einsendungen von 1958–1973)
1. Keimzelltumoren	Häufigkeit, bezogen auf die Keimzelltumoren
Seminome	47%
Maligne Teratome	36%
Kombinationstumoren	16%
Chorionkarzinome	1%
2. Seltene Hodentumoren	Häufigkeit, bezogen auf alle Einsendungen
Tumoren des Gonadenstromas	2%
Maligne Lymphome	6%
Paratestikuläre Tumoren	4%
Metastasen	1%
3. Kindliche Hodentumoren	4%

Tabelle 2. Warnzeichen, die auf einen Tumor der männlichen Geschlechtsorgane hinweisen

1. Prostata:	Blut im Urin oder im Samen nach dem Verkehr
	Häufiges Wasserlassen, auch nachts, schwacher Harnstrahl und Nachträufeln
	Kreuzschmerzen, Ischias und rheumatische Beschwerden nach dem 50. Lebensjahr
2. Hoden:	Schmerzlose Vergrößerung des Hodens
	Schweregefühl
	Tieferstehen des tumortragenden Hodens
	Schwellung beider Brüste
3. Penis:	Entzündung der Vorhaut
	Eitriger Ausfluß bei enger Vorhaut
	Leicht blutende Knötchen an Vorhaut und Eichel

Tabelle 3. Warnzeichen bei einer Selbstuntersuchung der Geschlechtsorgane

1. Hoden:	Vergrößerung des Hodens
	Verhärtung und unregelmäßige Oberfläche, Knoten
	Verkleinerung und Verhärtung
	Fehlender Schmerz beim Druck auf den Hoden
2. Penis:	Entzündung und eitriger Ausfluß bei Vorhautverengung
	Nässende, derbe, blutende Knötchen
	Verhärtung der Vorhaut
	Vergrößerung der Lymphknoten in der Leiste

Ähnlich wie beim Hodentumor verhält es sich beim *Peniskarzinom.* Es macht 2% aller Karzinome beim Mann über 40 Jahren aus. Auch dieser Krebs ist rechtzeitig zu erkennen, kommt jedoch ebenfalls aus Angst vor Folgen und falsch verstandener Scham zu spät zur Behandlung, obwohl bei rechtzeitigem Einsetzen der Therapie bei bis zu 80% der Fälle Dauerheilungen zu erwarten sind.

Eine weitere Eigentümlichkeit des Peniskarzinoms ist in dem Umstand zu sehen, daß eine echte Vorbeugung möglich ist. Die krebsauslösende Wirkung des un-

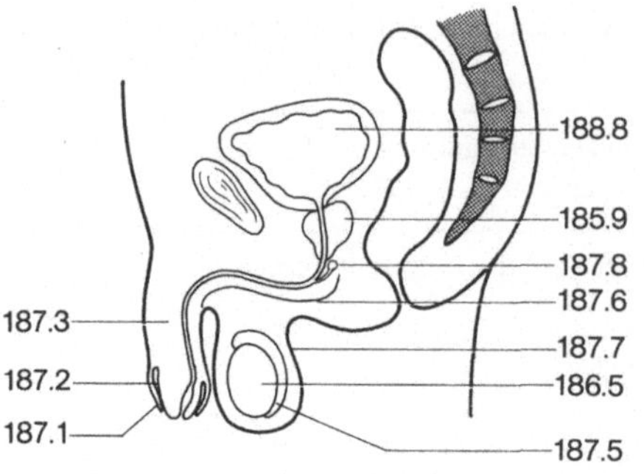

Abb. 1. Tumorlokalisationsschlüssel der männlichen Geschlechtsorgane

ter der Vorhaut sich ansammelnden Smegmas ist bekannt. Die beste Möglichkeit zur Verhinderung eines Krebses ist die Beschneidung im Kindesalter. Bekannt ist, daß bei Juden Peniskarzinome nicht vorkommen. Bei Moslems, bei denen die Beschneidung im späteren Kindesalter vorgenommen wurde, trat das Peniskarzinom selten auf. Ein Vergleich großer Zahlen in Indien ergab bei Moslems 2,9%, bei Hindus dagegen 25,6%. Ist die Beschneidung im Kindesalter nicht erfolgt, kann sie nachgeholt werden, oder es ist unbedingt eine tägliche Reinigung des Glieds bei zurückgezogener Vorhaut durchzuführen. Ist das Zurückziehen der Vorhaut durch eine Verengung derselben nicht mehr möglich, so muß diese Phimose operativ beseitigt werden. Nur so ist eine wirkungsvolle Krebsvorbeugung zu erreichen.

Im Gegensatz zu den Harnorganen, bei denen es nur wenige augenfällige Befunde gibt, die auf einen Tumor hinweisen, ist es bei den Geschlechtsorganen des Mannes, vor allem beim Hoden und Penis, durch Selbstuntersuchung möglich, aktiv zur Frühdiagnose beizutragen (Tabellen 2 und 3).

Prostata

Die ersten Zeichen beim Prostatakrebs können ähnlich denen bei der gutartigen Prostatavergrößerung sein. Es finden sich dann eine Abnahme des Harnstrahls, häufiges Wasserlassen, vor allem auch nachts. Weitere Zeichen sind ein verzögertes Auftreten des Wasserlassens, ein Nachträufeln nach dem Wasserlassen und das Gefühl, die Blase nicht vollständig entleert zu haben.

Gelegentlich finden sich Blut im Urin oder auch Blutbeimengungen im Samen nach dem Verkehr. Jede Form von Kreuz- oder Rückenschmerzen, Ischias oder unklaren rheumatischen Beschwerden bei einem Mann jenseits des 50. Lebensjahrs ist auf einen Prostatakrebs verdächtig und häufig das erste Zeichen.

Diagnose

Die Diagnose des Prostatakarzinoms stützt sich zunächst auf die rektale Untersuchung, sie ist die wichtigste Untersuchungsmethode. Frühzeichen des Karzinoms ist der isolierte, derbe Knoten in der Prostata. Bei geringstem Verdacht auf ein Malignom ist eine zytologische, besser jedoch eine perineale oder transrektale Nadelbiopsie durchzuführen. Möglich ist noch die transurethrale Resektionsbiopsie.

Tabelle 4. Klassifikation der Prostatatumoren

T_0	Zufällig festgestelltes Karzinom
T_1	Intrakapsulär/normale Drüse
T_2	Intrakapsulär/verformte Drüse
T_3	Ausdehnung über Kapsel hinaus
T_4	Ausdehnung auf benachbarte Strukturen/fixiert
N_1	Einzelner, homolateraler regionärer Lymphknoten
N_2	Kontra- oder bilaterale/multiple regionäre Lymphknoten
N_3	Fixierte regionäre Lymphknoten
N_4	Juxtaregionäre Lymphknoten

Liegt ein Karzinom vor, so kann mittels Zystoskopie die endovesikale Ausdehnung des Tumors beurteilt werden. Das Ausscheidungsurogramm zeigt eine eventuelle Einengung der ableitenden Harnwege und die Lymphangiographie sowie die Röntgenuntersuchung und Szintigraphie des Skeletts eine Fernmetastasierung, die auch an der Erhöhung der alkalischen Phosphatase nachgewiesen werden kann.

Zur verbesserten Diagnostik und Festlegung des Therapieplans dient auch hier die Klassifizierung durch das TNM-System (Tabelle 4).

Als Basisdiagnostik und zur späteren Verlaufskontrolle empfehlen sich somit folgende Untersuchungen:
a) Rektale Untersuchung,
b) Saugbiopsie oder/und rektale/perineale Nadelbiopsie,
c) Zystoskopie,
d) Röntgen: intravenöses Pyelogramm, Thorax, Vesikulographie, Skelett, Ganzkörpercomputertomographie,
e) Labor: Saure Phosphatase im Serum,
   Prostataphosphatase im Serum,
   Alkalische Phosphatase im Serum,
f) Knochenszintigraphie.

Vor allem zur Verlaufskontrolle sowohl sanierter als auch palliativ behandelter Tumoren empfiehlt sich ein sog. Ministaging, welches sich aus Punkt e) und f) unter Berücksichtigung des Lokalbefunds und des histologischen Differenzierungsgrads zusammensetzt.

Therapie

Während bei der gutartigen Prostatahypertrophie die transvesikale oder transurethrale Prostatektomie die Methode der Wahl darstellt, ist beim Karzinom die Therapie vom Stadium und vom Differenzierungsgrad abhängig (Tabelle 5).

In den Stadien T_0, T_{IS}, T_1 und T_2 (Carcinoma in situ bzw. kleiner, derber Knoten, der die Kapsel noch nicht überschritten hat) ist die totale Prostatektomie angezeigt. Sie zeigt eine Fünfjahresheilung zwischen 60 und 70%. Eine ähnlich gute Prognose ist in diesem Stadium mit einer Strahlenbehandlung zu erreichen, wobei diese vor allem bei besonders alten, inoperablen Patienten oder jungen Patienten mit Potenzwunsch angewandt werden sollte.

Die Stadien T_2–T_4 bleiben ganz der antiandrogenen Behandlung vorbehalten. Aufgrund einer großen Studie der Veterans Administration Cooperative Urologi-

Tabelle 5. Optimale Therapie beim Prostatakarzinom

Stadium	Befund	Behandlung
1. Stadium	T_0, T_{IS}, T_1, gut bis hochdifferenziert	Beobachtung und jährliche Kontrolle
2. Stadium	T_0, T_{IS}, T_1, schlecht differenziert	Radikale Prostatektomie
3. Stadium	T_2	Radikale Prostatektomie, falls inoperabel oder Potenzwunsch Strahlentherapie und pelvine Lymphadenektomie
4. Stadium	T_2 bestrahlte Patienten nach 1 Jahr noch PE-positiv oder später wieder positiv "non responder"	Siehe 5
5. Stadium	T_3/T_4 sowie N_1–N_4 und M_1	Schritt-für-Schritt-Therapie a. Antiandrogene (Cyproteronazetat) b. Zytostatika c. Orchiektomie und Bromdriptin d. Östrogene e. Palliativ-operative Maßnahmen

cal Research Group haben sich gewisse Verschiebungen in der Wertigkeit dieser Therapieform ergeben, da Kastration oder/und Östrogentherapie bei Patienten mit Prostatakarzinom keinen signifikanten lebensverlängernden Effekt haben; die erniedrige Tumortodesrate wird durch kardiovaskuläre Komplikationen aufgewogen. Daher wurden zahlreiche nichtöstrogene Hormone, wie Antiandrogene, Gestagene oder selektive Inhibitoren der Steroidgenese sowie Antiprolaktine beim Prostatakarzinom angewandt, wobei Punkt 5 in Tabelle 5 als ein Vorschlag gedacht ist. Die Wirkung der Kastration erklärt sich durch den Ausfall der das Krebswachstum fördernden männlichen Hormonproduktion. Die gegengeschlechtliche Wirkung der Östrogene ist indirekt. In zahlreichen Untersuchungen wurde festgestellt, daß die höchste Zahl von Fünfjahresüberlebenszeiten mit der Kombination von Kastration und Östrogengabe erreicht wurde. Durch die gegengeschlechtliche Hormonbehandlung läßt sich in den meisten Fällen der primäre Herd in der Prostata zur Rückbildung bringen und damit häufig auch die Harnabflußstörung beseitigen oder bessern.

Mit der Rückbildung des Primärherds werden auch die lokalen und die Fernmetastasen günstig beeinflußt, die von den Knochenmetastasen ausgehenden Schmerzen verschwinden, und der Allgemeinzustand bessert sich. Dabei sollte die Hormonbehandlung erst dann eingesetzt werden, wenn Symptome oder Allgemeinzustand es erfordern. Im allgemeinen sollte die Kastration allein ausgeführt und Hormone erst dann eingesetzt werden, wenn es nach der Kastration zu einem Relaps kommt. Die Dosis sollte 3 mg Cyren A in der Regel nicht überschreiten, wobei 0,2 mg Progynon M (1 Tabl.), 360 mg Honvan (3 Tabl.), 24,0 mg Merbentul (1 Tabl.) und 7,5 mg Presomen (6 Tabl.) gleich wirksam sind.

Eine low-dose-Östrogenbehandlung (1 mg Cyren A) – angebracht bei kardiovaskulären Erkrankungen – ist der Norm-dose-Behandlung (3 mg Cyren A) lediglich in der Androgensuppression unterlegen.

Eine hochdosierte Östrogenbehandlung sollte nur in der Akutphase und nur kurzzeitig angewandt werden, z. B. mit Fosfestrol (Honvan) (1,2 g/Tag über 10–14 Tage). Als nichtöstrogene Hormone empfehlen sich folgende Präparate und Mengen:

Androcur (Antiandrogen)	300 mg,
(Gestagen)	100 mg,
Clinovir (Gestagen)	100 mg,
Farlutal (Gestagen)	20– 30 mg,
Niagestin (Gestagen)	60–120 mg.

Die antineoplastische Chemotherapie erwies sich bisher beim Prostatakarzinom als wenig wirkungsvoll, fand jedoch in den letzten Jahren eine stärkere Beachtung. Sie wird von einigen Autoren bei jüngeren Patienten in gutem Allgemeinzustand und mit bereits metastasiertem Prostatakarzinom sogar der Hormontherapie vorgezogen. Es werden Remissionsraten von 10–40% für einzelne Zytostatika beschrieben. Wirksam scheinen vor allem Adriamycin und Cisplatin, aber auch Vinblastin, Cyclophosphamid, Fluorouracil und BCNU zu sein. Es ist jedoch zu erwähnen, daß bis jetzt keine dieser Substanzen beim Prostatakarzinom in adäquater Weise geprüft worden ist. Bessere Ergebnisse werden z. Z. von dem Präparat Estramustinphosphat, einer Kombination aus Östrogen mit Stickstofflost, gesehen. Die übliche Dosis beträgt 300–450 mg/Tag i.v. für 3 Wochen oder 420–840 mg/Tag oral permanent.

Kommt es zu einem Nachlassen der antiandrogen Hormonwirkung, so bleibt noch die Adrenalektomie oder besser die Hypophysenausschaltung, die gelegentlich nochmals vor allem zum Verschwinden von Metastasenschmerzen führen. Ähnlich ist auch die Wirkung einer Bestrahlung oder Glukokortikoidtherapie in fortgeschrittenen Fällen zu sehen.

Die *Strahlentherapie* des Prostatakarzinoms gewinnt heute zunehmend mehr an Bedeutung, nachdem ultraharte Strahlenarten und konzentrierte Bestrahlungsmethoden wie die Bewegungsbestrahlung zur Verfügung stehen. Sie findet Anwendung in den T_1- bis T_2-Stadien für den Primärtumor mit relativ hohen Dosen bis zu 75 Gy in etwa 8 Wochen, aufgeteilt auf ein Großfeld mit Einschluß der iliakalen Lymphwege (30 Gy), einem auf die Prostata konzentrierten Boostfeld (20 Gy) und einer erneuten Großfeldbestrahlung mit 20 Gy, für Knochenmetastasen vorwiegend mit palliativem Ziel zur Erzielung einer Analgesie (20–40 Gy).

Die *Östrogentherapie* verursacht äußerst schmerzhafte und den Patienten auch psychisch belastende Anschwellungen der Brust. Dies kann sehr wirkungsvoll verhindert werden durch eine prophylaktische Bestrahlung der Mamillen mit 3 mal 5 Gy vor oder zu Beginn der gegengeschlechtlichen Hormontherapie.

Hoden

Ein schmerzloses Größerwerden des Hodens ist in der Hälfte der Fälle der erste Befund beim Hodentumor. Weitere Zeichen sind eine Verhärtung des Hodens, die ebenfalls schmerzlos sein kann, aber auch Schmerzen in Verbindung mit einer Vergrößerung. Oft ist auch nur das Gefühl des „schweren Hodens" eines der ersten Zeichen für einen Hodentumor. Die Schwellung beider Brüste beim jungen Mann sollte immer an einen besonders hormonaktiven Tumor des Hodens denken lassen.

Bei der Selbstuntersuchung des Hodens, die jeden Monat einmal erfolgen sollte, wird der Hoden zwischen die Daumen und Zeigefinger der beiden Hände genommen und vorsichtig abgetastet. Der normale Hoden ist weich, fast elastisch und auf Druck empfindlich. Jede Verhärtung oder Knotenbildung im Hoden ist auf Tumor verdächtig. Eine Vergrößerung irgendeines Hodenbezirks, aber auch eine Verkleinerung gegenüber dem normalen Hoden lassen an einen Tumor denken. Fehlender Schmerz beim Zusammendrücken des Hodens zwischen zwei Fingern ist ein weiteres Hinweiszeichen. Manchmal kann bereits ein deutliches Tieferstehen des einen Hodens im Hodensack (gut im Stehen vor dem Spiegel zu beobachten) ein erstes Zeichen für einen Tumor sein.

Die *Diagnose* des Hodentumors ergibt sich aus dem Palpationsbefund und der anschließenden Freilegung, bei der durch eine Schnellschnittuntersuchung die Diagnose gesichert wird. Eine Lymphographie sowie eine Lungen- und Skelettübersicht zeigen eine entsprechende Fernmetastasierung an, wobei die regionäre Metastasierung in den paraaortalen Lymphknoten zu erwarten ist.

Zur Durchführung einer Behandlungsplanung ist auch hier neben dem Befund der Histologie eine klinische Klassifikation erforderlich (Tabelle 6).

Der Vorschlag des Westdeutschen Tumorzentrums Essen für die klinische Stadieneinteilung der Hodentumoren ist in Tabelle 7 dargestellt.

In der Regel liegt die T-Kategorie und die histopathologische Sicherung der Diagnose mit der Operation vor.

Tabelle 6. Klassifikation der Hodentumoren

T_1	Auf Hoden beschränkt
T_2	Über Tunica albuginea hinaus
T_3	Infiltriert den Nebenhoden
T_4	Befällt Samenstrang/Skrotalwand
N_1	Einzelner, homolateraler regionärer Lymphknoten
N_2	Kontra- oder bilaterale/multiple regionäre Lymphknoten
N_3	Fixierte regionäre Lymphknoten
N_4	Juxtaregionäre Lymphknoten

Tabelle 7. Klinische Stadieneinteilung der Hodentumoren. (Nach Seeber u. Schmidt 1978)

Stadium I:	Beschränkung des Tumors auf den Hoden, keine Infiltration der Hodenhüllen oder des Samenstrangs
Stadium II:	Regionale Lymphknotenmetastasen (iliakal, paraaortal, inguinal, einschließlich Befall des Samenstrangs)
Stadium IIA:	Minimale, durch Lymphadenektomie vollständig resezierbare retroperitoneale Metastasen (makroskopische Beurteilung durch den Operateur)
Stadium IIB:	Bei der Laparotomie nicht vollständig resezierbare retroperitoneale Metastasen. Fortgeschrittener abdomineller Befall mit palpablen Tumoren oder Verlagerung der Ureteren oder Obstruktion der Harnwege
Stadium III:	Lymphknotenmetastasierung oberhalb des Zwerchfells, aber noch innerhalb des lymphatischen Systems
Stadium IV:	Viszerale Metastasierung (Lungen, Leber, Gastrointestinaltrakt, Gehirn)

Zum Tumorstaging werden neben den routinemäßigen Labor- und Röntgenuntersuchungen das Computertomogrammm von Thorax und Retroperitoneum,
β-HCG und α-Fetoprotein als Tumormarker, die untere Venokavographie und das
pedale Lymphangiogrammm hinzugezogen. Mit Hilfe der derzeitigen sensiblen
Nachweismethoden für HCG und AFP ist man in der Lage, den klinischen Sta-
gingfehler zu verringern, Tumorrezidive nach Lymphadenektomien zu erkennen,
den Erfolg der Chemotherapie zu überwachen und Rezidive frühzeitig zu erfassen.

Im Computertomogramm kann eine Größenzunahme retroperitonealer Tumormassen gut mit einem Ansteigen der Tumormarker korreliert werden. Ausgedehnte Metastasen im Retroperitoneum oder Mediastinum sind deshalb auch beim
Nichtvorhandensein von Tumormarkern mit dem Computertomogramm gut zu
überwachen.

Therapie

Gutartige *Hodentumoren* (tubuläres Adenom, Sertoli-Zelltumor, Leydig-Zelltu-
mor) werden allein durch die Operation entfernt. Die Behandlung der malignen
Hodentumoren ist zunächst prinzipiell operativ, auch bei regionärer (Stadium II)
sowie Fernmetastasierung (Stadium III). Die *Operation* zielt auf die Entfernung
des Primärtumors mit Samenstrang. Bei *Teratomen* ohne erkennbare hämatogene
Metastasierung ist außerdem die retroperitoneale Lymphknotenausräumung anzustreben. Bei *Seminomen* erübrigt sich diese zusätzliche Operation, weil hier eine
sehr hohe *Strahlensensibilität* besteht, die schon mit relativ geringen Strahlendosen
eine zuverlässige Vernichtung der Lymphknotenmetastasen ermöglicht.

Bei den *Teratomen* ist die *Strahlentherapie* weit weniger bedeutungsvoll. Finden
sich bei der retroperitonealen Lymphknotenausräumung keine Metastasen, ist eine
Bestrahlung überflüssig. Wurden Lymphknotenmetastasen operativ nachgewiesen, ist die anschließende hochdosierte Strahlentherapie dieser Region erforderlich.
Die Strahlenbehandlung erstreckt sich aufgrund der bevorzugten Metastasierungswege zunächst auf die aortalen, danach auf die iliakalen Lymphknoten und bei
Durchwachsen der Hodenhüllen durch den Tumor auf die Inguinalregion. Wegen
der in der Nachbarschaft liegenden strahlenempfindlichen Organe sollte die Methode der Bewegungsbestrahlung mit ultraharten Strahlen Anwendung finden. Die
Dosen betragen beim Seminom 40–50 Gy in 4–5 Wochen, beim Teratom 60–70 Gy
in 6–7 Wochen.

Die Chemotherapie der Hodenteratome erfuhr im letzten Jahrzehnt eine dra-
matische Entwicklung. Sie begann mit der von Li (1960) entwickelten Kombination der Zytostatika Actinomycin D, Chlorambucil und Amethopterin. Die Remissionsraten lagen zunächst zwischen 50 und 70% (Ansfield et al. 1969), der Anteil
kompletter Remissionen betrug 10–20%. Jedoch war die Dauer dieser Remissionen noch sehr begrenzt. Eine endgültige Heilung konnte nur bei 5% der Patienten
erwartet werden. Heute – 20 Jahre später – hat die Chemotherapie dieser Tumoren
mit Ansprechraten von 90–100% und kompletten Remissionen bei 50–80% der
Patienten die Schwelle von der Palliation zur kurativen Therapie überschritten (Jacobs et al. 1979). Dies wurde durch ein aufwendiges diagnostisches Programm zur
Stadienabklärung und besonders durch den Einsatz der neuen Zytostatika wie
Bleomycin, Vinblastin, Adriamycin und Cisplatin ermöglicht. Weitere effektive

Substanzen bei diesen Tumoren sind besonders das Ifosfamid, ferner das Cyclophosphamid und VP 16. Als entscheidender Fortschritt erwies sich der Anstieg der kompletten Remissionen, da partielle Remissionen sich nur in einem palliativen Effekt niederschlagen. Nur über eine komplette Remission ist eine Heilung erreichbar. Wenn eine komplette Remission nach Chemotherapie eines Hodentumors länger als 2 Jahre anhält, ist die Rezidivwahrscheinlichkeit gering. Man wird sich deshalb in der Therapie dieser Tumoren auf die Entwicklung von Langzeitremissionen konzentrieren. Dies erreicht man durch eine aggressive initiale Therapie, z. B. die Kombination aus Cisplatin, Vinblastin und Bleomycin (Tabelle 8) nach Einhorn u. Furnas (1977) oder alternierende Zytostatikakombinationen, mit denen mehrere Medikamente in wirksamer Dosis angeboten werden können. Ein Beispiel hierfür ist die in Essen (Scheulen et al. 1980) entwickelte sequentiell alternierende Chemotherapie mit Velbe/Bleomycin und Adriamycin/Cisplatin (Tabelle 9). Die Autoren erreichten bei 71 auswertbaren Fällen eine Gesamtansprechrate von 89% mit 54% kompletten Remissionen. Die Zweijahresüberlebensrate betrug, nach der Life-table-Methode berechnet, 63% bei den Patienten mit kompletter Remission. Beide Zweierkombinationen erwiesen sich in der initialen Therapie als gleich wirksam. Es scheint eine unterschiedliche Kreuzresistenz zwischen beiden Kombinationen vorzuliegen, denn nach Versagen von Velbe/Bleomycin sprachen noch 46% der Patienten auf Adriamycin/Cisplatin an, im entgegengesetzten Fall betrug die Ansprechrate nur 21%. Diese Ergebnisse wurden bei Patienten mit pulmonal metastasierten nichtseminomatösen Hodentumoren erreicht. Sie bedeuten, daß bei etwa der Hälfte der Patienten mit minimaler pulmonaler Metastasierung gegenwärtig eine Heilung durch die Chemotherapie erreichbar ist. Bei fortgeschrittener pulmonaler Metastasierung reduziert sich diese Rate auf etwa 25%. Diese modernen Therapieverfahren der Hodentumoren sind selbstverständlich außerordentlich belastend und nur anwendbar, wenn alle supportiven Maßnahmen garantiert sind. Dies ist nur in leistungsfähigen klinischen Einheiten möglich. Der in der Regel gute Allgemeinzustand und die Jugend der Patienten stellen eine weitere wesentliche Voraussetzung für diese Therapie dar. Nach dieser aggressiven Induktionstherapie scheint eine weitere Erhaltungstherapie nicht erforderlich zu sein. Einhorn et al. (1981) sahen in einer prospektiv randomisierten Studie keinen Einfluß einer Erhaltungstherapie mit Vinblastin nach einer Remissionsinduktionsbehandlung mit Cisplatin, Vinblastin, Bleomycin und Adriamycin.

Nachdem diese wirkungsvolle Chemotherapie etabliert wurde, lag es nahe, sie im Anschluß an die primäre chirurgische Therapie der Hodenteratome adjuvant einzusetzen. Im Stadium I ist dies wegen der guten Prognose der Patienten nach alleiniger Operation nicht nötig. Im Stadium II A wird man wegen der nur geringen Rezidivrate von 14% (Schmidt u. Seeber 1979) auf diese aggressive Behandlung zugunsten einer sorgfältigen Überwachung und Bestimmung der Tumormarker verzichten können. Im Stadium II B ist die Prognose der Patienten jedoch wesentlich ungünstiger. Hier wird man in der Regel ein aggressives Chemotherapieprogramm einsetzen (Vugrin et al. 1981), das noch zusätzlich von einer Radiotherapie ergänzt werden kann. Sehr große abdominelle Lymphknotenmetastasen wird man zusätzlich entweder vor oder nach der Chemotherapie operativ entfernen. Ein optimales therapeutisches Vorgehen muß im Verlauf der nächsten Jahre in klinischen Studien erarbeitet werden.

Tabelle 8. Chemotherapie der Hodentumoren mit einer Kombination von Cisplatin, Vinblastin und Bleomycin. (Nach Einhorn u. Furnas 1977)

Präparat	Dosierung	Darreichungsform	Timing
Cisplatin	20 mg/m² KOF	i.v. als Infusion über 15 min	Tag 1–5 Der Zyklus wird in der 3. Woche wiederholt. Insgesamt werden 3 Zyklen in 3 wöchigen Therapieintervallen durchgeführt
Vinblastin	0,2 mg/kg KG	i.v.	Tag 1+2 Der Zyklus wird in der 3. Woche wiederholt. Insgesamt werden 5 Zyklen in 3 wöchigen Therapieintervallen durchgeführt
Bleomycin	30 E	i.v.	Tag 2, 9, 16, 23, 30, 37, 44, 51, 58, 65, 72, 79 nach Beginn der Therapie. An den Behandlungstagen 2, 16, 30 werden Cisplatin und Bleomycin 6 h nach Vinblastin und an den Tagen 44 und 58 wird Bleomycin 6 h nach Vinblastin verabreicht

Erhaltungstherapie: Nach der letzten Bleomycinverabreichung in der 12. Woche beginnt die Erhaltungstherapie mit 0,3 mg Vinblastin pro kg KG alle 4 Wochen mit zusätzlicher BCG-Gabe in der 1., 2., und 3. Woche nach jeder Vinblastinverabreichung. Diese Therapie wird über 2 Jahre durchgeführt

Tabelle 9. Sequentiell alternierende Chemotherapie nichtseminomatöser Hodentumoren nach einem Vorschlag des Westdeutschen Tumorzentrum Essen. (Nach Scheulen et al. 1980)

Kombination A	Kombination B	Kombination C
Velbe 0,2 mg/kg KG i.v. täglich an Tag 1+2	Adriamycin 60 mg/m² KOF an Tag 1	Ifosfamid 40 mg/kg KG i.v. tägl. an 5 aufeinanderfolgenden Tagen
Bleomycin 30 E als Dauerinfusion tägl. an 5 aufeinanderfolgenden Tagen	Cisplatin 20 mg/m² KOF i.v. tägl. an 5 aufeinanderfolgenden Tagen	VP 16-213 120 mg/m² KOF p.o. tägl. an 5 aufeinanderfolgenden Tagen

Nach Randomisierung

	Gruppe A		Gruppe B	
	Kombination A	1	Kombination B	
21 Tage	↓		↓	21 Tage
	Kombination A	2	Kombination B	
21 Tage	↓		↓	21 Tage
	Kombination B	3	Kombination A	
21 Tage	↓		↓	21 Tage
	Kombination B	4	Kombination A	

Nach Analyse der Ergebnisse der Behandlung

			21–28 Tage
Kombination A	Kombination B		
Kombination B	Kombination C	Kombination A	

Fortsetzung mit 2 Zyklen nach Erreichen der Vollremission

Als günstig erwies sich die adjuvante chirurgische Therapie in Form der Enukleation von disseminierten Lungenmetastasen als Residuen nach Chemotherapie. Hierdurch lassen sich die Raten kompletter Remissionen erhöhen und die Überlebensdauern der Patienten verlängern.

Eine minimale Lungenmetastasierung hat eine günstigere Prognose als eine massive intraabdominelle Lymphknotenmetastasierung.

Die Seminome sind gegenüber der Chemotherapie noch sensibler als die nichtseminomatösen Hodenteratome. Wegen der hohen Sensibilität gegenüber der Radiotherapie kommt die Chemotherapie hier nur in den fortgeschrittenen Stadien IV zum Einsatz. Man wird die Chemotherapie auch dann noch zusätzlich durch eine gezielte Radiotherapie ergänzen. Es fehlen bisher verbindliche Angaben über die besten Chemotherapiekombinationen bei den Seminomen. Man wählt deshalb die in der Behandlung der Hodenteratome bewährten Kombinationen.

Penis

Um rechtzeitig ein Peniskarzinom zu erkennen, ist jede Verhärtung im Bereich der Vorhaut verdächtig. Eine Entzündung der Vorhaut sowie jeder stinkende, eitrige Ausfluß bei Vorhautverengung weisen auf einen Krebs hin. Weitere Hinweiszeichen sind nässende, leicht blutende, rote, derbe Knötchen an der Innenseite der Vorhaut oder an der Eichel. Die Untersuchung des Glieds muß immer bei zurückgezogener Vorhaut erfolgen. Gleichzeitig muß mit den Fingerspitzen in beiden Leisten nach vergrößerten Lymphknoten getastet werden.

Auch beim Peniskarzinom wird die *Diagnose* durch den Lokalbefund gestellt und durch die Probeexzision erhärtet. Eine Metastasierung erfolgt in die regionalen Leistenlymphknoten. Eine Kurzfassung der Klassifikation gibt Tabelle 10.

Therapie

In der Therapieplanung beim Peniskarzinom ist zu berücksichtigen, daß das Schicksal des Patienten in erster Linie von der regionalen Lymphknotenmetastasierung abhängt. Stets wird durch operative Verfahren, je nach der Klassifizierung des Primärtumors, eine Zirkumzision, eine Tumorexzision oder eine subtotale Penisamputation durchgeführt. Lediglich bei $T_1-T_2N_0M_0$ kann die alleinige Strahlentherapie mit hochenergetischen Elektronen ausreichend sein. In diesen Stadien ist auch eine Bleomycinmonotherapie indiziert. In fortgeschrittenen Stadien ist diese Behandlung jedoch nicht ausreichend. Hier ist die operative Sanierung mit Leistenlymphknotenausräumung die Methode der Wahl, wenn es auch oft zu Wundheilstörungen mit Lymphödem der unteren Extremitäten kommt.

Tabelle 10. Klassifikation der Penistumoren

T_1	≤ 2 cm
T_2	$> 2–5$ cm
T_3	> 5 cm/Tiefenausdehnung
T_4	Benachbarte Strukturen
N_1	Unilateral beweglich
N_2	Bilateral beweglich
N_3	Fixiert

Die Kombination von Operation und Bleomycingabe scheint die besten Erfolge zu bringen, wobei bei präoperativer Bleomycinbehandlung (sog. Bleomycindownstaging nur beim Peniskarzinom, nicht beim Harnröhrenkarzinom) im Stadium T_1–T_3 N_0 M_0 unter Umständen auf eine Totalamputation des Penis verzichtet werden kann. Die Einmaldosis Bleomycin soll bei 15 mg 3 mal wöchentlich gegeben, liegen, wobei in der Regel 500 mg nicht überschritten werden. Als gefährliche Nebenwirkung ist die Lungenfibrose zu beachten.

Die Fünfjahresheilungsziffern liegen bei 80–90% ohne regionäre Metastasen und bei 30–40% bei zusätzlicher Metastasierung.

Therapierichtlinien bei Rezidiven

Erneutes Wachstum des Prostatakarzinoms kann zu einer Einengung der Harnröhre führen, so daß eine palliative Elektroresektion des Tumors erforderlich werden kann. Manchmal kann durch den Wechsel des Östrogenpräparats eine erneute Remission erreicht werden. Einer fortschreitenden Metastasierung der Hodentumoren kann nur durch erneute Bestrahlung oder Gaben von Zytostatika Einhalt geboten werden. Beim Seminom ist aufgrund der hohen Strahlensensibilität eine Strahlentherapie sogar noch bei multipler Lungen- und Skelettmetastasierung mit kurativem Ziel gerechtfertigt. Lokale Rezidive beim Peniskarzinom haben eine totale Absetzung eines zuvor nur teilweise amputierten Glieds zur Folge.

Nachsorge

Gerade beim Prostatakarzinom ist wegen der bis zum Lebensende durchzuführenden antiandrogenen Therapie eine ständige Überwachung des Patienten zu fordern. In etwa 3 monatigen, nach 1 Jahr in 6 monatigen Abständen sollten rektale Kontrollen und eine Bestimmung der Phosphatasen durchgeführt werden. Letztere geben vor allem über die Wirkung der Hormontherapie Aufschluß. Besonderer Wert ist dabei auf eine regelmäßige Einnahme der Medikamente zu legen. Auf Nebenwirkungen der Hormone ist zu achten (Tabelle 11).

Vor allem bei den Hodentumoren, aber auch beim Peniskarzinom sind in den ersten beiden Jahren vierteljährliche Nachuntersuchungen zu machen, wobei mit-

Tabelle 11. Nachuntersuchungsprogramm beim Prostatakarzinom

1. NU nach 6 Monaten	Klinische Untersuchung[a], Labor[b], Röntgen: Lunge, Becken
2. NU nach 12 Monaten	Klinische Untersuchung, Labor, Urogramm
3. NU nach 18 Monaten	Klinische Untersuchung, Labor, Röntgen: Lunge, Becken
4. NU nach 24 Monaten	Klinische Untersuchung, Labor
5. NU nach 36 Monaten	Klinische Untersuchung, Labor, Röntgen: Lunge, Becken
6. NU nach 48 Monaten	Klinische Untersuchung, Labor
7. NU nach 60 Monaten	Klinische Untersuchung, Labor, Röntgen: Lunge, Becken
8. NU nach 10 Jahren	Klinische Untersuchung, Labor, Röntgen: Lunge, Becken

[a] Bei jeder klinischen Untersuchung sollte der Restharn bestimmt werden, keine routinemäßigen Szintigramme des Skelettsystems, sondern nur bei Verdachtbefunden

[b] BSG, kleines Blutbild, Urinstatus, GOT, GPT (GOT, GPT nur bei Verdacht), LDH, AP, γ-GT, Kreatinin, Haemoccult (einmal jährlich), Uricult

tels Röntgenaufnahmen der Lungen auf eine Fernmetastasierung zu achten ist. Beim Nichtseminom lassen die Tumormarker ein Rezidiv frühzeitig erkennen.

Für die Nachsorge wichtig ist die Möglichkeit, daß der verbliebene Hoden von Tumor befallen werden kann. Nach Ablauf mehrerer Jahre ist ein Rezidiv der Keimzellmalignome sehr unwahrscheinlich, es besteht jedoch ein erhöhtes Risiko für einen neuen Hodentumor.

Man ist verpflichtet, die Patienten auf dieses Risiko aufmerksam zu machen und die Nachuntersuchung auf mehrere Jahre, allerdings in einjährigen Abständen, auszudehnen.

Durch die Hochvolttherapie ist mit gewissen Streustrahlen auf den gesunden Hoden zu rechnen. Die Strahlenexposition liegt bei 1–15% der auf die Lymphknoten applizierten Dosis. Die in Frage kommenden Dosen beeinträchtigen auf die Dauer nicht die Potentia generandi, die Patienten sind jedoch auf das erhöhte Mutationsrisiko hinzuweisen.

Invalidisierung und Rehabilitation

Durch die kontinuierliche Hormonbehandlung beim Prostatakarzinom läßt sich oft ein stabiler Zustand über Jahre erreichen, so daß dem Kranken durchaus eine leichte körperliche Berufstätigkeit zu konzedieren ist.

Bei allen Hodentumoren ist, da es sich meist um junge Männer handelt, darauf zu achten, daß nach Abschluß der Behandlungsserie die Berufstätigkeit wieder aufgenommen wird und erst bei sichtbar fortschreitendem Leiden unterbrochen werden soll.

Literatur

Ansfield FJ, Korbitz BC, Davis HC, Ramirez G (1969) Triple drug therapy in testicular tumors. Cancer 24:442

Bauer KH (1963) Das Krebsproblem, 2. Aufl. Springer, Berlin Göttingen Heidelberg

Einhorn LH, Furnas B (1977) Improved chemotherapy in disseminated testicular cancer. J Clin Haematol Oncol 7:662

Einhorn LH, Williams SD, Troner M, Birch R, Greco FA (1981) The role of maintenance therapy in disseminated testicular cancer. N Engl J Med 13:727

Hess F (1969) Die Strahlentherapie. Enke, Stuttgart

Jacobs EM, Muggia FM, Rosencweig M (1979) Chemotherapy of testicular cancer: from palliation to curative adjuvant therapy. Semin Oncol 6:3

Javapour N (1978) The national cancer institute experience with testicular cancer. J Urol 120:651

Li MC (1960) Effects of combined drug therapy on metastatic cancer of the testis. JAMA 174:1291

Röhl L, Hochberg K (1968) Beitrag zur Klinik und Therapie der Hodentumoren. Urologe [A] 7:311

Scheulen ME, Higi M, Schilcher RB, Meier CR, Seeber S, Schmidt CH (1980) Sequentiell alternierende Chemotherapie nicht-seminomatöser Hodentumoren mit Velbe/Bleomycin und Adriamycin/Cisplatin. I. Ergebnisse einer randomisierten Studie bei 71 Patienten mit pulmonaler Metastasierung (Stadium IV). Klin Wochenschr 58:811

Schmidt CG, Seeber S (1979) Chemotherapie testikulärer Tumoren. Dtsch Med Wochenschr 104:1488

Seeber S, Schmidt CG (1978) Kurative Effekte bei der Chemotherapie testikulärer Tumoren. Verh Dtsch Ges Urol 30. Tagung 23

Szendröi Z, Balogh F (1965) Der Prostatakrebs. Akadémiai Kiadó, Budapest

Vugrin D, Whitmore WF, Cvitkovic E, Grabstald H, Sogani P, Barzell W, Golbey RB (1981) Adjuvant chemotherapy combination of vinblastine, actinomycin D, bleomycin, and chlorambucil following retroperitoneal lymph node dissection for stage II testis tumor. Cancer 47:840

2.14 Zervixkarzinom

F. Kubli, G. Bothmann und D. von Fournier

Statistik und formale Genese

Das Karzinom des Kollums oder der Cervix uteri ist das häufigste Genitalkarzinom der Frau. Gleichzeitig ist es das in bezug auf formale Genese, Epidemiologie und mögliche Ätiologie am besten untersuchte. Das Risiko einer 20- bis 30 jährigen Frau, im Laufe ihres gesamten weiteren Lebens an einem Kollumkarzinom zu erkranken, wird auf 2–4% geschätzt (Gusberg u. Frick 1970; Hillemanns 1969). Die Inzidenz des Zervixkarzinoms liegt heute bei etwa 30 bis über 40/100000 Frauen (Randall 1970; Meigs 1976; Krebsregister Baden-Württemberg 1977). 1977 erkrankten von 100000 Frauen in Südwürttemberg-Hohenzollern 42 an einem Krebs des Gebärmutterhalses. Diese Ziffern schließen die nicht invasiven Formen (Carcinoma in situ) mit ein.

Die epidemiologische Situation ist gegenwärtig gekennzeichnet durch 3 wichtige Tendenzen: 1. Eine weltweite Abnahme der Häufigkeit des invasiven Kollumkarzinoms und der damit verbundenen Mortalität (Meigs et al. 1976; Rummel et al. 1979; Silverberg 1975; Clarke 1975), 2. eine Zunahme der Häufigkeit invasiver und vor allem nichtinvasiver Formen, z. T. auch der Mortalität an Zervixkarzinomen, in jüngeren Altersklassen (Clarke 1975; MacGregor 1978; Rummel et al. 1979) und 3. eine Zunahme präinvasiver Frühformen (Meigs 1976; Rummel et al. 1979; Ober 1977).

Für den Rückzug der Inzidenz des invasiven Zervixkarzinoms sind wohl verschiedene, nur z. T. bekannte Faktoren verantwortlich. Dazu gehören aber offensichtlich: 1. Die Hebung des allgemeinen sozioökonomischen Status und 2. die Möglichkeit der Früherfassung im präinvasiven Stadium durch zytologisches Screening. Allerdings hat der rückläufige Trend in der Häufigkeit des invasiven Gebärmutterhalskrebses bereits in den Jahren vor Einführung der zytologischen Vorsorgeuntersuchungen eingesetzt. Die Akzeleration in der Manifestation des Kollumkarzinoms wird hypothetisch durch die Liberalisierung der Sexualgewohnheiten erklärt. Die Häufigkeit histologisch nachgewiesener Carcinomata in situ bei Teenagern (unter 20 Jahren) schwankt zwischen 0 und 4,4/1000. Die entsprechenden Ziffern für histologisch nachgewiesene Dysplasie liegen bei 0,9–8,7/1000, diejenigen für abnormale Zytologie bei 1,2–71/1000 (Nealon u. Christopherson 1979).

Der Häufigkeitsgipfel des invasiven Karzinoms liegt in der Altersklasse zwischen 45 und 55 Jahren, der des präinvasiven Karzinoms zwischen 30 und 35 Jahren. Das Zervixkarzinom findet sich gehäuft in niedrigen sozialen Schichten (Wynder 1971).

Tabelle 1. Risikofaktoren für das Zervixkarzinom. (Nach Rotkin 1973)

Risikofaktor	Relatives Risiko[a]
1. Heirat vor dem 20.–21. Lebensjahr	1,4
1. Heirat vor dem 20. Lebensjahr	1,5
1. Koitus vor dem 17. Lebensjahr	2,4
Mehr als 2 Heiraten	1,8
Mehr als 2 Geschlechtspartner	1,7
Zerrüttete oder getrennte Ehen	1,8
Geschlechtspartner nicht beschnitten	0,9–1,8

Keine eindeutige Beeinflussung des Risikos durch
- Anzahl der Geburten
- Art der Kontrazeption
- Häufigkeit des Geschlechtsverkehrs

[a] Durchschnittswerte aus den Literaturangaben

Epidemiologisch verhält sich das Zervixkarzinom wie eine Geschlechtskrankheit (Clarke 1975). Gesichert ist eine Risikoerhöhung durch die frühzeitige Aufnahme sexueller Kontakte und häufigen Partnerwechsel (Tabelle 1; Rotkin 1973). Die eigentliche karzinogene Noxe ist nicht bekannt. Diskutiert werden z. Z. vor allem Infektion mit Herpesvirus Typ 2 (Clarke 1975), aber auch ein kanzerogener Effekt gewisser, im Spermakopf enthaltener Proteine (Reid et al. 1978; Swan u. Brown 1979).

Der Einfluß von Ovulationshemmern ist umstritten; die Klärung der Frage ist erschwert durch die Assoziation der Einnahme von Ovulationshemmern mit bestimmten Sexualpraktiken, insbesondere häufigeren ungeschützten Kohabitationen. Die Diskussion dreht sich vor allem darum, ob und wenn ja, weshalb Dysplasien und evtl. präinvasive Karzinome unter Ovulationshemmern häufiger vorkommen (Meisels et al. 1977; Ory et al. 1976; Sandmire et al. 1976; Boyce et al. 1977). Ein vermehrtes Auftreten invasiver Karzinome steht z. Z. nicht zur Diskussion.

Bezüglich der *Morphogenese* des Zervixkarzinoms ist eindeutig nachgewiesen, daß die Entwicklung zum invasiven Karzinom über die Vorstadien der *Dysplasie* verschiedener Schweregrade (leicht, mittel, schwer) und des *Carcinoma in situ* zum kleinen, asymptomatischen invasiven Karzinom (Microkarzinom) und schließlich zum *klinisch manifesten invasiven* Kollumkarzinom führen kann. Die Latenzzeiten zwischen den einzelnen Stufen sind lang und liegen für den Zeitraum zwischen präinvasiver und invasiver Erkrankung zu 70% über 5 Jahren, zu weiteren 20% zwischen 1 und 5 Jahren (Hillemanns 1969). Ungeklärt ist noch, wie groß im Einzelfall die maligne Potenz der präinvasiven Vorstufen (Dysplasien, Carcinoma in situ) tatsächlich ist. Für das Carcinoma in situ wird eine Progressionsrate von 43–50%, für Dysplasien von 6,4–22,4% angegeben (Hillemanns 1969; Noda et al. 1976). Weiterhin ist unklar, ob wirklich sämtliche invasiven Karzinome zwingendermaßen alle Vorstufen, u. U. in zeitlich geraffter Form, durchlaufen oder ob es andere Wege der plötzlichen, eruptiven Kanzerisierung (Spraykarzinom) gibt (Burghardt 1971). Von praktischer Bedeutung ist die Tatsache, daß 90% aller invasiven Karzinome eine Latenzzeit von mehr als 1 Jahr, 70% sogar mehr als 5 Jahre zwischen der durch Vorsorgeuntersuchungen erfaßbaren präinvasiven und der invasiven Phase aufweisen. Bei 10% aller Zervixkarzinome muß mit einer rascheren (Latenzzeit unter 1 Jahr) Entstehung gerechnet werden.

Diagnose

Das Ziel der modernen Gynäkologie ist die Erfassung der zum invasiven Zervixkarzinom führenden Erkrankung in einem präinvasiven Stadium (sekundäre Prävention). Dies ist durch die systematische *Vorsorgeuntersuchung* in jährlichem Abstand grundsätzlich möglich. Wenigstens theoretisch ließe sich damit die Häufigkeit des invasiven Zervixkarzinoms auf $^1/_{10}$ der bisherigen Frequenz reduzieren. Dieses Ziel ist bisher allerdings nirgendwo erreicht worden. Die Ursachen dafür liegen z. T. darin, daß vor allem die ausgesprochenen Risikogruppen mit den Vorsorgeprogrammen z. Z. nur ungenügend erreicht werden, z. T. wohl auch darin, daß die methodische und biologische Fehlerbreite der Vorsorgeuntersuchung in der Praxis doch größer ist, als aufgrund einzelner, gut kontrollierter Studien zu erwarten war.

Den Eckpfeiler der Frühdiagnostik bildet die *zytologische Untersuchung* des von der Portiooberfläche *und* aus dem Zervikalkanal entnommenen zytologischen Abstrichs. Er ist bei jeder Krebsvorsorgeuntersuchung obligatorisch. Die Treffsicherheit der zytologischen Untersuchung liegt bei 5–95% (Bayrle 1977; Eschbach 1976; Naujoks et al. 1976).

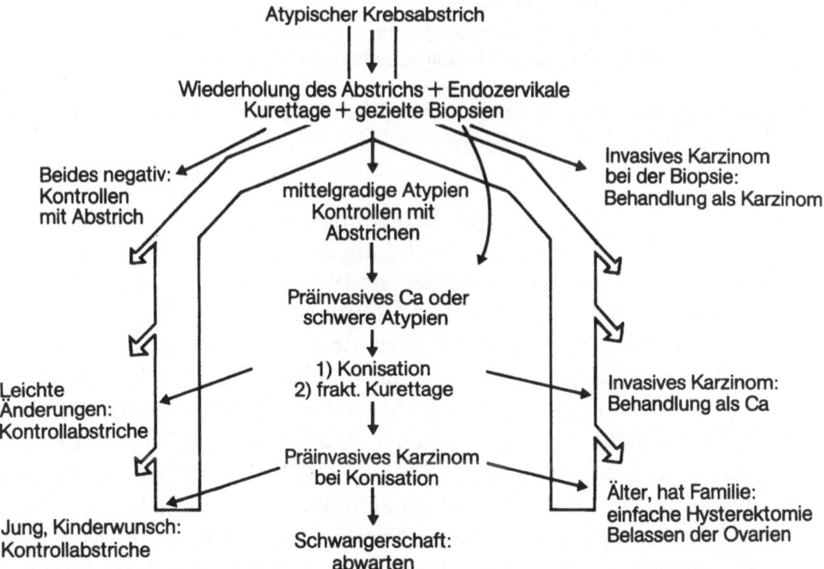

Abb. 1. Akzeptabler Standardvorschlag für klinisches Vorgehen bei abnormaler Zytologie der Zervix uteri. In den meisten Fällen wird der zentrale Arm verfolgt, um eine verläßliche Diagnose durch Konisation zu erreichen. Von dort aus kann zum linken oder rechten Arm abgewichen werden, wenn sonstige Befunde und das klinische Bild ein Abweichen sinnvoll erscheinen lassen. Wenn die ersten Biopsien bei dem Patienten invasives Karzinom zeigen, so kann direkt zum linken Arm gewechselt werden, und eine Konisation ist zu vermeiden. Auf Konisation kann auch verzichtet werden, wenn geringere Atypien in Pap smears nachgewiesen werden durch histologische Befunde bei multiplen Biopsien

Tabelle 2. Stadieneinteilung der Tumoren der primären und sekundären Genitalorgane (FIGO[a]). Klinische Stadieneinteilung des Zervixkarzinoms

---

Nicht invasive Karzinome

Stadium 0   Carcinoma in situ, intraepitheliales Karzinom

Invasive Karzinome

Stadium I   Das Karzinom ist auf die Zervix beschränkt (Ausdehnung in das Corpus bleibt unberücksichtigt)
    Ia   Präklinische Karzinome
        Ia1   Carcinoma in situ mit beginnender Stromainvasion (early stroma invasion)
        Ia2   Mikroinvasives Karzinom
        Ib   Alle übrigen Fälle von Stadium I

Stadium II   Das Karzinom hat die Grenzen der Zervix überschritten, aber die Beckenwand noch nicht erreicht
Das Karzinom greift auf die Vagina über, das unterste Drittel ist aber tumorfrei
    IIa   Ohne parametrane Infiltration
    IIb   Mit parametraner Infiltration

Stadium III   Das Karzinom hat die Beckenwand erreicht. Bei der Rektaluntersuchung findet sich kein karzinomfreier Raum zwischen Tumor und Beckenwand
Der Tumor befällt das untere Drittel der Vagina
Vorliegen einer Hydronephrose oder Verlust der Nierenfunktion
    IIIa   Keine Ausdehnung bis zur Beckenwand
    IIIb   Ausdehnung bis zur Beckenwand

Stadium IV   Das Karzinom dehnt sich auch außerhalb des kleinen Beckens aus oder hat die Blasen- und Rektumschleimhaut befallen
    IVa   Ausbreitung auf angrenzende Organe
    IVb   Ausbreitung auf andere Organe außerhalb des eigentlichen Beckens

---

[a] Änderungen bzw. Ergänzung der 1974 beschlossenen FIGO-Einteilung entsprechend den Vorschlägen anläßlich des VII. FIGO-Kongresses, Mexico, 1976

Die Bedeutung der Kolposkopie in der Screeninguntersuchung ist dadurch begrenzt, daß intrazervikal gelegene Frühveränderungen nicht erfaßt werden können. Die zusätzliche kolposkopische Untersuchung ist aber sinnvoll als zusätzliche Absicherung gegen Versagen der Zytologie. Der Hauptanwendungsbereich der Kolposkopie liegt in der Abklärung auffälliger Befunde an der Portio, primär durch gezielte zytologische Untersuchung und sekundär durch eine gezielte Biopsie. Verdächtige zytologische Befunde, persistierende Abstriche Pap III sowie die höheren Klassen (Pap IV, V) sind stets einer histologischen Abklärung zuzuführen (Abb. 1). Diese ist häufig auch die definitive Therapie (s. u.). Die Frage nach der Altersgrenze, unterhalb welcher auf die Entnahme eines zytologischen Abstrichs verzichtet werden kann, wird verschieden beantwortet. Es herrscht jedoch heute die Meinung vor, daß auch bei jungen Patientinnen, unabhängig vom Alter, nach Aufnahme sexueller Kontakte in jährlichem Abstand eine Vorsorgeuntersuchung mit zytologischem Abstrich durchgeführt werden sollte. Dafür spricht in erster Linie die erwähnte Verschiebung der Manifestation des Zervixneoplasmas in jüngere Altersklassen.

Die Symptomatik des *invasiven Karzinoms* bleibt in der Regel lange Zeit minimal. Hauptsymptom ist die Blutung, vor allem die Kontaktblutung. Dieses Sym-

Tabelle 3. Stadieneinteilung des Zervixkarzinoms nach UICC und FIGO

UICC-Kategorien	FIGO-Stadien	
T_{IS}	0	Präinvasives Karzinom (Carcinoma in situ)
T_0	–	Keine Evidenz für einen Primärtumor
T_1	I	Karzinom beschränkt auf die Zervix. Die Ausdehnung zum Corpus uteri sollte dabei unbeachtet bleiben
T_{1a}	Ia	Mikroinvasives Karzinom (nur histologische Verifikation möglich)
T_{1b}	Ib	Klinisch invasives Karzinom
T_2	II	Karzinom überschreitet die Zervix, erreicht jedoch nicht die Beckenwand, *und/oder* Karzinom greift auf die Vagina über, erreicht jedoch nicht deren unteres Drittel
T_{2a}	IIa	Ohne Infiltration des Parametriums
T_{2b}	IIb	Mit Infiltration des Parametriums
T_3	III	Karzinom mit Ausdehnung in das untere Drittel der Vagina *und/oder* bis zur Beckenwand (kein Zwischenraum zwischen Tumor und Beckenwand)
T_{3a}	IIIa	Mit Ausdehnung in das untere Drittel der Vagina
T_{3b}	IIIb	Mit Ausdehnung bis zur Beckenwand *und/oder* mit Hydronephrosis oder stummer Niere infolge tumorbedingter Ureterstenose
T_4	IVa	Karzinom mit Ausdehnung in die Mukosa der Harnblase oder des Rektums *und/oder* mit Ausdehnung über das eigentliche Becken hinaus Anmerkung: Das Vorhandensein eines bullösen Ödems genügt nicht, um den Tumor als ein T_4 einzustufen. Auch Uterusvergrößerung allein ist kein Grund für eine Einstufung in T_4
M_1	IVb	Befall entfernterer Organe
T_X	–	Die Minimalerfordernisse zur Bestimmung des Primärtumors liegen nicht vor

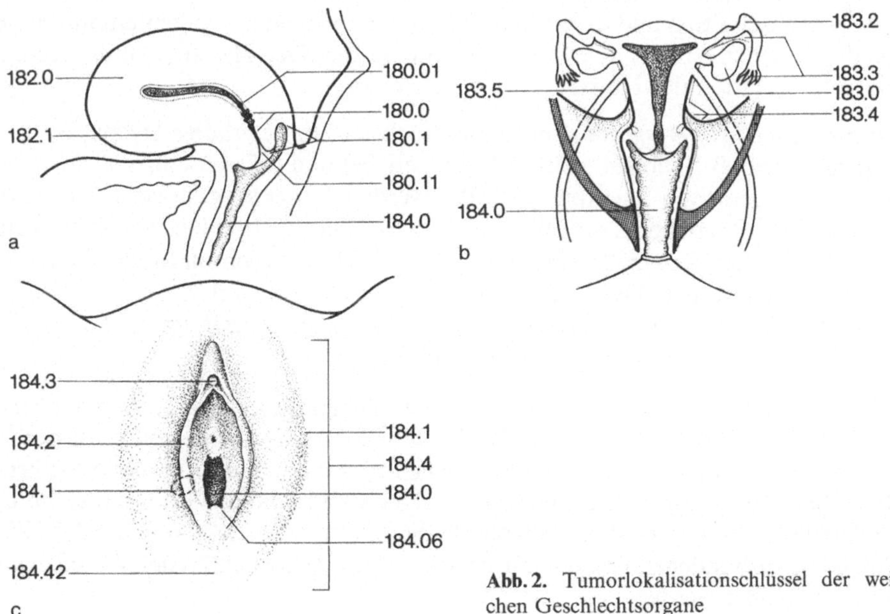

Abb. 2. Tumorlokalisationschlüssel der weiblichen Geschlechtsorgane

ptom muß in jedem Fall durch Spiegeleinstellung und die Methoden der Früherfassung abgeklärt werden. Fluor ist ein weniger konstantes Symptom. Schmerzen sind in der Regel Spätsymptome bereits fortgeschrittener Stadien.

Klinisch manifeste invasive Karzinome werden aufgrund des präoperativen klinischen Befundes in die Stadien I bis IV nach FIGO (Tabelle 2) eingeteilt. Die TNM-Klassifikation (1970) hat sich bisher in der Praxis nur wenig durchgesetzt (Tabelle 3).

Den Tumorlokalisationsschlüssel der weiblichen Genitalorgane zeigt Abb. 2.

Richtlinien der Primärbehandlung

Für die Primärbehandlung ist es entscheidend, ob es sich um ein präinvasives, ein mikroinvasives (beide Gruppen zusammen bilden die Frühfälle) oder ein makroinvasives, meist klinisch manifestes Karzinom handelt.

Präinvasive Neoplasien

Die nichtinvasiven Vorstadien des Zervixkarzinoms werden nach einem Vorschlag von Richart (1967) unter dem Begriff der „cervicalen intraepithelialen Neoplasie (CIN)" zusammengefaßt. Es gehören dazu die Dysplasien verschiedener Schweregrade und das Carcinoma in situ.

Für eine optimale Behandlung der präinvasiven wie der frühinvasiven Stadien des Zervixkarzinoms ist eine enge Zusammenarbeit zwischen dem Zytologen, dem Histologen und dem Therapeuten eine unabdingbare Voraussetzung. Entscheidend ist dabei natürlich die Rolle des Zytologen, dann aber auch ganz besonders diejenige des Histologen. Eine differenzierte Behandlung der Frühfälle ist nicht möglich ohne zeitraubende Aufarbeitung der histologischen Präparate in Stufenserienschnitten und deren Beurteilung durch einen kompetenten und in der gynäkologischen Histologie erfahrenen Untersucher. Der Therapeut muß Technik und Interpretation der Kolposkopie beherrschen.

Leichte bis mittlere Dysplasie. Leichte bis höchstens mittelgradige Dysplasien sind erfahrungsgemäß zu einem großen Teil reversibel und müssen daher nicht unbedingt einer operativen Therapie zugeführt werden. Unter sorgfältiger kolposkopischer und zytologischer Kontrolle kann zugewartet werden. Bei Persistenz kann nach mehrfacher Kontrolle eine Koagulation oder kryochirurgische Sanierung vorgenommen werden. Der Nachteil dieser Methode besteht darin, daß kein histologisches Präparat vorliegt, das den zytologischen Befund bestätigt. In Zweifelsfällen entschließen wir uns auch hier zur Konisation.

Mittlere bis schwere Dysplasie. Auch diese Veränderungen sind z. T. reversibel; ihre Entfernung ist aber angezeigt. Die übliche Behandlung ist die Messerkonisation im Gesunden. Alternativ wird auch hier (wie beim Carcinoma in situ) die kryochirurgische Sanierung empfohlen (Heinzel u. Käser 1979). Dieses Verfahren sollte besonders Geübten vorbehalten bleiben, da die mit dem Verzicht auf eine definitive Histologie verbundenen Risiken mit zunehmendem Schweregrad der Veränderung ebenfalls größer werden.

Carcinoma in situ. Die Therapie ist die Messerkonisation im Gesunden. Auch bei nicht im Gesunden durchgeführter Konisation kann – etwa bei dringendem Kinderwunsch – unter zytologischer Kontrolle abgewartet werden.

Bei Frauen mit Sterilisationswunsch, in der Prämenopause oder mit konkomitierenden gutartigen Veränderungen des Uterus ist die einfache vaginale Hysterektomie bei fortgeschrittenen intraepithelialen zervikalen Neoplasien die beste Lösung. Bei kompetenten und erfahrenen zytologischen Untersuchern ist die Treffsicherheit der zytologischen Differentialdiagnose aufgrund des Zellbilds im Abstrich groß (86% nach Rummel 1972). Insbesondere können präinvasive von invasiven Stadien mit hoher Sicherheit abgegrenzt werden (Rummel 1972). Unter diesen Voraussetzungen kann man u. U. auf die diagnostische Gewebsentnahme verzichten und direkt, aufgrund der zytologischen Differentialdiagnose, die Indikation zur Hysterektomie stellen.

Mikroinvasives Karzinom (Stadium Ia)

Unter dem Begriff des Mikrokarzinoms oder Stadium Ia werden kleine Karzinome zusammengefaßt, die aufgrund metrischer Kriterien (Tiefenwachstum unter 5 mm, Oberflächenausdehnung unter 1 cm) definiert sind. Die Häufigkeit von Lymphknotenmetastasen liegt bei 1% oder weniger (Friedberg et al. 1971; Savage 1972; Lohe 1978).

Grundsätzlich ist die einfache abdominale oder vaginale Uterusexstirpation die Therapie der Wahl. Doch muß hier individualisiert werden. Bei jungen Patientinnen mit dringendem Kinderwunsch kann auch die im Gesunden ausgeführte Konisation ausreichen. Auf der anderen Seite ist bei histologischen Grenzfällen (metrische Ausdehnung im Grenzbereich, malignes histologisches Bild) eine erweiterte Operation mit beschränkter Radikalität (Uterusexstirpation mit kleiner Vaginal- und Parametranmanschette, systematische Lymphonodektomie) indiziert.

In allen Fällen, auch nach erfolgter Uterusexstirpation, sind nachfolgende zytologische Kontrollen in höchstens jährlichem Abstand notwendig, da Rezidive im Epithel des Vaginalstumpfs vorkommen können.

Makroinvasives (klinisch manifestes) Zervixkarzinom

Die Therapie beruht auf folgenden, heute weitgehend gesicherten Tatsachen und Überlegungen:

a) In fortgeschrittenen Stadien (Befall der Parametrien bis zur Beckenwand) ist nur die Strahlentherapie sinnvoll.

b) In den früheren Stadien (Stadium Ib, Stadium II) erbringen operative und radiologische Verfahren gleichwertige Ergebnisse (Disaia et al. 1975).

c) Für die operative Behandlung, vor allem im Stadium I und bei jüngeren Frauen, sprechen folgende Gründe: 1. Die Kastration wird vermieden, da die Ovarien erhalten werden können, 2. die bei der radiologischen Therapie häufig eintretende Verklebung und eventuelle Schrumpfung der Vagina wird vermieden, 3. am Operationspräparat läßt sich die Ausdehnung des Krebses im kleinen Becken eindeutig bestimmen.

d) Finden sich bei systematischer Lymphonodektomie und systematischer histologischer Untersuchung des Operationspräparates keine Lymphknotenmetastasen, so liegt die Wahrscheinlichkeit späterer Metastasen im kleinen Becken (Friedberg et al. 1971) unter 5%. Die Fünfjahresüberlebensrate bei dem histologisch auf die Zervix lokalisierten Karzinom beträgt 92% (Baltzer 1978). Bei histologisch kontinuierlicher Ausbreitung in die Parametrien sinkt die Fünfjahresüberlebensrate auf 79%, bei diskontinuierlicher Ausbreitung in die Parametrien auf 76% und bei Befall der Lymphknoten auf 63% (Baltzer 1978). Bei Befall der höher gelegenen paraaortalen Lymphknotenstationen ist die Prognose infaust; die Bestrahlung mit paraaortalen Feldern ist mit schweren Komplikationen verbunden (Rutledge et al. 1975).

e) Die gefürchtetsten Nebenwirkungen der radikalen operativen Therapie, die Harnwegfisteln, lassen sich durch entsprechende Modifikation der Operationstechnik (ureterschonendes Operieren, Verzicht auf unnötige Radikalität im Bereich der Parametrien, systematische Saugdrainage) auf ein Minimum reduzieren; ihre Häufigkeit betrug nach Baltzer (1978) bei 1000 Fällen 1,7%.

f) Die Häufigkeit von Behandlungsnebenwirkungen ist nach wie vor dann am höchsten, wenn kombiniert chirurgisch und radiologisch behandelt wird. Der Effekt einer Nachbestrahlung nach radikal operiertem Kollumkarzinom ist bei Fehlen prospektiver Studien schwer zu beweisen (Baltzer 1978). Sie sollte daher auf die Fälle mit schlechter Prognose, insbesondere mit diskontinuierlicher Ausbreitung, beschränkt bleiben.

Neuere Entwicklung der intrakavitären Strahlentherapie. Eine wesentliche Verbesserung der Kontakttherapie mit umschlossenen gammastrahlenden Nukliden wurde durch Einführung des Nachlade-(Afterloading-)Verfahrens erreicht. Das Prinzip besteht darin, daß zunächst die erforderlichen Applikatoren in der gewünschten Anordnung in der Patientin positioniert werden. Nach Lagekontrolle werden die Strahlenquellen ferngesteuert aus dem Strahlenschutzbehälter über ein Führungssystem in die Applikatoren eingeführt und nach Ablauf der vorgewählten Bestrahlungszeit oder zur Unterbrechung der Bestrahlung wieder zurücktransportiert. Dadurch wird die Bestrahlungsplanung erleichtert und verbessert, vor allem aber eine optimale Reduzierung der Strahlenbelastung des Personals erreicht.

Die Kontakttherapie mit dem Nachladeverfahren kann entweder als Kurzzeitbestrahlung mit hoher Dosisleistung oder als Langzeitbestrahlung mit einer der üblichen Radiumtherapie vergleichbaren Dosisleistung erfolgen. Von den geeigneten Radionukliden findet gegenwärtig das Caesium 137 am häufigsten Anwendung (Walstam 1975). Seine Energie gestattet die Erzielung einer der Radiumtherapie vergleichbaren Dosisverteilung, Dosierung und Fraktionierung bei Langzeitbestrahlung unter voller Ausnutzung des Protrahierungseffekts.

Die Kurzzeitbestrahlung mit hoher Dosisleistung (Iridium 192, Caesium 137) befindet sich z. Z. noch im experimentellen Stadium. Hierbei muß aus strahlenbiologischen Gründen stärker fraktioniert werden (Trott 1975, 1979). Im allgemeinen kommen 6–8 Applikationen im Abstand von 2–4 Tagen mit einer Liegedauer von Minuten bis zu einer Stunde, je nach Dosisleistung, zur Anwendung. Nach den bisherigen Ergebnissen zeigen Frühstadien (I und II) praktisch gleiche Ergebnisse nach Kurzzeit- und Langzeitbestrahlung (Rotte 1971; Busch 1979), während bei großvolumigen Tumoren mit einem hohen Anteil hypoxischer Zellen die Kurzzeitbestrahlung strahlenbiologisch weniger geeignet erscheint (Rotte 1979; Trott 1979).

Behandlungsrichtlinien

Stadium Ib. Bei gegebener Operabilität wird die abdominale radikale Operation nach Meigs/Wertheim/Latzko durchgeführt (Entfernung von Uterus, Parametrien, Scheidenmanschette und regionalen Lymphknoten, bei jüngeren Frauen unter Erhaltung der Adnexe). Erweist sich der Tumor bei der histologischen Untersuchung des Operationspräparats als auf die Zervix beschränkt, ist damit die Behandlung abgeschlossen.

Stadium IIa. Für das Stadium IIa gelten dieselben Behandlungsrichtlinien wie für das Stadium Ib.

Stadium IIb. Hier (Befall der Parametrien, aber nicht bis zur Beckenwand) behandeln wir i. allg. radiologisch. Kontakttherapie nach dem Nachladeverfahren: endokavitär und vor der Portio 7 200 mgeh Ra-Äquivalent in 3 Sitzungen im Abstand von je einer Woche, entsprechend etwa 50 Gy an Punkt A und 10–15 Gy an Punkt B. Zusätzlich perkutane Bestrahlung mit 40 bis maximal 50 Gy Referenzdosis in 4–5 Wochen an der Beckenwand unter Verwendung von Keilfiltern und Auslenkung des Nutzstrahlenbündels nach lateral zur Vermeidung von Dosisspitzen. In selteneren Fällen, bei jungen Frauen und wenig ausgeprägtem Parametranbefall, kommt auch die primär operative Behandlung in Frage.

Stadium III. Die kombinierte Strahlentherapie ist die Therapie der Wahl. Macht die Plazierung der Strahlenträger bei sehr ausgedehntem Tumor an der Zervix

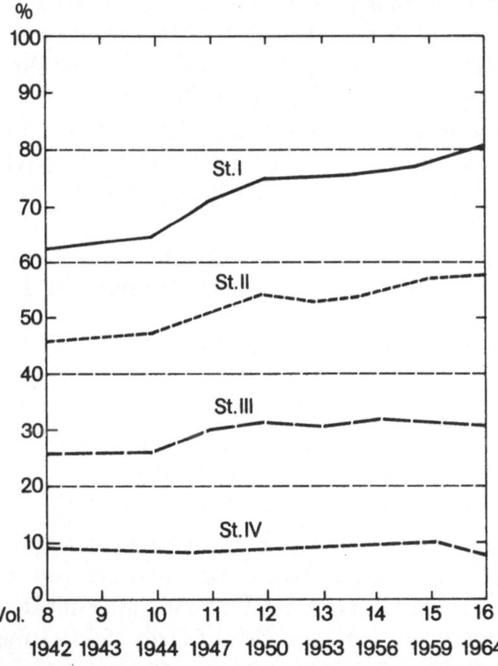

Abb. 3. Zervixkarzinom, 5-Jahres-Überlebensraten. Zusammenfassung von 37 verschiedenen Instituten in Bd. 8–16 des Annual Report, Stockholm

Schwierigkeiten, wird primär das ganze Becken perkutan mit Bewegungsbestrahlung behandelt und die Kontakttherapie evtl. (je nach Befund) später nachgeholt.

Stadium IV. Die Therapie der Wahl ist die perkutane Homogenbestrahlung des kleinen Beckens, evtl. zusätzlich eine lokale Kontakttherapie, je nach individuellem Befund.

Behandlungsergebnisse

Für die präinvasiven Stadien betragen die Fünfjahresüberlebensziffern praktisch 100%, für die mikroinvasiven Karzinome liegen sie ebenfalls bei 95% oder höher. Es ist aber mit lokalen Rezidiven zu rechnen, beim Carcinoma in situ in der Größenordnung von 1–5% (Rutledge et al. 1975; Vaclavinkova et al. 1978).

Zuverlässige Angaben über die Behandlungsergebnisse des invasiven Zervixkarzinoms finden sich in den sog. Annual Reports (Kottmeier 1976), die auf einem bis ins Jahr 1913 zurückgehenden immensen Beobachtungsgut von 334 000 Zervixkarzinomen beruhen. Die Heilungsziffern sind in den letzten 30 Jahren kontinuierlich angestiegen (Abb. 3) und betragen z. Z. für sämtliche Zervixkarzinome 55,5%, für das Stadium I 80,4%, das Stadium II 59%, das Stadium III 33% und das Stadium IV 7% (Fünfjahresüberlebensraten).

Nachsorge und Rezidivbehandlung

67% aller Rezidive im Stadium II und sogar 86% der Rezidive im Stadium III treten innerhalb der ersten 2 Jahre auf (Pfleiderer et al. 1979). Spätrezidive sind selten; im Gegensatz zum Mammakarzinom bildet die symptomfreie Fünfjahresüberlebensgrenze einen guten Anhaltspunkt für eine Dauerheilung.

Im Stadium I treten Therapieversager vorwiegend in der Form von Fernmetastasen und Befall hochsitzender Lymphknoten auf. In den weiter fortgeschrittenen Stadien finden sich die Therapieversager gehäuft als Rezidive im kleinen Becken (Pfleiderer et al. 1979).

Die *Nachsorge* erfolgt heute standardisiert und organisatorisch gestrafft im Verbund von Tumorzentren und niedergelassenem Arzt (Kubli et al. 1978), und zwar in folgender *zeitlicher Sequenz:*
1. Jahr alle 3 Monate, in Risikofällen alle 2 Monate,
2. Jahr alle 3 Monate,
3. Jahr alle 4 Monate,
4. Jahr alle 5 Monate,
5. Jahr alle 6 Monate,
ab 5. Jahr alle 6–12 Monate.

Die Nachsorgeuntersuchung umfaßt ein Standardprogramm aus Aufnahme einer kurzen Zwischenanamnese, Gewichtskontrolle, Bestimmung von BSG und Blutbild (halbjährlich) und lokaler gynäkologischer Untersuchung mit Beurteilung der Verhältnisse im kleinen Becken sowie Kontrolle auf Urininfekt (Tabelle 4, 5).

In größeren Abständen (halbjährlich in den ersten 2 Jahren, jährlich bis zum 5. Jahr) werden ein Infusionspyelogramm und Blutchemie (Bestimmung von Harnstoff, Elektrolyten, Leberfunktionsproben) durchgeführt.

Tabelle 4. Nachuntersuchungsprogramm bei Tumoren der weiblichen Genitalorgane

Bei *jeder* Nachsorgeuntersuchung sind folgende Maßnahmen notwendig:
1. *Allgemeine Befunde*
   - Kurze Zwischenanamnese
   - Gewicht
   - BSG (halbjährlich)
   - Hb (halbjährlich)

2. *Lokale Untersuchungen bei allen Genitaltumoren*
   - Abdomen äußerlich (Leber, Leistenlymphknoten, Aszites?)
   - Inspektion von Vulva und Vagina
   - Vaginale und vor allem rektale Austastung des kleinen Beckens: Beckenwand, Parametrien, Vaginalstumpf
   - Zytologischer Abstrich: Halbjährlich bis jährlich, immer bei auffälligen Erythroplakien oder anderen Veränderungen im Vaginalstumpf
   - Urin: E, Z, Sediment, Uricult

Tabelle 5. Nachsorgeprogramm beim Zervixkarzinom

1. NU nach 3 Monaten	Zwischenanamnese, Gewicht, Lokalbefund, Urin
2. NU nach 6 Monaten	Lokalbefund, Labor, Urin, Infusionspyelogramm, Gewicht, Blutchemie[a]
3. NU nach 9 Monaten	Lokalbefund, Gewicht, Urin
4. NU nach 1 Jahr	Lokalbefund, Urin, Gewicht, Blutchemie, Infusionspyelogramm, Röntgen: Thorax
5. NU nach 15 Monaten	Lokalbefund, Gewicht, Urin
6. NU nach 18 Monaten	Lokalbefund, Gewicht, Urin, Blutchemie, Infusionspyelogramm
7. NU nach 21 Monaten	Lokalbefund, Gewicht, Urin
8. NU nach 24 Monaten	Lokalbefund, Gewicht, Urin, Blutchemie, Infusionspyelogramm, Röntgen: Lunge
9. NU nach 28 Monaten	Lokalbefund, Gewicht, Urin
10. NU nach 32 Monaten	Lokalbefund, Gewicht, Urin, Blutchemie, Infusionspyelogramm
11. NU nach 36 Monaten	Lokalbefund, Gewicht, Urin
12. NU nach 41 Monaten	Lokalbefund, Gewicht, Urin
13. NU nach 45 Monaten	Lokalbefund, Gewicht, Urin, Blutchemie, Infusionspyelogramm
14. NU nach 51 Monaten	Lokalbefund, Gewicht, Urin
15. NU nach 57 Monaten	Lokalbefund, Gewicht, Urin

Ab 5. Jahr NU alle 6–12 Monate

[a] Harnstoffe, Elektrolyte, Leberfunktionsproblem

Aufgabe einer onkologischen Nachsorge ist nicht nur die frühe Erfassung von Therapieversagern, sondern auch die Erkennung und Behandlung von Therapienebenwirkungen – es ist sowohl bei operativer wie auch bei radiologischer Behandlung mit etwa 5% schweren Therapiefolgen zu rechnen (Pfleiderer et al. 1979), wobei die radiologischen Behandlungsfolgen später auftreten und schwerer zu beherrschen sind als diejenigen der operativen Behandlung – und die psychologische Führung der durch das Krebsgeschehen häufig psychisch schwer beeinträchtigten Patientin (Eicher et al. 1977).

Bei *Verdacht auf ein Rezidiv* wird nur behandelt, wenn dieses histologisch gesichert ist, da Rezidivbehandlungen eingreifend sind und die Patientinnen letztlich häufig nicht an den Folgen des Karzinoms, sondern der Therapie sterben (Heller 1969). Für die Sicherung der Diagnose kommt bei parametranen Rezidiven die Aspirationszytologie, die Punktionsbiopsie mit der Silvermann-Nadel und u. U. sogar die Laparotomie in Betracht. Weitere diagnostische Maßnahmen wie Ultraschall und/oder Computertomographie sollten prätherapeutisch durchgeführt werden. Bei primär strahlenbehandelten Patientinnen sind die Erfolge einer Rezidivbestrahlung bisher minimal; sie liegen bei etwa 2–3% (Ries u. Breitner 1969). Beckenwandrezidive sind einer anderen Behandlungsart aber nicht zugänglich.

Zentral im kleinen Becken *gelegene* Rezidive mit einer freien Ebene zwischen Tumor und Beckenwand bilden bei einer jüngeren Patientin in gutem Allgemeinzustand die Indikation zur Exenteration, d. h. Ausräumung des kleinen Beckens inklusive Blase und Enddarm unter Bildung eines Anus praeter sigmoideus und einer supravesikalen Harnableitung. An Stelle der Ileumblase wird heute zunehmend die Sigmablase (Sigmaconduit) bevorzugt; bei massiven Strahlenveränderungen in diesem Bereich einen Conduit aus dem Colon transversum. Der Eingriff ist mit einer relativ hohen primären Mortalität und Morbidität belastet; die Heilungsergebnisse liegen um 30% (Brunschwig 1970); in neueren Serien wird bei guter Selektion günstiger Fälle auch über höhere Erfolgsziffern berichtet.

Ist eine Patientin primär nicht radiologisch behandelt worden, ist in jedem Fall der Versuch einer Strahlenbehandlung des Rezidivs indiziert. Allerdings ist hier die Reaktion des Tumors besonders sorgfältig zu verfolgen, um bei noch operablem Rezidiv der Operabilität nicht zu verpassen.

Obwohl in vitro sich ca. 20% der Zervixkarzinome als chemosensibel erweisen (unpublizierte Ergebnisse der kollaborativen Studie zur Chemosensibilitätstestung), haben *Zytostatika* in der Behandlung des Kollumkarzinoms bisher wenig Erfolge gebracht. Die einige Zeit übliche Monotherapie mit Bleomycin ist heute vollständig verlassen. Über Erfolge wird bei Anwendung einer sequentiellen Kombination von Bleomycin und Mitomycin C berichtet (5 mg Bleomycin täglich über 7 Tage, gefolgt von einer Injektion von 10 mg Mitomycin C, Wiederholung nach einer Woche) (Miyamoto et al. 1978). In letzter Zeit wurde das Cisplatin erfolgreich bei diesem Tumor erprobt.

Die fundamental wichtige psychologische Führung der Zervixkarzinompatientin wird unterstützt durch großzügige Östrogensubstitution in allen Fällen mit allgemeinen oder lokalen (Atrophie im Genitalbereich) Ausfallserscheinungen.

Literatur

Baltzer J (1978) Die operative Behandlung des Cervixkarzinoms. Klinische, histologische und tumormetrische Untersuchungsergebnisse einer kooperativen Studie an 4 Universitätsfrauenkliniken bei 1 092 Patienten mit Zervixkarzinom. Habilitationsschrift, Universität München

Bayrle W (1977) Kritische Betrachtungen zur Rate der „falsch negativen" Befunde in der gynäkologischen Zytologie. Geburtshilfe Frauenheilkd 37:864

Boyce JG, Nelson JH, Fruchter RG (1977) Oral contraceptives and cervical carcinoma. Am J Obstet Gynecol 128:761

Busch M (1979) Klinische Erfahrungen mit dem Kurzzeitverfahren (Iridium-Gerät), Congressus Quartus Societatis Radiologicae Europaeae Hamburg, 4.–8. September

Brunschwig A (1970) Cancer of the cervix. Surgery for recurrences. In: Barber URK, Graber EA (eds) Gynecological oncology. Excerpta Medica, Amsterdam

Burghardt E (1971) Entwicklung zum Zervixkarzinom. In: Käser O (Hrsg) Gynaekologie und Geburtshilfe, Bd III. Thieme, Stuttgart, S 405

Chassagne D, Delouche G, Rocoplan JA, Pierquin B, Gest J (1969) Description et premiers essais du Curietron. J Radiol Electrol 50:910

Clarke M (1975) Carcinoma of the cervix – an epidemiological perspective. In: Brush MG, Taylor RW (eds) Gynecological malignancy. Bathière Tindell, London

Delouche G, Milhaud F, Gest J (1967) La Curiethérapie gynécologique endocavitaire par Caesium-137. J Radiol Electrol 48:229

Disaia PJ, Morrow PC, Townsend TE (1975) Synopsis of gynecologic oncology. Wiley, New York

Eicher W, Herms V, Kubli F, Kleinbach B (1977) Soziale, sexuelle und psychosomatische Aspekte beim Portiokarzinom. Med Welt 28:1508

Eschbach W (1976) Gegenwartsfragen zum Carcinoma cervicis uteri: Zur zytologisch-kolposkopischen Diagnostik des Carcinoma cervicis uteri. Dtsch Gesundheitswes 31:784

Fournier D v, Bauer M, Mehringer R, Kubli F (1979) Klinische Primärergebnisse mit Afterloading Langzeitverfahren bei 300 Patienten. Congressus Quartus Societatis Radiologicae Europaeae, Hamburg, 4.–8. September

Friedberg V, Käser O, Ober KG, Zander J (1971) Behandlung der Uteruskarzinome. In: Käser O (Hrsg) Gynäkologie und Geburtshilfe, Bd III. Thieme, Stuttgart, S 523

Gusberg SB, Frick HC (1970) Gynecologic cancer. Williams & Wilkins, Baltimore

Heinzel S, Käser O (1979) Das diagnostische und therapeutische Vorgehen beim pathologischen Cervixabstrich. Ther Umsch 36:491

Heller L (1969) Klinische Folgerungen aus Obduktionsbefunden beim Collumcarcinom. Gynäkologe 1:204

Hillemanns HG (1969) Das Cervixkarzinom. Gynäkologe 1:150

Krebsregister Baden-Württemberg (1977) Landesverband Baden-Württemberg zur Erforschung und Bekämpfung des Krebses e.V.

Kottmeyer HL (ed) (1976) 16th Annual report on the results of treatment in carcinoma of the uterus and vagina. Stockholm

Kubli F, Fournier D v, Kaufmann M, Lammers G, Bothmann GA, Drings P (1978) Praxis der onkologischen Nachsorge beim Genital- und Mammakarzinom. Manual Universitätsfrauenklinik, Heidelberg

Lohe KJ (1978) Early squamous cell carcinoma of the uterine cervix. III. Frequency of lymph node metastases. Gynecol Oncol 6:51

MacGregor IE (1978) Mortality from carcinoma of cervix uteri in Britain. Lancet II:774

Meigs IW, Laskey PW, Flannery IT (1976) Hinweise auf eine Rückbildung des Carcinoma in situ sowie auf eine zweite Form des invasiven Zervixkarzinoms, Connecticut 1935–1973. Geburtshilfe Frauenheilkd 36:554

Meisels A, Begin R, Schneider V (1977) Dysplasias of uterine cervix. Epidemiological aspects: Age and first coitus and use of oral contraceptives. Cancer 40:3076

Miyamoto T, Takade Y, Watanabe M, Terasuma T (1978) Effectiveness of a sequential combination of bleomycin and mitomycin-C on an advanced cervical cancer. Cancer 41:403

Naujoks H, Leppien G, Rogosarroff-Fricke R (1976) Negativer cytologischer Abstrich bei Carcinoma in situ der Cervix uteri. Geburtshilfe Frauenheilk 36:570

Nealon BS, Christopherson WM (1979) Cervix cancer precursors in young offspring of low-income families. Obstet Gynecol 54:135

Noda K, Yajima A, Higashiiwai H, Sato A, Teshima K (1976) Histopathologic criterion of dysplasia of the uterine cervix and its biological nature. Acta Cytol (Baltimore) 20:224

Ober KG (1977) Zervixkarzinom. Geburtshilfe Frauenheilkd 37:745

Ory H, Naib Z, Beach Conger S, Hatcher RA, Tyler CW (1976) Contraceptive choice and prevalence of cervical dysplasian and carcinoma in situ. Am J Obstet Gynecol 124:573

Pfleiderer A, Richter D, Thiessen P (1979) Aktuelle Probleme bei der Nachsorge von Patientinnen mit Karzinomen der Cervix und des Corpus Uteri. Onkologie 2:62

Randall CL (1970) Background of statistical data on ovarian cancer. In: Barber URK, Graber EA (eds) Gynecological oncology. Excerpta Medica, Amsterdam

Reid BL, French PW, Singer A, Hagan BE, Coppleson M (1978) Sperm basic proteins in cervical carcinogenesis. Lancet II:60

Richart RM (1967) Natural history of cervical intraepithelial neoplasias. Clin Obstet Gynecol 10:748

Ries J, Breitner J (1959) Strahlenbehandlung in der Gynäkologie. Urban & Schwarzenberg, München

Rotkin ID (1973) A comparison review of key epidemiological studies in cervical cancer related to current searches for transmissible agents. Cancer Res 33:1353

Rotte K (1979) Vergleich der Heilungsergebnisse einer intracavitären Radiumtherapie mit einer intracavitären High-Dose-Rate-Nachladebestrahlung bei gynäkologischen Karzinomen. Congressus Quartus Societatis Radiologicae Europaeae, Hamburg

Rummel HH (1972) Der Dyskariosebegriff und seine Bedeutung für die cytologische Differentialdiagnose und die Behandlung der Vorstadien und Frühformen des Cervixkarzinoms. Hüthig, Heidelberg

Rummel HH, Hoppe L, Heberling D (1979) Zur gegenwärtigen Epidemiologie des Cervixkarzinoms. Geburtshilfe Frauenheilkd 39:437

Rutledge F, Boronow R, Wharton IT (1975) Gynecologic oncology. Witey, New York

Sandmire HF, Austin SD, Bechtel RC (1976) Carcinoma of the cervix in oral contraceptive steroid and IUD users and nonusers. Am J Obstet Gynecol 125:339

Savage EW (1972) Microinvasive carcinoma of the cervix. Am J Obstet Gynecol 113:708

Silverberg E (1975) Gynecologic cancer; Statistical and epidemiological information. American Cancer Society

Swan SH, Brown WL (1979) Vasectomy and cancer of the cervix. N Engl J Med 301:46

Trott K-R (1975) Strahlenbiologische Überlegung bei der Wahl der Dosisleistung in der intrakavitären Strahlentherapie. Strahlentherapie 150:261

Trott K-R (1979) Strahlenbiologische Gesichtspunkte zur Kurzzeit- bzw. Langzeitapplikation. Congressus Quartus Societatis Radiologicae Europaeae, Hamburg, 4.–8. September

Vaclavinckova V, Nedman AK, Nasiell K (1978) Follow up studies in dysplasia and cancer in situ of the cervix uteri. Acta Obstet Gynecol Scand 57:69

Walstam R (1975) Kriterien für ein optimales Isotop bei der gynäkologischen Strahlentherapie. Strahlentherapie 150:258

Walstam R (1979) Afterloading procedures, methodological survey. Congressus Quartus Societatis Radiologicae Europaeae, Hamburg, 4.–8. September

Wynder E (1971) Bösartige Tumoren des Uterus. Die Epidemiologie des Korpus- und Cervixcarcinoms. In: Käser O (Hrsg) Gynaekologie und Geburtshilfe, Bd III. Thieme, Stuttgart, S 394

2.15 Korpuskarzinom

F. Kubli, G. Bothmann und D. von Fournier

Statistik und Ätiologie

Das Karzinom des Corpus uteri ist das Karzinom der älteren Frau. Seine *Häufigkeit* hat absolut (Weiss et al. 1976; Silverberg 1975) und relativ zum Zervixkarzinom beträchtlich zugenommen. Während man früher mit einer Relation Korpus-: Zervixkazinom von 1:3 bis 1:10 rechnete, beträgt diese gegenwärtig in Westeuropa 1:1 bis 2:3 (Käser 1971). Die Inzidenz des Endometriumkarzinoms liegt heute zwischen 15 und über 30 pro 100000 Frauen (Randall 1970; Krebsregister Baden-Württemberg 1977). In Connecticut ist die Inzidenz des Korpuskarzinoms von 1940 bis 1972 von 8,5 auf 21/100000 angestiegen (Silverberg 1975). In Südwürttemberg-Hohenzollern erkrankten 1977 von 100000 Frauen 35 an einem Endometriumkarzinom (Krebsregister Baden-Württemberg 1977). Die Wahrscheinlichkeit für eine 40jährige Frau, im Verlauf ihres weiteren Lebens an einem Endometriumkarzinom zu erkranken, wird auf 1,5% geschätzt (Gusberg u. Frick 1970).

An der absoluten und relativen Zunahme des Endometriumkarzinoms sind kausal wahrscheinlich mehrere Faktoren beteiligt. Es gehören dazu 1. die Zunahme der Lebenserwartung und die dadurch bedingte Altersverschiebung der weiblichen Bevölkerung nach oben, 2. (wahrscheinlich) der Anstieg des Lebensstandards mit Zunahme des Fettverbrauchs und 3. sehr wahrscheinlich der nach dem 2. Weltkrieg einsetzende Anstieg im Konsum von Östrogenen.

Die *Epidemiologie* des Korpuskarzinoms ist recht typisch und von derjenigen des Zervixkarzinoms grundsätzlich verschieden (Wynder 1971). Die wichtigsten Risikofaktoren und ihr relatives Gewicht sind aus Tabelle 1 ersichtlich.

70–80% der Endometriumkarzinomträgerinnen sind über 50 Jahre alt; der Altersgipfel liegt bei 50–60 Jahren. Typisch für die Korpuskarzinomträgerin ist die Trias Adipositas, Hypertonie und Diabetes. Davon ergibt sich aber eine statistisch relevante Risikoerhöhung nur für den Faktor Übergewicht (Wynder 1971; Richardson et al. 1978). Weitere Risikofaktoren sind Nulliparität, späte Menopause, Anovulation (Stein-Leventhal-Syndrom), Vorliegen anderer Karzinome, besonders Mammakarzinom, Bestrahlung im kleinen Becken (ca. 8fach erhöhtes Risiko, s. Richardson et al. 1978) und schließlich Östrogensubstitution. Insbesondere die Östrogenmedikation stand in den letzten Jahren im Zentrum der Diskussion um das Endometriumkarzinom.

Östrogene und Endometriumkarzinom. Die lange kontroverse Frage, ob Östrogensubstitution zum Risiko des Endometriumkarzinoms beiträgt, scheint heute endgültig entschieden (Editorial Lancet 1979). Zwischen 1975 und 1977 erschienen ins-

Tabelle 1. Risikofaktoren für das Korpuskarzinom. (Nach MacMahon 1974)

Risikofaktor	Relatives Risiko[a]
Übergewicht	10–23 kg: 3 Über 23 kg: 10
Nulliparität[a]	Gegenüber Frauen mit 1 Kind: 2 Gegenüber Frauen mit 5 und mehr Kindern: 3
Späte Menopause	Menopause nach dem 52. Lebensjahr gegenüber Menopause vor dem 49. Lebensjahr: 2,4
Diabetes mellitus	2,8
Hypertonie	Unsicher
Stein-Leventhal-Syndrom	?
Brust-/Kolon-/Ovarialkarzinom	?
Bestrahlung	Deutlich erhöht
Exogene Östrogene	? (3,3–7,6)

[a] Angaben aus verschiedenen epidemiologischen Arbeiten

gesamt 5 Arbeiten, die eine Risikoerhöhung für Endometriumkarzinom bei Östrogensubstitution um einen Faktor von 2–8 fanden (Übersicht bei Richardson 1978). Die z. T. vom methodischen her ziemlich heftig kritisierten Arbeiten wurden bestätigt durch spätere, methodisch einwandfreiere Beobachtungen, z. B. von Antunes (1979), der ein 6 fach erhöhtes Risiko fand. Umgekehrt ist der Rückgang der Östrogeneinnahme seit 1975 mit einer erneuten generellen Abnahme der Inzidenz des Korpuskarzinoms in den USA verbunden, ebenso wie in einzelnen gut untersuchten Kollektiven (Jick et al. 1979). Es läßt sich daraus folgern, daß mit Absetzen einer Östrogenmedikation die Risikosituation relativ rasch behoben oder doch vermindert wird (Jick et al. 1979).

Östrogene bilden demnach *einen* wichtigen, für die Manifestation (Entstehung?) des Endometriumkarzinoms verantwortlichen Faktor. Damit läßt sich auch die Assoziation zum Übergewicht erklären; denn Östrogene in der Menopause werden praktisch ausschließlich im peripheren Fettgewebe durch Aromatisation von androgenen Vorläufern aus der Nebenniere gebildet; es ergibt sich mithin eine Korrelation zwischen der Menge des vorhandenen Fettgewebes und den Östrogenspiegeln (Richardson 1978).

Die praktischen Konsequenzen für die Östrogensubstitutionstherapie können nicht in einem absoluten Verbot derselben liegen. Es besteht jedoch die Tendenz, östrogene Substitution nur gezielt bei Beschwerden einzusetzen und sie in ihrer zeitlichen Dauer begrenzt zu halten. Östrogen-Gestagen-Kombinations- oder -Sequenzpräparate sind wahrscheinlich mit einem geringeren Risiko behaftet, da die entscheidende Noxe weniger in der Höhe des Östrogenspiegels, als in der nicht durch Gestagene opponierten Langzeiteinwirkung gesehen wird. Fest steht, daß peri- und postmenopausale Frauen unter Östrogeneinnahme eindeutig zu einer Risikogruppe in bezug auf das Endometriumkarzinom gehören und deshalb die gynäkologische Vorsorge entsprechend ausgeübt werden muß.

Morphogenese

Es gibt Anhaltspunkte dafür, daß die Morphogenese des Endometriumkarzinoms stufenweise über Vorstufen wie beim Zervixkarzinom verläuft, doch sind die Verhältnisse weniger gut geklärt. Man nimmt an, daß die formale Genese über die Stationen: glandulär-zystische Hyperplasie, adenomatöse Hyperplasie, Adenokarzinom in situ, invasives Endometriumkarzinom verläuft. Dabei ist die glandulär-zystische Hyperplasie sicher keine echte Präkanzerose, da sich lediglich in 1,5–3% dieser Fälle später ein Endometriumkarzinom entwickelt (Dallenbach-Hellweg 1971; Halberstadt et al. 1970; Sommers 1970). Fakultative *Präkanzerosen* sind die adenomatöse Hyperplasie (Übergehen in ein invasives Karzinom zu 6–30% (Gusberg u. Frick 1970; Sommers 1970) und das Adenokarzinom in situ (Übergang in invasives Karzinom zu etwa 50%). Die Latenzzeiten sind möglicherweise ähnlich wie beim Zervixkarzinom und werden für die adenomatöse Hyperplasie mit 1–10 Jahren angegeben (Gusberg u. Frick 1970).

Wichtig ist die Tatsache, daß adenomatöse Hyperplasie und invasives Karzinom häufig gleichzeitig vorhanden sind, in 18% der Fälle nach Ritzmann u. Hillemanns 1977, in 82% nach Dallenbach-Hellweg 1964. Der Befund einer adenomatösen Hyperplasie bei der Kürettage muß daher immer daran denken lassen, daß möglicherweise ein gleichzeitig bestehendes invasives Karzinom nicht erfaßt wurde. Bezüglich Morphogenese erscheint es wahrscheinlich, daß nicht alle Endometriumkarzinome sich in typischer Weise entwickeln; denn es finden sich einmal Karzinome inmitten von hyperplastischem Randendometrium und zum anderen Karzinome mit atrophischen Randendometrium (Richardson 1978).

Früherkennung

Im Gegensatz zum Zervixkarzinom sind die beschriebenen Frühveränderungen einer systematischen Früherfassung nicht zugänglich. Endometriumkarzinome zeigen sich nur in 50–70% der Fälle, wenn eine Zytologie aus dem Bereich Zervix/Portio entnommen wird. Bei strenger Entnahme aus der Endozervix beträgt die Aufdeckrate zwischen 60 und 90%, im Mittel 73% (Übersicht bei Vuopala 1977).

Die Entnahme von Material aus dem Cavum uteri erfolgt mittels Spülung (Spülzytologie, Jet-wash, Gravlee-wash) oder mit einer Bürsten- oder Kratztechnik (z. B. Mi – Marktechnik). Die Trefferraten liegen zwischen 50 und 100%, im Mittel etwa bei 85%, unabhängig von der Technik der Entnahme (Hilgarth et al. 1973; Schneider 1976; Vuopala 1977).

Offenbar handelt es sich um ein Problem der Exfoliierung intakter Zellen. So konnte gezeigt werden, daß beispielsweise bei einem unausgereiften Karzinom die Diagnose zu 83%, bei einem ausgereiften jedoch nur zu 64% möglich war (Vuopala 1977; Reagan 1973).

Ferner dürfte erschwerend hinzu kommen, daß es sich meist um die Beurteilung von Verbänden devitaler Zellen handelt, an denen nur begrenzt eine ausreichend sichere morphologische Diagnose erfolgen kann (Bothmann 1977).

Die zytologische und zytohistologische Früherkennung des Korpuskarzinoms ist in ihrer Treffsicherheit demnach auch bei Anwendung der empfohlenen Verfahren begrenzter als die Zytologie der Zervix. Im Zweifelsfall ist die Durchführung einer Aspirationskürettage, die ebenfalls ohne Narkose und ohne Dilatation der Zervix erfolgen kann (Haller et al. 1973) vorzuziehen.

Eine Indikation für die Entnahme von Material aus dem Cavum uteri bei einer symptomlosen postmenopausalen Frau ist deren Zugehörigkeit zu einer Risikogruppe, im allgemeinen also:
– Östrogensubstitution und Übergewicht, besonders wenn sie mit Diabetes und Hypertonie kombiniert sind,
– späte Menopause.

Symptomatik und Diagnose

Das Kardinalsymptom des Endometriumkarzinoms ist die Blutung, besonders die Postmenopausenblutung. Blutungen nach der Menopause sind zu 40–60% durch ein Korpuskarzinom bedingt.

Die Abrasio bildet die wichtigste und entscheidende Maßnahme in der Diagnostik des Endometriumkarzinoms. Es gilt der Grundsatz, daß jede Postmenopausenblutung unbedingt einer diagnostischen Kürettage zugeführt werden muß, ebenso persistierende klimakterische Blutungen mit dem Charakter der Zwischenblutung. Bei jüngeren Frauen sind Zwischenblutungen häufiger dysfunktioneller Natur, doch sind 4% aller Korpuskarzinomträgerinnen unter 40 Jahre alt. Daher muß auch in diesem Lebensalter im Zweifelsfall, besonders bei fehlendem Erfolg einer hormonalen Behandlung, unbedingt abradiert werden.

Weiterhin gilt der Grundsatz, daß jede diagnostische Abrasio fraktioniert, d. h. getrennt für Zervix und Korpus, durchgeführt werden muß, da die Ausdehnung eines Korpuskarzinoms entscheidend für die Art der Behandlung ist.

Das Korpuskarzinom wird relativ früh symptomatisch. Der hohe Anteil von Fällen mit auf das Corpus uteri lokalisiertem Tumor (Stadium I) ist in erster Linie verantwortlich für die relativ guten Behandlungsergebnisse beim Korpuskarzinom.

Richtlinien der Primärbehandlung

Es ist heute gesichert, daß die *Prognose* eines Endometriumkarzinoms außer vom Allgemeinzustand und dem Alter der Trägerin von folgenden Faktoren abhängt:
– Oberflächenausdehnung des Karzinoms, insbesondere ein eventueller Befall der Zervix,
– Tiefe der Tumorinfiltration ins Myometrium,
– histologischer Reifegrad des Tumors.

Diesen Fakten trägt die 1971 von der FIGO empfohlene *Stadieneinteilung* weitgehend Rechnung (Tabelle 2). Sie beruht nicht nur auf der klinischen Untersuchung, sondern zusätzlich auf dem bei der Abrasio erhobenen Befund (Zervixbefall, Sondenlänge des Uterus, histologischer Reifegrad des Karzinoms). Auch für diese Geschwulstausbreitung wurde inzwischen eine TNM-Klassifikation erarbeitet (Tabelle 3). Tumorlokalisationsschlüssel s. Beitrag 2.14.

Tabelle 2. Klinische Stadieneinteilung der Karzinome des Corpus uteri

Stadium 0	Carcinoma in situ Histologisch verdächtige, aber nicht sicher maligne Befunde. Atypische adenomatöse Hyperplasie des Endometriums (Grenzfall, Borderline)
Stadium I	Das Karzinom ist auf das Korpus beschränkt Ia Die Länge des Cavum uteri beträgt 8 cm oder weniger Ib Die Länge des Corpus uteri ist größer als 8 cm Die Fälle des Stadium I sollen nach dem histologischen Typus folgendermaßen unterteilt werden: G_1 Hochdifferenziertes Adenokarzinom G_2 Differenziertes Adenokarzinom mit soliden Bezirken G_3 Vorwiegend solides und völlig undifferenziertes Karzinom
Stadium II	Das Karzinom hat das Corpus und die Cervix uteri befallen
Stadium III	Das Karzinom hat den Uterus, nicht aber das kleine Becken überschritten
Stadium IV	Das Karzinom ist über das kleine Becken hinaus vorgedrungen oder hat die Blasen- und Rektumschleimhaut befallen IVa Ausbreitung auf angrenzende Organe IVb Ausbreitung auf andere Organe außerhalb des eigentlichen Beckens

Tabelle 3. Stadieneinteilung nach UICC und FIGO

UICC-Kategorien		FIGO-Stadien	Corpus uteri
T_{IS}		0	Präinvasives Karzinom (Carcinoma in situ)
T_0		–	Keine Evidenz für einen Primärtumor
T_1		I	Karzinom beschränkt sich auf das Corpus uteri
	T_{1a}	Ia	Das Cavum uteri mißt 8 cm oder weniger in seiner größten Ausdehnung
	T_{1b}	Ib	Das Cavum uteri mißt mehr als 8 cm in seiner größten Ausdehnung
			Anmerkung: FIGO-Stadium I ist weiter unterteilt in Differenzierungsgrade
T_2		II	Karzinom breitet sich auf die Zervix aus, jedoch nicht außerhalb des Uterus
T_3		III	Karzinom breitet sich außerhalb des Uterus aus, einschl. Befall der Vagina, es verbleibt aber innerhalb des kleinen Beckens
T_4		IVa	Karzinom infiltriert die Mukosa der Harnblase oder des Rektums *und/oder* überschreitet die Grenzen des kleinen Beckens
N_0			Keine Evidenz für einen Befall der regionären Lymphknoten
N_1			Befall der regionären Lymphknoten
N_X			Die Minimalerfordernisse zur Beurteilung der regionären Lymphknoten liegen nicht vor
M_0			Keine Evidenz für Fernmetastasen
M_1			Fernmetastasen vorhanden
M_X			Die Minimalerfordernisse zur Feststellung von Fernmetastasen liegen nicht vor

Bei der *Behandlung* des Endometriumkarzinoms sind folgende Tatsachen gesichert:

1. Die Erfolge der operativen oder kombiniert operativen und radiologischen Therapie sind besser als diejenigen der reinen Strahlentherapie.

2. Durch eine prä- oder postoperative Auslastung der Vagina mit Radium oder anderen Radionukliden (z. B. Cs 137) mit Dosen von 20–40 Gy in 1 cm Gewebstiefe läßt sich die Zahl der Vaginalrezidive signifikant senken (3% gegenüber 14%) (Graham 1971; Halberstadt et al. 1970; Kolstad 1971; Gusberg u. Frick 1970).

3. Bei Befall der Zervix erfolgt die lymphogene Ausbreitung gleich wie beim primären Zervixkarzinom; die Therapie hat dem Rechnung zu tragen.

4. Die Prognose ist um so schlechter, je tiefer der Tumor in das Myometrium infiltriert ist und je unreifer das Karzinom ist.

5. Die Vorstadien des invasiven Karzinoms (adenomatöse Hyperplasie, z. T. auch Carcinoma in situ) sprechen auf eine Gestagentherapie gut an und sind somit grundsätzlich einer konservativen Therapie zugänglich (Kistner 1970).

Die Gestagentherapie ist auch in der Behandlung von Rezidiven und Metastasen bei ausdifferenzierten Korpuskarzinomen relativ wirkungsvoll, auch wenn diese Behandlung palliativ bleibt. Durch Gestagentherapie besonders gut beeinflußbar sind Lungenmetastasen. 20–50%, im Durchschnitt etwa 30%, aller mit Gestagenen behandelten Rezidive oder Metastasen zeigen eine objektive Besserung (Boronow 1975).

Zum Teil kontrovers sind die Ansichten zu folgenden Punkten:

a) Wahl des Operationsweges (abdominal oder vaginal). Die Mehrzahl der Autoren bevorzugt den abdominalen Weg. Die Ergebnisse unterscheiden sich aber kaum wesentlich von den durch vaginale Hysterektomie erzielten (Käser 1971).

b) Wert einer präoperativen intrakavitären Kontaktbestrahlung. Ergebnissen, bei denen mit dieser Methode eine Erhöhung der Heilungsziffern gefunden wurden, stehen gegenteilige gegenüber (Graham 1971; Bean 1978). Wegen erhöhter Komplikationsraten – wie auch von anderer Seite festgestellt (Walk et al. 1975) – haben wir die präoperative Bestrahlung wieder verlassen.

c) Wert der systematischen Lymphonodektomie oder der Nachbestrahlung bei Stadium I (Karzinom auf Korpus beschränkt). Der Lymphabfluß aus dem Corpus uteri erfolgt über die Lymphbahnen im Ligamentum infundibulo pelvicum zu den iliakalen und aortalen Lymphknoten, wobei die letzteren sehr früh befallen sind. Diese aortalen Lymphstationen sind weder durch eine Nachbestrahlung des kleinen Beckens noch durch eine systematische pelvine Lymphonodektomie, die übrigens bei den meist adipösen und älteren Patientinnen ohnehin nur in einem kleinen Teil der Fälle durchgeführt werden könnte, beeinflußbar. Im allgemeinen wird daher auf weitere Operationen im Stadium I verzichtet (Held et al. 1973) und eine Nachbestrahlung nur in den prognostisch ungünstigen Fällen durchgeführt.

d) Wert der adjuvanten Gestagentherapie in den Stadien I und II. Eine damit verbundene Erhöhung der Heilungsziffern ist bisher nicht gesichert (Malkasian u. Decker 1978).

Behandlungsrichtlinien

Präinvasive Stadien und Vorstufen (Carcinoma in situ und adenomatöse Hyperplasie). Die Therapie der Wahl bei Patientinnen ohne Kinderwunsch ist die einfache, meist vaginale Hysterektomie. Dabei entfallen die bei konservativer Therapie notwendigen Kontrollabrasionen; weiterhin kann eine östrogene Substitutionstherapie bei Bedarf bedenkenlos durchgeführt werden.

Bei bestehendem Kinderwunsch ist eine konservative Behandlung mit Gestagenen indiziert (Kistner 1970), wobei spätestens nach 6 Monaten eine Kontrollkürettage vorgenommen werden sollte.

Stadium Ia und Ib. Die Therapie der Wahl ist die *abdominale totale Hysterektomie mit beiden Adnexen.* Bei Kontraindikationen gegen den abdominalen Operationsweg (reduzierter Allgemeinzustand, extreme Adipositas) führen wir die vaginale Hysterektomie durch, ebenfalls nach Möglichkeit mit beiden Adnexen (Häufigkeit von Metastasen im Ovar 5–10%).

Bei technischen Schwierigkeiten begnügen wir uns auch mit der einfachen *vaginalen Hysterektomie* ohne Adnexe; auch diese eingeschränkte Operation erscheint uns vorteilhafter als die alleinige Strahlenbehandlung. 80–90% aller Patientinnen werden operiert.

Postoperativ wird in allen Fällen (mit Ausnahme weniger ausgedehnter, ausgereifter Karzinome im Stadium Ia) eine *intrakavitäre vaginale Nachbestrahlung* durchgeführt. Sie erfolgt nach dem Afterloadingverfahren und umfaßt die oberen beiden Drittel der Vagina mit einer Dosis von 15 Gy, entsprechend etwa 2 000 mgeh Ra-/Cs-Äquivalent.

Eine *perkutane Nachbestrahlung* erfolgt nur in folgenden Situationen:
- Infiltrationstiefe in das Myometrium mehr als 0,5 cm,
- entdifferenziertes Karzinom,
- Ovarien bei der Operation nicht entfernt.

Sie wird mit Kobalt-60-Teletherapie oder ultraharten Röntgenstrahlen als Bewegungsbestrahlung durchgeführt, und zwar mit einer Referenzdosis von 50 Gy in 5 Wochen, wobei das Zielvolumen den Vaginalstumpf miterfassen muß. Damit erübrigt sich die in den anderen Fällen übliche postoperative Einlage.

Bei *nicht operablen Patientinnen* wird eine alleinige Strahlentherapie durchgeführt, und zwar endokavitär nach dem Afterloadingverfahren in 3 Sitzungen mit je 20 Gy am Referenzpunkt. Kombiniert damit erfolgt eine vaginale Kontakttherapie und eine perkutane parametrane Stehfeldbestrahlung mit einer Dosis von 40 bis maximal 50 Gy in 4–5 Wochen in der Parametranebene. Der Referenzpunkt für die endokavitäre Bestrahlung liegt 1 cm lateral von der Korpusschleimhaut in der Mitte der Uteruslänge (entsprechend der Außenwand des Uterus) (Gauwerky 1980).

Stadium II (Befall der Zervix). Die Therapie im Stadium II entspricht grundsätzlich der beim Zervixkarzinom. Bei gutem Allgemeinzustand der Patientin abdominale Radikaloperation mit obligater Lymphonodektomie nach Meigs-Wertheim. Verbietet der Allgemeinzustand der Patientin diesen relativ großen Eingriff, ziehen wir ebenso wie Hernandez et al. (1978) die einfache Hysterektomie und perkutane Nachbestrahlung der alleinigen Strahlentherapie vor, da die Ergebnisse der kombinierten operativen und radiologischen Therapie derjenigen der alleinigen Strahlentherapie überlegen sind (70% gegenüber 55% Fünfjahresheilungsziffern, s. Hernandez et al. 1978). Eine Nachbestrahlung ist allerdings unumgänglich, da in bis zu 30% der Fälle Lymphknotenmetastasen gefunden werden (Morrow et al. 1973).

Eine adjuvante Gestagentherapie in Form von Prothil (100 mg) oder Clinovir (100–300 mg täglich) wird bei guter Verträglichkeit über 1 Jahr in allen Fällen des Stadiums I und II gegeben.

Stadium III (Ausbreitung im kleinen Becken). Das primäre Vorgehen hängt vom Allgemeinzustand der Patientin und von der lokalen Ausdehnung des Tumors im kleinen Becken ab. Ist der Tumor unter diesen Gesichtspunkten operabel, wird eine kombinierte operative und radiologische Therapie durchgeführt. Häufiger hat man sich auf die alleinige Strahlentherapie (intrakavitäre und vaginale Kontakttherapie, Perkutanbestrahlung) zu beschränken. In jedem Fall wird die Behandlung mit einer hoch dosierten Gestagentherapie, die über mindestens 2 Jahre fortgeführt wird, verbunden.

Stadium IV. Die palliative Behandlung besteht in hoch dosierter Gestagentherapie, evtl. in Kombination mit palliativer Bestrahlung symptomatischer Tumoren.

Behandlungsergebnisse

Die Heilungsergebnisse beim Korpuskarzinom sind besser als bei jedem anderen Genitalkarzinom und liegen global nach dem 16. Annual Report (Kottmeyer 1976) bei 63%. Für das Stadium I beträgt die Fünfjahresüberlebensziffer 72%, für das Stadium II 50%, für das Stadium III 31% und für das Stadium IV 9% (16. Annual Report 1976). Im Stadium I werden Heilungsziffern zwischen 80 und 90% erreicht, wenn der Allgemeinzustand der Patientin ein operatives Vorgehen erlaubt.

Nachsorge und Rezidivbehandlung

Ähnlich wie beim Zervixkarzinom treten fast alle Rezidive in den ersten 2 Jahren nach der Primärbehandlung auf. Die Häufigkeit synchroner und metachroner Karzinome ist beim Korpuskarzinom besonders groß und schon im 3. Jahr größer als die Rezidivhäufigkeit nach operiertem Stadium I (Pfleiderer et al. 1979). Von den von Pfleiderer et al. beobachteten Zweitkarzinomen waren $^1/_3$ Mamma-, $^1/_3$ Magen-Darm- sowie 20% Ovarialkarzinome.

Rezidive sind besonders bei den nur bestrahlten Korpuskarzinomen häufig; deshalb ist eine Kontrollabrasio auch bei symptomlosen Patientinnen nach 6 Monaten zu empfehlen.

Behandlungsfolgen treten fast nur bei den bestrahlten Patientinnen auf, zu 2,4% als schwere Fälle (Pfleiderer et al. 1979).

Die zeitliche Sequenz und der lokale und allgemeine Untersuchungsgang der Nachsorgeuntersuchungen ist identisch mit demjenigen beim Zervixkarzinom (s. Beitrag 2.14).

Eine *Rezidivbehandlung* erfolgt nur nach histologischer Sicherung analog wie beim Zervixkarzinom. Die Prognose ist schlecht; die Fünfjahresheilung nach Rezidiv liegt bei 10% (Boronow 1975). Relativ günstig ist die Prognose bei den isolierten Vaginalrezidiven, die (sofern nicht bereits vorher ausbestrahlt) gut auf Strahlentherapie (intrakavitär oder mit schnellen Elektronen) ansprechen. Rezidive im kleinen Becken oder Fernmetastasen werden je nach Lokalisation und zeitlichem Abstand von der Primärbehandlung, wenn möglich einer perkutanen Strahlentherapie, in jedem Fall einer hoch dosierten Gestagentherapie zugeführt. Eine operative Behandlung von Rezidiven kommt in Ausnahmefällen (jüngere Patientin, zentral im kleinen Becken gelegener Tumor, der von der Beckenwand abzusetzen ist) in Frage, wobei in der Regel ultraradikal unter Opferung von Blase und/oder Enddarm operiert werden muß.

Bei der psychosomatischen Problematik der erfolgreich behandelten Korpuskarzinomträgerin treten psychosexuelle Probleme wegen des durchschnittlich höheren Alters in der Regel in den Hintergrund. Problematisch kann das Auftreten von Östrogenmangelsymptomen sein. Mit Östrogensubstitution ist Zurückhaltung geboten; psychovegetative Symptome wie Wallungen können oft erfolgreich mit Gestagen angegangen werden. Bei ausgeprägten Ausfallserscheinungen und sicher radikal operiertem Stadium I erscheint allerdings auch eine Östrogensubstitution erlaubt und nicht mit einer erfaßbaren Risikoerhöhung behaftet zu sein.

Literatur

Antunes CMF, Stolley PD, Rosenheim NB (1979) Endometrial cancer and estrogens use. N Engl J Med 300:9

Bean HA, Bryant AJS, Carmichael JA, Mallik A (1978) Carcinoma of the endometrium in Saskatchevan 1966–1971. Gynecol Oncol 6:503

Boronow RC (1975) Management of recurrent endometrial cancer. In: Rutledge F et al. (eds) Gynecol oncology. Wiley, New York

Bothmann GA, Haag D (1977) Investigations on the diagnostic use of cytophotometric DNA measurements of exfoliated cells from the cavum uteri. VI. Int. Kongr. Cytology. Tokio, 2.–7. 5. 1977

Dallenbach-Hellweg G (1964) Das Karzinom des Endometriums und seine Vorstufen. Verh Dtsch Ges Pathol 48:81

Dallenbach-Hellweg G (1971) Rundtischgespräch „Endometriumkarzinom". Schweiz Z Gynäkol Geburtshilfe 2:330

Editorial (1979) Oestrogen therapy and endometrial cancer. Lancet I:1121

Gauwerky F (1980) Spezielle Strahlentherapie der malignen Tumoren: Weibliche Genitalorgane. In: Scherer E (Hrsg) Strahlentherapie. Radiologische Onkologie. Springer, Berlin Heidelberg New York, S 661

Graham J (1971) The value of preoperative or postoperative treatment by radium for carcinoma of the uterine corpus. Surg Gynecol Obstet 132:855

Gusberg SB, Frick HC (1970) Gynecologic cancer. Williams & Wilkins, Baltimore

Halberstadt E, Käser O, Castano-Almendral A (1970) Das Corpus- oder Endometriumcarcinom. Gynäkologe 3:31

Haller U, Kubli F, Bräunig G, Müller H, Castano-Almendral A (1973) Die diagnostische Aspirationscurettage. Geburtshilfe Frauenheilkd 33:1

Held E, Engeler V, Engeler ML, Schorno O (1973) Carcinoma corporis uteri. Karger, Basel

Hernandez W, Nolau JF, Nornow CP, Jernstrom PH (1978) Stage II endometrial carcinom: Two modalities of treatment. Am J Obstet Gynecol 131:171

Hilgarth M, Arbogast R, Kaltenbach FJ (1973) Jet-Wash-Technik zur zytologischen Frühdiagnose des Korpuskarzinoms. Geburtshilfe Frauenheilkd 33:994

Jick H, Watkins RN, Hemler JR, Disaia SM, Rothmann KJ, Walker AM (1979) Replacement estrogens and endometrial cancer. N Engl J Med 300:218

Käser O (1971) In: Rundtischgespräch „Endometriumkarzinom". Schweiz Z Gynaekol Geburtshilfe 2:325

Kistner RW (1970) The effect of progestrational agents on hyperplasia and carcinoma in situ of the endometrium. In: Barber HRK, Graber EA (eds) Gynecological oncology. Excerpta medica, Amsterdam

Krebsregister Baden-Württemberg (1977) Landesverband Baden-Württemberg zur Erforschung und Bekämpfung des Krebses e.V.

Kolstadt P (1971) Therapeutic considerations. In: Rundtischgespräch „Endometriumkarzinom". Schweiz Z Gynaekol Geburtshilfe 2:346

Kottmeyer HL (ed) (1976) 16th Annual report on the results of treatment in carcinoma of the uterus and vagina. Stockholm 1976

MacMahon B (1974) Risk factors for endometrial cancer. Gynecol Oncol 2:122

Malkasian GD, Decker DG (1978) Adjuvant progesteron therapy for stage I endometrial cancer. Int J Gynecol Obstet 16:48

Morrow CHP, Disaia PJ, Townsend DE (1973) Current management of endometrial carcinoma. Obstet Gynecol 42:399

Pfleiderer A, Richter D, Thiessen P (1979) Aktuelle Probleme bei der Nachsorge von Patienten mit Karzinomen der Cervix und des Corpus uteri. Onkologie 2:62

Randall CL (1970) Background of statistical data on ovarian cancer. In: Barber HRK, Graber EA (eds) Gynecological oncology. Excerpta Medica, Amsterdam

Reagan JW, Ng ABP (1973) The cells of uterine adenocarcinoma. Monographs in clinical cytology. 2nd ed. Karger, Basel

Richardson GS, MacLaughin DT (eds) (1978) Hormonal biology of endometrial cancer. UICC Technical Report Series, vol 42. UICC, Geneva

Ritzmann H, Hillemanns HG (1977) Die Hyperplasieformen des Endometriums. Arch Gynaekol 223:345

Silverberg E (1975) Gynecologic cancer; statistical and epidemiological information. Am Cancer Soc

Sommers SC (1970) The significance of endometrial hyperplasia and its early diagnosis. In: Barber HRK, Graber EA (eds) Gynecological oncology. Excerpta Medica, Amsterdam

Schneider ML, Hoppenrath H (1976) Die Jet-Wash-Technik. Geburtshilfe Frauenheilkd 36:625

Studd IWW, Thom M, Dische F, Driver M, Evans TW, Williams D (1979) Value of cytology for detecting endometrial abnormalities in climacteric women recieving hormone replacement therapy. Br Med J 1:846

Vuopala S (1977) Diagnostic accuracy and clinical applicability of cytological and histological methods for investigating endometrial carcinoma. Acta Obstet Gynecol Scand [Supp] 70

Walk T, Voigtländer JM, Schindler HE (1975) Influence of preoperative radiotherapy on postoperative morbidity in patients with endometrial carcinoma. Arch Gynaekol 218:143

Weiss NS, Szekely DR, Austin DF (1976) Increasing incidence of endometrial cancer in the United States. N Engl J Med 294:1259

Wynder EL (1971) Bösartige Tumoren des Uterus. Die Epidemiologie des Korpus- und Cervixcarcinoms. In: Käser O (Hrsg) Gynaekologie und Geburtshilfe, Bd III. Thieme, Stuttgart, S 394

2.16 Uterussarkome

M. KAUFMANN und F. KUBLI

Allgemeines

Die Seltenheit von Uterussarkomen und die gleichzeitig große Anzahl histologischer Untergruppen unterschiedlicher Malignitätsgrade erschwert exakte Angaben über das Vorkommen, ein standardisiertes therapeutisches Vorgehen und Angaben bezüglich der Prognose dieser Geschwülste (Heberling et al. 1978).

Häufigkeit

Sarkome des Uterus werden in weniger als 1–5% der Gebärmuttermalignome gefunden (Barber 1980; Jones u. Jones 1981; McGowan 1978).

Sie gelten als besonders bösartig mit normalerweise kurzen Überlebenszeiten der Patientinnen, was allerdings auch auf die relativ späte Erstdiagnose zurückgeführt werden muß.

Das häufigste Uterussarkom ist das Leiomyosarkom (0,5/100 000 Frauen über 20 Jahre) (Saksela 1974). Andere häufige Sarkome sind bösartige gemischte Müller-Tumoren und Stromasarkome; alle weiteren Typen sind äußerst selten.

Altersverteilung

Korpussarkome sind nach Cramer u. Cutler (1974) häufiger in einem jüngeren Alter (56,5 Jahre) zu finden als das Adenokarzinom des Corpus uteri (60,7 Jahre). Nach einer Zusammenstellung von McGowan (1978) treten Stromasarkome am häufigsten in einem Durchschnittsalter von 45–48, Leiomyosarkome von 55–57 und gemischte Müller-Tumoren von 62–65 Jahren auf.

Ätiologie

Es ist unklar, wie häufig Leiomyosarkome auf dem Boden von Uterusmyomen entstehen können (Stegner 1972); nach Barber (1980) weniger als 0,2%.

Das Auftreten von Uterussarkomen nach Strahlentherapie des kleinen Beckens (Therapie des Zervixkarzinomes bzw. früher häufig durchgeführte Kastrationsbestrahlungen bei funktionellen Blutungen) ist bekannt, wobei über Latenzzeiten von 5–10 und mehr Jahren berichtet wird (Barber 1980; McGowan 1978; Stegner 1972).

Klassifizierung und Nomenklatur

Als Ursprungsort kommen in erster Linie das Myometrium, das Endometrium und Blutgefäße in Betracht, doch gibt es auch Uterussarkome, die von nicht uterusspezifischem Gewebe ausgehen (sog. heterologe Uterussarkome).

Tabelle 1. Klassifikation der Uterussarkome. (Nach Ober 1959; Kempson 1973)

Typ	Homolog[a]	Heterolog[b]
I. Reine Sarkome[c]		
	1. Leiomyosarkom 2. Stromasarkom 3. Low-grade endometriale Sarkome (Endolymphatische Stromamyosis) 4. Angiosarkom 5. Fibrosarkom	1. Rhabdomyosarkom (einschließlich Sarcoma botryoides) 2. Chondrosarkom 3. Osteosarkom 4. Liposarkom
II. Gemischte Sarkome[d]		
	Karzinosarkom	Karzinosarkom (mit oder ohne homologe Elemente)
III. Gemischte Müller-Tumoren (gemischte mesodermale Tumoren)		
	Karzinom mit Leiomyosarkom, Stromasarkom oder Fibrosarkom oder Mischung dieser Sarkome	Karzinom mit heterologem Sarkom (mit oder ohne homologe Elemente)
IV. Unklassifizierte Sarkome		
V. Maligne Lymphome		

[a] Besteht aus Zellelementen, welche zum Uterus gehören
[b] Besteht aus Zellelementen, welche nicht zum Uterus gehören, z. B. Knochen, Knorpel, quergestreifte Muskulatur
[c] Nur aus einem Zelltyp zusammengesetzt
[d] Aus mehr als einem Zelltyp zusammengesetzt

Klassifikationen sollten klinischen und histopathologischen Kriterien gerecht werden. Dabei werden viele Einteilungen angeboten. Tabelle 1 zeigt eine Modifikation der ausführlichen Klassifikation von Ober (1959) nach einer Vereinfachung von Kempson (1973) mit drei Haupttypen: reine Sarkome, gemischte Sarkome und gemischte maligne Müller-Tumoren mit homologen, heterologen oder gemischt homologen und heterologen Zellelementen.

Diagnose

Eine *frühe Diagnose* von Uterussarkomen ist schwierig und selten. Sehr häufig wird die Diagnose eines Uterussarkoms zufällig bei einer Ausschabung oder Hysterektomie gestellt. Auffällige Myomknoten sollten nach Hysterektomie aufgeschnitten werden, um evtl. eine vorläufige Diagnose mit entsprechend weiterem operativen Vorgehen zu ermöglichen.

Hauptsymptom, vor allem beim Leiomyosarkom und endometrialen Stromasarkom, ist die vaginale *Blutung* (stark, unregelmäßig). Abnorme Blutungen können fehlen, wenn das Endometrium nicht befallen ist. Neben Ausfluß oder unklaren Leibschmerzen kann ein aufgetriebener Leib ein subjektives Erstsymptom eines bereits fortgeschrittenen Sarkoms darstellen. Perimenopausale Blutungsstörungen oder postmenopausale Blutungen, verbunden mit einem für diese Lebensspanne vergrößerten Uterus, weisen auf ein Sarkom hin. Bei der klinischen Untersuchung können oft große Tumormassen, auch mit retroperitonealer Ausdehnung, im kleinen Becken festgestellt werden. Eine Spiegeleinstellung kann polypöse Gewebsmassen, welche aus dem Muttermund quellen, als Sarkom erkennen lassen. Hier kann eine Knipsbiopsie die morphologische Sicherung bringen. Sehr selten wird bei jungen Frauen der Ausgang eines Sarkoms von der Vagina oder bei Kindern von der Zervix beobachtet.

Eine *klinische Stadieneinteilung* der Uterussarkome kann entsprechend der FIGO-Einteilung beim Korpuskarzinom erfolgen (s. Kap. 2.15).

Prognose

Die gesamten Überlebensraten der Uterussarkome, welche sich vor allem hämatogen mit Lungen- und Lebermetastasen und ebenso durch lokale Invasion ausbreiten, betragen ca. 20–30% (McGowan 1978). Prognostische Aussagen für die Vielzahl der histologischen Untergruppen mit unterschiedlicher Beurteilung von sog. low-grade-Sarkomen sind schwierig und beruhen fast ausschließlich auf retrospektiven Untersuchungen.

Als die derzeit gewichtigsten prognostischen Faktoren müssen berücksichtigt werden:
1. *Ausdehnung* eines Sarkoms zum Zeitpunkt der Operation: a) Tumorstadium, b) Uterusgröße, c) Invasionstiefe ins Myo- und Perimetrium,
2. Histologisches Grading mit Angabe der *Mitoseaktivität* (Anzahl der Mitosen/ 10 mal Gesichtsfeld) als Anzeichen der Aggressivität des Tumors.

Tumoren mit weniger als 5 Mitosen/10 mal Gesichtsfeld sind gutartig, Tumoren mit höheren Mitoseraten sind bösartig mit hoher Metastasierungsfrequenz und schlechter Prognose.

Nach diesen Kriterien läßt sich in der Regel die Prognose der wichtigsten und häufigsten Sarkome des Uterus (Leiomyosarkom, Stromasarkom, gemischte Müller-Tumoren) einigermaßen sicher festlegen. Spezielle Probleme, die individuelle Kenntnisse eines erfahrenen Pathologen erfordern, bieten die Grenzfälle (low-grade malignancy) wie die *endolymphatische Stromamyosis* (= „low-grade" endometriales Sarkom), welche ebenfalls metastasieren kann und bei der noch nach 20 Jahren Rezidive möglich sind (Überlebensraten ca. 75–80%), oder das *benigne metastasierende Leiomyosarkom* (= intravaskuläres Fibromyom). Hier handelt es sich um einen biologisch malignen Tumor mit einer Metastasierungstendenz noch lange nach primärer Operation mit guter Prognose bei der chirurgischen Exstirpation der Metastasen. Hierzu gehört auch das *Hämangioperizytom*, welches normalerweise gutartig ist (20–30% Malignität).

Richtlinien der Primärtherapie

Eine exakte Diagnose bezüglich Ausdehnung und histopathologischer Klassifizierung ist für eine gezielte, individuell abgestimmte Therapie von Uterussarkomen unerläßlich. Ergebnisse umfangreicher prospektiver Therapiestudien existieren leider nicht. Es liegen meist nur Fallberichte mit kleinen Patientenkollektiven vor.

Operative Maßnahmen

Im allgemeinen steht ein operativer Eingriff zur Entfernung des Primärtumors an erster Stelle. Dabei wird normalerweise eine abdominale Hysterektomie mit beiden Adnexen durchgeführt. Bei nur oberflächlicher Invasion kann dies, evtl. mit Bekkenlymphknotenexstirpation, in den Tumorstadien I und II ausreichend sein. Im allgemeinen wird jedoch wegen der meist nicht ausreichenden operativen Radikalität im Gesunden zusätzlich eine postoperative Strahlentherapie (Gallup u. Cordray 1979) und in neuester Zeit eine adjuvante Chemotherapie empfohlen.

Strahlentherapie

Der prä- und postoperative Einsatz einer Strahlentherapie ist bei den Uterussarkomen meist sehr umstritten. Endometriale Sarkome scheinen eher radiosensitiv als Leiomyosarkome zu sein. Die postoperative Megavolttherapie sollte dann mit einer Dosis von 45–55 Gy in 5–6 Wochen erfolgen.

Bei inoperablen Fällen kann eine primäre kombinierte Strahlentherapie (intrauterine und vaginale Kontakttherapie, perkutane Bestrahlung) entsprechend der beim Korpuskarzinom zur Anwendung kommen (Maier 1978, Wharton 1976), wobei die Prognose meist infaust ist.

Chemotherapie

Eine zunehmend größere Rolle spielt heute der Einsatz einer *systemischen Chemotherapie* (Buchsbaum et al. 1979; Kaufmann et al. 1978).

Hohe Rezidivraten und häufig ausgedehnte Metastasierung nach erfolgter operativer Primärtherapie und meist rasches Wachstum scheinen theoretische Voraussetzungen einer *adjuvanten* Chemotherapie zu sein. Oft sind radikale Tumorexstirpationen nicht möglich, da makroskopisch keine Tumorkapseln und häufig weite lokale Mikrometastasierungen vorliegen. Bei sog. High-risk-Patientinnen (z. B. mehr als die Hälfte der Myometriumwanddicke befallen) kommt eine solche adjuvante Chemoprophylaxe mit Adriamycin (75 mg/m^2 KOF i.v. alle 21 Tage für mindestens 8 Zyklen) als Monotherapie oder als Polychemotherapie bei fernmetastasierenden Stadien in Frage.

Bei *disseminierten Stadien* sind vor allem seit Einführung von Adriamycin und Imidazolcarboxamid (DTIC) in Polychemotherapieschemata die erzielten palliativen Therapieerfolge ermutigend. Größere Erfahrungen mit Cisplatinum liegen allerdings noch nicht vor. Im allgemeinen ist derzeit der Einsatz des sog. CyVADIC-Schemas (Cyclophosphamid: 400 mg/m^2 KOF i.v. Tag 1, Vincristin: 1–1,5 mg i.v. Tag 1 und 5, Adriamycin: 40 mg/m^2 KOF Tag 1; DTIC: 200 mg/m^2 KOF Tag 1–5, Wiederholung alle 3–4 Wochen) anzustreben. Aufgrund der großen Toxizität können häufig jedoch nicht alle Medikamente eingesetzt werden. Nach Gottlieb et al. 1975 und Pinedo u. Kenis (1977) können aber z. B. auch durch eine Monotherapie mit DTIC bzw. Adriamycin bereits Remissionsraten von 25–32% erzielt werden. Kombinationstherapien, vor allem mit diesen beiden Medikamenten (Adriamycin 60 mg/m² KOF i.v. Tag 1, DTIC 250 mg/m² KOF i.v. Tag 1–5, alle 3 Wochen) sind deutlich effektiver (ca. 50% Remissionsraten).

Als Alternativtherapie bietet sich das früher eingesetzte sog. VAC-Schema (nach Smith u. Rutledge 1975; Wharton 1976) an (Vincristin: 1–2 mg i.v. 1 mal wöchentlich, 10–12 Wochen lang, Tag 1, Actinomycin D:0,5 mg i.v., Tag 1–5 alle 4 Wochen, Cyclophosphamid: 5–7 mg/kg KG i.v., Tag 1–5 alle 4 Wochen).

Nachsorge und Rezidivbehandlung

Die Nachsorgeuntersuchungen führen wir postoperativ über 2 Jahre in 3 monatigen, später je nach Risikosituation, in 4- bis 6 monatigen Abständen durch. Sie entsprechen denjenigen bei allen anderen gynäkologischen Karzinomen mit besonderer Berücksichtigung der Möglichkeit einer Leber- und Knochenmetastasierung (s. Kap. 2.14).

Als *Rezidivbehandlung*, bei Tumorpersistenz und bei erschöpfter konservativer Therapie kommen eine Strahlentherapie (Kontakttherapie mit Radium 226 bzw. Caesium 137 oder perkutan mit ultraharten Photonen) bzw. eine Kombinationschemotherapie in Betracht (s. Primärbehandlung). Dabei sollte der Umgang mit diesen meist aggressiven Zytostatika erfahrenen Therapeuten vorbehalten sein.

Andere Genitalsarkome der Frau

Vulvasarkom. Therapie und Nachsorge entsprechen der des Vulvakarzinoms.

Vaginalsarkom. Es stellt ca. 2% aller Vaginalgeschwülste, Primärsymptom ist die Blutung. Als Therapie kommt eine größere chirurgische Exstirpation mit eventueller vorderer und/oder hinterer Exenteration in Frage. Andere Zusatzbehandlungen sind ebenfalls von nur begrenztem Wert.

Sarcoma botryoides. Dies ist eine polypöse multizentrische Geschwulst in der Vagina und Zervix im Kindesalter (6 Monate bis 16 Jahre, Durchschnittsalter 2–3 Jahre). Hauptsymptom ist die vaginale Blutung. Dieses Sarkom wird meist zu den Rhabdomyosarkomen gerechnet (s. Tabelle 1).

Trotz der schlechten Prognose sind oft eine Radikaloperation, evtl. sogar eine Exenteration mit Lymphonodektomie, und anschließende Bestrahlung und/oder Chemotherapie als Therapie in Erwägung zu ziehen.

Literatur

Barber HRK (1980) Manual of gynocologic oncology. Sarcoma of the uterus. Lippincott, Philadelphia, p 252
Buchsbaum HJ, Lifshitz S, Blythe J (1979) Prophylactic chemotherapy in stages I and II uterine sarcoma. Gynecol Oncol 8:346
Cramer DW, Cutler SJ (1974) Incidence and histopathology of malignancies of the female genital organs in the United States. Am J Obstet Gynecol 118:443
Gallup DG, Cordray DR (1979) Leiomyosarcoma of the uterus. Case reports and a review. Obstet Gynecol Surv 34:300

Gottlieb JA, Benjamin RS, Baker LH (1976) Role of DTIC in the chemotherapy of sarcomas. Cancer Treat Rep 60:199

Heberling D, Kaufmann M, Rummel HH (1978) Morphologie und Klinik der Uterussarkome an der Universitäts-Frauenklinik Heidelberg (1957–1977). Abstract. 42. Tagung Dtsch Gesell Gynaekol Geburtshilfe, München

Jones HW, Jones GS (1981) Novak's textbook of gynecology. 10th edn. Williams & Wilkins, Baltimore

Kaufmann M, Kubli F, Drings P, Burkert H (1978) Chemotherapie des Genital- und Mammakarzinoms. ASTA, Bielefeld, S 30

Kempson RL (1978) Sarcomas and related neoplasm in the uterus. In: Norris HJ, Hertig AT, Abell MR (eds) Williams & Wilkins, Baltimore, p 298

Maier JG (1978) Radiotherapy treatment of sarcoma of the corpus. In: McGowan L (ed) Gynecologic Oncology. Appleton Century Crofts, New York, S 271

McGowan L (1978) Sarcoma of the uterus. In: McGowan L (ed) Gynecologic Oncology. Appleton Century Crofts, New York, S 266

Ober WB (1959) Uterine sarcomas; histogenesis and taxonomy. Ann NY Acad Sci 75:568

Pinedo HM, Kenis Y (1977) Chemotherapy of advanced soft-tissue sarcomas in adults. Cancer Treat Rev 4:67

Saksela E, Lampinen V, Procope B (1974) Malignant mesenchymal tumors of the uterine corpus. Am J Obstet Gynecol 120:452

Smith JP, Rutledge FN (1975) Gynecological tumors. Pelvic sarcomas. In: Cancer chemotherapy. Year Book Medical Publishers, Chicago, p 516

Stegner HE (1972) Uterussarkome. In: Käser O, Friedberg V, Ober KG, Thomsen K, Zander J (Hrsg) Gynäkologie und Geburtshilfe, Bd III. Thieme, Stuttgart, S 498

Wharton JT (1976) Sarcomas of the uterus. In: Rutledge F, Boronow RC, Wharton JT (eds) Gynecologic oncology. Wiley & Sons, New York, p 131

2.17 Tumoren der Vulva und Vagina

F. Kubli und G. Bothmann

Vulvakarzinom

Statistik und Ätiologie

Das Vulvakarzinom ist das Karzinom der alten Frau mit einem Häufigkeitsgipfel in der Altersklasse zwischen 60 und 70 Jahren (Limburg 1972) und einem über 60 Jahren liegenden Durchschnittsalter der Karzinomträgerin (Edsmyr u. Kottmeyer 1971). Gleichzeitig ist es ein *seltenes Karzinom*, das weniger als 1% aller Karzinome überhaupt und lediglich 2–5% aller Genitalkarzinome ausmacht (Frick 1970a). Das Vulvakarzinom ist grundsätzlich leicht zu diagnostizieren und hat, rechtzeitig erkannt, eine ausgesprochen hohe Heilungsrate (Frick 1970a; Japaze 1970; Figge 1974).

Die Tatsache, daß die *Heilungsziffern* trotzdem relativ niedrig, nämlich durchschnittlich zwischen 40 und 50% [Frischbier u. Thomsen 1972; Käser 1972), liegen, ist weitgehend durch das relativ hohe Alter der Patientinnen bedingt. Dabei ist bemerkenswert, daß in 8–12% aller Fälle ein Zweitkarzinom an anderer Stelle des Körpers vorhanden ist (Tovell 1972); nach Figge (1974) sogar in 22%. Das relativ hohe Alter der Patientinnen dürfte auch den Hauptgrund dafür darstellen, daß das Vulvakarzinom wohl das am häufigsten und ausgiebigsten verschleppte Karzinom überhaupt ist. Die Latenz zwischen Symptomen und Diagnose geht in der Regel zu Lasten der Patientin und lag in größeren Serien bei 60% zwischen 6 Monaten und 2 Jahren, bei weiteren 35% zwischen 2 und 6 Jahren (Tovell 1970; Figge 1974).

Über konstitutionelle und *endogene* sowie *exogene Faktoren* in der Epidemiologie des Vulvakarzinoms ist wenig bekannt. Es scheint, daß chronische Reizzustände der Vulva bei gegebener Disposition auslösend wirken (Japaze 1977). So kommt Pruritus in der Anamnese gehäuft vor, und es wurden in einzelnen Studien Beziehungen zwischen Geschlechtskrankheiten – Syphilis, besonders aber granulomatöse Formen wie Lymphogranuloma venerum (Krupp 1972) – und der späteren Entwicklung eines Vulvakarzinoms gefunden.

Diagnose

Das Vulvakarzinom entwickelt sich wenigstens z. T., wie das Karzinom der Zervix, langsam über prämaligne und präinvasive Vorstufen, die der klinischen Erfassung und damit der Früherkennung zugänglich sind.

Prämaligne und präinvasive Veränderungen der Vulva

Histologisch bieten die prämalignen und offensichtlich zum Teil reversiblen Veränderungen das Bild der hyperplastischen Dystrophie, bei der neben der Hyperkeratose verschiedene Grade gesteigerter und evtl. atypischer (Dysplasien verschiedener Schweregrade) epithelialer Aktivität vorhanden sind (Tovell 1970). Nach einem Vorschlag der International Society for the Study of Vulva Diseases werden die Dystrophien der Vulva eingeteilt in 1. hyperplastische Dystrophien mit und ohne Atypien, 2. Lichen sclerosus und 3. gemischte Dystrophien (Lichen sclerosus mit herdförmiger epithelialer Hyperplasie) mit oder ohne Atypien (1975).

Unter den *intraepithelialen (in situ) Karzinomen* der Vulva werden 4 Formen unterschieden (Krupp et al. 1972), nämlich 1. das Carcinoma in situ simplex, 2. der Morbus Bowen, 3. die Erythroplakie Queyrat und 4. der Morbus Paget der Vulva. Die erstgenannte Form ist die weitaus häufigste. Nach einem Vorschlag der International Society for the Study of Vulva Diseases wird nur noch der Morbus Paget der Vulva als Sondergruppe geführt, während sämtliche andere Typen gemeinsam unter dem Begriff Plattenepithelkarzinom in situ der Vulva zusammenzufassen sind (1975).

Von diagnostischer Bedeutung ist die Tatsache, daß sowohl präinvasive wie invasive Läsionen der Vulva häufig – zu 10–20% – multizentrischen Charakter haben (Frick 1970b; Krupp et al. 1972); nach Japaze (1977) sogar zu 35%.

Das *klinische Bild* der prämalignen und präinvasiven Veränderungen der Vulva ist vielfältig.

Als klassische Präkanzerose wird die *Leukoplakie* (weißlicher, etwas erhabener Bezirk von variabler Ausdehnung) betrachtet. Der Malignitätsindex der Leukoplakie der Vulva wird dabei sehr unterschiedlich beurteilt: Die Angaben in der Literatur für die Häufigkeit der Progression zum invasiven Karzinom schwanken zwischen 12 und 60% (Krupp et al. 1972). Im individuellen Fall kann die Dignität einer Leukoplakie nur mit Hilfe der Biopsie und histologischen Untersuchung abgeklärt werden, da sich unter diesem Erscheinungsbild sowohl die relativ harmlosen atrophischen Dystrophien (Lichen sclerosus et atrophicans; Kraurosis vulvae) als auch die beschriebenen potentiell präkanzerösen hyperplastischen Dystrophien und sogar ein Carcinoma in situ verbergen können.

Das *Carcinoma in situ* kann sich klinisch als Leukoplakie, Erythroplakie oder chronische Vulvitis, u. U. mit ekzematösem Einschlag, manifestieren. Die endgültige Diagnose ist stets nur durch die Biopsie und histologische Untersuchung zu erlangen. Es ergibt sich daraus die Konsequenz, daß bei sämtlichen suspekten Veränderungen der Vulva (Leukoplakien, Erythroplakien, auf konservative Therapie nicht ansprechende chronische Vulvitiden) eine oder multiple *Biopsien* entnommen werden müssen.

Das invasive Vulvakarzinom

Die klinischen *Symptome* des invasiven Vulvakarzinoms sind Knoten, Ulkus, Pruritus. Der Tumor ist in der Mehrzahl der Fälle (40–50%) in den großen Labien lokalisiert, in etwa ¼ der Fälle in den kleinen Labien, in etwa 10% an der Klitoris und in geringerer Häufigkeit in der Urethralgegend oder an der hinteren Kommissur (Volk 1977).

Die Diagnose wird immer aufgrund der Biopsie gestellt. Über 90% aller bösartigen Vulvatumoren sind Plattenepithelkarzinome (Edsmyr 1971). Die *Stadieneinteilung* erfolgt heute nach dem TNM-System (Limburg 1972) (Tabelle 1). Es besteht eine Beziehung zwischen Ausdehnung des Primärtumors und Befall der loka-

Tabelle 1. Klassifikation der Vulvatumoren

UICC-Kategorien	FIGO-Stadien	
T_{IS}	0	Präinvasives Karzinom (Carcinoma in situ)
T_0	–	Keine Evidenz für einen Primärtumor
T_1	I	Tumor beschränkt auf die Vulva, mißt 2 cm oder weniger in seiner größten Ausdehnung
T_2	II	Tumor beschränkt auf Vulva, mißt mehr als 2 cm in seiner größten Ausdehnung
T_3	III	Tumor beliebiger Größe, dehnt sich auf die untere Urethra aus *und/oder* auf Vagina oder Perineum oder Anus
T_4	IV (part)	Tumor beliebiger Größe, dehnt sich auf obere Urethra aus *und/oder* auf Mukosa der Blase oder des Rektums *oder* ist an Beckenwand fixiert
M_1	IV (part)	Ausdehnung auf entferntere Organe
T_X	–	Die Minimalerfordernisse zur Bestimmung des Primärtumors liegen nicht vor
N_0		Keine Evidenz für einen Befall der regionären Lymphknoten
N_1		Bewegliche homolaterale regionäre Lymphknoten
N_2		Bewegliche bilaterale regionäre Lymphknoten
N_3		Fixierte regionäre Lymphknoten
N_X		Die Minimalerfordernisse zur Beurteilung der regionären Lymphknoten liegen nicht vor
M_0		Keine Evidenz für Fernmetastasen
M_1		Fernmetastasen vorhanden
M_X		Die Minimalerfordernisse zur Feststellung von Fernmetastasen liegen nicht vor

len (oberflächlichen und tiefen inguinalen) Lymphknotenstationen einerseits und der Prognose andererseits. Die inguinalen Lymphknoten sind häufig – in 40–50% aller zur Behandlung kommenden Fälle (Way 1972) – befallen. Die klinische Stadieneinteilung ist von etwas geringerer Bedeutung als bei den anderen Genitalkarzinomen, da der Befall der inguinalen Lymphknoten klinisch schwer zu diagnostizieren ist (Way 1972) – Irrtümer kommen in etwa 40% der Fälle vor; nach Morley (1976) in etwa 25% –, und das unabhängig davon, ob die lokalen Lymphknoten klinisch befallen erscheinen oder nicht, zumal die Operation die Therapie der Wahl darstellt.

Richtlinien der Primärbehandlung

In der Behandlung des Vulvakarzinoms sind folgende gesicherte Tatsachen zu berücksichtigen:

1. Die Neigung zur *Multizentrizität* der primären Läsion,

2. die häufige und offensichtlich frühzeitig erfolgende, auch kontralateral lokale *lymphogene Metastasierung.* Sie erfolgt kontinuierlich über die oberflächlichen und tiefen inguinalen Lymphknotenstationen und erreicht sekundär die iliakale Lymphknotenkette. Direkte Metastasierung in die tiefen iliakalen und obturatorischen Lymphknoten erfolgt nur bei Befall der Vagina durch den Primärtumor. Fernmetastasen sind ausgesprochen selten (Gusberg u. Frick 1970).

3. Das für die Strahlenbehandlung ungünstige Terrain der Vulva (feuchtes Milieu, empfindliche Haut) (Almendral 1972).

Aufgrund der bisherigen Erfahrungen sind hinsichtlich der Therapie folgende Fakten gesichert:

1. *Die radikale chirurgische Therapie* mit Ausräumung der regionären Lymphknoten ergibt die besten Ergebnisse (Fünfjahresheilung über 60%) (Way 1972; Green 1970; de Valera 1972; Volk 1977; Wharton 1975).

2. Die *Strahlenbehandlung* mit konventionellen Röntgenstrahlen oder lokaler Radiumapplikation ist unbefriedigend und gibt schlechte Heilungsergebnisse (Frischbier u. Thomsen 1972).

Noch nicht eindeutig geklärt ist der Wert folgender Verfahren:

1. *Extraperitoneale iliakale Lymphonodektomie* – zusätzlich zur inguinalen Lymphonodektomie – als Standardverfahren in der Primärbehandlung. Dadurch wird grundsätzlich die Heilungschance vergrößert, gleichzeitig nehmen aber Morbidität und vor allem auch Mortalität des chirurgischen Eingriffs zu (Way 1972; de Valera 1972; Green 1970).

2. *Primäre Strahlentherapie* mit schnellen Elektronen. Die Ergebnisse sind denjenigen der operativen Behandlung unterlegen (Sack u. Makostin 1973; Volk 1977). Einzelne Behandlungszentren berichten aber über Fünfjahresheilungen nach alleiniger radiologischer Therapie mit schnellen Elektronen, die grundsätzlich den Heilungsziffern der chirurgischen Therapie entsprechen (Frischbier u. Thomsen 1972). Sie werden allerdings mit beträchtlichen Nebenwirkungen vom Typ der Spätreaktion, z.B. nach Jahren auftretende Ulzera in 30%, schwere Nekrosen in 8% (Frischbier u. Thomsen 1972), erkauft. Fest steht, daß, wenn infolge fehlender Operabilität radiologisch behandelt werden muß, die Therapie mit schnellen Elektronen das Verfahren der Wahl darstellt (Almendral 1972).

Die Behandlung sollte als Split-course erfolgen, d. h. 40 Gy in 4 Wochen, Unterbrechung für 2–3 Wochen, danach weitere 20–25 Gy in 2–3 Wochen. Zusätzlich Bestrahlung der inguinalen Lymphknoten (50–60 Gy in 5–6 Wochen).

Behandlungsrichtlinien

Prämaligne Veränderungen (hyperplastische Dystrophie; Dysplasie). Die Behandlung besteht in der Exzision (bei umschriebenen Läsionen) und/oder konservativer Therapie sowie vor allem sorgfältigen und häufigen Kontrollen. Sprechen die Läsionen auf konservative Therapie nicht an, sind sie progredient oder liegen Symptome (Pruritus) vor, ist die einfache Vulvektomie indiziert.

Carcinoma in situ. Die Therapie besteht in der Vulvektomie ohne Lymphonodektomie. An der Vulva muß die Operation aber weit im Gesunden im Sinne einer radikalen Operation durchgeführt werden, da sonst die Gefahr von Rezidiven groß ist (Multizentrizität!) (Japaze 1977).

Sowohl die Dysplasien wie die Carcinomata in situ lassen sich besonders bei jüngeren Frauen alternativ gut durch eine oberflächliche Vulvektomie oder Skinektomie behandeln (Dapunt u. Santeler 1979). Dabei wird lediglich die Kutis oberflächlich reseziert; die Kontur der Vulva bleibt dann bestehen. Die Deckung des Gewebsdefekts erfolgt spontan durch Granulation; zur Vermeidung von Stenosen ist bei jungen Frauen eine Deckung mit Spalthautlappen besser.

Invasives Karzinom, Primärtumor beschränkt auf die Vulva, mit und ohne klinisch feststellbarem Befall der inguinalen Lymphknoten. Die Therapie der Wahl ist die radikale Vulvektomie mit gleichzeitiger En-bloc-Entfernung der oberflächlichen und tiefen inguinalen Lymphknoten. Bei gutem Allgemeinzustand der Patientin wird die Operation im Sinne einer „kleinen" probatorischen extraperitonealen Lymphonodektomie, bei der die distalen iliakalen Lymphknoten entfernt und histologisch im Schnellschnitt untersucht werden, erweitert. Ist der Befund der distalen iliakalen Lymphknoten positiv, erfolgt die systematische extraperitoneale iliakale Lymphonodektomie. Eine Nachbestrahlung ist indiziert bei nachgewiesenem Befall der inguinalen und iliakalen Lymphknoten.

Ausgedehnter Primärtumor mit Befall der Vagina und/oder des Anus bzw. der Urethra. Ist von seiten des Allgemeinzustands der Patientin die Operabilität gegeben, ist auch hier die chirurgische Therapie die Behandlung der Wahl.

Bei Befall der Urethra kann das distale Drittel ohne Nachteile für die spätere Kontinenz der Patientin reseziert werden. Bei Befall der hinteren Vaginalwand und/oder des Rektums und Anus ist die hintere Exenteration indiziert. Der Eingriff ist groß, wird aber verhältnismäßig gut vertragen. Im Gegensatz dazu sind totale Exenterationen bei der in Frage stehenden Altersgruppen kaum je indiziert, weil zu eingreifend.

Da die Standardoperationen (Vulvektomie mit inguinaler, evtl. iliakaler Lymphonodektomie) des Vulvakarzinoms völlig extraperitoneal verlaufen, werden sie in der Regel auch von alten Patientinnen erstaunlich gut toleriert. 80–90% der Vulvakarzinome sind operabel. Da die Wunden häufig sekundär verheilen, ist jedoch mit einem langen Krankenlager von 2–3 Monaten zu rechnen. Von seiten der lokalen Ausdehnung des Tumors ist die Operabilität praktisch immer gegeben. Auch ausgedehnte Gewebsdefekte lassen sich nach eigener Erfahrung praktisch immer durch Lappenverschiebungen mit Rotationsschwenklappen decken. Bei übergroßen Defekten ist die plastische Deckung mit einem (M. gracilis-)Haut-Muskel-Lappen möglich (Morrow et al. 1979). Auch bei Rezidiven versuchen wir immer zunächst eine chirurgische Sanierung.

In allen Fällen, in denen infolge reduzierten Allgemeinzustands ein operatives Vorgehen nicht verantwortet werden kann, ist die Strahlentherapie (schnelle Elektronen von 20 MeV auf Vulva und Inguinalfelder, ultraharte Röntgenstrahlen auf die iliakalen Felder, Referenzdosis 60 Gy in 6 Wochen, dabei Elektronenfelder unter Split-course mit 2–3 Wochen Unterbrechung nach 40 Gy, die Behandlung der Wahl.

Das maligne Melanom der Vulva. Das Melanom der Vulva ist selten (Verhältnis Vulvakarzinom zu Vulvamelanom = 27:1). Andererseits steht das maligne Vulvamelanom unter den Lokalisationen von melanotischen Primärtumoren zusammen mit dem Anorektalbereich an 5. Stelle (Limburg 1972).

Als prädisponierender Faktor gilt der Pigmentnävus der Vulva, der in 40% der Fälle eines späteren malignen Melanoms vorhanden sein soll (Limburg 1972). Es scheint daher indiziert, Pigmentnävi der Vulva vorsorglich zu exzidieren.

Die Prognose des malignen Melanoms ist schlecht. Da die Strahlensensibilität der Melanome gering ist (Frischbier u. Thomsen 1972), ist eine möglichst radikale chirurgische Therapie, in der Regel radikale Vulvektomie mit inguinaler und extraperitonealer pelviner Lymphonodektomie nach Einzeitvorbestrahlung mit schnellen Elektronen (20 Gy), in einzelnen Fällen die totale oder partielle Exenteration angezeigt.

Die Fünfjahresüberlebensziffern schwanken in der Literatur in ziemlich weiten Grenzen und liegen durchschnittlich bei 39% (Volk 1977). Einzelne Behandlungszentren berichten jedoch über z. T. wesentlich bessere Ergebnisse; z. B. 43% (Volk 1977), 77% (Wharton 1975), 55% (Held u. Engler 1971), 46% (Figge 1974), 74% (Morley 1976).

Nachsorge und Rezidivbehandlung

Die Probleme der Nachsorge bei Vulvakarzinompatientinnen sind entsprechend der Altersprädilektion des Karzinoms zum großen Teil geriatrischer Natur.

Rezidive treten vor allem in den ersten 2 Jahren, selten später als 5 Jahre nach der Primärbehandlung auf. Die Nachkontrollen umfassen Kontrolle von Gewicht und Blutsenkung und die gynäkologische Untersuchung (Kubli et al. 1978). Dabei sind alle auf Rezidiv verdächtigen Veränderungen im Bereich von Vulva, Vagina und Leiste sofort zu biopsieren. Lediglich bei primär strahlenbehandelten Patientinnen mit radiologischen Ulzera ist die Indikation zur Biopsie zurückhaltend zu stellen, da dadurch der Heilungsverlauf negativ beeinflußt werden kann.

Die *Nachkontrollen* erfolgen in den ersten 2 Jahren in 3monatigen, später in größeren Intervallen. Rezidive können bei einer primär nicht strahlenbehandelten Patientin einer radiologischen Therapie mit schnellen Elektronen zugeführt werden, sofern sie nicht einer erneuten chirurgischen Sanierung zugänglich sind. Nach primärer Strahlenbehandlung ist die Rezidivtherapie wenig aussichtsreich; eine Anwendungsmöglichkeit von Zytostatika besteht wegen der schlechten Ansprechbarkeit des Tumors und des meist reduzierten Allgemeinzustands der Patientin praktisch nicht. Die lokale topische Anwendung von Zytostatika hat sich nicht auf breiterer Ebene durchgesetzt.

Karzinom der Vagina

Das primäre Vaginalkarzinom ist selten (etwa 0,5% aller gynäkologischen Karzinome). Das in den USA nach intrauteriner Diethylstilböstrolexposition bei jungen Frauen gehäuft aufgetretene Klarzellkarzinom der Vagina ist in der Bundesrepublik kein Problem. Zur Ätiologie dieser besonderen Tumorform konnte Forsberg (1972) durch experimentelle Untersuchungen an Ratten (diese ahmen am ehesten menschliche Verhältnisse im Bereich der Vagina nach) folgende Vorstellung belegen: Durch Gabe von Hormonen, speziell von Östrogenen, kommt es zu einer Verschiebung der Zylinder-Plattenepithelgrenze in Richtung Vagina. Der eigentliche Östrogeneffekt auf die Vaginalentwicklung besteht offenbar in der Verhinderung der Transformation des Müller-Säulenepithels in die verhornende Form. Geht man davon aus, daß diese Transformation vom Introitus in Richtung Zervix fortschreitet, kommt es zum Zeitpunkt der Östrogengabe zur Arretierung an irgendeiner Stelle im Bereich der Vagina, so daß der kraniale Vaginalanteil Säulenepithele Müllerschen Ursprungs enthält und nicht verhornendes Plattenepithel. Hinzu kommt das karzinogene Potential von Stilböstrol. Insofern ist das

Tabelle 2. Klassifikation der Vaginaltumoren

UICC		FIGO
T_1	Vaginalwand	I
T_2	Paravaginales Gewebe	II
T_3	Ausdehnung zur Beckenwand	III
T_4	Blase/Rektum über kleines Becken hinaus	IVa

häufigere Auftreten vaginaler Adenokarzinome nach der Ära der Stilböstrolexposition erklärlicher, da vor dieser Ära die Häufigkeit der zervikalen Adenokarzinome größer war. Dieser Befund korreliert mit der Zunahme an zervikalen Adenosen jeglicher Art.

Das Vaginalkarzinom wird wegen seiner Seltenheit und aufgrund seiner Lokalisation bei der gynäkologischen Untersuchung relativ häufig (nach Frick in jedem 5. Fall) übersehen, da es durch das eingeführte Spekulum leicht verdeckt wird (Frick 1970b). Tumorlokalisationsschlüssel s. Kap. 2.14, Klassifikation s. Tabelle 2.

Bei der Seltenheit des Tumors bestehen wenig Erfahrungen in der Behandlung und kaum allgemein anerkannte Richtlinien. Die Nachbarschaft von Rektum und Blase machen sowohl eine radiologische wie auch eine chirurgische Therapie problematisch.

Im allgemeinen wird die *Strahlentherapie* bevorzugt. Wir applizieren lokal als Kontakttherapie 45 Gy in 2 Sitzungen mit 10–14 Tagen Abstand (2 mal 2 000 mgeh Radiumäquivalent), möglichst mit Afterloading (Cs 137, low dose rate), zusätzlich auf die Parakolpien perkutan 50 Gy Referenzdosis in 5 Wochen.

Eine *chirurgische Therapie* kommt vor allem für Läsionen im oberen Drittel der Vagina in Frage, die grundsätzlich wie Zervixkarzinome behandelt werden können (Radikaloperation nach Meigs-Wertheim-Latzko mit großer Vaginalmanschette).

Für Karzinome des unteren und mittleren Drittels der Vaginalhinterwand, die sozusagen „ein Spiegelbild" des Rektumkarzinoms darstellen, bildet die hintere Exenteration eine akzeptable Alternative zur Strahlentherapie. Diese Operation ist auf jeden Fall indiziert bei Rezidiven nach primärer Strahlentherapie in diesem Bereich. Frick (1970b) ist der Meinung, daß Karzinome der unteren beiden Drittel der Vagina dann radiologisch behandelt werden sollten, wenn sie an der vorderen oder seitlichen Vaginalwand sitzen, und dann chirurgisch, wenn sie an der Hinterwand lokalisiert sind.

Die Nachsorge entspricht der bei anderen gynäkologischen Karzinomen (s. Beitrag 2.14).

Literatur

Almendral AC (1972) Radiotherapy of vulvar carcinoma. In: Aspects and treatment of vulvar cancer. Karger, Basel
Dapunt O, Santeler P (1979) Plastisch-chirurgische Eingriffe an der Vulva. Arch Gynäkol 228:253
De Valera E (1972) A critical assessment of lymphadenoectomy in radical vulvectomy. In: Aspects and treatment of vulvar cancer. Karger, Basel

Edsmyr F, Kottmeyer HL (1971) Carcinoma of the vulva. In: Diethelm L et al. (Hrsg) Handbuch der medizinischen Radiologie, Bd XIX/3. Springer, Berlin Heidelberg New York

Figge DC, Gaudenz R (1974) Invasive carcinoma of the vulva. Am J Obstet Gynecol 119:382

Frick II HC (1970a) Pathology of carcinoma in situ and invasive carcinoma of the vulva. In (ed) Gynecologic oncology. Excerpta Medica, Amsterdam

Frick II HC (1970b) Primary carcinoma of the vagina. In: Gynecologic oncology. Excerpta Medica, Amsterdam

Forsberg JG (1972) Estrogen vaginal cancer and vaginal development. Am J Obstet Gynecol 113:83

Frischbier HJ, Thomsen K (1972) Die Strahlenbehandlung der Vulva- und Vaginaltumoren. In: Käser O. et al. (Hrsg) Gynäkologie und Geburtshilfe, Bd III. Thieme, Stuttgart

Green ThH (1970) Surgery for invasive cancer of the vulva. In: Gynecologic oncology. Excerpta Medica, Amsterdam

Gusberg SB, Frick HC (1970) Gynecologic cancer. Williams & Wilkins, Baltimore

Held E, Engeler V (1971) Carcinoma vulvae. Arch Gynaekol 210:335

Int. society for the study of vulva diseases (1975) New nomenclature for vulva diseases. Int J Gynaecol Obstet 13:237

Japaze H, Garcia-Bunuel R, Woodruff JD (1977) Primary vulva neoplasia. Obstet Gynecol 49:404

Käser O (1972) Surgical treatment of invasive carcinoma of the vulva. In: Aspects and treatment of vulvar cancer. Karger, Basel

Krupp PJ, Collins CG, Lee FYL, Collins JH (1972) Diagnosis, prophylaxis and management of vulvar cancer. In: Aspects and treatment of vulvar cancer. Karger, Basel

Kubli F, Fournier D, Kaufmann M, Lammers G, Bothmann GA, Drings P (1978) Praxis der onkologischen Nachsorge beim Genital- und Mammacarcinom. Manual Universitäts-Frauenklinik, Heidelberg

Limburg H (1972) Tumoren der Vulva. In: Käser O et al. (Hrsg) Gynaekologie und Geburtshilfe, Bd III. Thieme, Stuttgart

Morley GW (1976) Infiltrativ carcinoma of the vulva: Results of surgical treatment. Am J Obstet Gynecol 124:874

Morrow CP, Lacey CG, Lucas WE (1979) Reconstructive surgery in gynecologic cancer employing the gracilis myocoutaneous pedicle graft. Gynecol Oncol 7:176

Sack H, Makoski HB (1973) Ergebnisse der Elektronentherapie von operierten und nichtoperierten Tumoren der Vulva. Strahlentherapie 145:256

Tovell HMM (1970) Diagnosis of vulvar carcinoma. In: Gynecologic oncology. Excerpta Medica, Amsterdam

Way S (1972) Anatomic pathology of vulvar cancer. In: Aspects and treatment of vulvar cancer. Karger, Basel

Wharton IE (1975) Therapy of invasive carcinoma of the vulva. In: Rutledge F et al. (eds) Gynecologic oncology. Wiley, New York

Volk M, Schmidt-Matthiessen H (1977) Zur Therapie des Vulvacarcinoms. Arch Gynaekol 223:145

2.18 Ovarialkarzinome

F. Kubli, M. Kaufmann, D. von Fournier und G. Bothmann

Häufigkeit und Epidemiologie

Das Risiko einer Frau, im Laufe ihres Lebens an einem Eierstockkrebs zu erkranken, beträgt unabhängig vom aktuellen Lebensalter etwa 1% (Gusberg u. Frick 1970). Das Risiko, daran zu sterben, ist nicht viel kleiner und liegt bei 0,9% (Randall 1970). Innerhalb der Wandlungen, welche die verschiedenen Genitalkarzinome in bezug auf Prävalenz, Häufigkeit und Mortalitätsrisiko in den letzten Jahrzehnten durchgemacht haben, nimmt das Ovarialkarzinom eine gewisse Sonderstellung ein: Von 1940–1966 etwa war die Zunahme der *Häufigkeit* vergleichsmäßig bescheiden (7,6%); die relative Mortalität ist jedoch stärker angestiegen (16%) als diejenige aller anderen vergleichbaren Karzinome (Randall 1970).

Die Inzidenz liegt nach dem Krebsregister Connecticut seit 1940 ziemlich konstant um 14/100 000 (Silverberg 1975); in Südwürttemberg-Hohenzollern erkrankten 1977 18 von 100 000 Frauen an einem bösartigen Tumor der Adnexe (Krebsregister Baden-Württemberg 1977).

Eine typische *Epidemiologie*, etwa hinsichtlich konstitutioneller, sozialer oder anderer Umweltfaktoren, gibt es für das Ovarialkarzinom nicht (Barber 1978). In bezug auf das Alter besteht eine deutliche Präferenz für die fortgeschrittenen Altersklassen mit einem Maximum zwischen 45 und 60 Jahren (Gusberg u. Frick 1970; Almendral-Castano et al. 1970; Beral 1980), doch kommt das Ovarialkarzinom in jedem Lebensalter und bekanntlich selbst bei Kindern vor. Es ist häufiger bei Frauen aus gehobenen sozialen Schichten (Beral 1980). Eindeutig definierte Risikofaktoren gibt es nicht; neuerdings wurde für Nulliparität ein um den Faktor 2 erhöhtes Risiko gefunden (Demopolous et al. 1979), gegenüber Frauen mit 4 Kindern und mehr ist das Risiko sogar 4mal höher (Newhouse et al. 1977). Zur Diskussion steht dabei die Frage, ob die durch Gravidität (und auch Ovulationshemmer) bedingte Ruhigstellung der zyklischen ovariellen Aktivität eine relative Risikominderung mit sich bringt (Casagrande et al. 1979).

Diagnose

Die eingangs erwähnten geringen Unterschiede zwischen dem Erkrankungs- und Sterberisiko machen deutlich, daß auch heute noch die Therapieerfolge beim Ovarialkarzinom verhältnismäßig gering sind (global um 25–30%, Gusberg u. Frick 1970). Die Hauptursache dafür liegt in der Schwierigkeit der Frühdiagnose. Die Mehrzahl der Patientinnen kommt bereits in einem fortgeschrittenen Stadium des Krebswachstums zur Behandlung. Dies trifft vor allem für das häufigste und auch therapeutisch mit am schwierigsten zu beeinflussende Ovarialkarzinom, das seröse Zystadenokarzinom, zu.

Eine eigentliche *Frühdiagnose* wie etwa beim Zervixkarzinom existiert für das Ovarialkarzinom nicht. Die routinemäßige Douglas-Lavage (Injektion von Kochsalz in den Douglas-Raum durch Douglas-Punktion und zytologische Untersuchung der wieder aspirierten Spülflüssigkeit) hat sich nicht durchgesetzt, vor allem aufgrund einer zu geringen diagnostischen Zuverlässigkeit, die sich bereits darin zeigt, daß bei manifestem Ovarialkarzinom die anläßlich der Laparotomie entnommene Peritonealflüssigkeit nur in etwas über der Hälfte einen positiven zytologischen Befund erbringt.

Für die Zukunft könnte die routinemäßige Ultraschalluntersuchung bei der gynäkologischen Vorsorgeuntersuchung eine Verschiebung der Diagnose in frühere Stadien mit sich bringen, da ihr diagnostisches Potential größer sein dürfte als das der Tastuntersuchung.

Zur Zeit allerdings beruht die Diagnose praktisch ausschließlich auf der bimanuellen gynäkologischen Tastuntersuchung. Daraus ergibt sich die besondere Verantwortung des untersuchenden Arztes bei der routinemäßigen *Karzinomvorsorgeuntersuchung*, wo neben der zytologischen Abstrichentnahme auch die sorgfältige Erhebung des gynäkologischen Palpationsbefunds von Wichtigkeit ist.

Grundsätzlich ist jeder Adnextumor, unabhängig vom Alter der Patientin, karzinomverdächtig, auch wenn das Vorgehen in bezug auf die weitere Abklärung je nach Lebensalter der Patientin und damit der Wahrscheinlichkeit eines malignen Neoplasmas verschieden ist.

In den Frühstadien ist das Ovarialkarzinom in der Regel symptomlos. In fortgeschritteneren Stadien treten vielfältige *Symptome* auf, unter denen vor allem Schmerzen, Auftreibung des Abdomens, Appetitlosigkeit und Gewichtsverlust im Vordergrund stehen. In diesem Stadium sind die Therapieerfolge jedoch bereits gering.

Global sind etwa 30% aller Ovarialtumoren maligne. Dieser Prozentsatz nimmt jedoch mit fortschreitendem Alter, besonders nach der Menopause, wesentlich zu. Eine Unterscheidung zwischen gutartigen Ovarialtumoren (funktionellen Zysten, Dermoidzysten) und bösartigen ist durch die bimanuelle Untersuchung auch für den routinierten gynäkologischen Untersucher nur bedingt möglich. Im allgemeinen gilt die Regel, daß Tumoren, deren größter geschätzter Durchmesser 5 cm überschreitet, in jedem Fall durch Laparotomie abzuklären sind. Kleinere Tumoren können bei jüngeren Frauen (unter 40 Jahren) konservativ abgeklärt werden, am besten durch laparoskopische Punktion und zytologische Untersuchung des Aspirats oder durch kurzfristige gynäkologische und sonographische Kontrolluntersuchungen, wobei eine Zunahme der Tumorgröße eine Indikation zur sofortigen Operation darstellt. Bei Frauen über 40 Jahre sollte jeder Adnextumor durch Laparotomie, nur im Ausnahmefall durch Laparoskopie und Punktion, abgeklärt werden.

Einteilung und prognostische Variablen

Es gibt kaum einen malignen Tumor, bei welchem Behandlungserfolge so schwer zu beurteilen sind wie beim Ovarialkarzinom. Dies ist vor allem dadurch bedingt, daß das „Ovarialkarzinom" weder eine pathologisch-anatomische noch eine noso-

Tabelle 1. Histologische Einteilung der Ovarialtumoren (WHO)

  I. Tumoren der Epitheloberflächen und des Stromas beim Ovar
    A. Serös
    B. Muzinös
    C. Endometroid
    D. Klar-Zell-Typ
 II. Germinativ-Zell-Tumoren
    A. Dysgerminom
    B. Tumoren der Teratom-Gruppe
       1. Extraembryonale Gruppe
       2. Embryonale Teratome, solide und zystisch
       3. Adulte Teratome, solide und zystisch
       4. Struma ovarii
       5. Karzinoid
 III. Gonadoblastome
 IV. Gonadale stromale Tumoren (sex cord – mesenchymal)
    A. Granulosa
    B. Sertoli-Leydig
  V. Tumoren, nicht spezifiziert, des Ovars
    A. Burkitts
    B. Lymphome
 VI. Metastatische Tumoren
VII. Sarkome

---

logische Einheit bildet, sondern ein Konglomerat ontogenetisch und pathologisch-anatomisch völlig verschiedener Tumoren. Die 1973 von der WHO empfohlene *histologische Einteilung der Ovarialtumoren* ist in Tabelle 1 wiedergegeben (Serov et al. 1973).

Grundsätzlich kann man 3 große Gruppen von primären Ovarialtumoren unterscheiden, nämlich 1. epitheliale Tumoren, wahrscheinlich vom Keimepithel abstammend, 2. Tumoren, die von den Keimzellen abstammen (Dermoid, Teratome), und 3. mesenchymale Tumoren (z. B. Granulosazelltumor). Innerhalb dieser drei, nach ihrem Ursprung zu differenzierenden Gruppen, gibt es nun wiederum wesentliche Unterschiede pathologisch-anatomischer Natur, deren Einteilung und Klassifizierung erhebliche Schwierigkeiten bereitet.

Epitheliale Ovarialtumoren

In Tabelle 2 ist die heute allgemein anerkannte histologische Einteilung der *epithelialen Ovarialtumoren*, der mit Abstand häufigsten Tumoren des Eierstocks, wiedergegeben (Kottmeyer 1965). Daraus läßt sich ersehen, daß innerhalb einer als pathologisch-anatomische Einheit zu betrachtenden Tumorgruppe benigne, maligne und vor allem auch potentiell maligne (low grade malignancy) Tumoren zu unterscheiden sind.

Darüber hinaus spielt auch bei den eindeutig malignen Karzinomen der *histologische Differenzierungsgrad*, qualitativ oder semiquantitativ erfaßt durch das *Grading* des Histologen, eine überragende Rolle für die Prognose (Barber 1978; Bush u. Dembo 1980; Smith 1980).

Neben histologischem Typ und Differenzierungsgrad ist prognostisch entscheidend die Ausbreitung des Tumors zu Beginn der Behandlung. Die heute anerkann-

Tabelle 2. Histologische Klassifikation der häufigsten primären epithelialen Tumoren des Ovars (gebräuchlich ab 1. Januar 1971)

I. Seröse Zystome
 A. Seröse benigne Zystadenome
 B. Seröse Zystadenome mit Proliferationsaktivität der epithelialen Zellen und Kernabnormalitäten, aber nicht mit infiltrierendem, destruierendem Wachstum (geringe Potenz für Malignität)
 C. Seröse Zystadenokarzinome

II. Muzinöse Zystome
 A. Muzinöse benigne Zystadenome
 B. Muzinöse Zystadenome mit Proliferationsaktivität der epithelialen Zellen und Kernabnormalitäten, aber nicht mit infiltrierendem destruierendem Wachstum (niedrige Potenz für Malignität)
 C. Muzinöse Zystadenokarzinome

III. Endometroide Tumoren (ähnlich dem Adenokarzinom des Endometriums)
 A. Endometroide benigne Zysten
 B. Endometroide Tumoren mit Proliferationsaktivität der epithelialen Zellen und Kernabnormalitäten, aber nicht mit infiltrierendem destruierendem Wachstum (niedrige Potenz für Malignität)
 C. Endometroide Adenokarzinome

IV. Mesonephritische Tumoren
 A. Benigne mesonephritische Tumoren
 B. Mesonephritische Tumoren mit Proliferationsaktivität der epithelialen Zellen und Kernabnormalitäten, aber nicht mit infiltrierendem destruierendem Wachstum (niedrige Potenz für Malignität)
 C. Mesonephritische Zystadenokarzinome

V. Sonstige Karzinome, unklassifizierte Karzinome (Tumoren, die nicht den Gruppen I–IV zugeteilt werden können)

Tabelle 3. Stadieneinteilung der primären Ovarialkarzinome (basierend auf Befunden der klinischen Untersuchung und der Probelaparotomie)

Stadium I	Wachstum beschränkt auf die Ovarien	
	Ia	Wachstum beschränkt auf ein Ovar, kein Aszites
		1. Kein Tumor auf der äußeren Oberfläche, Kapsel intakt
		2. Tumor auf der äußeren Oberfläche oder Kapsel(n) rupturiert oder beides
	Ib	Wachstum beschränkt sich auf beide Ovarien, kein Aszites
		1. Kein Tumor auf der äußeren Oberfläche, Kapsel intakt
		2. Tumor auf der äußeren Oberfläche oder Kapsel(n) rupturiert oder beides
	Ic	Wachstum beschränkt sich auf ein oder beide Ovarien, Aszites mit Tumorzellen ist vorhanden
Stadium II	Wachstum erstreckt sich auf ein oder beide Ovarien mit Ausbreitung im kleinen Becken	
	IIa	Ausdehnung und/oder Metastasen ausschließlich auf oder in Uterus und/oder Tuben und/oder gegenseitigem Ovar
	IIb	Ausdehnung auf andere Beckengewebe
	IIc	Ausdehnung entsprechend IIa oder IIb, Aszites mit Tumorzellen ist vorhanden
Stadium III	Wachstum in einem oder beiden Ovarien mit intraperitonealer Metastasierung außerhalb des kleinen Beckens und/oder Befall der retroperitonealen Lymphknoten	
Stadium IV	Wachstum in einem oder beiden Ovarien mit Fernmetastasen außerhalb der Peritonealhöhle. Lebermetastasen	
Besondere Gruppe	Nicht gesicherte Fälle, die auf ein Ovarialkarzinom verdächtig sind	

Tabelle 4. Klassifikation der Ovarialtumoren

UICC-Kategorien	FIGO-Stadien	
T_0	–	Keine Evidenz für einen Primärtumor
T_1	I	Tumor beschränkt auf die Ovarien
T_{1a}	Ia	Tumor auf ein Ovar beschränkt. Kein Aszites
T_{1a1}	Iai	Kein Tumor auf der Oberfläche des Ovars. Kapsel intakt
T_{1a2}	*Iaii*	Tumor auf der Oberfläche des Ovars *und/oder* Kapselriß
T_{1b}	Ib	Tumor auf beide Ovarien beschränkt. Kein Aszites
T_{1b1}	Ibi	Kein Tumor auf der Oberfläche der beiden Ovarien: Kapsel intakt
T_{1b2}	Ibii	Tumor auf der Oberfläche eines oder beider Ovarien *und/oder* eine der beiden Kapseln ist gerissen
T_{1c}	Ic	Tumor beschränkt auf ein oder beide Ovarien. Aszites enthält maligne Zellen oder positive peritoneale Spülung
T_2	II	Tumor hat eines oder beide Ovarien befallen mit Ausdehnung ins Becken
T_{2a}	IIa	Tumor mit Ausdehnung *und/oder* mit Metastasen zum Uterus *und/oder* einer oder beide Tuben, aber ohne Befall des viszeralen Peritoneums. Kein Aszites
T_{2b}	IIb	Tumor dehnt sich auf andere Beckengewebe aus, *und/oder* befällt das viszerale Peritoneum. Kein Aszites
T_{2c}	IIc	Tumor dehnt sich auf den Uterus aus *und/oder* auf eine oder beide Tuben *und/oder* andere Beckengewebe. Aszites enthält maligne Zellen *oder* positive peritoneale Spülung
T_3	III	Tumor befällt eines oder beide Ovarien mit Ausdehnung auf den Dünndarm oder das Omentum, ist aber makroskopisch auf das kleine Becken beschränkt, *oder* intraperitoneale Metastasen außerhalb des kleinen Beckens *oder* positive retroperitoneale Knoten oder beides
M_1	IV	Befall entfernterer Organe
T_X	–	Die Minimalerfordernisse zur Bestimmung des Primärtumors liegen nicht vor
Spezialkategorie		Unabgeklärte Fälle, die als Ovarialkarzinom betrachtet werden
N_0		Keine Evidenz für einen Befall der regionären Lymphknoten
N_1		Befall der regionären Lymphknoten
N_X		Die Minimalerfordernisse zur Beurteilung der regionären Lymphknoten liegen nicht vor
M_0		Keine Evidenz für Fernmetastasen
M_1		Fernmetastasen vorhanden
M_X		Die Minimalerfordernisse zur Feststellung von Fernmetastasen liegen nicht vor

te und allgemein gebräuchliche *klinische Stadieneinteilung* der Ovarialkarzinome ist in Tabelle 3 wiedergegeben. Im Gegensatz zu allen anderen Genitalkarzinomen beruht die klinische Stadieneinteilung des Ovarialkarzinoms auf dem Befund bei der Laparotomie. Auch für diese Tumoren wurde ein TNM-System der Klassifizierung erarbeitet (Tabelle 4). Tumorlokalisationsschlüssel s. Kap. 2.14.

Nach Kolstad (1980) beeinflußt auch das *Alter* der Tumorpatientin die Prognose; sie ist bei jüngeren Patientinnen günstiger.

Zusammenfassend ist das Heilungsergebnis bei epithelialen Ovarialtumoren im einzelnen Fall determiniert durch

1. Ausdehnung des Tumors (klinisches Stadium),
2. pathologisch-anatomischen Typus des Tumors,
3. histologische Differenzierung (Grading) des Tumors,
4. Alter der Patientin,
5. Behandlungsmodus.

Es scheint, daß den ersten 4 Faktoren eine eher größere Bedeutung zukommt als der Art der Behandlung. So ist etwa nicht nur die Prognose fortgeschrittener Stadien unabhängig von der Art der Behandlung relativ schlecht (Welander et al. 1978), sondern es sind auch die Heilungsziffern bei serösen Karzinomen wesentlich schlechter als etwa bei endometroiden (z. B. 16. Annual Report 1976) und der Grad der Differenzierung ist nach gewissen Autoren (Rutledge 1980) von größerer Bedeutung als das Tumorstadium. Maßgeblich beeinflußt wird die Prognose allerdings auch durch die Radikalität der primären operativen Behandlung. d. h. die Größe der nach der primären chirurgischen Intervention zurückgebliebenen residuellen Tumormasse (Griffith et al. 1979; Smith 1980).

Keimzelltumoren

Etwa 20% der Ovarialkarzimome sind Keimzelltumoren (Teratome), die überwiegende Mehrzahl davon ist gutartig (Dermoid). Keimzelltumoren treten vor allem bei jungen Patientinnen und Kindern auf. 1% der Teratome sind maligne. Ihre Prognose ist schlecht; sie hat sich jedoch offensichtlich seit der Einführung aggressiver Kombinationschemotherapie etwa gebessert (Curry et al. 1978).

Richtlinien für die Primärbehandlung

Grundsätzlich stehen heute auch für die Behandlung des Ovarialkarzinoms chirurgische, strahlentherapeutische und chemotherapeutische Maßnahmen zur Verfügung.

Operative Maßnahmen

Eine entscheidende prognostische Variable ist die Tumorlast, die bei Abschluß der primären chirurgischen Therapie im Abdomen zurückbleibt. Tendenzmäßig gleiche Ergebnisse von verschiedenen Zentren (Griffith 1979; Bush u. Dembo 1980; Smith 1980) weisen darauf hin, daß die Größe der einzelnen zurückbleibenden Tumorknoten den weiteren Verlauf weitgehend bestimmt, wobei ein Durchmesser von 1–2 cm die kritische Grenze darstellt. Ähnliches trifft zu für die Situation bei Second-look-Operationen (Schwartz u. Smith 1980).

Dies sowie die Erkenntnis, daß die Ausdehnung der Karzinome häufig unrichtig eingeschätzt wird, wenn nicht die gesamte Abdominalhöhle einer außerordentlich gründlichen Evaluation unterzogen wird, liegen den gegenwärtig für das chirurgische Vorgehen geltenden Prinzipien zugrunde. Allgemein besteht die *Tendenz zu möglichst großer Radikalität* (Munnell 1970; Käser 1975; Tobias u. Griffith 1976), wobei aber verstümmelnde Operationen, d. h. Anus preater oder supravesikale Harnableitung, beim Primäreingriff nach Möglichkeit vermieden werden (Smith 1980). Die *Standardtherapie* besteht aus der Hysterektomie mit Adnexen und einer Resektion des großen Netzes. Zusätzlich ist ein intensives intraoperatives Staging mit multiplen Biopsien erforderlich, und zwar müssen sämtliche aspektmäßig verdächtigen Bereiche im gesamten Bauchraum biopsiert werden, und auch bei unverdächtigem Aspekt müssen Probeentnahmen aus dem Peritoneum des Beckens (den lateralen Wänden, dem Blasenperitoneum und dem Rektumperitoneum), der Dünndarmserosa, dem Dünndarmmesenterium, dem Peritoneum parietale, besonders in den parakolischen Räumen beidseits, den aortalen Lymphknoten, der Leber und dem Diaphragma entnommen werden. Daneben wird Peritonealflüssigkeit oder in das Peritoneum eingeführte Spülflüssigkeiten zur zytologischen Untersuchung entnommen.

Finden sich im Abdomen große Tumormassen, die nicht radikal entfernbar sind, wird eine größtmögliche Tumorsesektion bereits bei der primären Operation angestrebt, und zwar eine Reduktion vor allem der großen Tumormassen mit Durchmesser über 2 cm.

Dieses chirurgische Vorgehen ist wesentlich radikaler, auch zeitraubender und potentiell gefährlicher als das bisher beim Ovarialkarzinom allgemein geübte. Es kann im wesentlichen nur von einem medialen Längsschnitt aus, der bis über den Nabel reicht, durchgeführt werden. Bei Tumoren im kleinen Becken, deren Dignität präoperativ unklar ist, dürfte sich unter diesem Aspekt eine direkt präoperativ durchgeführte Laparoskopie lohnen zur Beantwortung der einfachen Frage, ob von einem Querschnitt aus operiert werden kann oder ob ein Längsschnitt notwendig ist.

Bei fortgeschrittenen Tumoren folgt dem chirurgischen Primäreingriff in der Regel eine Chemotherapie. Die sog. *Second-look-Operation* ist der geplante Zweiteingriff nach Chemotherapie. Technisch gelten dabei dieselben Richtlinien wie beim Primäreingriff:

Multiple Biopsien sind notwendig bei noch vorhandenen minimalen Tumormassen oder bei makroskopischer Vollremission – in der großen Serie von Schwartz u. Smith (1980) war in 19 von 142 Fällen der Tumornachweis intraoperativ nur histologisch zu erbringen. Finden sich noch residuelle Tumormassen, wird ebenfalls eine Tumorreduktion, analog wie beim Primäreingriff, angestrebt. Von 128 Patientinnen der erwähnten Serie von Second-look-Operationen (Schwartz u. Smith 1980), bei denen noch Tumorgewebe anläßlich des Zweiteingriffs vorgefunden worden war, hatten 7 bisher eine Fünfjahresheilung, also etwas über 5%. Das therapeutische Potential der Second-look-Operation ist mithin nicht sehr groß; von größerer Bedeutung ist das diagnostische Potential vor allem bei klinischen Vollremissionen, um die nebenwirkungsreiche und potentiell gefährliche Chemotherapie rechtzeitig beenden zu können.

Strahlentherapie

Die Strahlentherapie wird nach wie vor uneinheitlich beurteilt. Es besteht aber Einigkeit darüber, daß i. allg. lediglich lokale, d. h. auf das Becken beschränkte radiologische Therapie nicht sinnvoll ist, es sei denn in Kombination mit Chemotherapie. Entsprechend der biologischen Verhaltensweise des Ovarialkarzinoms ist, wenn überhaupt, in der Regel eine Bestrahlung des gesamten Abdomens, und zwar entweder nach der Großfeldtechnik oder der Moving-strip-Technik, anzustreben, wobei relativ niedrige Dosen von 26–28 Gy in 4–5 Wochen (Burns et al. 1969), nach Bush u. Dembo (1980) 22 Gy in 4–5 Wochen, appliziert werden.

Die Ergebnisse sind widersprüchlich. Nach Welander et al. (1978) sind die Ergebnisse im Stadium III identisch mit einer zytotoxischen Monotherapie, bei allerdings ausgeprägteren Nebenwirkungen. Bush (1980) hingegen findet die Strahlentherapie im Stadium III bei minimalen residuellen Tumorlasten (unter 2 cm) der Chemotherapie überlegen, während für Smith (1980) genau das Gegenteil gilt.

Die perkutane Strahlentherapie als Moving-strip- oder Großfeldbestrahlung scheint somit durchaus – allerdings nur bei geringen zurückgebliebenen Tumormassen – eine Alternative zur Chemotherapie darzustellen, auch wenn die letztere z. Z. im allgemeinen im Rahmen der Primärtherapie vorgezogen wird. Erfolge oder Mißerfolge einer Strahlentherapie hängen im übrigen von der Strahlenempfindlichkeit und damit dem histologischen Typ des Tumors ab. Nach Kottmeyer (1970) ist das häufigste und bösartigste Karzinom, das seröse Adenokarzinom, allerdings nur sehr mäßig strahlensensibel. Wenig strahlensensibel sollen nach Kottmeyer auch die muzinösen Karzinome sein, doch reagierten in dem Beobachtungsgut von Kolstad et al. (1975) die muzinösen Karzinome besser auf die Radiotherapie als auf Chemotherapie. Zu den strahlenempfindlichen und damit auf Strahlentherapie gut ansprechenden epithelialen Tumoren gehören die endometroiden Karzinome, ebenso in der Regel die Granulosazellen und Dysgerminome.

Auch die *intraperitoneale Instillation radioaktiver Substanzen*, etwa kolloidales Gold (Au^{198}) oder radioaktiver Phospor (P^{32}) als Radiophosphorchromphosphat in die Bauchhöhle wird heute noch kontrovers beurteilt. Die intraperitoneal applizierten Radionuklide haben eine geringe Tiefenwirkung und einen kurativen Effekt nur bis etwa 1–2 mm Schichttiefe, doch bilden die oberflächlichen peritonealen Metastasen, die typische Metastasierungsform des Ovarialkarzinoms, ein relativ günstiges Ziel für diese Therapie. Die Schwierigkeiten bestehen darin, eine sicher homogene Verteilung der instillierten radioaktiven Substanzen im Bauchraum zu garantieren und lokale Ansammlungen zu verhindern. Mit der früher geübten Technik und Dosierung kam es häufig zu schwersten radiogenen Adhäsionen (Goldbauch), die per se, selbst bei geheiltem Karzinom, tödlich sein können (Almendral-Castano et al. 1970, eigene Erfahrungen). Neuerdings sind einige technische Modifikationen, nämlich, eine Reduzierung der Dosis auf maximal 120 mCi, Einführen des Schlauchs für die Instillation durch das Laparoskop, was gleichzeitig eine Beurteilung der intraperitonealen Verhältnisse bezüglich Adhäsionen erlaubt, Kontrolle auf umschriebene Flüssigkeitsansammlung mittels radioopakem Kontrastmitel usw. erfolgt. Damit dürften Zahl und Schwere der Komplikationen reduziert werden. Allerdings fanden sich auch in den neueren Behandlungsserien von Kolstad et al. (1975) und Pezner et al. (1978) z. T. schwere Komplikationen. Obwohl dieselben Autoren wie auch Hilaris u. Clark (1971) über relativ gute Heilungsergebnisse berichten, sind wir wegen der potentiellen Komplikationen der Meinung, daß die postoperative Applikation von kolloidalen Radionukliden auf die frühen Stadien mit Nachweis von Aszites oder Tumorzellen in der Peritonealflüssigkeit (Stadien Ib, IIc) und die Fälle mit intraoperativer Ruptur maligner zystischer Tumoren beschränkt werden sollte.

Chemotherapie

Die Ovarialkarzinome gehören zu den auf Chemotherapie am besten ansprechenden Genitaltumoren. Bekanntlich hat die zytotoxische Therapie eine beeindruckende Zahl von Remissionen bewirkt (Li 1970), doch blieben echte Heilungen über 5 Jahre bis heute leider nach wie vor die Ausnahme (Barber 1978).

Tabelle 5.

Schema	Dosierung in mg/m²					Autor
	Cisplat	Adria	HMM	Cyclo	Chlor	
PAC-I	50	50	–	750	–	Ehrlich
PAC-V	100[a]	50	–	750	–	Ehrlich
CHAD	50	25	150×14	600	–	Vogl
Pt+Ad	50	50	–	–	–	Bruckner
B	20	–	–	–	5×7	Wiltshaw
C	20	50	–	–	5×7	Wiltshaw
Plat Mid	50	–	–	–	–	Bruckner

[a] Cisplatin dosiert als 20 mg/m² täglich, 5 mal. HMM und Chlorambucil gegeben für 14 bzw. 7 Tage

Tabelle 6

Schema	Fälle	% Resp.		% Tumor <3 cm	% Toxizität			Haar-verlust	Todes-fälle	Preis/Therapie (£)
		RR	CR		Leuko <1000	Thrombo <50000	Hb <9,5 g			
PAC-I	18	61	39	40	39	28	89	+	2	146
PAC-V	17	76	35	37	65	30	82	+	1	261
CHAD	26	90	48	30	0	11	42	±	0	122
Pt+Ad	18	66	?	?	?	?	?	+	1	172
B	46	52	28	0	0	0	3	0	0	34
C	39	54	28	0	3	3	5	+	2	120
Pt Mid	17	35	?	?	?	?	?	0	0	86

Mit *Monotherapie* liegen die Remissionen um 30% (Lewis u. Young 1980). Demgegenüber scheinen Remissionen mit *aggressiver Kombinationstherapie* mit neuen Medikamenten, insbesondere Cisplatin deutlich häufiger zu sein und bei 50% oder mehr zu liegen. Dabei sind vor allem erfolgversprechend die Kombinationen von Alkylanzien, Hexamethylmelamin, Cisplatin und Adriblastin (Tabelle 5, 6), (Young et al. 1978; Lewis u. Young 1980; Wiltshaw 1980). Die Toxizität dieser Kombinationen und z. T. auch der einzelnen Medikamente ist allerdings sehr groß. Dabei steht zwar fest, daß mit aggressiven Kombinationstherapien häufiger Remissionen erzielt werden; bezüglich der Langzeitergebnisse, d. h. echter Heilungen, und unter Berücksichtigung der Lebensqualität ist jedoch die Überlegenheit aggressiver Kombinationen gegenüber der Monotherapie noch nicht bewiesen. Die Vermutung, daß Langzeitchemotherapie einen kanzerogenen Effekt haben kann, hat sich leider auch in der Therapie des Ovarialkarzinoms bestätigt. Schwartz u. Smith (1980) berichten über 4 Fälle von Leukämie bei 30 Patientinnen, die mehr als 16 Alkeranstöße mitgemacht haben. Hier liegt ein entscheidender Grund dafür, bei Vollremissionen eine histologische Klärung (Second-look-Operation) anzustreben und bei auch histologisch nachgewiesener Remission die Chemotherapie abzusetzen.

Prätherapeutische Tests haben den Zweck, im individuellen Fall eine Aussage über die Chemosensibilität des Tumors zu gewinnen. Die mit dem Kurzzeit-in-vitro-Chemosensibilitätstest nach Volm et al. (1979) beim Ovarialkarzinom in einer kollaborativen Studie gefundenen Ergebnisse zeigen (Kaufmann 1980), daß sich im In-vitro-Test eine Chemoresistenz in vivo mit einer Sicherheit von etwa 90% voraussagen läßt. Da diese Resultate an vergleichsweise kleinen Zahlen gewonnen worden sind, sind weitere Studien notwendig und werden bisher die praktischen Konsequenzen, d. h. ein Verzicht auf Chemotherapie bei In-vitro-Chemoresistenz, nicht gezogen. Die Erfassung der differenziellen Sensibilität auf verschiedene zytotoxische Medikamente (Onkobiogram) ist – wenn überhaupt – nur in der aufwendigen Zellkultur möglich und bisher nur vereinzelt in die Praxis umgesetzt worden (Kaufmann 1980).

Für die fortgeschrittenen Stadien III und IV der Ovarialkarzinome ist eine aggressive Kombinationschemotherapie nach größtmöglicher chirurgischer Tumorreduktion heute die Behandlung der Wahl. Eine vertretbare Alternative bildet jedoch nach wie vor die Monotherapie mit Alkylanzien.

Dementsprechend werden z. Z. (1981) in einer größeren kollaborativen Studie in der Bundesrepublik folgende Chemotherapieformen prospektiv randomisiert und gegeneinander getestet:

1. *Cisplatin (Platinex), Endoxan und Adriblastin* in folgender Dosierung:

Cisplatin	50 mg/m² KOF per inf.	Tag 1,
Endoxan	500 mg/m² KOF per inf.	Tag 1,
Adriblastin	50 mg/m² KOF per inf.	Tag 1,

Wiederholung alle 21–28 Tage.

2. *Cisplatin (in höherer Dosierung) und Endoxan* in folgender Dosierung:

Cisplatin	80 mg/m² KOF per inf.	Tag 3,
Endoxan	600 mg/m² KOF i. v.	Tag 1,

Wiederholung alle 21–28 Tage.

3. *Endoxan* in folgender Dosierung:

Endoxan 1000 mg/m² KOF i. v. plus Uromitexan 3 mal 200 mg/m² KOF),
Wiederholung alle 3–4 Wochen,
Nach 3 Monaten ovale Dauertherapie (80 mg/m² KOF).

Eine *adjuvante*, in der Regel weniger aggressive Chemotherapie wird zusätzlich zur chirurgisch bzw. chirurgisch-radiologischen Behandlung der auf das kleine Becken lokalisierten Tumoren (mit Ausnahme des Stadiums Ia) angewandt, z. B. Endoxanmonotherapie (peroral, 100–150 mg/Tag) oder Endoxan/plus 5-Fluorouracil (zusätzlich 5-Fluorouracil 500 mg/Woche) über die Dauer von 2 Jahren.

Für die *malignen Teratome* (Dottersacktumoren, Choriokarzinome, Dysgerminome) hat sich in fortgeschritteneren Stadien die Kombinationstherapie mit Vincristin, Actinomycin D und Cyclophosphanid (VAC) bewährt (Curry et al. 1978), neuerdings bei Dottersacktumoren auch das CyVADIC-Schema (s. Kap. 2.16).

Mögliches therapeutisches Vorgehen

Zusammenfassend und stark vereinfachend läßt sich demnach folgendes therapeutisches Vorgehen, das den gegenwärtigen Behandlungsrichtlinien an der Universitäts-Frauenklinik Heidelberg entspricht, skizzieren:

Gut differenzierte Tumoren des Stadiums Ia (evtl. auch Ib): Abdominale Hysterektomie mit Adnexen und Netzresektion, vollständiges intraoperatives Staging mit multiplen Biopsien. Handelt es sich auch histologisch um ein Stadium Ia (evtl. Ib), ist keine Zusatztherapie notwendig.

Fortgeschrittenere, aber nach wie vor auf das kleine Becken beschränkte Tumoren, die chirurgisch radikal ohne makroskopische Tumorresiduen sanierbar sind (Stadien IIa und IIb, evtl. auch Ib): Abdominale Hysterektomie mit Adnexen und Netzresektion, vollständiges intraoperatives Staging mit Biopsien. Zusatztherapie: Perkutane Strahlentherapie mit Auslastung des kleinen Beckens mit 50 Gy in Kombination mit adjuvanter Chemotherapie (Endoxan/plus 5-Fluorouracil) über 2 Jahre. Mögliche Alternativen sind Strahlentherapie über das gesamte Abdomen (Moving-strip- oder Großfeldbestrahlung) ohne zusätzliche Chemotherapie. Im Hinblick auf mögliche Zweit- und Dritteingriffe geben wir allerdings der Chemotherapie bzw. der Kombination Radiotherapie/Chemotherapie gegenüber einer ausgedehnten Strahlentherapie z. Z. den Vorzug. In diese Therapiegruppe fallen auch die entdifferenzierten Karzinome des Stadiums Ia.

Makroskopisch auf das kleine Becken lokalisierte Tumoren mit Verdacht von Tumorzellaussaat in der Peritonealflüssigkeit (Stadium Ic, IIc, intraoperative Kapselruptur): Abdominale Hysterektomie mit Adnexen und Netzresektion, vollständiges intraoperatives Staging mit Biopsien. Zusätzlich intraperitoneale Instillation von Radiogold oder Radiophosphor, je nach Stadium mit oder ohne sonstige Zusatztherapien in Form von Chemotherapie oder perkutaner Bestrahlung des kleinen Beckens. Im letzteren Fall muß die Dosis der Perkutanbestrahlung reduziert werden.

Intraperitoneal disseminierte Stadien III und IV: Möglichst radikale chirurgische Sanierung bzw. Tumorreduktion. Ist die nach der chirurgischen Primärbehandlung im Abdomen verbleibende residuelle Tumorlast gering (einzelne Tumorknoten mit weniger als 2 cm im Durchmesser), ist die Prognose relativ günstig. Zusätzlich ist eine Chemotherapie indiziert, in der Regel als aggressive Chemotherapie mit Cisplatin, alternativ als Alkylanzienmonotherapie. Eine vertretbare Alternative in dieser Situation ist auch die Bestrahlung des ganzen Abdomens.

Bleiben im Abdomen größere Tumormassen zurück, kommt lediglich eine Chemotherapie als Zusatzbehandlung in Frage.

Second-look-Operationen sind grundsätzlich in das Behandlungsschema eingeplant, und zwar in diagnostischer Intention nach klinisch kompletter Remission und in therapeutisch-diagnostischer Intention bei apparenter Tumorpersistenz.

Bei jungen Frauen und dringendem Kinderwunsch können bei einem Dysgerminom im Stadium Ia Uterus und kontralaterales Ovar erhalten bleiben. Bei einem serösen Ovarialkarzinom muß in der gleichen Situation individuell vorgegangen werden. Im allgemeinen wird jedoch von der konservativen Behandlung abgeraten, da in einem hohen Prozentsatz Doppelseitigkeit, u. U. bei aspektmäßig normalem Ovar besteht (Käser 1975; Williams u. Dockerty 1976).

Behandlungsergebnisse

Die Behandlungsergebnisse sind nach wie vor schlecht. Für die epithelialen Ovarialkarzinome liegen die Fünfjahresüberlebensziffern im Stadium I zwischen 50% und 60%, im Stadium II zwischen 40% und über 50%, im Stadium III unter 10%, im Stadium IV bei etwa 5% (16. Annual Report, 1976, Tobias u. Griffiths 1976). Auch in hochqualifizierten Behandlungszentren sind die Fünfjahresüberlebensziffern nicht viel besser und liegen etwa für das Stadium III um 15% (Kolstad et al. 1975; Smith 1980).

Low-malignancy-Tumoren haben eine wesentlich bessere Prognose mit Fünfjahresheilungsziffern von über 90% (16. Annual Report 1976).

Nachsorge und Rezidivbehandlung

Die spezifischen Probleme der Nachsorge beim Ovarialkarzinom sind gegeben durch die schlechten Heilungsergebnisse, d.h. die Häufigkeit von Rezidiven und Tumorpersistenz. Damit steht zwangsweise ein großer Teil der zur Nachsorge kommenden Patientinnen unter Langzeitchemotherapie und ist nach den dabei geltenden Grundsätzen zu überwachen und zu behandeln.

Im übrigen erfolgt die Nachsorge nach standardisierten Richtlinien (Kubli et al. 1978), s. Beitrag 2.14. Je nach primärer Ausdehnung bzw. Prognose betragen die Untersuchungsabstände in den ersten 2 Jahren 2 oder 3 Monate und vergrößern sich in den folgenden Jahren bis auf 6 Monate. Spätrezidive nach 5 Jahren sind vor allem beim serösen Adenokarzinom keine Seltenheit (Aure 1971), so daß besonders bei diesem Karzinom auch nach Ablauf der Fünfjahresfrist die halbjährlichen Kontrollen strikt eingehalten werden müssen (Tabelle 7).

Rezidive finden sich vor allem im Bauchraum, aber auch im Bereich von Lungen und Pleura. In ihren Anfängen sind die intraperitonealen Rezidive einer klinischen Erfassung nur bedingt zugänglich, am besten noch dann, wenn sie im kleinen Becken lokalisiert sind. Apparative Zusatzdiagnostik mit Ultraschall und/oder Computertomographie sowie periodische Thoraxaufnahmen spielen daher in der Nachsorge eine große Rolle.

Tabelle 7. Nachsorgeuntersuchungsprogramm beim Ovarialkarzinom

1. NU nach 2 Monaten	Lokalbefund, Labor[a]
2. NU nach 4 Monaten	Lokalbefund, Labor
3. NU nach 6 Monaten	Lokalbefund, Labor, Röntgen: Lunge, Sonographie
4. NU nach 9 Monaten	Lokalbefund, Labor
5. NU nach 12 Monaten	Lokalbefund, Labor, Röntgen: Lunge, Sonographie
6. NU nach 15 Monaten	Lokalbefund, Labor
7. NU nach 18 Monaten	Lokalbefund, Labor, Röntgen: Lunge, Sonographie
8. NU nach 21 Monaten	Lokalbefund, Labor
9. NU nach 24 Monaten	Lokalbefund, Labor, Röntgen: Lunge, Sonographie
10. NU nach 30 Monaten	Lokalbefund, Labor
11. NU nach 36 Monaten	Lokalbefund, Labor, Röntgen: Lunge, Sonographie
12. NU nach 42 Monaten	Lokalbefund, Labor
13. NU nach 48 Monaten	Lokalbefund, Labor, Röntgen: Lunge, Sonographie
14. NU nach 54 Monaten	Lokalbefund, Labor
15. NU nach 60 Monaten	Lokalbefund, Labor, Röntgen: Lunge, Sonographie

Weiter in 6 monatigem Abstand

[a] BSG, kleines Blutbild, GOT, GPT, LDH, AP, γGT, Urinstatus

Wenn *Rezidive* auftreten, wird die Prognose besonders schlecht. Auch dann wird man bei gegebener Operabilität nochmals eine Tumorreduktion versuchen mit anschließender, gegenüber der Primärbehandlung alternativer, in der Regel aggressiver Chemotherapie oder auch Bestrahlung. Mit sog. Chemotherapieformen der 2. Wahl können in einem gewissen Prozentsatz erneut Remissionen erzielt werden; auf die Dauer ist aber nicht mehr als ein palliativer Effekt zu erwarten.

Literatur

Almendral-Castano A, Käser O, Halberstadt E (1970) Das Ovarialcarcinom. Gynaekologe 3:17

Aure J, Hoeg K, Kolstad P (1971) Clinical and histologic studies of ovarian carcinoma. Longterm follow-up of 990 cases. Obstet Gynecol 37:1

Barber HRK (1978) Ovarian carcinoma. Masson, New York

Barber HRK, Sommers SC, Snyder R, Kwon TH (1975) Histologic and nuclear grading and stromal reactions as indices for prognosis in ovarian cancer. Am J Obstet Gynecol 121:795

Beral V (1980) The epidemiology of ovarian cancer. In: Newman EC, Ford CHJ, Jordan IA (eds) Ovarian Cancer. Pergamon, Oxford

Burns BC, Underwood PB, Rutledge FN (1969) A review of carcinoma of the ovary at the University of Texas M.D., Anderson Hospital and Tumour Institute at Houston. In: Cancer of the uterus and ovary. Year Book Publishers, Chicago

Bush RS, Dembo AJ (1980) Current status of treatment for patients with ovarian cancer. In: Newman CE, Ford CHJ, Jordan IA (eds) Ovarian cancer. Pergamon, Oxford

Casagrande JT et al. (1979) "Incessant ovulation" and ovarian cancer. Lancet II:170

Curry SL, Smith JP, Gallagher HS (1978) Malignant teratoma of the ovary: Prognostic factors and treatment. Am J Obstet Gynecol 131:845

Demopolous RJ, Seltzer V, Dubin O, Gutman E (1979) The association of parity and marital status with the development of ovarian carcinoma: Clinical implications. Obstet Gynecol 54:150

Griffith CT, Parker LM, Fuller AF (1979) Role of cytoreductive surgical treatment in the management of advanced ovarian cancer. Cancer Treat Rep 63:235

Gusberg SB, Frick HC (1970) Gynecologic cancer, 4th. Williams & Wilkins, Baltimore

Hilaris BS, Clark DGC (1971) The value of postoperative intraperitoneal injection of radiocolloides in early cancer of the ovary. Am J Roentgenol Radium Ther Nucl Med 112:749

Kaufmann M (1980) Clinical applications of in vitro chemosensibility testing. In: Newman CE, Ford CHJ, Jordan IA (eds) Ovarian cancer. Pergamon, Oxford

Käser O (1975) Epithelial neoplasias of the ovary: Operative treatment. In: De Watteville (ed) Diagnosis and treatment of ovarian neoplastic alterations. Excerpta Medica, Amsterdam

Kolstad P, Davy M, Scheinert U (1975) Individualized treatment of ovarian neoplasias. In: De Watteville (ed) Diagnosis and treatment of ovarian neoplastic alterations. Excerpta Medica, Amsterdam

Kolstad P (1980) Prognostic indicators and staging. In: Newman CE, Ford CHJ, Jordan IA (eds) Ovarian cancer. Pergamon, Oxford

Kottmeyer HL (1965) Classification and staging of malignant tumours in the female pelvis. J Int Fed Gynaecol Obstet 3:204

Kottmeyer HL (1970) Carcinoma of the ovary and its treatment. In: Meigs JV, Sturgis SH (eds) Progress in gynecology, VI.V.1970

Kottmeyer HL (ed) (1976) 16th annual report on the results of treatment in carcinoma of the uterus and vagina. Stockholm

Krebsregister Baden-Württemberg (1977) Landesverband Baden-Württemberg zur Erforschung und Bekämpfung des Krebses e.V.

Kubli F, Fournier D, Kaufmann M, Lammers G, Bothmann G, Drings P (1978) Praxis der onkologischen Nachsorge beim Genital- und Mamma-Carcinom. Manual Universitäts-Frauenklinik, Heidelberg

Lewis B, Young R (1980) Adjuvant and first line chemotherapy for ovarian cancer. In: Newman CE, Ford CHJ, Jordan IA (eds) Ovarian cancer. Pergamon, Oxford

Munnell EW (1970) Surgical treatment of ovarian carcinoma. In: Barber HRK, Graber EW (eds) Gynecological oncology. Excerpta Medica, Amsterdam

Newhouse ML et al. (1977) A case control study of carcinoma of the ovary. Br J Prev Soc Med 31:148

Pezner RD, Stevens K, Tong D, Allen CV (1978) Limited epithelial carcinoma of the ovary treated with curative intent by the intraperitoneal instillation of radiocolloides. Cancer 42:2563

Protokoll der BMFT-Studie (1981) „Fortgeschrittenes Ovarialcarcinom"

Randall CL (1970) Background of statistical data on ovarian carcinoma. In: Barber HRK, Graber EW (eds) Gynecological oncology. Amsterdam

Rutledge F (1980) Das Ovarialcarcinom. Referat gehalten am Fortbildungskurs der I. Frauenklinik der Universität München, 21./22. 3. 1980

Schwartz PE, Smith JP (1980) Second look operations in ovarian cancer. Am J Obstet Gynecol 139:1124

Serov SF, Scully RE, Sarbin LH (1973) Histological typing of ovarian tumours. International histological classification of tumours, No 9. WHO, Geneva

Silverberg E (1975) Gynecologic cancer; statistical and epidemiological information. Am Cancer Soc

Smith JP (1980) Surgery for ovarian cancer. In: Newman CE, Ford CHJ, Jordan IA (eds) Ovarian cancer. Pergamon, Oxford

Tobias JS, Griffiths CT (1976) Management of ovarian carcinoma. N Engl J Med 294:818

Volm M, Wayss K, Kaufmann M, Mattern J (1979) Pretherapeutic detection of tumour resistance and the results of tumour chemotherapy. Eur J Cancer 15:983

Welander C, Kjorstad E, Kolstad P (1978) Postoperative irradiation and chemotherapy in patients with advanced ovarian cancer. Acta Obstet Gynecol Scand 57:161

Williams TJ, Dockerty MB (1976) Status of the contralateral ovary in encapsuled low grade malignant tumours of the ovary. Surg Gynecol Obstet 143:763

Wiltshaw E (1980) CIS-Platinum in adenocarcinoma of the ovary: A critical review. In: Newman CE, Ford CHJ, Jordan IA (eds) Ovarian Cancer. Pergamon, Oxford

Young RG, Chabner BA et al. (1978) Advanced ovarian adenocarcinoma. A prospective clinical trial of Melphalan versus combination chemotherapy. N Engl J Med 299:1261

2.19 Gestationsbedingte Trophoblasttumoren

F. KUBLI

Einteilung und Häufigkeit

Maligne schwangerschaftsbedingte Trophoblasttumoren sind selten. Sie weisen aber *tumorbiologische Merkmale* auf, die über die rein klinische Problematik hinaus das Interesse des Onkologen beanspruchen. Dazu gehören folgende Charakteristika:

- Der gestationsbedingte Trophoblasttumor stellt wie das Produkt einer normalen Schwangerschaft ein Heterotransplantat mit einer vom Wirtsorganismus verschiedenen antigenen Struktur dar.
- Mit dem Serum-HCG liegt für die Trophoblasttumoren ein idealer biochemischer Tumormarker vor. Da gleichzeitig das histologische Erscheinungsbild häufig schwierig zu interpretieren ist, werden klinisches Vorgehen und Behandlung in erster Linie von den biochemischen (und klinischen) Parametern abhängig gemacht und weniger vom morphologischen Bild des Tumors.
- Die malignen Trophoblasterkrankungen gehören zu der kleinen Gruppe von Tumoren, für die mit Chemotherapie eine vollständige Heilung erzielt werden kann.
- Eine wahrscheinlich wirkungsvolle Prävention ist durch die systematische Früherfassung und Ausräumung pathologischer Schwangerschaften möglich (Käser u. Casteno-Almendral 1977); die sekundäre Prävention durch Früherkennung und Frühbehandlung der sich entwickelnden malignen Trophoblasterkrankung ist von entscheidendem Einfluß auf die Prognose.

Man unterscheidet die Blasenmole, die invasive Mole (Mola destruens) und das Chorionkarzinom. Die *Blasenmole* ist charakterisiert durch Zottenödem, fehlende Vaskularisation und mehr oder weniger ausgeprägte Proliferation des Trophoblasten. Beim *Chorionkarzinom* ist die Zottenstruktur verlorengegangen mit ausgeprägter Anaplasie des Zellbilds. Die *invasive Mole* verbindet zum Teil erhaltene Zottenstruktur mit den histologischen Zeichen der Aggressivität; klinisch wächst sie nur lokal destruierend. Die Übergänge sind fließend und die Klassifizierung aufgrund des histologischen Bilds unsicher. Daher ist man dazu übergegangen, zunächst lediglich in *nichtmetastatische Trophoblasterkrankung (NMTE)* (Blasenmole, invasive Mole) und *metastatische Trophoblasterkrankung (MTE)* (Chorionkarzinom, metastasierende invasive Mole) einzuteilen (Boronow 1976; Disaira et al. 1975). Weiterhin wird für das praktische Vorgehen und die Behandlung unterschieden zwischen *Low-risk-Fällen* und *High-risk-Fällen* (Tabelle 1).

Eine Blasenmole findet sich in Mitteleuropa in einer *Häufigkeit* von etwa 1/2000, ein Chorionkarzinom in einer Frequenz von 1/ca. 40000 Schwangerschaf-

Tabelle 1. Gestationsbedingte Trophoblasterkrankungen. Einteilung in Low-risk- und High-risk Fälle

Low risk:	– Nichtmetastasierende Trophoblasterkrankung
	– Metastasierende Trophoblasterkrankung beschränkt auf Becken und/oder Lunge
	– HCG < 100000 IE/24 h
	– Behandlungsbeginn innerhalb von 4 Monaten (nach ersten Symptomen)
High risk:	– Multiple Metastasen
	– Metastasen in Leber oder Hirn
	– HCG > 100000 IE/24 h
	– Therapiebeginn später als 4 Monate
	– Status nach inadäquater Chemotherapie
	– Resistenz gegen initiale Chemotherapie

ten. Besonders selten ist das Chorionkarzinom nach unkomplizierter Termingeburt (1:160000) (Scott 1969; Boronow 1976; Käser u. Castano-Almendral 1977).

Nach Blasenmolen ist in 3–5%, nach invasiven Molen in 5–7% der Fälle mit einem Chorionkarzinom zu rechnen.

40–50% aller Chorionkarzinome folgen auf eine Blasenmole, 20–40% auf einen Abort oder artifiziellen Schwangerschaftsabbruch und 20–25% entstehen während oder nach einer normalen Gravidität.

Blasenmole

Die Blasenmole ist ein benigner Tumor mit maligner Potenz (Scott 1969).

Symptomatik und Diagnose

Die Symptomatik entspricht der einer gestörten Frühschwangerschaft (Blutung), häufig zusammen mit einem vergrößerten Uterus. Die Diagnose wird heute sicher und in der Regel frühzeitig mittels Ultraschall gestellt.

Behandlung

Die Therapie der Wahl ist die Evakuation der Uterushöhle durch Vakuumaspiration bei mittels Oxytozinen oder Prostaglandinen gut tonisiertem Uterus. Bei weiter fortgeschrittener Schwangerschaft empfiehlt es sich, durch medikamentöse Weheninduktion (Prostaglandine intrazervikal) die Ausstoßung bereits in Gang kommen zu lassen. Eine sorgfältige Nachkürettage nach der Evakuation ist immer notwendig.

Adjuvante Chemotherapie. Bei dem bekannten malignen Potential der Blasenmole (Entwicklung zur invasiven Mole in 16%, zum Chorionkarzinom in 2–3%) steht die Frage einer grundsätzlichen adjuvanten Chemotherapie zur Diskussion. Da einerseits die Behandlung in ca. 80% der Fälle umsonst wäre und andererseits das Serum-HCG als Tumormarker eine sichere Kontrolle und frühe Erfassung der sich

Tabelle 2. Kontrollen nach gestationsbedingter Trophoblasterkrankung.
(Nach Kubli et al. 1978)

Grundsätzliche Bestimmung in RIA, evtl. β-HCG

Kontrollen nach Blasenmole
Wöchentliche Kontrollen bis negativer HCG-Titer
Wenn negativ, 3 Kontrollen in wöchentlichem Abstand
Danach monatliche Kontrollen
Nach 6 Monaten negativer HCG-Titer Schwangerschaft erlaubt

Kontrolle nach maligner und/oder metastatischer Trophoblasterkrankung
Nach Erreichung negativer Titerwerte 1–2 Sicherheitskuren
Nach 3 negativen wöchentlichen Tests monatliche Kontrollen
Nach 12 Monaten negativer HCG-Titer Schwangerschaft erlaubt

---

entwickelnden malignen Trophoblasterkrankung erlaubt, wird heute die generelle adjuvante Chemotherapie allgemein abgelehnt (Holzmann 1975; Boronow 1976; Käser u. Castano-Almendral 1977).

Nachkontrollen

Entscheidend für die Früherfassung und damit den Behandlungserfolg bei persistierender bzw. sich entwickelnder maligner Trophoblasterkrankung ist die sorgfältige Kontrolle der HCG-Titer. Dies beinhaltet auch die Vermeidung einer Schwangerschaft während der Kontrollperiode.

Es gelten heute folgende Regeln (Kubli et al. 1978) (Tabelle 2):

Die HCG-Bestimmung hat mit einer empfindlichen Methode, d. h. Radioimmunoassay (RIA) bzw. Bestimmung von β-HCG, zu erfolgen. Nach der Ausräumung einer Blasenmole sind wöchentliche Titerkontrollen angebracht bis zur Erreichung von negativen Titern. Solange die Titer abfallen, ist keine Behandlung notwendig. Ein Titerplateau oder wiederansteigende Titer bedeuten Persistenz von Trophoblastgewebe im Organismus und erfordern Behandlung sowie Abklärung. Nach 3 negativen Titern (in wöchentlichem Abstand) monatliche Titerbestimmungen über 6 Monate. Nach 6 Monaten negativer HCG-Tests neue Gravidität erlaubt.

Maligne Trophoblasterkrankungen

Symptomatik und Diagnose

Das führende Symptom ist der persistierende oder ansteigende HCG-Titer.

Die klinische Symptomatik ist in der Regel spärlich oder ganz fehlend.

Nichtmetastasierende Trophoblasterkrankungen mit Lokalisation in oder unmittelbar um den Uterus bewirken häufig eine genitale Symptomatik mit Blutungen und leicht vergrößertem Uterus. Durch Kürettage läßt sich nur in einem Teil der Fälle die Diagnose sichern. Im allgemeinen beruht die Lokalisation und Diagnose auf paraklinischen Verfahren: Beckenangiographie, Ultraschall, Computertomographie.

Metastasierende maligne Trophoblasterkrankungen haben ihre Lokalisation in absteigender Reihenfolge der Häufigkeit (Boronow 1976):
– Regionär im kleinen Becken und Vagina,
– Lungen,
– Gehirn,
– Leber,
– andere Organe.

Bei jedem Verdacht auf metastasierende Trophoblasterkrankungen sind daher folgende Untersuchungen notwendig:
– Tumorsuche im kleinen Becken,
– Thoraxaufnahme,
– Lebersonogramm, evtl. Szintigraphie,
– Gehirncomputertomographie und -szintigraphie,
– evtl. Oberbauchcomputertomogramm.

Das Ergebnis der Diagnostik muß zumindest eine Klassifizierung in die High-risk- oder Low-risk-Kategorien ermöglichen.

Behandlung

Das wichtigste Element der Therapie ist die *Chemotherapie*, die in der Mehrzahl der Fälle auch die alleinige Behandlung darstellt. Sie richtet sich nach dem Ausmaß des Risikos.

Nichtmetastasierende Trophoblasterkrankung (invasive Mole). Initial genügt die Monotherapie mit Methotrexat oder Actinomycin D (Käser u. Castano-Almendral 1977; Boronow 1976; Kaufmann et al. 1978). Die Wirksamkeit ist etwa dieselbe, die Nebenwirkungen bei Actinomycin D aber geringer (Käser u. Castano-Almendral 1977).

Dosierung:

Methotrexat	10–20 mg/m^2 KOF tägl. i.v., Tag 1–5,
Actinomycin D	0,5 mg tägl.	i.v., Tag 1–7.

Wiederholung: Alle 14–21 Tage.
Therapiedauer: Bis zu negativem HCG-Titer, zusätzlich 1–2 Sicherheitskuren.

Metastasierende Trophoblasterkrankung (Käser u. Castano-Almendral 1977; Kaufmann et al. 1978). Im allgemeinen werden Zweier- und Dreierkombinationen empfohlen

Low-risk-Fälle ($<$ 100000 IE/24 h):

Methotrexat	15–20 mg/m^2 tägl.	i.v., Tag 1–5,
Actinomycin D	0,5 mg tägl.	i.v., Tag 1–5.

Wiederholung alle 14–21 Tage.

High-risk-Fälle (über 100000 IE 24 h):

Methotrexat	15–20 mg/m^2 KOF tägl.	i.v., Tag 1–5,
Actinomycin D	0,5 mg tägl.	i.v., Tag 1–5,
6-Mercaptopurin	200 mg/m^2 KOF tägl.	p.o., Tag 1–5

Wiederholung alle 14–21 Tage.

Bei Progression und/oder HCG-Titerpersistenz bzw. -anstieg Wechsel zu Therapie der zweiten Wahl (Methotrexat-high-dose-Schema):

Methotrexat	500 mg/m^2 KOF	i.v., über 24 h als Stoß,
Leukovorin	40 mg/m^2 KOF	i.v.,
anschließend	4 mg/m^2 KOF	i.m. alle 6 h Tag 2–4

Wiederholung alle 7–14 Tage.
Schema nur durchführbar, wenn MTX-Blutspiegelbestimmung möglich.

Bei Hirnmetastasen:

BCNU	100 mg/m^2 KOF	i.v.
oder		
CCNU	100 mg/m^2 KOF	p.o.

Zusatzbehandlung

Hysterektomie. Die Hysterektomie ist als Zusatztherapie indiziert:
- Prophylaktisch bei Blasenmole bei älteren Patientinnen mit abgeschlossener Familienbildung.
- Bei nichtmetastasierender persistierender Trophoblasterkrankung invasiver Mole). Die Entfernung des Uterus verkürzt hier die Behandlungsdauer.
- Bei metastasierender Trophoblasterkrankung und lokaler Trophoblastpersistenz im Uterus (relativ selten).

Eine *Strahlenbehandlung* wird zusätzlich zur Chemotherapie bei Hirnmetastasen empfohlen (Ganzhirnbestrahlung mit 30–40 Gy in 3–4 Wochen).

Behandlungsergebnisse

Das Choriokarzinom ist ein äußerst bösartiger Tumor. In früheren Jahren war die Diagnose Chorionkarzinom praktisch gleichbedeutend mit einem letalen Ausgang (Boronow 1976). Durch die Einführung der Chemotherapie in die Behandlung hat sich das Bild grundlegend gewandelt. Bei den Low-risk-Fällen sind praktisch 100%, bei den High-risk-Fällen 75–80% totale Remissionen zu erwarten (Boronow 1976; Käser u. Castano-Almendral 1977; Disaira et al. 1975). Die Ergebnisse sind am besten in großen Zentren für Trophoblasterkrankungen, die allerdings in Mitteleuropa fehlen (Käser u. Castano-Almendral 1977).

Nachsorge (Tabelle 2)

Werden unter der Behandlung einer malignen und/oder metastasierenden Trophoblasterkrankung negative HCG-Titer erreicht, sind nach 3 negativen Titerwerten in wöchentlichem Abstand monatliche Titerkontrollen über 12 Monate notwendig. Nach 12 Monaten negativer HCG-Tests ist eine Schwangerschaft erlaubt.

Literatur

Boronow RC (1976) Gestational trophoplastic disease. In: Rutledge F, Boronow JT (eds) Gynecologic oncology. Wiley & Sons, New York

Disaira PJ, Morrow CP, Townsed DE (1975) Synopsis of gynaecologic oncology. Wiley & Sons, New York

Holzmann K (1975) Klinische Probleme beim Chorionepitheliom. Ein schriftliches Symposion. Geburtshilfe Frauenheilkd 35:661

Käser O, Castano-Almendral A (1977) Die gestationsbedingten Trophoblasterkrankungen. Gynäkologe 10:190

Kaufmann M, Kubli F, Drings P, Burkert H (1978) Chemotherapie des Genital- und Mammacarcinoms. Asta-Werke, Bielefeld

Kubli F, Fournier D von, Kaufmann M, Lammers G, Bothmann GA, Drings P (1978) Praxis der onkologischen Nachsorge beim Genital- und Mammacarcinom. Manual Universitäts-Frauenklinik, Heidelberg

Scott JS (1969) Blasenmole und Chorionepitheliom. In: Käser O, Friedberg V, Ober KG, Thomsen K, Zander J (Hrsg) Gynäkologie und Geburtshilfe, Bd 1. Thieme, Stuttgart, S 761

2.20 Primäre Knochentumoren

W. BECKER

In diesem Beitrag werden die häufigsten malignen Knochentumoren besprochen: Osteosarkom, Chondrosarkom, Ewing-Sarkom und Riesenzelltumor.

Primäre Knochentumoren können jedoch von allen am Knochenaufbau beteiligten Mesenchymzellen ausgehen (Tabelle 1). Für die selteneren übrigen malignen und für die therapeutischen Konzepte bei den gutartigen Knochentumoren und den tumorähnlichen Knochenerkrankungen muß auf die einschlägige Literatur verwiesen werden (Jaffe 1958; Dahlin 1967; Dominok u. Knoch 1977; Lichtenstein 1972; Spjut et al. 1971; Ranniger 1977). Die primären Knochentumoren sind selten, das Verhältnis von gut- zu bösartigen Tumoren dürfte je nach den Erfahrungen und dem Einzugsgebiet des Untersuchers schwanken. Es wird von Dahlin (1967) mit etwa 1:2 angegeben. Von besonderer klinischer Bedeutung ist die Tatsache, daß einige Tumoren, vor allem Chondrome und Riesenzelltumoren, eine Neigung zur malignen Degeneration aufweisen. Sehr häufig geht diesem Ereignis eine unzureichende Therapie und insbesondere eine Strahlentherapie voraus. Im Gegensatz zu diesen sekundär malignen Tumoren definiert Uehlinger (1976) als „semimaligne" solche Geschwülste und tumorartigen Erkrankungen, die lokal aggressiv wachsen und eine entsprechend aggressive Therapie verlangen, die jedoch keine Metastasen setzen.

Tabelle 1. Klassifikation (Arbeitsgemeinschaft Knochentumoren, entsprechend WHO) und Angaben zur Statistik. Die absoluten Zahlen stammen von Dominok u. Knoch (1977) aus gesammelten Angaben der Weltliteratur. Die Zahlen reflektieren jedoch nicht die Inzidenz, sondern lediglich die Publikationshäufigkeit, da es bei mangelnder Meldepflicht keine verläßlichen Kataster gibt

Muttergewebe	Benigner Tumor	Maligner Tumor	Tumorähnliche Erkrankung
Knorpel	Chondroblastom 205	Primäres Chondro-sarkom 932	
	Chondromyxoid-fibrom 207	Sekundäres Chondro-sarkom	
	Osteochondrom 1567		
	Multiple cartilaginäre Exostosen ?	Mesenchymales Chondro-sarkom 41	
	Periostales Chondrom	Entdifferenziertes Chondrosarkom	
	Enchondrom 674		
	davon stammnah: 263	Periostales Chondrosarkom	
	Enchondromatose ?	Weichteilchondrosarkom	
Knochen	Osteoidosteom 690	Osteosarkom 3008	Osteom 733
	Osteoblastom 127	Multifokales Osteosarkom 45	Solitäre Knocheninsel

Tabelle 1 (Fortsetzung)

Muttergewebe	Benigner Tumor	Maligner Tumor	Tumorähnliche Erkrankung

		Extraskelettäres Osteosarkom 120
		Sekundäres Osteosarkom
		  a) bei M. Paget 351
		  b) nach Strahlentherapie
		  c) nach Knocheninfarkt
		  d) andere
		Parostales Sarkom 113	

Markgewebe	Lipom 31	Liposarkom 28
		Plasmazellmyelom
		  (solitäres) 276
		Ewing-Sarkom 1225
		Mal. Lymphom 348
		Mastozytose mal. fibr.
		  Histiozytom 100–150[a]
			Eosinophiles
			  Granulom 428
			Hand-Schüller-
			  Christian
			Abt-Letterer-Siwe

Fibroplastisches Gewebe	Fibromyxom 100
	Desmoplastisches
	  Fibrom 146
		Fibrosarkom 320
		Periostales Fibrosarkom
			Xanthom
			Nicht ossif.
			  Fibrom 305
			Ossif. Fibrom 130
			Periost. Desmoid
			Kongenitale generali-
			  sierte Fibromatose
			Fibröse
			  Dysplasie 377

Gefäße	Hämangiom 624 Lymphangiom Skelettangiomatose 58 Massive Osteolyse 39 Hämangioperizytom Glomustumor	Angiosarkom 86 Lymphangiosarkom Malignes Hämangio- perizytom	
Nerven	Neurilemmom 22 Neurofibromatose Ganglioneurom	Mal. Schwannom 3	
Muskel		Leiomyosarkom 2	
Extraskelettäres Gewebe	Synov. Chondromatose Synovialom	Synov. Chondrosarkom Synovialom Chordom Rhabdomyosarkom	Noduläre Synovitis Pigment. villonodul. Synovitis Intraoss. Ganglion 70
Mischgewebe		Malignes Mesenchymom (Osteoliposarkom)	

Unbekannt	Riesenzelltumor 1437	Riesenzelltumor 212
		Sog. Adamantinom der
		  Tibia 81
			Sol. Knochen-
			  zyste 508
			Subchondrale
			  Knochenzyste
			Aneurysmatische
			  Knochenzyste 412

Summe	5827	7839	2963

[a] Nach Huvos (1979)

Ätiologie und Statistik

Die Ätiologie der Knochentumoren ist unbekannt, sieht man ab von den gelegentlich beobachteten strahleninduzierten Sarkomen (meist Osteosarkome, seltener Fibrosarkome und Chondrosarkome). Beim Osteosarkom wird eine Virusätiologie diskutiert (Reilly et al. 1972). Gelegentlich entstehen maligne Tumoren auch auf dem Boden anderer Erkrankungen, vor allem ein Osteosarkom bei Morbus Paget und in Gebieten von Knocheninfarkten oder ein Chondrosarkom im Zusammenhang mit (meist) multiplen gutartigen Knorpeltumoren. Der exakte Nachweis einer stattgehabten malignen Degeneration ist meist nicht zu führen, und insbesondere sind Angaben über die Häufigkeit dieses Ereignisses infolge mangelnder Erfassung der Geschwülste in epidemiologischen Katastern bisher spekulativ.

Die bösartigen Knochentumoren sind selten, sie machen etwa 1% der übrigen malignen Tumoren aus. Am häufigsten ist mit 30% das Osteosarkom, von dem eine Erkrankungshäufigkeit von 3:1 Million jährlich angenommen wird. Die Mehrzahl der malignen Knochentumoren ist in der Knieregion metaphysär zu erwarten, wohingegen medullogene Tumoren die Diaphyse und die platten Knochen des Stamms bevorzugen. Das Osteosarkom und das Ewing-Sarkom bevorzugen das 1. und 2. Dezennium, das Chondrosarkom und der Riesenzelltumor das 3.–7.

TNM-Einteilung

Bezüglich der Stadieneinteilung liegt bei den Knochentumoren noch keine allgemein verbindliche Empfehlung vor. Anhand einer Feldstudie wird eine TNM-Einteilung erprobt (Tabelle 2). Den Lokalisationsschlüssel zeigt Abb. 1.

Die Korrelation zwischen TNM-Stadium und Prognose ist bei den Knochentumoren wegen zahlreicher Abweichungen von den bei Karzinomen gemachten Erfahrungen problematisch. So spielen die Lymphbahnen und ihre Schaltstationen hier keine relevante Rolle. Beim Chondrosarkom, bei welchem periostale Reaktionen weitgehend fehlen, entscheiden über die Prognose die Lokalisation und die Ausbreitung per continuitatem weit mehr als die histologische Differenzierung, und beim Riesenzelltumor gibt es benigne und maligne Differenzierungen, wobei auch

Tabelle 2. TNM-Klassifizierung für Knochensarkome (vorläufiger Vorschlag)

T_0	Primärtumor nicht auffindbar
T_1	Tumor ohne erkennbare Periostveränderungen
T_2	Tumor mit Periostreaktion ohne sichere Weichteilinfiltration
T_3	Tumor mit Periostreaktion und sicherer Weichteilinfiltration oder pathologischer Fraktur
T_4	Exulzerierte und/oder benachbarte Knochen destruierende Tumoren
T_9	Fehlende Angabe
N_0	Keine nachweisbaren regionalen Lymphknoten
N_1	Tastbare regionale Lymphknoten
N_9	Fehlende Angabe
M_0	Keine nachweisbaren Fernmetastasen
M_1	Nachweisbare Fernmetastasen
M_9	Fehlende Angabe

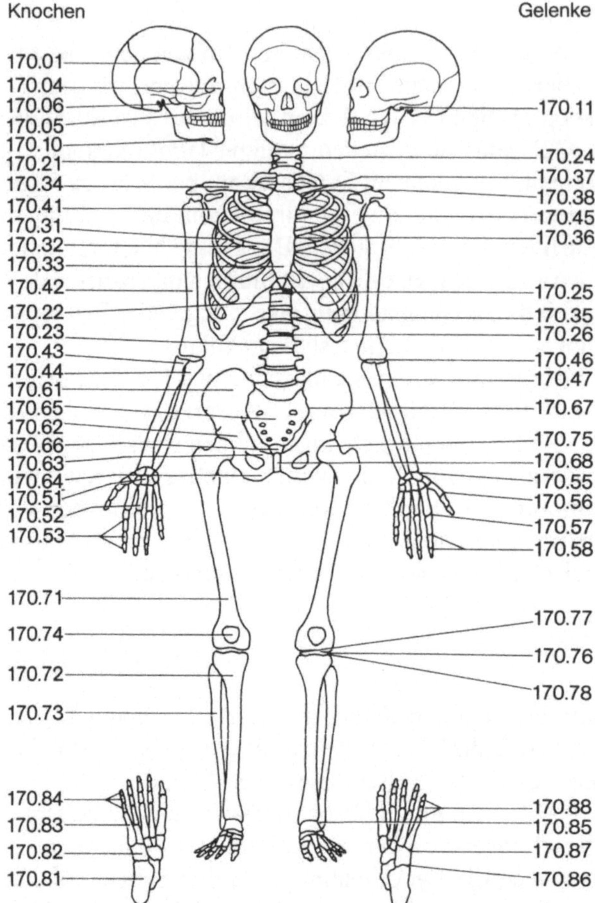

Abb. 1. Tumorlokalisationsschlüssel der Knochen und Gelenke

die benignen Metastasen gleichen Differenzierungsgrades setzen können (Lichtenstein 1972). Beim Riesenzelltumor und Chondrosarkom entscheidet darüber hinaus vor allem die Durchführung der operativen Erstmaßnahme über das Schicksal des Patienten.

Die UICC hat dennoch verschiedentlich angeregt, auch für die Knochentumoren ein TNM-System zu entwickeln. Dies müßte in irgendeiner Weise die Reaktionen des angrenzenden Gewebes (Knochen, Periost, Weichteile) auf den Tumor als wesentliche Kriterien enthalten, wohingegen die eigentliche Größe des Tumors von eher untergeordneter Bedeutung ist.

Diagnose

Diagnostik und Therapiekonzept erfordern eine sorgfältige Synthese von Anamnese, Befund, röntgenologisch erhobenen Befunden und dem histologischen Bild. Keinesfalls darf einer dieser Parameter unberücksichtigt bleiben, die Diagnose ist somit auch bereits eine interdisziplinäre Aktion. Die wichtigsten diagnostischen Schritte sowie ihre Bewertungen mit Ausnahme der histologischen Kriterien sind in Tabelle 3 (s. S. 344 u. 345) zusammengestellt. Die histologische Diagnose sollte am entkalkt oder unentkalkt eingebetteten Schnitt erfolgen. Die Gefrierschnitt-technik erfordert große Erfahrung und setzt ein gut eingespieltes Team in einem onkologischen Zentrum voraus. Die Zytologie sowie spezielle Enzymnach-weise und immunhistologische Techniken gewinnen derzeit an Bedeutung.

Therapie

Chirurgische Therapie

Die Therapiekonzepte bei den einzelnen Knochentumoren richten sich mehr nach unserem Wissen um deren biologisches Verhalten als nach dem aktuellen Zustand zum Zeitpunkt der Erstbehandlung. So gehen wir davon aus, daß das Ewing-Sarkom als eine generalisierte Erkrankung angesehen werden muß, daß beim Osteo-sarkom in 80% der Fälle auch bei primärer scheinbarer Metastasenfreiheit mit ei-ner bereits erfolgten Absiedelung in die Lunge gerechnet werden muß, und daß schließlich das Chondrosarkom und der Riesenzelltumor vorwiegend lokale Tu-moren darstellen. Zudem ist zu beachten, daß die beiden zuletzt genannten Tumo-ren gegenüber Strahlen- und Chemotherapie resistent sind, und daß das Ewing-Sar-kom hochgradig strahlen- und chemotherapiesensibel und das Osteosarkom be-dingt strahlen- und unter geeigneter Planung und Dosierung chemotherapiesensi-bel sind. Eine kurativ geplante Therapie setzt außer beim Ewing-Sarkom die onko-logisch radikale Tumorentfernung (Salzer et al. 1977) voraus. Vor unradikalen Maßnahmen muß dringend gewarnt werden. Eine Tumorentfernung ist unradikal, wenn an irgend einer Stelle die tumorhaltige „Tumorkapsel" ins Operationsfeld ge-rät oder gar der Tumor eröffnet wird, oder wenn es nicht gelingt, die gesamte Wundhöhle der Probeentnahme en bloc mit dem Tumor zu entfernen.

Das Behandlungskonzept des Osteosarkoms hat sich in den vergangenen Jah-ren grundsätzlich geändert, seit der Einsatz von hochdosiertem Methotrexat und Adriblastin eine Besserung der Prognose verspricht. Das Hauptaugenmerk der Be-handlung richtet sich derzeit auf die Behandlung der sog. „minimal disease", d. h. der in etwa 80% der Fälle zu erwartenden noch nicht nachweisbaren Metastasie-rung, die der systemisch applizierten Chemotherapie besonders gut zugänglich ist. Der lokale Tumor kann hierdurch in der Regel nicht vernichtet, die Weichteilinfil-tration jedoch häufig so weit zurückgedrängt werden, daß Gefäße und Nerven er-halten werden können und somit Resektionsbehandlungen möglich werden. Die Operationstechnik ist jedoch ungleich schwieriger als die mehr Sicherheit garantie-rende Amputation und sollte deshalb spezialisierten Zentren vorbehalten bleiben. Als Amputationshöhe wurde bisher häufig der nächste weiter proximal gelegene Knochen empfohlen, wir haben jedoch bei der Oberschenkelamputation nach dem häufigen Befall des distalen Femur keine Stumpfrezidive erlebt, wenn unter sorg-fältiger Ausnutzung diagnostischer Hilfsmittel eine exakte Bestimmung der Tumor-ausdehnung erfolgt war und etwa 5 cm proximal des Tumors amputiert wurde. Darüber hinaus kann bei Tumoren des Unterschenkels häufig vorteilhafterweise statt der Oberschenkelamputation die Knieexartikulation durchgeführt werden.

Tabelle 3. Diagnostische Maßnahmen vor der Probeentnahme, Kriterien und Fragestellung

Minimaluntersuchungen	Osteosarkom	Chondrosarkom	Ewing-Sarkom	Riesenzelltumor
Anamnese Befund				
Schmerz	Kurz	Lange symptomfrei	Kurz	Langsam zunehmend
Schwellung	Gelenknah	Gelegentlich riesig	Oft beträchtlich	Gelenkbeziehung
Spontanfraktur	Selten	Becken gelegentlich sonst selten	Selten vor Therapiebeginn	Gelegentlich
Bevorzugtes Alter	2. Dezennium	4.–7. Dezennium	1. und 2. Dezennium	3.–4. Dezennium
Lokalisation	Metaphysär	Schaft, platte Knochen, zentral oder peripher	Diaphyse, platte Knochen	Epiphysär, exzentrisch
Röntgennativbild				
Tumor	Strukturauslöschung mit oder ohne untersch. starker Mineralisation von Tumorosteoid	Struktur oft nicht nachweisbar, gelegentl. stippchenförmige (Kalkspritzer) Mineralisation	Osteolyse	Osteolyse
Randreaktion				
Spongiosa	Zeichen der Osteoporose	Häufig keine Reaktion, gelegentlich geringgradige Sklerose	Keine Reaktion	Dünne Sklerosezone
Kortikalis	Punktuelle Destruktion, oft nicht wahrnehmbar, gelegentl. permeative Destruktion	Verbreitert, ausgebuchtet	Permeative Destruktion	Ausgelöscht
Periost	Nach Tumordurchbruch Mineralisation entlang den Sharpey-Fasern: *Spiculae* oder (wiederholte) periostale Knochenneubildung, *Lamellenbildung*, am Rand: *Codman-Sporn*	Dickenzunahme der Kortikalis als periostale Reaktion auf langsam wachsenden Tumor	Bei relativ langsamem Wachstum Ausbildung von Lamellen (Zwiebelschalen), oft aber fehlend wegen rascher Destruktion	Ballonierung durch kontinuierliche Destruktion der reaktiven periostalen Knochenlamellen

Minimaluntersuchungen				
Angiographie	Tumorausdehnung, Beziehung zu Gefäßen, evtl. Lokalisation günstiger PE-Stelle, Kontrolle für Chemotherapiewirkung	Tumorausdehnung, Beziehung zu Gefäßen, Operationsplanung	Wenig Zusatzinformation	Tumorausdehnung, Beziehung zu Gefäßen, Operationsplanung
Szintigraphie	Tumorausdehnung, Ausschluß weiterer diskontinuierlicher Herde. (Metastasen: unsicher)	Unsicher	Tumorausdehnung, Ausschluß primär multipler Herde	Wenig Zusatzinformation
Röntgen: Lunge (2 Ebenen)	In jedem Falle zum Ausschluß von Lungenmetastasen			
Labor	BKS erhöht, alk. Phosphatase erhöht	Uncharakteristisch	BKS erhöht	Uncharakteristisch
Zusatzuntersuchungen				
Xeroradiographie	Weichteileinbruch gelegentlich besser darstellbar. Keine wesentliche Zusatzinformation zu erwarten			
CT Tumor	Weichteilausdehnung, Nachweis von Skip-Leasons, Kontrolle für Chemotherapie	Am Stamm unentbehrlich. Zusammen mit Gefäß- u. Ureterendarstellung zur Operationsplanung	Wenig Zusatzinformation zu erwarten	Am Stamm vorteilhaft. Zusammen mit Gefäß- und Ureterendarstellung zur Operationsplanung
CT Lunge	Für Ausgangsbefundung und zur OP-Planung bei Metastasenresektion	Nur bei Röntgennachweis von Metastasen zur Planung evtl. Resektion	Nicht erforderlich	Nur bei röntgen. Nachweis von Metastasen zur Planung der Resektion

Beim Chondrosarkom und Riesenzelltumor ist die onkologisch radikale Entfernung noch entscheidender, da die Tumoren bei einer Überimpfung in das Wundbett leicht überleben, sich in den eröffneten Spalträumen dann hemmungslos ausbreiten können und somit beim hiernach mit Sicherheit auftretenden Rezidiv oft inoperabel sind. Wenn dann eine Resektion oder Amputation nicht mehr durchführbar ist, kann eine weitere Therapie nicht mehr angeboten werden. Insbesondere verbietet sich in diesen Situationen die sinnlose Anwendung von Strahlen- oder Chemotherapie, wodurch die Situation meist nur verschlechtert wird. Beim *Ewing-Sarkom* steht im Vordergrund der Behandlung die Chemotherapie in Kombination mit der Strahlentherapie. In besonderen Situationen ist jedoch eine Kombination mit chirurgischer Therapie vorzuziehen. So sollte bei Kindern mit Befall der unteren Extremität und bei erfolgter Spontanfraktur amputiert werden, besonders an der oberen Extremität kann evtl. eine Resektion unter Chemotherapie erfolgen. Für eine genaue Analyse dieser Situation wird auf Lewis et al. (1977) hingewiesen.

Nach der Resektion eines tumortragenden Knochenabschnitts ergeben sich verschiedene Rekonstruktionsmöglichkeiten, die in diesem Rahmen nur angedeutet werden können. Spezielle Tumorprothesen gibt es für die meisten Knochenabschnitte. Sie unterliegen den gleichen Problemen wie konventionelle Endoprothesen (Auslockerung, Infektion), vermehrt um die erhöhte Beanspruchung durch das Ausmaß der Überbrückung und die Beanspruchung durch die meist jugendlichen Patienten. Die Überbrückung größerer Knochendefekte durch auto- oder homologe Transplantate kann nach entsprechend langer Einheildauer gelingen. Defekte können ohne großen Schaden auch belassen werden, insbesondere am Becken oder im Bereich der oberen Extremität. Bei der häufigen Lokalisation von Tumoren im distalen Femur kann durch die Umdrehplastik nach Borggreve die Ferse als Knieersatz fungieren und eine prothetisch günstigere Unterschenkelprothese ermöglichen (Kotz 1978).

Liegen bei der Erstbehandlung bereits Lungenmetastasen vor, so sollte nach Möglichkeit deren Resektion erfolgen. Beim Osteosarkom werden diese zum nächstmöglichen Operationszeitpunkt im Schema der Chemotherapie nach der Operation des Primärtumors reseziert, sofern beide Lungen angegangen werden müssen in etwa 10- bis 12 tägigem Abstand. Metastasen in anderen Geweben sind bei der Erstbehandlung nicht zu erwarten.

Chemotherapie

Osteosarkom. Die Chemotherapie des Osteosarkoms entwickelte sich Anfang der 70 er Jahre mit dem Einsatz des Amethopterins in bisher unbekannt hoher Dosis (Jaffé 1972). Mit diesem neuen Prinzip erreichte man einen Anstieg der Remissionsraten von vorher durchschnittlich 15 auf über 80%. Als weitere sehr wirksame Zytostatika stellten sich das Adriamycin und das Dacarbazin heraus (Jaffé 1975). In der Arbeitsgruppe von Rosen (Rosen et al. 1974a) wurde am Sloan Kettering Cancer Center in New York ein Verfahren der alternierenden Applikation von Amethopterin (100–300 mg/kg KG) und Adriamycin (2,5 mg/kg KG), aufgeteilt in 3 Einzelinjektionen an 3 Tagen, entwickelt. Zusätzlich zu diesen beiden Medikamenten wurden Vincristin und Cyclophosphamid in die Therapie eingefügt

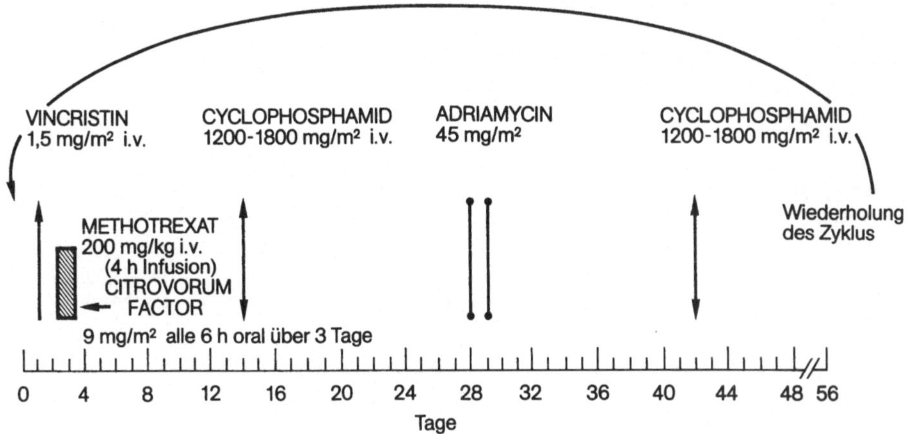

Abb. 2. Kombinationschemotherapie mit Vincristin, Methotrexat, Cyclophosphamid und Adriamycin beim metastasierenden Osteosarkom. (Nach Rosen 1975)

(Abb. 2) (Rosen 1975). Damit verlängerte man die Therapiedauer und erreichte auf diese Weise zu einem späteren Zeitpunkt die kritische Adriamycindosis. Die Remissionsraten mit diesem Schema sowie mit den Zweierkombinationen Adriamycin und Amethopterin hochdosiert sowie Cisplatin und Cyclophosphamid liegen um 50–60%. Weitere therapeutische Möglichkeiten bestehen in dem Einsatz der Therapieschemata, die sich bei den Weichteilsarkomen bewährt haben, wie dem CYVADIC-Schema oder der Kombination aus Adriamycin, Vincristin und Cisplatin bzw. Cisplatin und Ifosfamid (Siemers et al. 1980).

Nachdem Medikamente mit besserer Wirksamkeit bei diesem prognostisch besonders ungünstigen Tumor des jugendlichen Erwachsenen zur Verfügung standen, wird die adjuvante Chemotherapie beim Osteosarkom versucht. Die ersten Ergebnisse Mitte der 70er Jahre (Cortes et al. 1974; Jaffé et al. 1974; Sutow et al. 1975) fanden eine starke Beachtung. Sie erweckten vor dem Hintergrund historischer Daten mit Fünfjahresüberlebensraten von weniger als 20% den Eindruck eines grundlegenden Wandels der therapeutischen Möglichkeiten bei diesem Tumor. Überlebensraten von 80% nach 2 Jahren, 60% nach 3 Jahren und 40% nach 5 Jahren (Ultmann u. Kanofsky 1979) bestätigten diese günstige Entwicklung, belegten aber gleichzeitig, daß trotz der adjuvanten Chemotherapie bei einem Teil der Patienten, allerdings mit zeitlicher Verspätung als früher, Lungenmetastasen auftreten (Jaffé et al. 1978). Für diese Lungenmetastasen existiert ein sekundäres, kurativ ausgerichtetes Therapieverfahren in Form der Thorakotomie mit Entfernung aller erreichbaren Metastasen und anschließender Chemotherapie. Rosen et al. (1978) erreichten mit diesem therapeutischen Prinzip bei 22 von 40 Patienten klinisch eine Metastasenfreiheit für bisher 19 Monate.

Das Osteosarkom liefert gleichzeitig ein Beispiel für die Problematik des Vergleichs moderner Ergebnisse mit historischen Daten, denn zahlreiche Faktoren beeinflussen sowohl die Stadieneinteilung als auch die Prognose dieses Tumors. Bei einer vergleichenden Beurteilung historischer Daten muß berücksichtigt werden, daß gegenwärtig durch eine exaktere Diagnostik mit besseren radiologischen Tech-

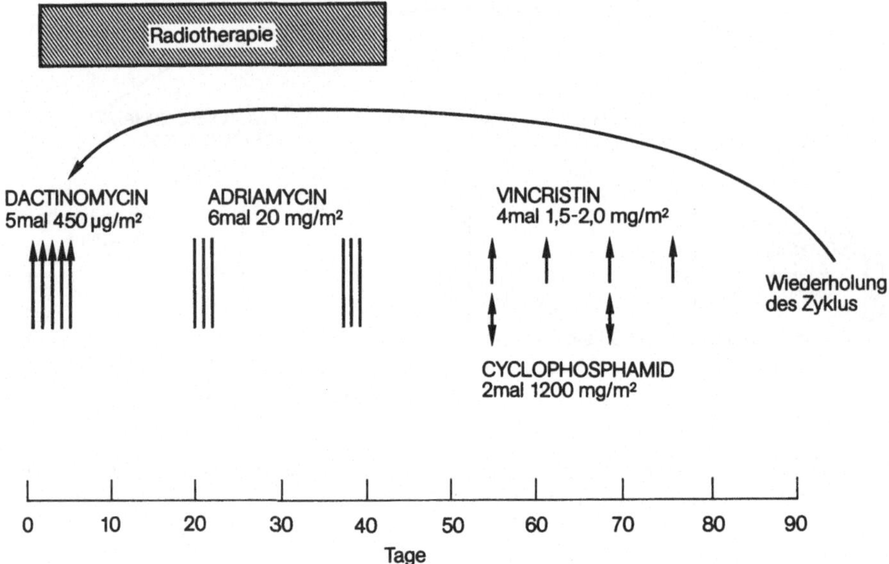

Abb. 3. Kombinationschemotherapie und Strahlentherapie des Ewing-Sarkoms. (Nach Rosen et al. 1974b)

niken einschließlich Computertomographie, der Lungen und Skelettszintigraphie Metastasen zu einem wesentlich früheren Zeitpunkt erkannt werden als vor 10 Jahren. Daraus ist zu schließen, daß die Patienten, welche heute nach primärer chirurgischer Therapie adjuvant behandelt werden, in keiner Weise mehr mit dem historischen Kollektiv in bezug auf das klinische Stadium identisch sind. Es ist daher verständlich, daß in den letzten Jahren Fünfjahresüberlebensraten nach alleiniger chirurgischer Therapie ohne adjuvante Chemotherapie von 40–60% publiziert wurden (Zubrod 1979; Taylor et al. 1978), die durchaus mit den Ergebnissen zusätzlich adjuvant behandelter Patientenkollektive vergleichbar sind. Die zunächst scheinbar sichere Indikation zur adjuvanten Chemotherapie wurde durch diese Daten und die besseren Möglichkeiten einer sekundären Therapie relativiert. Die adjuvante Chemotherapie des Osteosarkoms sollte vorläufig nur innerhalb klinischer Studien erfolgen. Ein Beispiel für eine solche Studie ist das Protokoll, welches gemeinsam von der Deutschen Arbeitsgemeinschaft für Leukämieforschung und -Behandlung im Kindesalter e.V., der Interdisziplinären Arbeitsgemeinschaft Knochentumoren und der Gesellschaft für Pädiatrische Onkologie e.V. aufgestellt und (Winkler et al. 1977) weiterentwickelt wurde. In dem Protokoll COSS-80 wird die chirurgische Therapie durch eine adjuvante Chemotherapie mit hochdosiertem Amethopterin, Adriamycin, Bleomycin, Cyclophosphamid, Actinomycin D und Cisplatin, zyklisch und sequentiell appliziert, ergänzt. Zusätzlich wird die Wirksamkeit des Interferons in dieser Studie geprüft.

Ewing-Sarkom. Das Ewing-Sarkom ist gegenüber Cyclophosphamid, Adriamycin, Actinomycin D und Vincristin sowie Amethopterin, BCNU, Cisplatin und Bleomycin sensibel. In der Kombination bewährten sich besonders das Actinomycin D, Adriamycin, Vincristin und Cyclophosphamid (Abb. 3) (Rosen et al. 1974b). Man erreichte mit dieser Kombination im Stadium der metastasierten Erkrankung einen Anstieg der Zweijahresüberlebensrate und setze diese Polychemotherapie auch sehr bald adjuvant ein. Auf diese Weise konnte man die Fünfjahresüberlebensquote von unter 10% auf über 70% erhöhen (Trefft 1979; Rosen et al. 1978; Rosen et al. 1981). Von der Deutschen Gesellschaft für Pädiatrische Onkologie wurde in Zusammenarbeit mit Radiotherapeuten und Chirurgen eine kooperative Therapiestudie erarbeitet (Jürgens 1981), welche in einem interdisziplinären Konzept die gegenwärtigen Möglichkeiten der chirurgischen Therapie, der Radiotherapie und Polychemotherapie beim Ewing-Sarkom vereinigen (CESS 81).

Sonstige primäre Knochentumoren. Die Fibro- und Chondrosarkome des Knochens gelten als weitgehend resistent gegenüber der Chemotherapie. Es liegen deshalb auch mit den modernen Behandlungsverfahren der Polychemotherapie noch keine ausreichenden Erfahrungen vor. Beim Hämangioperizytom und Hämangiosarkom werden Adriamycin und Amethopterin hochdosiert empfohlen.

Strahlentherapie

Die Möglichkeiten der Strahlentherapie der Knochentumoren wird durch ihre von der Histologie abhängige Strahlenempfindlichkeit bestimmt. Riesenzelltumoren und Chondrosarkome sind praktisch als strahlenresistent anzusehen, sie stellen also keine Indikation zur Strahlentherapie dar. Bei letzteren ist im Falle eines inoperablen Rezidivs gelegentlich eine palliative Strahlenbehandlung zu diskutieren.

Die Strahlenempfindlichkeit des Osteosarkoms ist nicht sehr hoch, so daß zu seiner radiologischen Beeinflussung relativ hohe Strahlendosen erforderlich sind. Dagegen gehören das Ewing-Sarkom und das maligne Lymphom (Retikulumzellsarkom) zu den strahlenempfindlichen, lokal radiokurablen Tumoren.

Osteosarkom. Bei dieser Tumorform wurde in früheren Jahren die Vorbestrahlung mit Operation nach 6–12 Monaten propagiert, sofern inzwischen keine Fernmetastasen aufgetreten waren. Dieses Vorgehen steht heute jedoch nicht mehr zur Diskussion, da nach den Ergebnissen verschiedener interdisziplinärer Arbeitsgemeinschaften die Überlebenszeiten schlechter als nach Frühamputation waren (Fünfjahresüberlebenszeit 15% versus 20%). Die Strahlentherapie hat postoperativ dann ihre Berechtigung, wenn der befallene Knochen nicht restlos entfernt wurde, und richtet sich auf den verbliebenen Skelettanteil. Die Strahlendosen betragen lokal 60–80 Gy in 6–8 Wochen, für die regionären Lymphknoten 60 Gy in 6 Wochen. Zu empfehlen ist die Kombination mit der Chemotherapie.

Ewing-Sarkom und malignes Lymphom (Retikulosarkom). Die Strahlentherapie richtet sich auf den erkrankten Skelettanteil, und zwar großzügig unter Einschluß der regionären Lymphknoten und in Kombination mit der Chemotherapie. Die erforderlichen Strahlendosen betragen 40–60 Gy in 4–6 Wochen.

Nachsorge

Dauer und Frequenz der Nachsorge sind je nach der vorliegenden Tumorart unterschiedlich (Tabelle 4).

Tabelle 4. Zeitlicher Ablauf der Nachsorgeuntersuchungen bei Knochentumoren

	Osteosarkom	Chondrosarkom	Riesenzelltumor	Ewing-Sarkom
Während Chemo-therapie	4 Wochen	Entfällt	Entfällt	4 Wochen
Nach Abschluß von Chemo-therapie bzw.	Vierteljährlich bis 3 Jahre	Vierteljährlich bis 2 Jahre	Vierteljährlich bis 2 Jahre	Vierteljährlich bis 3 Jahre
chir. Behandlung	Halbjährlich bis 5 Jahre	Halbjährlich bis 5 Jahre	Halbjährlich bis 5 Jahre	Halbjährlich bis 5 Jahre
		Jährlich bis 10 Jahre	Jährlich bis 10 Jahre	
		Zweijährlich	Zweijährlich	

Rezidivtherapie

Beim Osteosarkom besteht die Gefahr eines Lokalrezidivs bei Resektionen und auch bei Amputationen durch einen tumortragenden Knochen, u. a. wenn trotz Szintigraphie und Schichtaufnahmen und evtl. Computertomographie sog. „skip leasons" übersehen wurden. Die Prognose des Lokalrezidivs ist meistens schlecht. Je nach Befund sollte aber eine neue Therapieplanung wie beim Erstbefund erfolgen. Unter oder nach der Chemotherapie auftretende Lungenmetastasen sollten nach Möglichkeit operativ entfernt werden. Es muß dann ein neuer Chemotherapiezyklus eingeleitet werden. Rezidive des Chondrosarkoms und des malignen Riesenzelltumors sind besonders problematisch, da sie meist durch Besiedlung der alten Operationswunde riesige Ausmaße erreichen. Wenn es technisch möglich ist, soll erneut entweder reseziert oder amputiert werden. Insbesondere am Becken und Stamm liegen jedoch dann oft schon inoperable Situationen vor, so daß keine Therapie mehr angeboten werden kann und soll. Metastasen bei beiden Geschwulstarten treten selten und wenn, dann sehr spät (bis zu 10 Jahren nach der Primärbehandlung) auf. Es lohnt sich, diese chirurgisch zu entfernen. Beim Ewing-Sarkom geht das Rezidiv in der Regel mit einer Generalisierung einher. Ein erneuter Versuch mit Chemotherapie kann palliative Erfolge erzielen.

Invalidisierung und Rehabilitation

Die Anstrengungen sollten vor allem in Richtung auf eine rasche Rehabilitation erfolgen. Bei den meist jugendlichen Osteosarkom- und Ewing-Sarkompatienten muß die berufliche Entscheidung den verbliebenen Möglichkeiten angepaßt werden. Die Berentung richtet sich nach den allgemeinen Kriterien bei Beeinträchtigung oder Verlust von Gliedmaßen. Arbeits- und Berufsunfähigkeit liegt im allgemeinen nicht vor und sollte auch nach Möglichkeit vermieden werden, um die soziale Wiedereingliederung nicht zu gefährden. Flankierende Maßnahmen nach dem Bundessozialhilfegesetz (Schwerbehindertenausweis) sollten eingeleitet werden, insbesondere während der Phase der Chemotherapie.

Literatur

Becker F, Becker W (1967) Operative Behandlung der Tumoren der Knochen, der Gelenke und der Weichteile des Stützgewebes. In: Holder E (Hrsg) Therapie maligner Tumoren, Hämoblastome und Hämoblastosen. Enke, Stuttgart

Cortes EP, Holland JF, Wang JJ, Sinks LF (1972) Doxorubicin in disseminated osteosarcoma. JAMA 221:1132

Cortes EP, Holland JF, Wang JJ et al. (1974) Amputation and adriamycin in primary osteogenic sarcoma. N Engl J Med 291:998

Cortes EP, Holland JF, Wang JJ, Glidewell (1975) Adrianomycin in 87 patients with osteosarcoma. Cancer Chemother Rep 6:305

Dahlin DC (1967) Bone Tumors, 2nd edn.: Thomas, Springfield, Ill.

Doerr W, Ule G (1970) Spezielle pathologische Anatomie, III. Heidelberger Taschenbücher, Bd 70b. Springer, Berlin Heidelberg New York

Dominok GW, Knoch H (1977) Knochengeschwülste und geschwulstähnliche Erkrankungen, 2. Aufl. Fischer, Jena

Friedman MA, Carter SK (1972) The therapy of osteogenic sarcoma: current status and thougths for the future. J Surg Oncol 4:482

Huros AG (1979) Bone tumors. Diagnosis, treatment and prognosis. Saunders, Philadelphia London Toronto

Jaffe HL (1958) Tumors and tumorous conditions of the bones and joints. Lea & Febiger, Philadelphia

Jaffé N (1972) Recent advances in the chemotherapy of metastatic osteogenic sarcoma. Cancer 30:1627

Jaffé N (1975) The potential of combined modality approaches for the treatment of malignant bone tumors in children. Cancer Treat Rev 2:33

Jaffé N, Pead D (1972) Recent advances in the chemotherapy of metastatic osteogenic sarcoma. Cancer 30:1627

Jaffé N, Frei E, Traggis D, Bishop T (1974) Adjuvant methotrexate and citrovorum factor treatment of osteogenic sarcoma. N Engl J Med 291:994

Jaffé N, Frei E, Watts H, Traggis D (1978) High-doses methotrexate in osteogenic sarcoma: a 5-year experience. Cancer Treat Rep 62:259

Jürgens H (1981) Ewing-Sarkom bei Kindern und Jugendlichen: Planung einer kooperativen Therapiestudie der Gesellschaft für pädiatrische Onkologie (CESS 81). Klin Paediatr 193:253

Kotz R (1978) Osteosarkom 1978. Die Wende der Prognose durch adäquate Chirurgie und adjuvante Chemotherapie. Wien Klin Wochenschr [Suppl] 90:93

Kotz R, Leber H, Ramach W, Arbes H, Wolf A (1977) Erfahrungen mit der Durchführung der hochdosierten Methotrexatbehandlung beim Osteosarkom. Wien Klin Wochenschr 89:474–479

Lewis MM, Marcove RC, Rosen G (1977) Ewing's sarcoma, functional effects of radiation therapy. J Bone J Surg 59:Am Vol 325–331

Lichtenstein L (1972) Bone Tumors, 4th edn. Mosby, St. Louis

Linder F, Pieper M, Ott G, Becker W, Willert HG (1974) Zur Therapie der Knochengeschwülste. Ergebnisse einer Gemeinschaftsstudie an 527 Fällen. Chirurg 45:54–62

Ranniger K (1977) In: Diethelm L et al. (Hrsg) Handbuch der medizinischen Radiologie, Bd V/6. Springer, Berlin Heidelberg New York

Reilly CA, Pritchard DJ, Biskis BO, Finkel MP (1972) Immunologic evidence suggesting a viral etiology of human osteosarcoma. Cancer 30:603–609

Rosen G (1975) The development of an adjuvant chemotherapy program for the treatment of osteogenic sarcoma. Front Radiat Ther Oncol 10:115

Rosen G, Suwansirikal S, Kwon C, Tan C, Beattie EJ, Wu I, Murphy ML (1974a) High dose Methotrexate with Citrovorum factor rescue and Adriamycin in childhood osteogenic sarcoma. Cancer 33:1251–1263

Rosen G, Wollner N, Tan C et al. (1974b) Diesease-free survival in children with Ewing's sarcoma treated with radiation therapy and adjuvant four-drug sequential chemotherapy. Cancer 33:384

Rosen G, Huvos AG, Mosende C, Beattie EJ, Exelby PR, Capparos B, Marcove RC (1978) Chemotherapy and thoracotomy for metastatic osteogenic sarcoma. Cancer 41:841

Rosen G, Caparros B, Nirenberg A et al. (1981) Ewing's sarcoma: Ten-year experience with adjuvant chemotherapy. Cancer 47:2204

Salzer M, Salzer-Kuntschik M (1969) Vergleichende röntgenologisch-pathologisch-anatomische Untersuchungen an Osteosarkomen im Hinblick auf die Amputationshöhe. Arch Orthop Unfall-Chir 65:322–326

Salzer M, Salzer G, Zweymüller K (1973) Zur operativen Behandlung von Lungenmetastasen beim Osteosarkom. Langenbecks Arch Chir 333:59–66

Salzer M, Knahr K, Salzer-Kuntschik M (1977) Indications for radical resection of malignant bone tumours. Results in fortysix cases. Ital J Orthop Traumatol 3:155–166

Siemers E, Seeber S, Höffken K, Schmidt CG (1980) Ergebnisse der zytostatischen Therapie mit Cyclophosphamid, Vincristin, Adriamycin und DTIC (CYVADIC) beim lokalisierten und metastasierten Osteosarkom. Eine retrospektive Analyse. Onkologie 3:78

Spjut HJ, Dorfman HD, Fechner RE, Ackerman LV (1971) Tumors of bone and cartilage. Atlas of tumor pathology, 2nd Ser, Fascicle 5. Armed Forces Institute of Pathology, Washington

Strander H, Cantell K, Ingimarsson S, Jakobsson PA, Nilsonne U, Söderberg G (1974) Interferon treatment of osteogenic sarcoma. A clinical trial. Fogarty International Center Proceeding No 28 US Government Printing Office, Washington

Sutow WW, Sullivan MP, Fernbach DJ, Cangir A, George SL (1975) Adjuvant chemotherapy in primary treatment of osteogenic sarcoma. Cancer 36:1598

Taylor WF, Ivins JC, Dahlin DC, Edmonson JH, Pritchard DJ (1978) Trends and variability in survival from osteosarcoma. Mayo Clin Proc 53:695

Trefft M (1979) Cooperative group studies of pediatric bone and soft tissue sarcoma: present status and future direction. In: Jones SE, Salmon SE (eds) Adjuvant therapy of cancer II. Grune & Stratton, New York, p 393

Uehlinger E (1976) Primary malignancy, secundary malignancy and semimalignancy of bone tumors. In: Grundmann E (ed) Malignant bone tumors. Springer, Berlin Heidelberg New York, pp 109–119

Ultmann JE, Kanofsky JR (1979) Adjuvant therapy: principles and state of the art. In: Jones SE, Salmon SE (eds) Adjuvant therapy of cancer II. Grune & Stratton, New York, p 637

Winkler K, Gaedicke G, Grosch-Wörner I, Marsmann G, Delling G, Landbeck H (1977) Die Chemotherapie des Osteosarkoms. Erste Erfahrungen mit einem Polychemotherapieprogramm bestehend aus hochdosiertem Methotrexat mit anschließendem Citrovorum-Faktor-Rescue, Doxorubicin und Cyclophosphamid. Dtsch Med Wochenschr 102:1831

Zubrod CG (1979) Historic milestones in curative chemotherapy. Semin Oncol 6:490

2.21 Weichteilsarkome

D. Bokelmann und G. Ott

Statistik, Ätiologie, Prognose

Sarkome sind bösartige Geschwülste, die ihren Ursprung von den mesenchymalen Geweben nehmen. Diese mesenchymalen Gewebe machen 80–85% der gesamten Masse des Körpergewichts aus.

Der Begriff „Weichteilsarkom" umfaßt die nichtepithelialen, extraskelettären Tumorneubildungen mit Ausnahme solcher, die vom reticuloendothelialen System, von den neurogenen Zellen und den Mesothelzellen ausgehen. Diese Tumorerkrankungen sind selten. Die Inzidenz liegt in den Industriestaaten bei etwa 2/100000 und entspricht damit einem relativen Anteil an allen malignen Geschwülsten von 0,5–1,5%. Es ist daher verständlich, daß gerade diese Tumorformen große Probleme bei der histopathologischen Identifizierung und bei der Therapieplanung bieten, da nur wenige Behandlungszentren über große Fallzahlen für wissenschaftliche Untersuchungen verfügen.

Das Risiko, an Sarkomen zu erkranken, ist für Männer und Frauen gleich groß. Eine besonders auffällige Häufigkeit bei bestimmten Altersgruppen ist im Gegensatz zu den Knochensarkomen bei den bösartigen Tumoren der Weichteile nicht festzustellen, obwohl mit steigendem Lebensalter ein geringer Anstieg der Sarkomgefährdung nachzuweisen ist. Da vor dem 30. Lebensjahr Karzinomerkrankungen selten sind, ist der relative Anteil der Todesfälle an Weichteilsarkomen in diesem Altersgruppen mit 10% der Krebstoten vergleichsweise hoch (Oehme u. Gutzeit 1971), dementsprechend ist der Sarkomanteil der Krebsfälle in Bevölkerungen mit kurzer und mittlerer Lebenserwartung höher. Geschlechtsunterschiede in der Erkrankungshäufigkeit finden sich auch bei Kindern nicht. Auffällig ist im Kindesalter der hohe Anteil von Rhabdomyosarkomen, die mit steigendem Lebensalter seltener werden.

Die Seltenheit der Sarkome gegenüber Karzinomen ist dadurch zu erklären, daß die mesenchymalen Zellen, geschützt durch die epithelialen Oberflächen, viel weniger exogenen, kanzerogenen Noxen ausgesetzt sind und diese nur über die Gefäßbahnen oder von durchdringenden Noxen getroffen werden können (z. B. Thorotrast, ionisierende Strahlen etc.). Über Präsarkomatosen (z. B. gutartige Tumoren) oder spezifische sarkogene Noxen ist im übrigen nur wenig bekannt (Narbensarkome, chronische Entzündungen, Fremdkörpersarkome etc.).

Auch die Einteilung dieser Tumoren folgt der histologisch-histogenetischen Klassifizierung als bislang bestem Ordnungsprinzip der Geschwülste. Die histologische Klassifizierung erfolgt dabei entsprechend dem Reifegrad der Ursprungsgewebe (Matrix), zumal sich morphologische Eigenschaften des Ausgangsgewebes

Tabelle 1. Histologische Klassifikation

Histologischer Tumortyp	Code-Nr. des ICD-O-Morphologieschlüssels
Sarkom, n.n.b.	M-8800/3
Fibrosarkom	M-8810/3
Malignes Fibrohistiozytom	M-8830/3
Liposarkom	M-8850/3
Leiomyosarkom	M-8890/3
Rhabdomyosarkom	M-8900/3
Malignes Mesenchymom	M-8990/3
Synoviales Sarkom	M-9040/3
Mesotheliom	M-9050/3
Angiosarkom	M-9120/3
Extraskelettales Osteosarkom	M-9190/3
Extraskelettales Chondrosarkom	M-9221/3
Malignes Schwannom	M-9560/3
Alveoläres Weichteilsarkom	M-9581/3

Tabelle 2. Prätherapeutische klinische Klassifikation (TNM) bei Weichteilsarkomen

T_0	Keine Evidenz für Primärtumor
T_1	Tumor mißt 5 cm oder weniger in seiner größten Ausdehnung
T_2	Tumor mißt in seiner größten Ausdehnung mehr als 5 cm, jedoch ohne Befall von Knochen, größeren Gefäßen oder Nerven
T_3	Tumor mit Befall von Knochen, größeren Gefäßen oder Nerven
T_X	Die Minimalerfordernisse zur Bestimmung des Primärtumors liegen nicht vor
N_0	Keine Evidenz für den Befall regionärer Lymphknoten
N_1	Befall regionärer Lymphknoten
N_X	Die Minimalerfordernisse zur Beurteilung der regionären Lymphknoten liegen nicht vor
M_0	Keine Evidenz für Fernmetastasen
M_1	Fernmetastasen vorhanden
M_X	Die Minimalerfordernisse zur Feststellung von Fernmetastasen liegen nicht vor

fast immer in den Geschwülsten wiederfinden (Tabelle 1). Verschiedene Geschwulstformen lassen zudem erhebliche Unterschiede des Differenzierungsgrades erkennen. Bei einem Teil der Tumoren kann nicht mehr auf das Ursprungsgewebe geschlossen werden. Diese „unklassifizierbaren Sarkome" sind relativ selten. Die Prognose ist einmal abhängig von der Ausdehnung des Tumors, die prätherapeutisch nach dem TNM-System klassifiziert wird (Tabelle 2). Hinzu kommt jedoch, daß postoperativ mit steigendem Malignitätsgrad die günstige Prognose abnimmt. Die UICC hat daher auf Empfehlung des American Joint Committee for Cancer Staging and End Results Reporting im Jahre 1979 den Malignitätsgrad in die postoperative Stadiengruppierung der TNM-Klassifizierung aufgenommen (Tabelle 3).

Die Lokalisation der Weichteilsarkome hat ebenfalls Bedeutung für die Prognose (Abb. 1). Bei vorwiegend operativer Behandlung beträgt die Fünfjahresüberlebensrate aller Stadien 41%, während die Zehnjahresüberlebensrate noch 30% beträgt. Höheres Tumorstadium und steigender Malignitätsgrad lassen die Prognose

Tabelle 3. Histopathologisches Grading bei Weichteilsarkomen

G_1	Hoher Grad der Differenzierung
G_2	Mittlerer Grad der Differenzierung
G_3	Geringer Grad der Differenzierung *oder* Entdifferenzierung
G_X	Differenzierungsgrad kann nicht bestimmt werden

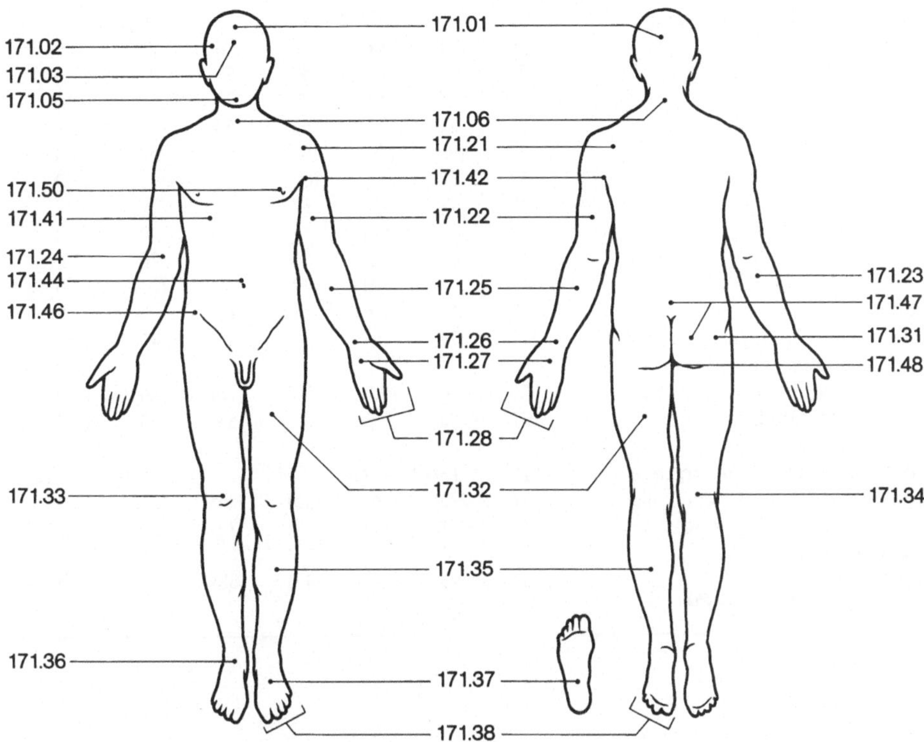

Abb. 1. Lokalisationsschlüssel für Weichteiltumoren

entsprechend ungünstiger werden (Tabelle 4). Die Überlebenszeiten stimmen mit unseren eigenen Ergebnissen überein (Bokelmann et al. 1971).

Die Weichteilsarkome haben eine hohe Lokalrezidivrate. Die Ursache dafür ist im besonderen biologischen Verhalten dieser bösartigen Tumoren zu sehen. Da diese meistens eine strahlenkranzförmige Wuchsform haben, ist die histologische Grenze nur in seltenen Fällen scharf zu ziehen.

Das verdrängende Wachstum erzeugt durch den inneren Druck auf das umgebende Gewebe eine Pseudokapsel, die makroskopisch den Eindruck einer glatten Abgrenzung gegenüber dem gesunden Gewebe erweckt. Die Tumoren breiten sich aber entlang den Faszienflächen, den Muskelsepten und der Gefäß-Nerven-Scheiden nach proximal und distal aus. Dieses muß bei der Operation berücksichtigt werden, wenn onkologische Radikalität erreicht werden soll. Die Metastasierung erfolgt am häufigsten hämatogen, seltener durch eine lymphogene Absiedlung. Die Häufigkeit der klinisch manifesten Metastasierung beträgt 15–20% zum Zeitpunkt der Primärtherapie.

Tabelle 4. Überlebenszeiten bei 1215 Weichteilsarkompatienten in Abhängigkeit von Tumorstadium und Malignitätsgrad. Klassifiziert nach der Stadieneinteilung der UICC. (Nach Russell et al. 1977)

Stadium	Gesamtzahl der Fälle	Überlebenszeit [%]					
		1 Jahr	2 Jahre	3 Jahre	4 Jahre	5 Jahre	10 Jahre
Alte Stadien	1215	74	58	49	44	41	30
Fälle mit vollständigem „Staging"	702	73	55	47	44	40	30
Stadium 1	177	91	84	79	78	75	63
1A	55	98	93	85	85	(83)	(75)
1B	122	88	80	77	75	72	(58)
Stadium 2	86	87	74	(63)	(58)	(55)	(40)
2A	29	(90)	(79)	(66)	(66)	(59)	(41)
2B	57	86	(72)	(61)	(54)	(53)	(40)
Stadium 3	329	71	47	37	32	29	19
3A	69	84	(61)	(48)	(43)	42	(27)
3B	211	68	46	36	30	26	16
3C	49	(65)	(34)	(28)	(26)	(23)	(23)
Stadium 4	110	37	19	11	10	7	3
Fälle mit unbekanntem „Grading" oder Tumorgröße	513	76	61	51	45	41	30
Grad 1, unbekannte Tumorgröße	21	(90)	(90)	(90)	(90)	(86)	(76)
Unbekannter Grad, Tumorgröße < 5 cm	107	86	74	62	58	55	(46)
Grad 2, unbekannte Tumorgröße	14	13/14	11/14	7/14	7/14	6/14	2/12
Grad 3, unbekannte Tumorgröße	71	(75)	(56)	(43)	(36)	(31)	(22)
Unbekannter Grad, Tumorgröße > 5 cm	212	71	54	47	39	36	25
Unbekannter Grad, unbekannte Tumorgröße	88	73	(54)	(43)	(38)	(32)	(21)

Diagnose

In den meisten Fällen werden die Weichteilsarkome durch die Patienten selber festgestellt. Die Leitsymptome sind der tastbare Tumor, der Schmerz, gelegentlich aber auch der primäre Nachweis von Metastasen im Rahmen einer Durchuntersuchung. Bei den Organsarkomen entspricht die Symptomatik derjenigen der Karzinome. Neben der allgemeinen Basisuntersuchung ist zur Operationsvorbereitung eine weiterführende Diagnostik erforderlich. Die Angio- und Phlebographie sind unumgänglich notwendig, unterstützt durch die Computertomographie. In vielen Fällen läßt sich durch letztere Untersuchung auch der Befall der regionalen Lymphbahnen feststellen, sonst ist präoperativ eine Lymphographie erforderlich. Postoperativ, besonders in der Extremitätenchirurgie, ist die Lymphographie nicht mehr möglich, da die Lymphbahnen im Operationsgebiet unterbrochen sind. Vor einer ausgedehnten Operation ist die Diagnose eines Weichteilsarkoms durch histologische Untersuchung zu sichern. Bei kleineren, leicht zugänglichen Tumoren ist die primäre Tumorexstirpation mit breiter Nachexstirpation nach gestellter Diagnose anzustreben, während bei großen Tumoren die Inzisionsbiopsie durchgeführt werden kann.

Therapie

Operative Therapie

Nach gestellter Diagnose sollte bei Weichteilsarkomen an erster Stelle die Operation stehen, die i. allg. große chirurgische Erfahrung voraussetzt. Anzustreben ist die radikale Tumorexstirpation, möglichst unter Erhaltung der Funktion des befallenen Glieds. Die Grenze der Operation darf nicht in unmittelbarer Nähe der Pseudokapsel liegen, da diese gewöhnlich von den Sarkomzellen bereits durchbrochen ist. Eine ausreichende Sicherheitszone ist daher erforderlich. Die befallenen Faszien und Muskeln erfordern die Entfernung des betreffenden Muskels vom Ursprung bis zum Ansatz als sog. Kompartmentresektion, ohne die Funktion des Glieds zu gefährden. Nachbargewebe müssen mit breitem Sicherheitsabstand zusammen mit den Gefäßen in das Resektat eingeschlossen werden. Häufig ist die Gefäßrekonstruktion erforderlich, und der entstandene Weichteildefekt ist durch eine Verschiebe- oder Stiellappenplastik zu decken. Bei der gelegentlich hautnahen Lokalisation haben die Tumoren eine Tendenz zur Exulzeration. Selbst wenn es sich um große oder um örtliche Rezidivtumoren handelt, hat in vielen Fällen noch keine Metastasierung eingesetzt, so daß eine Radikaloperation immer noch möglich sein kann. Im allgemeinen ist die radikale Tumorexstirpation möglich. In den Fällen, bei denen die motorische Nervenversorgung ohne Gefährdung der örtlichen Radikalität nicht gewährleistet werden kann, werden Amputation oder Exartikulation nicht zu vermeiden sein. Dies gilt insbesondere für Rezidivgeschwülste.

Obwohl Weichteilsarkome vorzugsweise hämatogen metastasieren, ist die regionale Lymphadenektomie unbedingt erforderlich. Die in verschiedenen Zentren mögliche regionale hypertherme Perfusion, evtl. verbunden mit einer Zytostatikamedikation, soll die Prognose wesentlich verbessern können. Zwar liegen bei diesem Verfahren ermutigende Berichte über die Verbesserung der Prognose des malignen Melanoms vor, größere Erfahrungen bei der Behandlung von Weichteilsarkomen sind jedoch bisher nur spärlich mitgeteilt worden.

Bei eingetretener regionaler Metastasierung ist ebenfalls die radikale chirurgische Entfernung der Primärgeschwulst zusammen mit der Entfernung der Lymphknotenstationen anzustreben.

Bei eingetretener Fernmetastasierung sollte als beste palliative Maßnahme eine operative Tumorreduktion versucht werden, um die Möglichkeiten der adjuvanten Therapie zu verbessern.

Bei ausgedehnten exulzerierten Tumoren oder bei unerträglichen Schmerzen kann ggf. auch eine palliative Amputation angezeigt sein.

Rezidive sollten, wann immer möglich, einer nochmaligen Operation mit Exstirpation des Resttumors im Gesunden zugeführt werden. Auch wiederholt durchgeführte lokale Rezidivoperationen bringen oft noch eine Dauerheilung.

Strahlentherapie

Die Strahlentherapie spielt in der Behandlung von Weichteilsarkomen als Primärmaßnahme nur eine untergeordnete Rolle, da die verschiedenen histologischen Tumorformen aufgrund ihrer meist sehr starken Differenzierung eine hohe Strahlenresistenz aufweisen. Die Tumorvernichtungsdosen führen in diesen Fällen meist zu irreparablen Schäden am Nachbargewebe. Wegen der andererseits sehr hohen postoperativen Rezidivquote empfiehlt sich aber eine Nachbestrahlung, um die Remissionszeit zu verlängern bzw. um ein Rezidiv überhaupt zu verhindern. Zur Anwendung kommen Kobalt-60-Gammastrahlen und hochenergetische Elektronen mit einer Gesamtdosis von 65–75 Gy in $6^1/_2$–$7^1/_2$ Wochen. Eventuell kann die Strahlentherapie auch mit einer lokalen Hyperthermiebehandlung kombiniert werden. Damit konnten die langfristigen Ergebnisse zum Teil wesentlich gebessert werden. Das gleiche gilt für die Anwendung von Neutronenstrahlen.

Chemotherapie

In der Chemotherapie der Weichteilsarkome erwiesen sich die Zytostatika Vincristin, Cyclophosphamid, Dactinomycin, Amethopterin, später auch Dacarbazin, Ifosfamid, Adriamycin und Cisplatin als wirksam. Mit der Kombination der 3 erstgenannten Zytostatika erreichte man in der Regel partielle Remissionen bei etwa $1/_3$ der Patienten. Eine wesentliche Verbesserung der Therapieresultate wurde mit der Einführung des Adriamycin und Dacarbazin erreicht. Die Kombination aus Cyclophosphamid, Vincristin, Adriamycin und Dacarbazin – das CYVADIC-Schema – (Gottlieb et al. 1975) gilt allgemein als das Verfahren der 1. Wahl (Abb. 2). In verschiedenen internationalen Studien wurden Remissionsraten von 50–60% einschließlich 10–15% kompletter Remissionen erreicht (Gottlieb et al. 1975; Yap et al. 1980; Pinedo u. Kenis 1977; Bramwell u. Pinedo 1979). Patienten mit kompletten Remissionen können eine mediane Überlebensdauer von $2^1/_2$ Jahren erwarten. Bei partieller Remission bzw. Stabilisierung der Erkrankung (no change) unter Chemotherapie beträgt die mediane Überlebenszeit ein Jahr. Bei Versagen der Therapie ist nur noch eine Überlebensdauer von 6 Monaten zu erwarten. Als die wirksamsten Bestandteile dieses CYVADIC-Schema werden das Adriamycin und Dacarbazin angesehen.

Im Falle eines Rezidivs nach erfolgter Chemotherapie mit dem CYVADIC-Schema bietet die Kombination aus Cisplatin und Ifosfamid (Abb. 3) eine gute Alternative. Bierbaum et al. (1981) erreichten bei 9 von 22 Patienten, von denen 16 bereits mit verschiedenen Kombinationen, die Adriamycin enthalten hatten, vorbehandelt waren, komplette und partielle Remissionen. Es ist anzunehmen, daß diese synergistisch wirkende Zweierkombination bei nichtvorbehandelten Patienten mit Weichteilsarkomen zu noch besseren Resultaten führen kann.

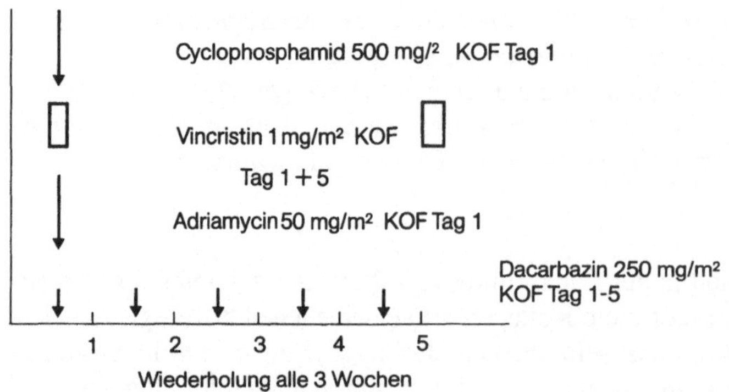

Abb. 2. CYVADIC-Schema. (Nach Gottlieb et al. 1975)

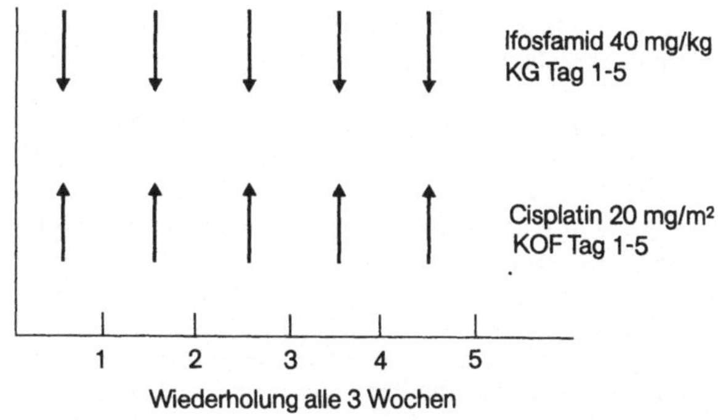

Abb. 3. Ifosfamid-Cisplatin-Schema. (Nach Bierbaum et al. 1981)

Nach dieser günstigen Entwicklung der Chemotherapie der Weichteilsarkome wurde in den letzten Jahren die adjuvante Chemotherapie dieser Tumoren versucht. Es liegen bisher keine verbindlichen Ergebnisse von randomisierten klinischen Studien, welche die Heterogenität dieser Tumoren berücksichtigen, vor. Deshalb sollte die adjuvante Chemotherapie wie auch die Immuntherapie der Weichteilsarkome vorläufig nur innerhalb klinischer Studien erfolgen.

Nachsorge

Als minimale Forderung sollte der Patient nach der Primärbehandlung des Weichteilsarkoms in den ersten beiden Jahren in vierteljährlichen Abständen kontrolliert werden, da 80–90% aller Rezidive bzw. Metastasen in dieser Zeit klinisch manifest werden. Neben der klinischen Untersuchung mit sorgfältiger Inspektion des Operationsgebiets sind vor allen Dingen Röntgenuntersuchungen der Lunge erforderlich. Die Xerographie sowie die Computertomographie zeigen in vielen Fällen örtliches Tumorwachstum im Operationsgebiet an. Die meisten dieser Patienten werden aber im Anschluß an die Operation entweder chemotherapeutisch oder radiologisch weiterbehandelt, so daß hier ohnehin engmaschige Kontrollen zur Therapieüberprüfung durchgeführt werden.

Da der Anteil jüngerer Patienten verhältnismäßig groß ist, muß eine sorgfältige psychosoziale Betreuung an die Erstbehandlung angeschlossen werden. Der Patient sollte sobald wie möglich wieder in den aktiven Arbeitsprozeß eingegliedert werden. Wichtig ist auch bei ablativen Operationen die entsprechende orthopädische Versorgung und ggf. eine sinnvolle Umschulung. Auch eine längerfristige, in Abständen durchgeführte zytostatische Nachbehandlung spricht nicht gegen die frühzeitige Eingliederung in den Arbeitsprozeß.

Literatur

Ariel JM, Hartley J (1976) Level of amputation for patients with soft tissue sarcoms of the extremities as determined by isotopic lymphangiography. Bull Hosp J Dis XXXIVV:34

Bierbaum W, Bremer K, Firusian N, Higi M, Niederle N, Scheulen ME, Schmidt CG, Seeber S (1981) Chemotherapeutische Behandlungsmöglichkeiten bei fortgeschrittenen Sarkomen. Dtsch Med Wochenschr 106:1181–1185

Bokelmann D, Ott G, Rudolph H, Schütze U, Schulz R (1971) Weichteilsarkome. In: Linder F, Ott G, Rudolph H (Hrsg) Diagnostische und therapeutische Fortschritte in der Krebschirurgie. Springer, Berlin Heidelberg New York

Bramwell VHC, Pinedo HM (1979) Bone and soft tissue sarcomas. In: Pinedo HM (ed) Cancer Chemotherapy 1979. The EORTC Cancer Chemotherapy Annual 1, 424. Excerpta Medica, Oxford Amsterdam

Gottlieb JA, Baker LH, O'Bryan RM et al. (1975) Adriamycin (NSC-123127) used alone and in combination for soft tissue and bone sarcomas. Cancer Chemother Rep 6:271

Oehme J, Gutzeit D (1971) Neubildungen des Bindegewebes. In: Opitz H, Schmid F (Hrsg) Handbuch der Kinderheilkunde. Springer, Berlin Heidelberg New York

Ott G, Frey R (1961) Klinik, Behandlung und Statistik der Sarkome. Ergeb Chir Orthop 43:410

Pack GT, Ariel JV (1964) Tumors of the soft somatic tissues and bones. In: Pack GT, Ariel JV (eds) Treatment of cancer and allied diseases, Vol VIII, 2nd edn. Harper & Row, New York Evanston London

Pinedo HM, Kenis Y (1977) Chemotherapy of advanced soft-tissue sarcomas in adults. Cancer Treat Rev 4:67

Russell WO, Cohen J, Enzinger F et al. (1977) A clinical and pathological staging system for soft tissue sarcomas. Cancer 40:1562

UICC (1979) TNM-Klassifikation der malignen Tumoren. Springer, Berlin Heidelberg New York

Yap BS, Baker LH, Sinkovics JG et al. (1980) Cyclophosphamide, vincristine, adriamycin, and DTIC (CYVADIC) combination chemotherapy for the treatment of advanced sarcomas. Cancer Treat Rep 61:1

2.22 Tumoren der Haut

E. G. JUNG

Statistik und Ätiologie

Maligne Neubildungen der Haut sind sehr häufig. Sie machen ca. 20% sämtlicher Krebsfälle aus. Davon sind 95–98% epitheliale Neubildungen, die mit Ausnahme des Melanoms (s. Kap. 2.23) eine relativ geringe Malignität aufweisen. In den verschiedenen dermatologischen Zentren machen Hautkrebse durchschnittlich 2–5% des gesamten Krankenguts aus. Sie haben eine ganz ausgeprägte progressive Altersbetonung. 90% treten bei Leuten über 50 Jahre auf. Sehr oft finden sich mehrere bis viele Hautkrebse mit- oder nacheinander beim selben Patienten. Damit sind die seltenen familiären multiplen Hautkarzinome mit dominantem Erbgang nicht angesprochen (z. B. Basalzellnävussyndrom).

Hautkarzinome zeigen eine deutliche Korrelation zu *exogenen karzinogenen Einflüssen*. An erster Stelle ist die Lichtexposition (Sonne) zu nennen, wobei dem UV B (290–330 nm) entscheidende Bedeutung zukommt. Die rassisch unterschiedliche Pigmentierung spielt dabei eine wichtige, schützende Rolle. Eine signifikante Häufung von Hautkrebsen bei pigmentarmen, hellhäutigen Personen ist weltweit dokumentiert, ebenso eine positive Korrelation zur Lichtexposition im Laufe des Lebens (kumulative Sonnenexposition). Die hauptsächliche Lokalisation von Hautkarzinomen an den lichtexponierten Stellen wie Stirn (Glatze), Wangen, Ohren, Nase, Nacken und Handrücken unterstreicht diese Tatsache. Daneben spielen aber auch andere exogene (z. T. berufliche) karzinogene Einflüsse eine mehr oder weniger deutliche Rolle (z. B. Arsenkrebse, Teer- oder Röntgenkarzinome usw.).

Hautkrebse können entstehen auf klinisch unveränderter Haut oder aber, und dies scheint zu überwiegen, auf klinisch und histologisch distinkten Veränderungen, die als Präkanzerosen bezeichnet werden.

Man unterscheidet *Präkanzerosen* im weiteren Sinne als diffuse, unscharf begrenzte Gewebsveränderungen der Haut und Präkanzerosen im engeren Sinne als umschriebene Gewebsveränderungen, welche häufig früher oder später in Krebse übergehen. Klinisch und histologisch sind als Präkanzerosen im engeren Sinne anzusprechen und in der Regel wie Hautkrebs zu behandeln: Teer-, Röntgen-, Licht- und Arsenwarzen, Morbus Bowen, Morbus Paget, verruköse Präkanzerose (Keratoma senile, Cornu cutaneum), Erythroplasie, verruköse oder erosive Leukoplakie. Die Präkanzerosen im weiteren Sinne sind in der Regel nicht zu behandeln, bedürfen jedoch einer strengen Kontrolle.

Klinisch und histologisch lassen sich die epithelialen Hautkrebse (Melanom s. Beitrag 2.23) in 2 große Gruppen trennen: Basaliome und Spinaliome. Sie machen die Großzahl der Hauttumoren aus, weshalb sich die folgende Besprechung auf

Tabelle 1. Epitheliale Hautkarzinome (ohne Melanome)

	Relative Häufigkeit (%)	Verteilung Männer: Frauen	Heilungs- chance (%)	Invasives Wachstum	Lymphogene Metastasierung (bei Früherfassung)
Basaliome	65	1:1	95	+ + +	Sehr selten
Spinaliome	35	1:1 bis 5:1	ca.80	+	1–5%

Tabelle 2. TNM-Klassifikation der Hauttumoren

T_1	≤ 2 cm
T_2	> 2–5 cm
T_3	> 5 cm
T_4	Ausdehnung auf Knochen bzw. Muskel
N_1	Homolateral beweglich
N_2 [a]	Kontra- oder bilateral beweglich
N_3	Fixiert

[a] Entsprechend der Region

diese 2 Gruppen beschränkt. Histologisch und manchmal auch klinisch läßt sich noch eine Vielzahl von Varianten abgrenzen, die mehr oder weniger deutlich Beziehungen zu den Hautanhangsgebilden aufweisen und die, mit einiger Vorsicht, prognostisch und therapeutisch den Basaliomen nahestehen. Auszunehmen davon ist aber das Pagetkarzinom der Brust (s. Beitrag 2.5).

Basaliome (Basalzellkarzinome) treten in einer Vielzahl morphologischer Varianten einzeln oder multipel auf, sitzen an behaarter Haut, besonders am Kopf und zentrofazial (Nase-Augen-Winkel), sehr selten an Handtellern und Fußsohlen und nie an den Schleimhäuten. Sie entstehen of genuin und nicht immer aus Präkanzerosen. Es ist die häufigste Form der Hautkrebse und bei Frauen und Männern etwa gleich verteilt. Basaliome wachsen ausgesprochen lokal invasiv und destruktiv (Basalioma terebrans), metastasieren äußerst selten in die regionären Lymphknoten und können bei Früherfassung und adäquater Behandlung in 95% der Fälle geheilt werden (Tabelle 1).

Spinaliome (Plattenepithelkarzinome) finden sich an allen Stellen der Haut und der Schleimhautübergänge, besonders aber an den lichtexponierten Stellen. Sie gehen in der Regel aus Präkanzerosen hervor. Das Geschlechtsverhältnis variiert bei verschiedenen Autoren zwischen gleicher Verteilung bis zu einem 5fachen Überwiegen bei den Männern. Spinaliome wachsen weniger lokal invasiv als die Basaliome, metastasieren bei längerer Persistenz in die regionären Lymphknoten und in sehr seltenen Fällen auch einmal hämatogen (Lunge usw.).

Die Spinaliome der Haut-Schleimhaut-Übergänge an den Körperöffnungen haben eine schlechtere Prognose als diejenigen der Haut (Tabelle 1), sie metastasieren auch früher und regelmäßiger als diese (s. Beitrag 2.2 für Lippe und Zunge, 2.3 für die Mundhöhle, 2.10 für Analkarzinome, 2.13 für Peniskarzinome und 2.17 für Vulvakarzinome).

Die TNM-Klassifikation ist in Tabelle 2 aufgeführt, Abb. 1 und 2 zeigen den Tumorlokalisationsschlüssel.

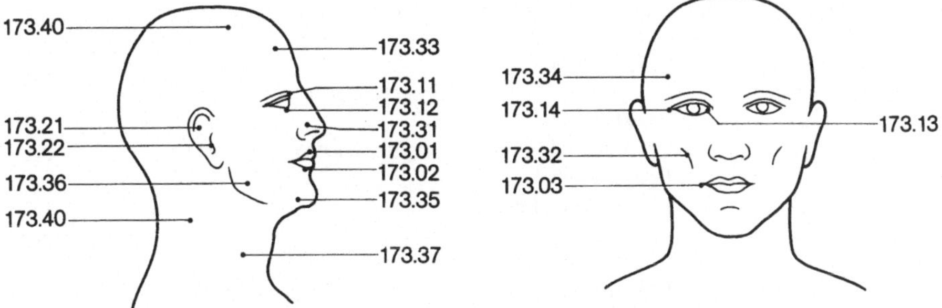

Abb. 1. Tumorlokalisationsschlüssel der Haut, des Kopfs und Gesichts (einschließlich Melanome)

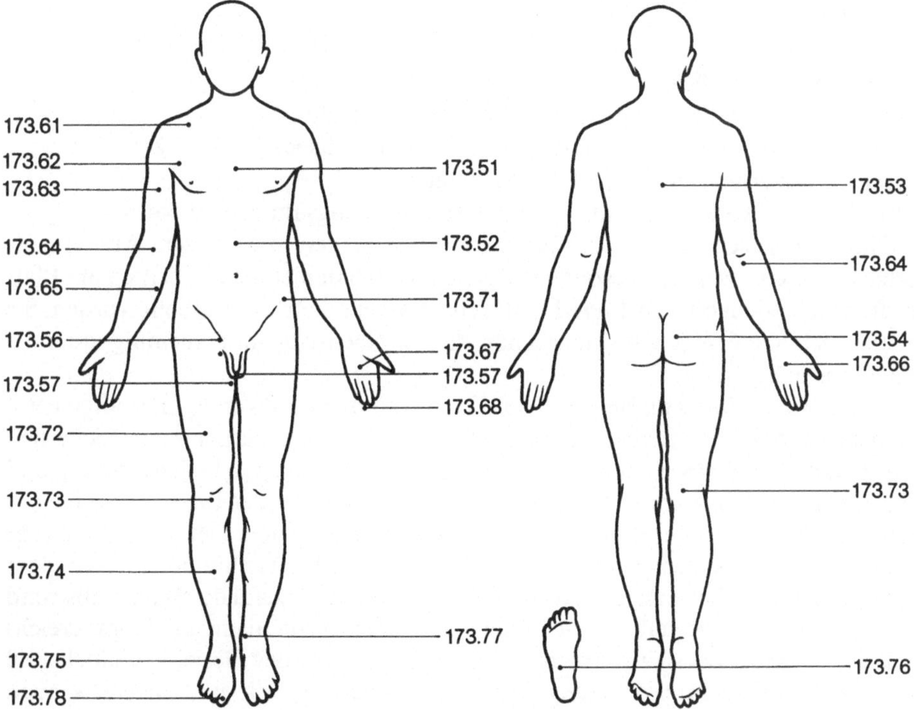

Abb. 2. Tumorlokalisationsschlüssel der Haut (einschließlich Melanome)

Diagnose

Präkanzerosen und Hautkrebse sind sicht- und fühlbar und deshalb frühzeitig und
einfach zu erkennen. Hingegen ist die klinische und therapeutische Interpretation
des Befunds schwieriger und bedarf großer Erfahrung. Jeder Mensch über 40 Jahre
muß angehalten werden, seine ganze Haut und insbesondere die lichtexponierten
Bereiche alle 3 Monate selbst zu inspizieren. Verdächtige Stellen sind mit der Fin-
gerbeere abzutasten (sog. *Selbstbeobachtung*).

Verdächtig auf Präkanzerosen und Hautkrebse sind alle umschriebenen Hautveränderungen mit entzündlich gerötetem Hof und scharfer Grenze zur gesunden
Haut, die langsam wachsen und nicht heilen.

Tabelle 3. Nachuntersuchungsprogramm bei Tumoren der Haut

1. NU nach 3 Monaten	Lokalbefund	
2. NU nach 6 Monaten	Lokalbefund, Labor[a], Röntgen: Thorax	
3. NU nach 9 Monaten	Lokalbefund	
4. NU nach 12 Monaten	Lokalbefund, Labor, Röntgen: Thorax	
5. NU nach 18 Monaten	Lokalbefund	
6. NU nach 24 Monaten	Lokalbefund, Labor	
7. NU nach 30 Monaten	Lokalbefund	
8. NU nach 36 Monaten	Lokalbefund	
9. NU nach 42 Monaten	Lokalbefund	
10. NU nach 48 Monaten	Lokalbefund	
11. NU nach 54 Monaten	Lokalbefund, Labor, Röntgen: Thorax	

[a] BSG, kleines Blutbild, GOT, GPT, LDH, AP, γGT

Insbesondere sind dies:
– *rauhe Stellen* mit Schuppung, welche wiederholt bluten,
– *warzige Wucherungen*, die immer wieder nachwachsen,
– *Knoten* mit rotem Hof und Blutungsneigung,
– *Geschwülste*, verkrustet mit derbem Rand, die langsam größer werden.

Hautkrebse schmerzen fast nie. Verdächtige Stellen müssen dem Arzt (Hautfacharzt) gezeigt werden. Besondere Vorsicht ist bei denjenigen Patienten am Platze, die schon einen oder mehrere Hautkrebse haben oder davon geheilt wurden. Sie müssen sich alle 6 Wochen einer fachärztlichen Nachsorgeuntersuchung unterziehen (Tabelle 3).

Die *klinische Untersuchung* auf Hautkrebse ist nicht aufwendig. Die allgemeinärztliche Diagnostik hat aber auch bei erfahrenen Untersuchern nur eine Sicherheit von 60–80%, weshalb in möglichst allen Fällen eine histologische Bestätigung und Absicherung erfolgen muß. Dabei muß bei der Entnahme der Biopsie und bei der histologischen Beurteilung die Frage der Ausdehnung nach Tiefe und Seite sehr sorgfältig gestellt werden (multilokuläre Basaliome, Eisbergphänomen). Vor jeder Behandlung muß die wirkliche Ausdehnung und auch die Zahl der Hautkrebse und Präkanzerosen festgestellt werden. Bei Basaliomen (vor allem im Kopfbereich) muß auf ein mögliches Einwachsen in die Nebenhöhlen des Gesichtsschädels und auf eine Knochendurchdringung klinisch, röntgenologisch und meistens auch bioptisch sehr geachtet werden. Bei Spinaliomen muß ein allfälliger klinischer Verdacht auf Befall der regionären Lymphknoten szintigraphisch, lymphographisch und evtl. bioptisch gesichert bzw. von einer unspezifischen Lymphadenitis abgegrenzt werden. Oft wird das bioptisch-diagnostische Vorgehen vorteilhaft mit therapeutischen Schritten gekoppelt, wozu in speziellen Fällen histologische Schnellschnitte wesentliche Sicherheit bieten können. Vor allem bei relativ kleinen Veränderungen hat sich die Totalexzision als diagnostische Sicherung und gleichzeitige ausreichende Behandlung bestens bewährt.

Therapie

Präkanzerosen und Primärtumoren (*Stadium I:* T_x, N_0, M_0) der Hautkrebse (Basaliom- und Spinaliomgruppe) sind entweder operativ oder strahlentherapeutisch zu behandeln. Beide Verfahren versprechen prinzipiell dieselben sehr guten Heilchancen (95%, s. Tabelle 1). Die Wahl des therapeutischen Verfahrens wird bestimmt durch Erfahrung und technische Möglichkeiten des Therapeuten sowie durch topographische Eigenschaften des Tumors. In jedem Falle muß dieser klinisch und bioptisch in seiner Ausdehnung exakt erfaßt und mit einem Sicherheitsabstand von mindestens 1 cm behandelt werden. Dabei entstehende funktionelle oder kosmetische Defekte müssen plastisch operativ gedeckt oder kompensiert werden, evtl. mit einer Epithese als Überbrückung oder Teillösung (s. Beitrag 1.4).

Kleinere Tumoren werden wohl öfters durch Zusammenlegung des diagnostischen mit dem therapeutischen Eingriff einzeitig operiert. Unvollständig operierte Hautkarzinome können nachoperiert oder nachbestrahlt werden. Präkanzerosen, Basaliome und Spinaliome zeigen eine gute Strahlenempfindlichkeit. Beste Erfahrungen liegen vor mit Röntgenweichstrahltherapie und mit schnellen Elektronen. Dabei wird die Gesamtdosis von 50–60 Gy fraktioniert in 5–6 Wochen appliziert, was sehr befriedigende kosmetische Resultate gibt, sofern die Strahlenqualität der Tiefenausdehnung des Tumors optimal angepaßt wird. Die Dosis muß so gewählt werden, daß eine starke epitheliolytische Hautreaktion eintritt. Zur Behandlung von Präkanzerosen und ganz oberflächlichen Hautkarzinomen steht noch eine Reihe anderer therapeutischer Möglichkeiten zur Verfügung: Kürettage, elektrokaustische Verschorfung, Ätzung (Chemochirurgie) und Behandlung mit zytostatischen Externa (z. B. 5-Fluoruracilsalbe usw.).

Lokale Rezidive können auftreten, wenn das behandelte Feld nach der Seite oder der Tiefe ungenügend gewählt wurde (operativ oder strahlentherapeutisch), oder wenn die Strahlendosis unzureichend war. Für die Rezidivbehandlung gelten dieselben Richtlinien wie für den Primärtumor. Technisch und auch psychologisch empfiehlt es sich aber, die Methode zu wechseln. Nicht jede Hautveränderung in einem operierten oder bestrahlten Hautareal ist aber ein Karzinomrezidiv. Sehr oft können Epithelzysten und Milien ein solches vortäuschen. Auch vermögen Behandlungsfelder als isomorphe Reize bei Psoriasis, Lichen ruber, Ekzemen und Warzen wirksam zu werden. Eine histologische Kontrolle kann in der Regel Klarheit verschaffen und voreilige sowie unzweckmäßige Zweitbehandlungen verhindern.

Regionärer Lymphknotenbefall (*Stadium II*: T_x, N_x, M_0) kann bei Spinaliomen auftreten. Nach Festlegung der effektiven Ausdehnung muß chirurgisch, evtl. kombiniert mit Strahlentherapie, versucht werden, das ganze befallene Gebiet möglichst vollständig zu sanieren. Dabei auftretende funktionelle oder schwere kosmetische Defekte müssen operativ oder durch Epithesen kompensiert werden. Strahlendosis 60 Gy in 6 Wochen.

Bei generalisierter Metastasierung (*Stadium III*: T_x, N_x, M_x) haben chirurgische, strahlentherapeutische, chemotherapeutische und kombinierte Maßnahmen nur palliativen Charakter.

Als *Zytostatikum* der ersten Wahl gilt das Bleomycin, welches beim Nachweis der Ineffektivität durch Amethopterin (Methotrexat) oder Alkylanzien ersetzt werden kann. Die genannten Substanzen führen jedoch nur zu einer zeitlich begrenzten und oft nur teilweisen Rückbildung des Tumors. Eine etablierte Chemotherapie des Spinalioms existiert bisher nicht. Wegen der relativ seltenen Fernmetastasierung stellt sich die Frage nach der Indikation kaum.

Literatur

Freeman RG, Knox JM (1967) Treatment of skin cancer. Recent results in cancer research, vol 11.
   Springer, Berlin Heidelberg New York
Hess F (1980) Spezielle Strahlentherapie der malignen Tumoren. Haut. In: Scherer E (Hrsg) Strahlen-
   therapie. Radiologische Onkologie. Springer, Berlin Heidelberg New York, S 375
Miescher G (1943) Die Präkanzerosen der Haut und der angrenzenden Schleimhäute. Schweiz Med
   Wochenschr 73:1072
Schnyder UW (1965) Früherfassung von Präkanzerosen und Karzinomen der Haut. Praxis 54:213–215
Urbach F (ed) (1969) Biologic effects of ultraviolet radiation. Pergamon, New York London

2.23 Maligne Melanome

E. G. JUNG

Ätiologie und Statistik

Das maligne Melanom stammt von Melanozyten ab. Die Nävuszellnävi stellen die gutartigen, maligne Melanome die bösartigen Neubildungen dar. Während jeder Mensch einige bis sehr viele Nävi hat, sind maligne Melanome selten. Die *Melanomhäufigkeit* beträgt 1–5 pro 100 000 Einwohner für die Altersgruppe bis 40 Jahre und 20–40 pro 100 000 Einwohner für die Altersgruppe über 40 Jahre. Bei beiden Altersgruppen ist ein Überwiegen der Frauen deutlich. Maligne Melanome sind häufiger bei hellhäutigen Leuten als bei stark pigmentierten, und außerdem besteht eine positive Korrelation der Melanomhäufigkeit mit der Intensität der Sonnenbestrahlung (UV B). Zusammen mit der Prädilektionsstelle Kopf-Nacken sprechen diese Beobachtungen deutlich für die Bedeutung des Lichts als exogener Realisationsfaktor. Aber auch andere, genetische und vor allem mechanische Momente spielen hierbei eine Rolle.

Lokalisation der malignen Primärtumoren

Haut 83%   Meningen, Schleimhaut 3%
Auge 7%   Andere Lokalisation   7%

Prädilektionsorte maligner Melanome: Kopf, Nacken, Hals, distale Extremitäten.

Die bösartigen Melanome der Haut entstehen entweder de novo aus einzelnen epidermalen Melanozyten (ca. 30–50%), aus Nävuszellnävi (ca. 10–30%), aus melanotischen Präkanzerosen einschließlich der prämalignen Melanose (ca. 20–30%) oder sehr selten aus im Corium gelegenen Melanozyten (Naevus bleu, Naevus fuscocoeruleus). Umgekehrt betrachtet, beträgt die Entartungsrate von Nävi nur 1:1 000 000, diejenige der melanotischen Präkanzerose aber 1:2.

Die TNM-Klassifikation ist in Tabelle 1 aufgeführt.

Tabelle 1. TNM-Klassifikation der Melanome der Haut

	Durchmesser [mm]	Stufe
pT_1	0.75	II
pT_2	0,75–1,5	III
pT_3	1,5–3,0	IV
pT_4	3,0	V
N_1	Regionäre Lymphknoten	
N_4	Juxtaregionäre Lymphknoten	

Tabelle 2. Tumorklassifikation entsprechend der histologischen Tiefeninvasion. (Nach Clark et al. 1969)

Level I	Innerhalb der Epidermis (oberhalb der Basalmembran)
Level II	In den Papillarkörper reichend (durch die Basalmembran)
Level III	Den Papillarkörper ausfüllend (bis an die Grenze zwischen Stratum papillare und Stratum reticulare)
Level IV	Invasion in das Stratum reticulare
Level V	Invasion in die Subkutis

Einteilung nach Clark

Die Einteilung der malignen Melanome nach Clark et al. (1969) hat weitgehend Anerkennung gefunden. Sie erfolgt aufgrund klinischer Kriterien und kann bis zu einem gewissen Grad histologisch abgestützt werden:

LMM: Melanom auf dem Boden einer melanotischen Präkanzerose (Melanosis circumscripta praecancerosa Dubreuilh), „lentigo maligna melanoma". Relative Häufigkeit 10–30%, Lokalisation an den lichtexponierten Stellen (Kopf, Schultern, Arme, Unterschenkel).

SSM: Oberflächlich spreitendes Melanom, „superficial spreading melanoma". Relative Häufigkeit 30–50%. Verteilung ohne besondere Betonung.

NM: Primär knotiges, noduläres Melanom, „nodular melanoma". Relative Häufigkeit 20–40%. Vorkommen am ganzen Körper mit Häufung an den Beinen.

Die Tumorklassifikation entsprechend der histologischen Tiefeninvasion zeigt Tabelle 2.

Prognose

Das maligne Melanom (unabhängig von seinem Pigmentgehalt) ist eine der bösartigsten Neubildungen überhaupt. Die prognostischen und damit therapeutischen Überlegungen sind sehr komplex und hängen wahrscheinlich viel weniger von der Wahl der Behandlung (Operation, Bestrahlung, Chemotherapie, Kombination dieser Methoden) ab, als vom Tumor und der immunologischen Abwehrlage seines Trägers. LMM und wahrscheinlich auch SSM haben eine günstigere Prognose als NM. Bei LMM und bei SSM treten erste Melanomknoten herdförmig im Bereich der flächigen Veränderungen auf. Verlauf und Prognose hängen dann von der Tumorausdehnung (Level), von histologischen und von immunologischen Kriterien ab. Die Fünfjahresüberlebensquote hängt ganz entscheidend von der frühzeitigen Diagnosestellung und der *Ausbreitung des Tumors* (TNM-Tumorformel) ab, wobei die einzelnen Statistiken gewisse Abweichungen aufweisen. In Tabelle 3 wird versucht, einen gewissen Durchschnitt der Behandlungserfolge anzugeben.

Das wesentliche und allen Statistiken gemeinsame Faktum ist darin zu sehen, daß mit Eintritt von lymphogener oder hämatogener *Metastasierung* die Überlebenschance massiv absinkt. Eine solche Metastasierung zu erfassen, ist äußerst schwierig und nicht immer realisierbar, da den röntgenologischen, szintigraphischen, lymphographischen, thermographischen und fermentchemischen Metho-

Tabelle 3. Prognose der Melanome

		Fünfjahresüberlebensrate [%]
Stadium I	$T_XN_0M_0$	50–90
Level I	Nur epidermal	90–95
Level II	Papillarkörper erreichend	80–90
Level III	Papillarkörper durchdringend	50–70
Level IV	Invasion ins Stratum reticulare	35–50
Level V	Invasion in das subkutane Fettgewebe	25–50
Stadium II	$T_XN_XM_0$	10–20
Stadium III	$T_XN_XM_X$	< 5

den trotz aller Anstrengungen noch beträchtliche Unsicherheiten anhaften. Sicherstes, wenn auch nicht immer realisierbares Kriterium bleibt die histologische Untersuchung.

Der Tumorlokalisationsschlüssel entspricht dem der Tumoren der Haut.

Diagnose

Die klinische Diagnose maligner Melanome sowie deren Abgrenzung von melanotischen Präkanzerosen, von aktiven Nävi und anderen Hautveränderungen ist sehr schwer. Auch den erfahrenen Diagnostikern unterlaufen in 20–30% der Fälle Fehler. Aus diesem Grunde ist, wenn immer möglich, eine *histologische Diagnosesicherung*, evtl. beim therapeutischen Eingriff, anzustreben. Andererseits ist dringend von einer Probeexzision aus einem Melanom abzuraten, da die Gefahr der hämatogenen Verschleppung durch den Eingriff erhöht werden kann. Dies gilt in gewissen Grenzen auch für die Lymphographie, bei welcher in Einzelfällen eine lymphogene Verschleppung diskutiert wird. Unter Einrechnung dieser Vorsichtsmaßnahmen und Einschränkungen ist trotzdem zu fordern, daß bei jeder Therapie vorausgehend oder zumindest gleichzeitig die Diagnose des Primärtumors und die Ausbreitung mit der größtmöglichen Sicherheit festgelegt wird.

Das maligne Melanom beginnt in der Regel als ein leicht erhabenes, weiches, indolentes Knötchen oder eine entsprechende Papel; Elemente, die sehr unterschiedlichen, oft auch in sich selbst wechselnden Pigmentgehalt aufweisen können. Langsam vergrößern sie sich zu oft exulzerierenden, gelegentlich blutenden exophytisch oder endophytisch gelegenen Tumoren, die kaum schmerzen. Eine entzündliche Gegenreaktion fehlt praktisch nie. Liegt das klassische Bild vor, ist eine klinische Diagnose mit großer Sicherheit zu stellen. Schwieriger wird dies, wenn früheste Anfänge oder Übergänge aus Nävi zur Diskussion stehen. Als verdächtig müssen bezeichnet werden (*Warnzeichen*):

Pigmentmale, die bei Erwachsenen neu auftreten,
       die größer werden und Pigment in die Umgebung abgeben,
       die nachdunkeln oder inhomogen pigmentieren,
       die bluten,
       die Knoten bilden,
       die verletzt wurden und nicht heilen.

Kann eine Diagnose nicht mit Sicherheit gestellt werden, d. h., kann die Diagnose eines Melanoms nicht ausgeschlossen werden, so ist diagnostisch und therapeutisch (mindestens bis zum Ausschluß eines Melanoms) so zu verfahren wie bei einem Melanom.

Therapie

Nävuszellnävi und Pigmentnävi

Sie bedürfen keiner Behandlung. Verdächtige Elemente sollen relativ kurzfristig kontrolliert werden. Vorsorglich entfernt werden solche Nävi, die an Körperstellen sitzen, welche durch Kleidung oder äußere Einwirkungen traumatisiert oder verletzt werden, und Nävi, die aus irgendeinem Grunde bluten. Methode: Exzision in toto in Lokalanästhesie oder Narkose.

Melanotische Präkanzerose (inklusive prämaligne Melanose)

Sie muß behandelt werden. Eine Probeexzision darf gewagt werden. Methode: Operation total, möglichst in einer Sitzung, oder Strahlentherapie. Dabei haben sich bewährt: 100 Gy in 5 Einzeldosen zu 20 Gy Grenzstrahlen unter Wahrung eines Sicherheitsabstands von mindestens 1 cm. Das kosmetische Resultat ist gut. Auch die konventionelle Röntgen- oder die Elektronenbestrahlung führt mit ähnlichen Dosen zum Ziel, hinterläßt aber kosmetisch auffälligere Hautveränderungen (chronische Radiodermatitis).

Maligne Melanome

Stadium I (T_1–T_3, N_0, M_0). Hier sind sehr viele chirurgische, strahlentherapeutische und Kombinationsverfahren durchgeführt und propagiert worden. Beim Vergleich scheint eine Vorbestrahlung des Primärtumors mit sofortiger Operation des ganzen Strahlenfelds die besten Resultate zu erbringen. Dabei sind 2 wesentliche Vorteile berücksichtigt: Trotz der Vorbestrahlung ist eine histologische Beurteilung des Operationspräparats gewährleistet, und die kosmetisch-funktionellen Resultate sind bestmöglich (Wundheilung). Bei uns hat sich bewährt:
Vorbestrahlung einzeitig mit einer Gesamtdosis von 20–40 Gy (schnelle Elektronen) mit unmittelbar anschließender Operation innerhalb von 4 h. Dabei wird zunächst mit dem Elektrokauter der Primärtumor und der bestrahlte Gewebeblock entfernt, anschließend scharf eine Nachexzision vorgenommen mit möglichst primärem Wundverschluß. Eine prophylaktische Bestrahlung der Lymphknotenstationen ohne Anhaltspunkt für Tumorbefall ist nicht empfehlenswert. Dagegen sollten möglichst die regionalen Lymphknoten exstirpiert werden, weil in einem hohen Prozentsatz Mikrometastasen vorliegen. Bei entsprechender Lokalisation im Bereich der unteren Extremitäten kann zur Bestrahlung von Mikrometastasen in den inguinalen, iliakalen und aortalen Lymphknoten eine endolymphatische Radionuklidtherapie vorgenommen werden (Ariel 1971; Makoski et al. 1974). Lokalrezidive im Rahmen des Stadium I, also ohne andere Metastasierung, werden wie Primärtumoren behandelt.

Stadium II ($T_0 - T_3$, $N_1 - N_3$, M_0). Der Primärtumor wird behandelt wie bei Stadium I, zusätzlich soll in derselben oder einer kurzfristig späteren Sitzung versucht werden, die befallenen Lymphknotengruppen möglichst vollständig auszuräumen (histologische Kontrolle!). Meistens wird dies nicht mit Sicherheit gelingen, weshalb eine Nachbestrahlung der verdächtigen Stationen notwendig wird. Ergänzend kann eine Chemotherapie durch Perfusion versucht werden.

Stadium III (T_1–T_3, N_0–N_3, M_1–M_3). Wiederholte chirurgische Eingriffe, allgemeine und regionäre Chemotherapie sowie Bestrahlungen haben palliativen Charakter, wenn sie auch in vielen Fällen zu einer Schmerzlinderung und vorübergehenden Besserung beitragen.

Das maligne Melanom ist gegenüber der Chemotherapie sehr resistent. Unter den bisher getesteten Zytostatika erwies sich das Dacarbazin (200–300 mg/m^2 KOF, Tag 1–5, alle 3–4 Wochen) als die wirkungsvollste Substanz. Im Durchschnitt sind Remissionsraten um 25% zu erwarten. Weitere wirksame Substanzen mit Remissionsraten zwischen 10 und 20% sind die Nitrosoharnstoffderivate BCNU und CCNU, das Cyclophosphamid, das Ifosfamid, Procarbazin, Vinblastin, Vindesin, Actinomycin und Hydroxyharnstoff. In letzter Zeit wurde auch das Cisplatin erfolgreich eingesetzt. Es entspricht einer klinischen Erfahrung, daß Manifestationen in der Haut, den Lymphknoten und den Weichteilen günstiger auf eine Chemotherapie ansprechen als viszerale Metastasen.

Bisher besteht kein schlüssiger Beweis für die Überlegenheit der Polychemotherapie gegenüber der Monochemotherapie mit Dacarbazin. Die gegenwärtig gebräuchlichen Polychemotherapieschemata bestehen aus Nitrosoharnstoffderivaten und Dacarbazin, teilweise noch ergänzt durch Actinomycin D oder Hydroxyharnstoff. Die Remissionsrate beträgt im Durchschnitt 35–40%, die mittlere Überlebensdauer der Patienten liegt zwischen 8 und 12 Monaten (Nathanson 1979). Vorläufige Ergebnisse (Schmidt u. Becher 1979) sprechen für einen günstigen Effekt der Kombination Cisplatin/Ifosfamid.

Versuche einer regionalen Infusion oder Perfusion, besonders bei Metastasen in der Leber oder einer Extremität, führten bezüglich Remissionsrate und -dauer zu etwas besseren Ergebnissen als die konventionelle intravenöse Behandlung. Zur Anwendung kamen Melphalan, Thiotepa, Dacarbazin und Nitrosoharnstoffe.

Tabelle 4. Nachuntersuchungsprogramm beim malignen Melanom

1. NU nach 3 Monaten	Lokalbefund, Labor [a], Röntgen: Lunge
2. NU nach 6 Monaten	Lokalbefund, Labor, Röntgen: Lunge
3. NU nach 9 Monaten	Lokalbefund, Labor, Röntgen: Lunge
4. NU nach 12 Monaten	Lokalbefund, Labor, Röntgen: Lunge, Leberszintigraphie/Sonographie
5. NU nach 18 Monaten	Lokalbefund, Labor
6. NU nach 24 Monaten	Lokalbefund, Labor, Röntgen: Lunge
7. NU nach 30 Monaten	Lokalbefund
8. NU nach 36 Monaten	Lokalbefund, Labor, Röntgen: Lunge
9. NU nach 42 Monaten	Lokalbefund
10. NU nach 48 Monaten	Lokalbefund, Labor, Röntgen: Lunge
11. NU nach 54 Monaten	Lokalbefund, Labor
12. NU nach 60 Monaten	Lokalbefund, Labor, Röntgen: Lunge

[a] BSG, kleines Blutbild, GOT, GPT, LDH, AP, γ-GT

Mit der adjuvanten Chemotherapie konnte in kontrollierten Studien bisher trotz Verlängerung des rezidivfreien Intervalls kein positiver Effekt auf die Überlebensdauer der Patienten erzielt werden (Veronesi 1981). Zahlreich waren bisher die Versuche einer Immuntherapie oder kombinierten Immunochemotherapie beim malignen Melanom. Mit Ausnahme der intraläsionalen BCG-Behandlung, mit der gesicherte Tumorregressionen erzielt wurden, führte diese Behandlungsform bisher zu kontroversen Ergebnissen. Sie sollte deshalb außerhalb klinischer Studien keine Anwendung finden, bevor gesicherte Ergebnisse vorliegen. Möglicherweise sind in der Zukunft Verbesserungen durch die Kombination einer lokalen intraläsionalen Immuntherapie mit einer systemischen Chemotherapie (Rümke 1980) zu erwarten.

Nachsorge

Das Nachuntersuchungsprogramm beim malignen Melanom zeigt Tabelle 4.

Literatur

Ariel JM (1971) Malignant melanoma. Its treatment by the endolymphatic administration of radioactive isotopes. Am J Roentgenol 111:310

Attie JN, Khafif RA (1964) Melanotic tumors, biology, pathology and clinical features. Thomas, Springfield/Ill.

Clark WH Jr, From L, Bernadino EA, Mihm MC Jr (1969) The histogenesis and biologic behavior of primary human malignant melanomas of the skin. Cancer Res 29:705

Della Porta G, Mühlbock O (1966) Structure and control of the melanocyte. Springer, Berlin Heidelberg New York

Lunce JK (1972) Chemotherapy of malignant melanoma. Cancer 30:164

Makoski HB, Magnus L, Heissen E, Kolpatzik H, Drepper H (1974) Klinische Ergebnisse nach endolymphatischer Radionuklidtherapie bei der Behandlung des malignen Melanoms. Strahlentherapie 148:1

McGovern VJ, Brown MML (1969) The nature of melanoma. Thomas, Springfield/Ill.

Nagel GA, Rufli TH (1978) Das maligne Melanom. Prognosekriterien und Therapie. Schweiz Med Wochenschr 108:1355

Nathanson L (1979) Malignant melanomas. In: Bergevin PR, Blom J, Thormey DC (eds) Guide to therapeutic oncology. Wiliams & Wilkins, Baltimore/London, p 538

Rümke PH (1980) Malignant melanoma. In: Pinedo HM (ed) Cancer chemotherapy. The EORTC cancer chemotherapy annual II. Excerpta Medica, Amsterdam Oxford, p 380

Schmidt CG, Becher R (1979) Kombinierte Chemotherapie des metastasierenden Melanoblastoms mit Ifosfamid und cis-Diaminodichloro-platin (II). Dtsch Med Wochenschr 104:872

Veronesi U (1981) Management of local and regional melanoma. In: Burchenal JH, Oettgen HF (eds) Cancer achievements, challenges and prospects for the 1980s. Grune & Stratton, New York London Toronto Sydney San Francisco, p 391

2.24 Akute und chronische Leukämien

P. Drings

Ätiologie und Statistik

Leukämien sind unheilbare maligne Erkrankungen des hämatopoetischen Systems, die mit quantitativen und qualitativen Veränderungen der weißen Blutkörperchen und ihrer Vorstufen im Blut sowie in den parenchymatösen Organen einhergehen (Begeman 1970). Nach dem klinischen Verlauf werden akute von chronischen, nach Ursprung und morphologischem Bild lymphatische von myeloischen und Monozytenleukämien sowie Erythrämien unterschieden.

Die jährliche *Morbiditätsrate* der Gesamtbevölkerung für alle Leukämieformen beträgt 40–50 pro 1 Million Einwohner mit stärkeren Schwankungen zwischen den verschiedenen Ländern. Mehrere Statistiken aus den USA, Europa, Israel und Australien berichten über einen Anstieg der Leukämierate seit den 20er Jahren dieses Jahrhunderts, der im letzten Jahrzehnt von einem Stillstand bzw. Abwärtstrend abgelöst wurde. Ursachen für dieses Phänomen sind wahrscheinlich die bessere statistische Erfassung der Krankheit, eine Veränderung der Altersstruktur der Bevölkerung und eine stärkere Exposition gegenüber die Leukämie begünstigenden Faktoren in den Industriestaaten. Nach großen Statistiken verschiedener Zentren ergibt sich folgende, gering untereinander differierende prozentuale Verteilung: akute Leukämien 45% (akute Lymphoblastenleukämien 20%, akute Myeloblastenleukämien 17%), chronische lymphatische Leukämien 29%, chronische myeloische Leukämien 26% (Wintrobe 1967). Männer erkrankten etwas häufiger an Leukämien als Frauen (60 gegenüber 40%). Besonders ausgeprägt ist diese Beobachtung bei der chronischen lymphatischen Leukämie mit einem Anteil der Männer von 67–75%.

Im Kindesalter überwiegen die akuten Leukämien (besonders die akuten Lymphoblastenleukämien, von den Pädiatern überwiegend als Stammzelleukosen bezeichnet) mit einem Maximum in den ersten 5 Lebensjahren und einem erneuten Anstieg in der 2. Dekade. Nach gleichbleibender Häufigkeit erhöht sich der Anteil der akuten Leukämien jenseits des 50. Lebensjahrs. Die chronischen myeloischen Leukämien werden seltener bei Kindern beobachtet und treten hauptsächlich im mittleren Lebensalter (Gipfel im 45. Lebensjahr) auf, die chronischen lymphatischen Leukämien werden bevorzugt bei älteren Menschen (jenseits des 50. Lebensjahrs) diagnostiziert. Leukämien sind bei Chinesen, Japanern und Negern seltener als bei der weißen Rasse. Die jüdische Bevölkerung hat eine insgesamt höhere Leukämierate mit einer besonderen Disposition zur chronischen lymphatischen Leukämie.

Die *Ätiologie* dieser Erkrankung ist noch unklar. Angeborene Leukämien sind sehr selten. Bisher wurden nur etwa 60 Fälle mitgeteilt. Einzelbeobachtungen familiärer Häufungen können sowohl genetisch bedingt, als auch Folge einer gemeinsamen Exposition gegenüber einem leukämogenen Agens sein. *Genetische Zusammenhänge* sind zwischen Leukämien und dem Down-Syndrom mit einer 20fach höheren Leukämierate statistisch gesichert. Andere Patienten mit Chromosomenaberrationen, wie Klinefelter-Syndrom, Bloom-Syndrom oder Fanconi-Anämie, haben ebenfalls eine höhere Leukämierate. Das bei der chronischen myeloischen Leukämie typischerweise nachweisbare Philadelphia-Chromosom gibt ebenfalls Hinweise auf genetische Zusammenhänge.

Während eine Induktion von Leukämien durch Benzolintoxikationen inzwischen erwiesen ist, sind ähnliche Einflüsse anderer *Chemikalien* (Insektizide, Arsen, Sulfonamide, Phenylbutazon und Zytostatika) noch nicht gesichert.

Die Bedeutung *ionisierender Strahlen* für die Leukämiegenese wurde durch Nachuntersuchungen an Überlebenden der Atombombenexplosionen bewiesen. Außerdem wurde eine höhere Leukämieinzidenz bei strahlentherapierten Patienten mit Morbus Bechterew, bei Röntgenologen, bei Kindern, deren Mütter in der Gravidität einer abdominellen Strahlenbelastung ausgesetzt waren, und bei Patienten, denen das Kontrastmittel Thorotrast injiziert worden war, beschrieben.

Während die *Virusgenese* für einige Tierleukämien erwiesen ist, steht der Beweis für die menschliche Leukämie noch aus. Der elektronenoptische Befund von Viruspartikeln in Leukämiezellen und der Nachweis einer RNA-abhängigen DNA-Polymerase in den Lymphoblasten von Patienten mit akuten Lymphoblastenleukämien sind jedoch als Indizien für eine Virusätiologie der Leukämien beim Menschen zu werten.

Prognose

Die Prognose der Leukämien ist fast immer infaust. Sie hängt vom Zelltyp, der Zellzahl, dem Alter der Patienten, der Dauer der Erkrankung, der Vorbehandlung und dem Auftreten von Komplikationen ab. Durch Anwendung des unten geschilderten Konzepts konnte in den letzten 20 Jahren ein wesentlicher Fortschritt in der Behandlung der *akuten Leukämien* erzielt werden, der sich auch in der Prognose darstellt. Im Verlauf der letzten 5 Jahre war statt einer weiteren Entwicklung jedoch eher eine Konsolidierung in der Therapie festzustellen.

Am günstigsten ist die Prognose der akuten Lymphoblastenleukämie des Kindes. Remissionsraten von über 90% sind die Regel. Über die Hälfte der Kinder hat eine definitive Heilungschance (s. Kap. 2.11). Bei der akuten Lymphoblastenleukämie des Erwachsenen liegen die Raten kompletter Remissionen mit 70% etwas niedriger. Diese Remissionen dauern im Durchschnitt $1^1/_2$ Jahre (Cavalli 1978). Die übrigen Leukämieformen des Erwachsenen, die akuten myeloischen Leukämien, haben eine wesentlich schlechtere Prognose. Die Raten kompletter Remissionen liegen zwischen 40 und 60% (Gunz u. Vincent 1977), die Dauer der 1. Remission wird in mehreren Studien bei diesen Leukämien bei 8–12 Monaten angegeben. Im Gegensatz zur Höhe der Remissionsquote konnte die Remissionsdauer im Verlauf der letzten Jahre kaum verbessert werden. Entsprechend sind auch nur durchschnittliche Überlebenszeiten von 18–24 Monaten (Gunz u. Vincent 1977) bei den

Patienten zu erwarten, die eine komplette Remission erreicht hatten. Im Falle eines primären Versagens der Therapie überschreitet die Überlebensdauer der Patienten im Durchschnitt 2 Monate nicht.

Als prognostisch ungünstige Parameter gelten bei der akuten Leukämie ein hohes Lebensalter (über 60 Jahre) des Patienten, eine Thrombozytopenie und hohe Leukämiezellzahlen vor Beginn der Therapie sowie schwere Begleiterkrankungen anderer Organe mit Einschränkung ihrer Funktionen.

Die *chronischen Leukämien* haben eine wesentlich bessere Prognose. Die mittlere Überlebenszeit beträgt bei Patienten mit chronischen myeloischen Leukämien 3 Jahre, bei Patienten mit chronischen lymphatischen Leukämien $5^1/_2$ Jahre. Für die letztgenannte Form sind Verläufe von 1–20 Jahren beschrieben worden.

Akute Leukämien

Diagnose

Die Krankheit beginnt in der Regel mit uncharakteristischen, oft nur wenige Wochen bestehenden Frühsymptomen. Dazu gehören Leistungsschwäche, Müdigkeit, Dyspnoe, Gewichtsverlust, Fieber und Nachtschweiß. Das Auftreten einer hämorrhagischen Diathese in Form von Haut- oder Schleimhautblutungen ist oft der erste Hinweis auf eine hämatologische Systemerkrankung. Das klinische Bild ist durch Fieber, eine maximal beschleunigte Blutsenkung, Knochenschmerzen, Lymphknotenschwellungen, einen Milztumor sowie eine Lebervergrößerung geprägt. Das bunte Spektrum der Befunde wird durch leukämische Infiltrate in allen parenchymatösen Organen verursacht. Entscheidend wird der Verlauf durch Infektionen und Blutungen beeinflußt. Die thrombozytopenisch bedingte Blutungsneigung kann durch eine Verbrauchskoagulopathie (häufig bei akuten Promyelozytenleukämien) noch verstärkt sein. Für die Monozytenleukämien ist eine Gingivahyperplasie besonders charakteristisch.

Das periphere Blutbild zeigt in der Regel eine *Anämie* (Hb unter 11 g%) und meistens eine *Thrombopenie* (unter 100000/mm^3). Die *Leukozytenzahl* kann auf über 100000/mm^3 erhöht, unverändert und in ca. einem Drittel der Fälle auch vermindert (aleukämische Form) sein. Der Nachweis von Blasten der weißen Reihen neben reifen Leukozyten (*Hiatus leucaemicus*) ist beweisend für die Diagnose. Das Knochenmark ist hyperplastisch und durch die uniforme Markumwandlung gekennzeichnet. Nach morphologischen, zytochemischen und immunologischen Kriterien können folgende Formen voneinander unterschieden werden (s. Tabelle 1):

1. Akute lymphatische Leukämie (ALL)
   O-Zell-ALL
   T-Zell-ALL
   B-Zell-ALL
2. Akute myeloische Leukämie (AML)
3. Akute monozytäre Leukämie (AMOL)
4. Akute myelomonozytäre Leukämie (AMMOL)
5. Akute undifferenzierte Leukämie (AUL)
   (O-B- oder T-Zelltyp)
6. Akute Leukämie mit Beteiligung der Erythropoese
   (Erythroleukämien)

Tabelle 1. Charakterisierung der akuten Leukämien (Richtlinien der Paul-Ehrlich-Gesellschaft für Chemotherapie, Sektion Onkologie). *KK* Kernkörperchen. (Aus Begemann 1970)

Leukämie-art	Gingi-vitis	Milz	Lymph-knoten	Leukämiezellen						
				Zell-form	Plasma	Kern	Auer-Stäbchen	Per-oxydase	PAS	Esterase (Stärkegrade 3+4)
Lympho-blasten	0	+	(+)−++	Klein, mittel-groß, rund	Schmal, dunkelblau, multiple Vakuolen	Rund	0	0	+++ Nur grob-körnig, nie diffus	0
Myelo-blasten	(+)	(+)	0−+	Mittel-groß, rund	Schmal, dunkelblau, vereinzelt zarte Granula	Rund KK+	0−+	0−++ <65%	(+) Schwach diffus, selten zarte Granula	+ <25%
Promyelo-zyten	++	+− +++	0	Groß, poly-morph	Breit, blau, grobe Granula	Groß, oval, polymorph KK++	+−++	+++ >65%	+ Diffus, selten zarte Granula	+ <25%
Monozyten	++	+	(+)	Groß, poly-morph	Breit, unregel-mäßig, graublau, feine rötliche Granula	Groß, polymorph	0	+ <25%	+ In 50% schwach diffus, selten granulär	+++ >50%
Erythro-zyten	+	++	0	Mittelgroß, sehr polymorph	Breit, graublau, leer, un-granuliert oder feine Granula	Polymorph	0−+	+ ca. 50%	+ Diffus, selten feinkörnig	++ 25−50%

Die Diagnosesicherung gelingt mit Hilfe der genannten Befunde immer aus dem klinischen Bild, den peripheren Blutbefunden und dem Knochenmarkbefund (Knochenmarkaspiration oder -biopsie), der eine leukämoide Reaktion ausschließt.

Therapie

Als Therapie der Wahl gilt der Einsatz antineoplastisch wirksamer Substanzen. Im allgemeinen muß wegen des raschen deletären spontanen Verlaufs die Behandlung einer akuten Leukämie sofort nach Sicherung der Diagnose beginnen. Wenn der Patient jedoch wegen einer Niereninsuffizienz, Blutung, eines floriden Infekts, einer Sepsis oder anderer Komplikationen in einem sehr schlechten klinischen Zustand ist, muß vor Beginn der zytostatischen Therapie eine symptomatische Behandlung den Allgemeinzustand verbessern.

Tabelle 2. Erfolgsbeurteilung bei akuten Leukämien (Richtlinien der Paul-Ehrlich-Gesellschaft für Chemotherapie, Sektion Onkologie). (Aus Begemann 1970)

	Grad 1	Grad 2	Grad 3
A. Knochenmark			
Leukämiezellen	$<5\%$	$5–25\%$	$>25\%$
B. Blut			
Hämoglobin			
[g%]	>12	>7	<7
	$>11+$Kinder		
	>10 Kinder unter 2 Jahren		
Thrombozyten	$>100\,000$	$100\,000–25\,000$	$<25\,000$
Leukozyten	$2\,000–10\,000$		
Granulozyten	$>1\,500$	>500	<500
Leukämiezellen	0	$<5\%$	$>5\%$
C. Organe			
Leber	Normal	<2 cm	>2 cm
Milz	Nicht palpabel	<2 cm	>2 cm
Lymphknoten	Normal	Tastbar	Sichtbar
		Verkleinert um $>50\%$	Verkleinert um $<50\%$
Andere Organe	Keine leukämischen Infiltrate	Verkleinert um $>50\%$	Verkleinert um $<50\%$
D. Allgemeinsymptome	Normal	Gering	Deutlich
Leistung	Altersentsprechend	$>50\%$ der Norm	$<50\%$ der Norm
			$>50\%$ der Zeit bettlägerig

Vollremission = Grad 1 in A B C D
Teilremission = Grad 1 oder 2 in A B C D
Teilversager = Grad 3 in maximal 2 Gruppen, sonst aber Grad 1 oder 2
Versager = Grad 3 in mehr als 3 Gruppen
               Patient innerhalb von 2 Monaten ab Therapiebeginn verstorben
Remissionsdauer (in Tagen)
   bei Vollremissionen: Beginn = Erreichung von Grad 1 in allen Gruppen (A, B, C, D)
                    Ende = Erstes Auftreten von Grad 2 in einer Gruppe
   bei Teilremissionen: Beginn = Erreichung von Grad 2 in Gruppe A, doch müssen B, C und D mindestens Grad 2 aufweisen
                   Ende = Erstes Auftreten von Grad 3 in einer Gruppe (A, B, C oder D)

Mit der zytostatischen Therapie wird versucht, die leukämische Zellpopulation soweit wie möglich zu reduzieren, um der normalen Hämatopoese die Chance zur Regeneration zu geben. Um dieses Ziel einer kompletten Remission (Tabelle 2) zu erreichen, muß in sehr aggressiver initialer Therapie, der *Remissioninduktionstherapie*, eine Knochenmarkaplasie erzeugt werden. Dies wird durch den Einsatz mehrerer Zytostatika, die sich in ihrer Wirkung ergänzen, erreicht. Ein Behandlungszyklus dauert 5–14 Tage. Ihm schließt sich ein behandlungsfreies Intervall von 7 bis längstens 14 Tagen an. Die in der Regel rasch einsetzende Verminderung der peripheren Granulozyten- und Thrombozytenzahl darf nicht zum vorzeitigen Abbruch der Behandlung führen, da sonst die erforderliche Knochenmarkaplasie nicht oder nur verzögert erreicht wird. In den meisten Fällen sind 2–3 Behandlungszyklen bis zum Erreichen der kompletten Remission erforderlich, anderenfalls ist ein Wechsel des Therapieschemas indiziert. Die Remission ist am Anstieg der Granulozyten- und Thrombozytenzahlen im peripheren Blut zu erkennen. Eine komplette Remission wird angenommen, wenn die Leukämie durch klinische und labortechnische Untersuchungen nicht mehr nachweisbar ist und der Allgemeinzustand des Patienten der Altersnorm entspricht (Tabelle 2). Es ist jedoch bekannt, daß auch in dieser Phase der Leukämie noch eine pathologische Zellpopulation im Organismus (10^8 Zellen gegenüber 10^{12} Zellen in der Phase der klinischen Manifestation der Krankheit) vorhanden ist. Durch Vermehrung dieser persistierenden Zellen entsteht später das Rezidiv.

Entscheidend für die Dauer der Remission ist ihre Qualität. Um diese zu verbessern, wird eine *Konsolidierungstherapie* empfohlen. Sie besteht in 1–2 Therapiezyklen mit demselben oder einem modifizierten Induktionsschema und wird von den Patienten in der Regel so gut toleriert, daß sie sogar unter ambulanten Bedingungen durchgeführt werden kann.

Dieser Konsolidierungstherapie folgt die *Remissionserhaltungstherapie*. Sie soll die verbliebene leukämische Zellpopulation möglichst lange unterdrücken und damit die Remissionsdauer und Überlebenszeit des Patienten verlängern. Der Wert dieser Therapie und die Art ihrer Durchführung sind gegenwärtig noch nicht klar entschieden, zur Diskussion stehen (Hirschmann 1978):

1. eine kontinuierliche tägliche oder wöchentliche Applikation von Antimetaboliten,
2. eine Reinduktion mit dem primären Therapieschema zusätzlich zur kontinuierlichen Therapie,
3. eine diskontinuierliche Therapie mit zyklischer Applikation des Remissionsinduktionsschemas oder modifizierter Kombinationen.

Im Fall eines Rezidivs kann ein erneuter Behandlungsversuch mit dem zuerst verwendeten Remissionsinduktionsschema vorgenommen werden. Bei nachgewiesener Resistenz gegen die ursprünglich eingesetzten Zytostatika werden Medikamente, die der Patient noch nicht erhalten hatte, miteinander kombiniert. Die Ergebnisse dieser Rezidivbehandlung sind immer schlechter als die der primären Therapie.

Neue Möglichkeiten in der Behandlung der akuten Leukämien werden mit der *Immunotherapie* und *Knochenmarktransplantation* erprobt. Sie sind jedoch vorläufig ausschließlich auf kontrollierte Studien zu beschränken. Nachdem die Knochenmarktransplantation zunächst nur im Rezidiv der AML durchgeführt wurde, wird sie in den letzten Jahren an einigen Zentren schon (vorläufig) erfolgreich mit kurativem Ziel in der Phase der ersten Remission erprobt (Thomas et al. 1977).

Besondere Vorsicht erfordert die Behandlung der akuten Leukämie im hohen Erwachsenenalter. Die Leukämie verläuft langsam („smouldering leucaemia") und sollte, da nur wenige Leukämiezellen aktiv proliferieren, nicht mit der sonst üblichen aggressiven Polychemotherapie behandelt werden. Allein mit symptomatischen Maßnahmen können die Patienten oft über längere Zeit in einem erträglichen Zustand gehalten werden. Gelegentlich sind Versuche mit einer Monochemotherapie (Thioguanin oder 6-Mercaptopurin) palliativ erfolgreich.

Durch die Verlängerung der Überlebensdauer wurde eine Manifestation der akuten Leukämie im Zentralnervensystem in Form einer *Meningosis leucaemica* begünstigt. Sie erreichte in den vergangenen Jahren eine zunehmende klinische Bedeutung. Diese Komplikation ist bei über 50% der Kinder (Woodruff 1978), 40% der Erwachsenen mit ALL und 6,5% der Erwachsenen mit AML zu erwarten (Wolk et al. 1974), oft beendet sie die Phase der Remission. Ihre Entstehung wird mit der geringeren Diffusion der Zytostatika ins Zentralnervensystem erklärt. Entsprechend dominieren in der Behandlung lokale Verfahren, wie die intrathekale Injektion von Amethopterin (Methotrexat) oder Cytarabin (Alexan) und die Radiotherapie.

Wegen der Häufigkeit der Komplikationen wird im Rahmen einer Remissionsinduktiontherapie der ALL des Kindes und Erwachsenen bereits eine prophylaktische Behandlung des Zentralnervensystems durchgeführt. Am gebräuchlichsten ist eine Schädelbestrahlung (24 Gy in 3,5 Wochen beim Erwachsenen, beim Kind entsprechend weniger), kombiniert mit bis zu 5 intrathekalen Injektionen von Amethopterin (Woodruff 1978). Eine Einzeldosis von 20 mg Amethopterin sollte nicht überschritten werden. Bei den übrigen Formen der akuten Leukämien ist der Wert einer prophylaktischen Behandlung des Zentralnervensystems nicht gesichert.

Die seltenen *lokalen Tumorbildungen* stellen bei den akuten Leukämien eine Indikation zur Strahlentherapie dar.

Von entscheidender Bedeutung ist in der Behandlung dieser Leukämien neben der spezifischen Chemotherapie die allgemeine Zusatzbehandlung, denn die Patienten sind durch verschiedene Krankheits- und therapiebedingte Komplikationsmöglichkeiten erheblich gefährdet. Die lebensbedrohlichen Infektionen und Blutungen stehen im Vordergrund. Die Beherrschung dieser Komplikationen beeinflußt entscheidend den Erfolg der Therapie (s. Beitrag 1.7). Hieraus ergibt sich die selbstverständliche Forderung, daß die Patienten besonders in der Phase der Remissionsinduktionstherapie mehrmals täglich sorgfältig untersucht werden müssen und daß die Behandlung nur in einem Krankenhaus erfolgen darf, in dem die supportive Therapie garantiert ist.

Akute Lymphoblastenleukämie des Erwachsenen (ALL). Die wirksamsten Medikamente sind wie im Kindesalter das Vincristin, die Glukokortikoide, die Anthracyclinantibiotika Daunorubicin (Daunoblastin) oder Adriamycin (Adriblastin) und die Asparaginase (Crasnitin). Prednison und Vincristin erreichen gemeinsam bei 50% der Patienten komplette Remissionen. Das Ergebnis kann durch Zufügen ei-

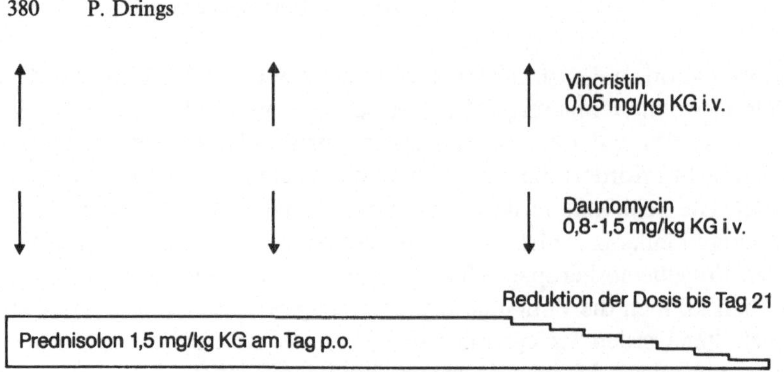

Abb. 1. Beispiel einer Kombinationschemotherapie für die ALL des Erwachsenen, das ViDaP-Schema. (Nach Bernard et al. 1969)

nes Anthracyclinantibiotikums auf 75% verbessert werden (Frei III u. Sallan 1978; Woodruff 1978). Die Remissionsdauern betragen im Durchschnitt 14–16 Monate, die mittleren Überlebenszeiten der Patienten 20–24 Monate (Cavalli 1977). Als ein typisches Beispiel für die Therapie der ALL gilt das ViDaP-Schema (Bernard et al. 1969) (Abb. 1). Dieses einfache Therapieverfahren wird bei Patienten mit Hinweisen auf eine ungünstige Prognose (hohe primäre Blastenzahl, ausgedehntes klinisches Krankheitsbild, T-Zell- oder B-Zell-Charakteristika) durch Hinzufügen weiterer Zytostatika (Cyclophosphamid oder Asparaginase) sowie den Einsatz der Radiotherapie (auf das Mediastinum) intensiviert. Ein integraler Bestandteil der Remissionsinduktionstherapie ist die ZNS-Behandlung zur Prophylaxe der Meningosis leucaemica. Die Notwendigkeit einer Konsolidierungstherapie wird gegenwärtig klinisch geprüft. Die Remissionserhaltungstherapie wird mit einer Kombination von 2–4 Medikamenten (z. B. 6-Mercaptopurin, Cyclophosphamid, Amethopterin) durchgeführt. Eine Polychemotherapie ist auch hier der Monochemotherapie überlegen, jedoch existiert ein Therapieverfahren der ersten Wahl noch nicht. Auch bestehen noch Unklarheiten hinsichtlich der Dauer der Remissionserhaltungstherapie. In der Regel wird diese Behandlung nicht länger als 2–3 Jahre fortgesetzt.

Hinsichtlich der Behandlung der akuten Lymphoblastenleukämie des Kindes wird auf Beitrag 2.11 verwiesen.

Akute Myeloblastenleukämie (AML). Zur Remissionsinduktion werden bei dieser Leukämieform Cytarabin (Alexan), Thioguanin (Thioguanin-Wellcome) die Anthracyclinantibiotika Daunorubicin und Adriamycin, Vincristin und Cyclophosphamid (Endoxan) verwendet. In mehreren Modifikationen kombiniert, erreichen diese Zytostatika komplette Remissionsraten von durchschnittlich 50–60%. Ein signifikanter Unterschied ist hinsichtlich der erzielten Ergebnisse zwischen den einzelnen Schemata nicht erkennbar (Gunz u. Vincent 1977). Es erwies sich als günstig, das Cytarabin in Abständen von 12 h bzw. als Dauerinfusion über mehrere Tage und nicht in Form einer Einzelinjektion nur einmal pro Tag zu applizieren (Bodey et al. 1976). Das Prednisolon ist in den moderneren Schemata nicht mehr

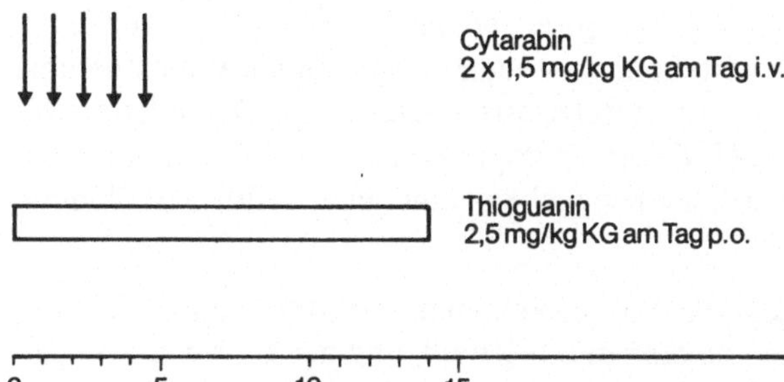

Abb. 2. Kombination von Cytarabin und Thioguanin bei der AML. Die Behandlung wird, wenn am 15. Tag noch keine komplette Remission erreicht ist, wiederholt. (Nach Gee et al. 1969)

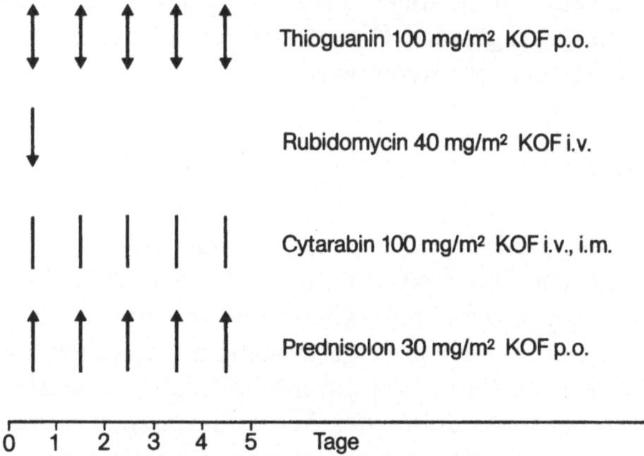

Abb. 3. TRAP-Schema zur Behandlung der AML. Die Behandlung wird am 15. Tag, wenn keine komplette Remission erreicht ist, wiederholt. (Nach Spiers 1975)

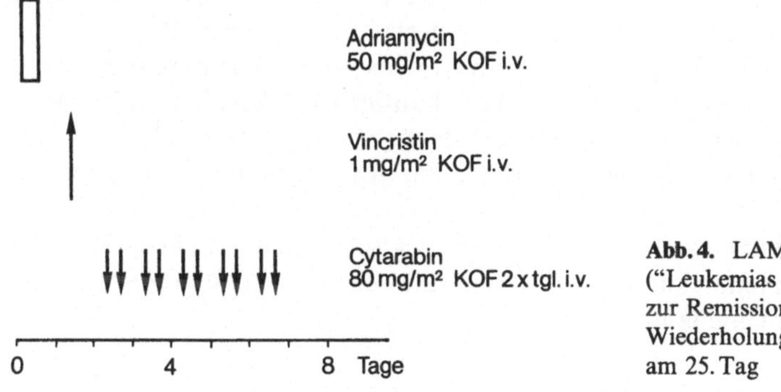

Abb. 4. LAM-5-Schema der EORTC ("Leukemias and Hematosarcomas") zur Remissionsinduktion bei der AML. Wiederholung der Therapie bei Bedarf am 25. Tag

enthalten, da es sich bei dieser Leukämieform als wirkungslos erwies (Wilmanns 1973).

In Abb. 2–4 werden Beispiele für die Remissionsinduktionstherapie bei der AML dargestellt.

Für die Remissionserhaltungstherapie gibt es mehrere Variationen, die von der Zweierkombination 6-Mercaptopurin plus Amethoperin bis zur zyklischen Therapie mit verschiedenen in der Induktionsbehandlung etablierten Schemata reichen.

Von Freireich et al. (1978) wurde das Prinzip der „späten Intensivierung" in die Erhaltungstherapie eingeführt. Es besteht in einer aggressiven Reinduktionstherapie mit Medikamenten, die primär nicht eingesetzt wurden, nach einer kompletten Remission von einem Jahr Dauer. Mit dieser Therapie können bei einigen Patienten mehrjährige rezidivfreie Phasen mit der Möglichkeit einer evtl. definitiven Heilung erreicht werden.

Sonstige Formen der akuten Leukämie. Für die akuten monozytären und myelomonozytären Leukämien sowie die Leukämien mit Beteiligung der Erythropoese gelten die Behandlungsprinzipien der akuten myeloischen Leukämie.

Die *Präleukämie* wird nicht behandelt. Unter ihr verstehen wir den Zustand einer hämatopoetischen Insuffizienz bei gleichzeitigem Nachweis einzelner Blasten im Knochenmark und gelegentlich auch im peripheren Blut, ohne daß bereits das Vollbild einer akuten Leukämie ausgeprägt wäre. Diese Patienten tolerieren eine Chemotherapie sehr schlecht, sie ist auch nur wenig wirksam.

Chronische myeloische Leukämie

Die chronische myeloische Leukämie (CML) wird wie die Osteomyelofibrose, die Polycythaemia vera und die idiopatische Thrombozythämie zum myeloproliferativen Syndrom gerechnet. Der Übergang von einer Krankheit in die andere wird häufig beobachtet. Die CML ist durch eine exzessiv gesteigerte maligne Granulozytopoese bestimmt. Nach einer chronischen Phase von durchschnittlich 1–4 Jahren Dauer tritt bei $^2/_3$ der Patienten über eine Periode der Akzeleration eine Transformation in eine Blastenkrise ein, der die meisten Patienten innerhalb weniger Wochen erliegen.

Die CML kann nach ihrem zytogenetischen Verhalten als Philadelphia-(PH[1])-Chromosom-positiv oder -negativ klassifiziert werden. Die PH[1]-negative Form wird bei 15% der Patienten beobachtet. Sie hat eine ungünstigere Prognose mit kürzerer Überlebenszeit, einem raschen Eintritt des Myeloblastenschubs, einer schlechteren therapeutischen Beeinflußbarkeit, häufigen Infektionen und hämorrhagischen Komplikationen sowie Lymphadenopathien (Ezdinli et al. 1970). Im Kindesalter überwiegen die PH[1]-negativen und damit wesentlich bösartigeren Varianten.

Zusätzlich existieren einzelne seltene morphologische Varianten der CML: die chronische Eosinophilenleukämie, die chronische Basophilenleukämie und die chronische Neutrophilenleukämie.

Diagnose

Der Beginn der CML ist schleichend. Erst die Symptome des fortgeschrittenen Stadiums wie Anämie, hämorrhagische Diathese, banale Infekte oder Oberbauchbeschwerden als Folge eines Milztumors führen den Patienten zum Arzt. Die Milz reicht häufig bis zum Beckenkamm und neigt zu Infarkten. Die Leber ist in der Regel vergrößert und weist eine erhöhte Konsistenz auf. Leukämische Infiltrate können in allen Organen nachgewiesen werden. Ausgesprochen selten sind Lymphknotenvergrößerungen.

Charakteristisch sind die Befunde des peripheren Blutbilds: eine Leukozytose bis zu 500 000 Zellen/mm^3 mit einer pathologischen Linksverschiebung mit allen Vorstufen der Granulozytopoese, eine Vermehrung von basophilen und eosinophilen Granulozyten und Auftreten von Vorstufen der Erythrozytopoese und Megakaryozytenkernen. Zu Beginn sind die Thrombozytenzahlen normal oder erhöht, später entwickelt sich regelmäßig eine Thrombozytopenie. Die Anämie ist normozytär und normochrom. Im Knochenmark ist eine erheblich gesteigerte Granulozytopoese bei oft verminderter Erythrozytopoese zu erkennen.

Die differentialdiagnostische Abklärung von symptomatischen Leukozytosen oder einer Osteomyelosklerose gelingt durch den Nachweis des Philadelphia-Chromosoms oder den für die chronische myeloische Leukämie typischen niedrigen Index der alkalischen Leukozytenphosphatase (normal 10–100).

Therapie

Es ist das Ziel der Behandlung, die gesamte Granulozytenmasse, die um den Faktor 150 erhöht sein kann, so weitgehend zu verringern, daß Symptome, die durch die überschießende Vermehrung der myeloischen Zellen hervorgerufen wurden, verschwinden. Wenn dies gelingt, wird für den Patienten ein ausgezeichneter klinischer Allgemeinzustand erreicht. Dieses Ergebnis ist jedoch nicht mit dem einer kompletten Remission bei der akuten Leukämie zu vergleichen, denn auch in der Phase der Kompensation der CML ist die abnorme Knochenmarkpopulation weiterhin vorhanden und nur quantitativ reduziert. Das Knochenmark ist in der Regel weiterhin hyperplastisch und fettarm, selbst wenn der periphere Blutstatus der Norm entspricht. Auch bleibt der Index der alkalischen Leukozytenphosphatase in der Regel subnormal. Das Philadelphia-Chromosom ist auch in der Phase der Kompensation bis auf wenige Ausnahmen im Knochenmark nachweisbar.

Es scheint von untergeordneter Bedeutung zu sein, mit welchem therapeutischen Verfahren man diese Reduktion der Granulozytenmasse erreicht, denn keine der klassischen Therapien (Milzbestrahlung, Phosphor 32, Chemotherapie) konnte bisher die Überlebenszeit der Patienten mit CML signifikant verlängern. Durch die primäre Milzbestrahlung werden mittlere Überlebensdauern von 8–37 Monaten, durch die Chemotherapie mit Busulfan (Myleran) von 31–45 Monaten erreicht (Kardinal et al. 1976; Monfardini et al. 1973). Es besteht jedoch kein Zweifel, daß durch die Behandlung das Allgemeinbefinden der Patienten deutlich verbessert werden kann.

Die Behandlungsbedürftigkeit richtet sich nach dem Allgemeinzustand des Patienten, dem Nachweis einer Hepatosplenomegalie und dem Ausmaß der Blutbildveränderungen. Das bedeutet, daß die CML im Initialstadium bei nur diskreten Symptomen noch nicht behandelt zu werden braucht. Es besteht bisher keine Übereinstimmung über den optimalen Zeitpunkt des Therapiebeginns. Doch gilt als unbestritten, daß Patienten mit progredientem Verlauf der CML sofort, wenn die Diagnose gestellt wird, behandelt werden müssen.

Chemotherapie. Als Medikament der ersten Wahl gilt das seit 1953 bewährte Zytostatikum Busulfan (Myleran). Es hat einen guten zytostatischen Effekt und nur eine geringe Nebenwirkungsrate. Initial beginnt man in der Regel mit 0,05–0,2 mg/ kg KG am Tag (4–6 mg, in Einzelfällen bis zu 12 mg Tagesdosis). Die Leukozytenzahl, die zu Beginn der Therapie wöchentlich kontrolliert wird, nimmt nach 2 Wochen ab. Sie ist ein guter Indikator für den therapeutischen Effekt dieses Medikaments auch auf die anderen Symptome der CML. Gelegentlich wird initial ein geringgradiger Leukozytenanstieg beobachtet. Wenn die Leukozytenzahl im peripheren Blut um die Hälfte abgenommen hat, wird die Busulfandosis um den gleichen Betrag reduziert. Bei einer Leukozytenzahl von 15000–20000/mm^3 sollte die Behandlung beendet werden, da anderenfalls schwere Knochenmarkaplasien auftreten können. Nach 3–6 Wochen Behandlungsdauer, entsprechend einer Busulfangesamtdosis von 250–400 mg, ist das Stadium einer klinischen Kompensation erreicht. Ob eine Stoßtherapie mit einer Einzeldosis von 50–200 mg Busulfan alle 4–6 Wochen dieser beschriebenen Dauertherapie überlegen ist, wird gegenwärtig klinisch erprobt.

Die Notwendigkeit einer Erhaltungstherapie mit Busulfan ist nicht gesichert. Mehrere Autoren raten wegen der möglichen Nebenwirkungen einer mehrjährigen Therapie (Knochenmarkfibrosen, interstitielle Lungenfibrosen, M. Addison-artige Zustandsbilder) von einer Dauerbehandlung ab und bevorzugen die intermittierende Stoßtherapie. Eine Entscheidungshilfe bietet die Verdoppelungszeit der peripheren Leukozytenzahl. Wenn sie über 70 Tagen liegt, kann von einer Erhaltungstherapie Abstand genommen werden (Kaboth u. Theml 1978). Wenn man sich zur Erhaltungstherapie entschließen muß, kann man Myleran in der Dosis von 0,5–2 mg täglich bzw. alle 2–3 Tage geben oder aber im Fall einer Intervalltherapie bis zu einem Anstieg der peripheren Leukozytenzahl auf 50000–150000/mm^3 warten.

Beim Versagen der Busulfantherapie können andere Zytostatika wie Dibrommannitol (Myelobromol) oder Hydroxyharnstoff (Litalir) erfolgreich eingesetzt werden. Die initiale Dosis des Dibrommannitols beträgt pro Tag bei nicht verminderter Leukozytenzahl 250 mg. In einer Dosis über 5 mg/kg KG am Tag ruft es schwere und langanhaltende Granulozytopenien und Thrombozytopenien hervor. Im Verlauf der Therapie wird das Präparat bis auf 250 mg jeden 2. oder 3. Tag reduziert. Es sind partielle und komplette Remissionen bei 60–80% der Patienten zu erwarten. Der Hydroxyharnstoff führt in einer Tagesdosis von 30–50 mg/kg KG rasch zu einem Abfall der Leukozytenzahl und Besserung der klinischen Symptome. Er kann wie das Busulfan schwerwiegende Knochenmarkaplasien hervorrufen. Sowohl das Dibrommannitol als auch der Hydroxyharnstoff sind dem Busulfan nicht überlegen.

Radiotherapie. Die Radiotherapie wird lokal (*Milzbestrahlung*) oder generalisiert (*Ganzkörperbestrahlung*) mit ultraharten Photonenstrahlen oder durch Inkorporation radioaktiver Isotope (Phosphor 32, Gold 198) durchgeführt. Von diesen Methoden hat sich besonders die lokale Milzbestrahlung seit Jahrzehnten bewährt. Die erforderliche Strahlengesamtdosis beträgt 1–15 Gy. Abhängig vom Ausgangsbefund wird die Behandlung mit niedrigen Einzeldosen von 0,1–0,15 Gy/Tag begonnen und später auf 1–2 Gy/Tag gesteigert. Die Milzbestrahlung führt sowohl zu einer Verkleinerung dieses Organs als auch zur langfristigen Abnahme der peripheren Leukozytenzahl. Im Durchschnitt hält dieser Effekt 4–6 Monate an. Hinsichtlich des Einflusses auf die Überlebenszeit ist die alleinige Radiotherapie der Chemotherapie unterlegen, die gleichzeitige Anwendung von Strahlen- und Chemotherapie führte nicht zu einer statistisch gesicherten Besserung der Resultate. Hingegen ist es bei Krankheitsformen, die schon zu Beginn durch einen großen Milztumor beherrscht werden, günstig, die Behandlung mit einer Bestrahlung der Milz zu beginnen und daran eine Chemotherapie anzuschließen. Bei Resistenz gegenüber der Chemotherapie ist auch die Milzbestrahlung in der Regel ineffektiv. In dieser Situation kann sie eine schwere Markdepression verursachen. Sie wird aus diesem Grund in der Akzelerationsphase der CML nicht empfohlen (Canellos 1977). Die Behandlung mit *radioaktiven Isotopen* hat sich bisher nicht allgemein durchgesetzt. Durch die Speicherung im RHS ermöglicht das Radiogold (Au 198) eine besonders intensive Bestrahlung von Milz und Leber.

Splenektomie. Seit mehreren Jahrzehnten wird die Splenektomie bei der CML diskutiert. Erwartungen hinsichtlich eines günstigen Einflusses auf den späteren Krankheitsverlauf durch die Frühsplenektomie bestätigten sich nicht. Eine Indikation zur Splenektomie besteht, wenn das Organ durch seine Größe erhebliche Beschwerden bereitet oder ein durch die Radiotherapie nicht zu beeinflussender Hypersplenismus besteht. Trotz Thrombozytensubstitution ist dieser Eingriff dann jedoch mit einem erhöhten Risiko belastet (Spiers et al. 1975).

Immunotherapie. Trotz einzelner positiver Berichte über die Immunotherapie bei der CML ist die Bedeutung dieser Therapie gegenwärtig unklar. Sie sollte deshalb ausschließlich kontrollierten klinischen Studien vorbehalten bleiben.

Blastenschub der chronischen myeloischen Leukämie

Der terminale Blastenschub entspricht in seinem klinischen und hämatologischen Bild einer AML. Er entwickelt sich in der Regel über eine Zwischenphase der Akzeleration. Entsprechend einer Definition von Karanas u. Silver (1969) wird ein Blastenschub angenommen, wenn durch andere Ursachen nicht erklärbares Fieber von 38,5 °C an 5 aufeinanderfolgenden Tagen, ein Anstieg des prozentualen Anteils der Myeloblasten und Promyelozyten im peripheren Blut auf 30% und mehr, eine Anämie unter 10 g% Hämoglobin, eine Leukozytose über $30\,000/mm^3$ und eine Thrombozytopenie unter $100\,000/mm^3$ bestehen.

Therapie. Bei langsamer Metamorphose der CML kann eine Therapie mit Mercaptopurin, Dibromomannitol oder Hydroxyharnstoff ergänzend zu einer symptomatischen Therapie mit Bluttransfusionen empfohlen werden. Wenn der Blastenschub rasch entsteht, ist die Prognose außerordentlich ungünstig. Die mittlere Überlebensdauer der behandelten Patienten liegt nicht über $2^1/_2$ Monate. Bei einigen Patienten mit einem PAS-positiven Typ des Blastenschubs werden günstige Effekte mit der Kombination Vincristin und Prednison (Canellos 1971) beobachtet. Bei den anderen Formen gelten die Richtlinien zur Behandlung der AML.

Chronische lymphatische Leukämie (CLL)

Die CLL wird neuerdings dem Formenkreis der malignen Lymphome zugeordnet. Nach einer Definition von Dameshek (1967) wird sie als eine Akkumulationskrankheit immunologisch inkompetenter Lymphozyten aufgefaßt. Die Lympho-

Tabelle 3. Stadieneinteilung der chronischen lymphatischen Leukämie. (Nach Rai et al. 1975)

Stadium	Befund					
	Lymphozytose		Lymph-knoten-schwellungen	Hepato-splenome-galie	Anämie Hb 11g %	Trombo-zytopenie 100000/mm^3
	Im Blut (3 15000/mm^3)	Im Knochen-mark ($=40\%$)				
0	+	+	−	−	−	−
I	+	+	+	−	−	−
II	+	+	±	+	−	−
III	+	+	±	±	+	−
IV	+	+	±	±	±	+

zyten tragen in der überwiegenden Zahl die Oberflächencharakteristika von B-Zellen. Sie sind jedoch nicht befähigt, sich in ausreichendem Maße zu immunglobulinsezernierenden Plasmazellen zu entwickeln.

Diagnose

Ein schleichender Beginn mit uncharakteristischen Beschwerden (Kopfschmerzen, Leistungsabfall, Schweißausbrüche, rezidivierende Infekte) und ubiquitäre Lymphknotenschwellungen kennzeichnen das Krankheitsbild. Die Lymphknoten sind derb, indolent und haben einen Durchmesser bis zu 5 cm. Der fast immer vorhandene Milztumor ist in der Regel kleiner als bei der chronischen myeloischen Leukämie. Eine Lebervergrößerung ist in fortgeschrittenen Fällen immer nachweisbar. Auch bei dieser chronischen Leukämie können leukämische Infiltrate in allen Organen nachgewiesen werden.

Charakteristisch ist das Blutbild: Leukozytose von Normwerten bis zu über 500000/mm^3, im Blutausstrich bis zu 99% Lymphozyten mit erhöhter morphologischer Variation, Gumbrecht-Kernschatten, positive PAS-Reaktion, normochrome Anämie, Thrombozytopenie. Diese Blutbildveränderungen, die lymphatische Metaplasie des Knochenmarks, das einförmige histologische und zytologische Bild im Lymphknoten und die typische periportale Infiltration der Leber ermöglichen eine sichere Diagnose.

Es können 5 klinische Stadien voneinander unterschieden werden (Rai et al. 1975) (Tabelle 3). Diese Stadieneinteilung ermöglicht eine prognostische Aussage und gibt Entscheidungshilfen für die Therapie.

Therapie

Zur Behandlung stehen depletorische und proliferationshemmende Verfahren zur Verfügung. Als depletorische Verfahren sind die extrakorporale Blutbestrahlung, die Ganzkörperbestrahlung und die Leukopherese zu erwähnen. Als proliferationshemmende Verfahren stehen Zytostatika, in der Hauptsache alkylierende Substanzen, die nicht nur die Proliferation der Zellen hemmen, sondern auch ruhende G_0-Lymphozyten zerstören, zur Verfügung.

Die Wahl des richtigen Zeitpunkts der Therapie ist von größerer Bedeutung als die des Therapieverfahrens. Die Diagnose „chronische lymphatische Leukämie" rechtfertigt noch nicht eine Behandlung, denn es gibt langjährige symptomlose Verläufe, und ein lebensverlängernder Einfluß der Therapie ist gegenwärtig schwierig zu beweisen (Huguley 1977). Da es eine kurative Therapie gegenwärtig für die CLL nicht gibt, wird bei initialer Zurückhaltung die Chance einer Heilung nicht verpaßt. In den Stadien 0, I und II nach Rai et al. (1975) wird man sich mit der Therapie zurückhalten und sie erst in den Stadien III und IV einleiten. Der Heterogenität dieses Krankheitsbildes wird deshalb das Konzept einer differenzierten Therapie (Kaboth u. Theml 1978) am besten gerecht. Hierdurch können Rekompensationen der CLL erreicht und Therapieschäden weitgehend vermieden werden. Komplette Remissionen wie bei den anderen malignen Lymphomen und den akuten Leukämien sind per definitionem nicht möglich. In der Phase der Kompensation erfolgt keine Behandlung, man beschränkt sich auf die Beobachtung des Krankheitsverlaufs. Bei langsamer Progredienz der CLL werden depletorische Therapieverfahren eingesetzt, bei rascher Progredienz wird unabhängig vom Nachweis einer Splenomegalie mit proliferationshemmenden Zytostatika behandelt, da die gesteigerte Produktion der Lymphozyten im Vordergrund steht. Diese zytostatische Behandlung kann gegebenenfalls mit einer Milzbestrahlung kombiniert werden.

Strahlentherapie. Eine *lokale Strahlentherapie* wird hauptsächlich bei umschriebenen massiven Lymphomen und schmerzhaften Knochenprozessen, die den Patienten belasten, durchgeführt. Man kommt mit relativ niedrigen Strahlendosen bis zu 12 Gy aus.

Die *Milzbestrahlung* führt wegen der Rezirkulation der Lymphozyten nicht nur zu einer raschen Verkleinerung dieses Organs, sondern auch zu einer Verminderung der peripheren Lymphozytenzahl, Verkleinerung von Lymphknoten und Abnahme der lymphatischen Organinfiltrationen. Die Einzeldosis beträgt 0,05–0,5 Gy.

Die *Ganzkörperbestrahlung*, mit niedriger Einzeldosis (0,05 Gy, die Gesamtdosis 6–9 Gy. wiederholt an 5 aufeinanderfolgenden Tagen 2–3 Wochen lang) appliziert, kann zu langfristigen Kompensationen und einer Wiederherstellung der Immunkompetenz führen. In ihrer Wirkungsqualität ist sie mit der Chemotherapie vergleichbar.

Die *extrakorporale Blutbestrahlung* (ECIB) wird noch hauptsächlich unter experimentellen Bedingungen durchgeführt. Sie stellt als depletorische Behandlungsmaßnahme eine Bereicherung des therapeutischen Arsenals dar.

Chemotherapie. Die zytostatische Behandlung ist die häufigste Therapieform der CLL. Im Vordergrund der Wirkung steht ihr proliferationshemmender Effekt.

Die Behandlung wird ausschließlich mit alkylierenden Substanzen durchgeführt, von denen das Chlorambucil (Leukeran) mit 60–80% Remissionen bei der Erstbehandlung die besten Ergebnisse aufweist. Es wird zu Beginn mit 0,1–0,2 mg/kg KG (6–12 mg) am Tag dosiert. Der Wirkungseintritt ist langsam. Abhängig von der Leukozytenzahl erfolgt eine Reduktion der Dosis. Zu beachten ist zusätzlich der suppressive Effekt auf die Erythrozytopoese und Thrombozytopoese. Es ist nicht entschieden, ob eine kontinuierliche Dauertherapie oder eine intermittierende Behandlung größere Vorteile hat. Wegen der starken immunsuppressiven Wirkung und des proliferationshemmenden Effekts auf die anderen Reihen der Hämatopoese wird eine intermittierende Behandlung mit 10–15 mg Chlorambucil/Tag 3 Tage lang in Abständen von 2 Wochen (Knospe et al. 1975) von vielen Hämatologen bevorzugt. Diese Dosis wird abhängig vom Therapieeffekt modifiziert.

Neben dem Chlorambucil entfalten andere Alkylanzien wie das Cyclophosphamid (Endoxan) und Trophosphamid (Ixoten) in der Dosis von 2–3 mg/kg KG täglich bei 40–70% der Patienten Kompensationen der CLL.

Außerdem erwies sich das Vincaalkaloid Vinblastin (Velbe) als effektiv.

Eine wichtige Rolle spielen in der Behandlung der CLL die Glukokortikoide. Sie entfalten eine lymphoklastische Wirkung und können auch in fortgeschrittenen Stadien mit Resistenz gegenüber einer Strahlen- und Chemotherapie eingesetzt werden. Ihr Vorteil ist die Behandlungsmöglichkeit in der Phase eine Knochenmarkinsuffizienz, ihr Nachteil die erhöhte Infektbereitschaft und katabole Wirkung. Eine Indikation zu Glukokortikoidbehandlung wird empfohlen:

1. beim Nachweis einer Knochenmarkinsuffizienz mit Granulozytopenie und/ oder Thrombozytopenie,
2. bei Resistenz gegenüber Alkylanzien,
3. bei einer erworbenen autoimmunhämolytischen Anämie,
4. bei einer Autoimmunthrombozytopenie und Purpura,
5. bei Thrombozytopenie, die – unabhängig von der Ursache der Thrombozytopenie – mit Purpura einhergeht.

Eine Polychemotherapie ist zu empfehlen, wenn die Monochemotherapie versagt. Es werden Kombinationsschemata wie für die anderen malignen Lymphome (s. Beitrag 2.25) eingesetzt.

Wie bei den anderen Formen der Leukämien sind die unterstützenden Maßnahmen sehr wichtig. Bei der CLL ist in besonderem Maße eine Immuninkompetenz gegeben. Beim Nachweis von Infekten ist deshalb die Substitution mit Immunglobulinpräparaten erforderlich. Impfungen mit Lebendvakzinen sind strikt kontraindiziert, während Impfungen mit abgetöteten Erregern und Toxoiden zwar möglich, aber wegen der niedrigen Immunglobulinsynthescrate in ihrer Wirksamkeit eingeschränkt sind.

Nachsorge und Invalidisierung

Per definitionem stellt sich die Frage einer Nachsorge bei den Leukämien nur im Falle einer kompletten Remission, da alle anderen Zustände, wie partielle Remissionen oder ein stationäres Verhalten, einer kontinuierlichen Therapie bedürfen. Feste Richtlinien für die Nachsorge gibt es bisher nicht. Es empfiehlt sich jedoch, Patienten mit kompletten Remissionen einer akuten Leukämie monatlich einmal körperlich zu untersuchen und das periphere Blutbild einschließlich Differentialblutbild und Thrombozytenzahl zu bestimmen. Ergänzend sind im 1. Jahr in mindestens 3monatigen Intervallen Knochenmarkuntersuchungen erforderlich. Später können die Intervalle verlängert werden. Das blutchemische Profil (Transaminasen, GGT, LDH, Gesamteiweiß, Harnstoff oder Kreatinin, Harnsäure) wird im 1. Jahr monatlich einmal, später in größeren Abständen bestimmt.

Bei den chronischen Leukämien sind – Beschwerdefreiheit des Patienten vorausgesetzt – im Stadium der Kompensation der Krankheit Untersuchungen in 3 monatigen Intervallen erforderlich. Sie schließen die körperliche Untersuchung, das genannte blutchemische Profil sowie ein Blutbild mit Thrombozytenbestimmung und Blutausstrich ein. Röntgenuntersuchungen der Thoraxorgane werden alle 6 Monate empfohlen. Bei einem Hinweis auf eine Progredienz der Erkrankung sind individuell festzulegende kürzere Intervalle der Untersuchungen dringend erforderlich.

Ein Patient mit anhaltender kompletter Remission einer akuten Leukämie muß nicht invalidisiert werden. Man sollte individuell eine weitere Beschäftigung des Patienten in seinem Beruf, evtl. an seinem alten Arbeitsplatz, oder eine Umschulung anstreben. Patienten mit chronischen Leukämien bleiben häufig über mehrere Jahre hinweg arbeitsfähig. Hier entscheiden selbstverständlich die individuellen Bedingungen des Berufs und Arbeitsplatzes über eine mögliche Invalidisierung oder Umschulung.

Literatur

Begemann H (1970) Klinische Hämatologie. Thieme, Stuttgart

Bernard J, Boirin RPM, Jacquillat C, Maral R (1969) Rubidomycin. Recent results in cancer research 20. Springer, Berlin Heidelberg New York

Bodey GP, Coltman MA, Hewlett JS, Freireich EJ (1976) Progress in the treatment of adults with acute leukemia. Review of regimens containing cytarabine studied by the Southwest Oncology Group. Arch Intern Med 136:1383

Canellos GP (1977) The treatment of chronic granulocytic leukemia. Clin Haematol 6:113

Canellos GP, De Vita VT, Whong-Peng J, Carbone PP (1971) Hematologic and cytogenetic remission of blastic transformation in chronic granulocytic leukemica. Blood 38:671

Cavalli F (1977) Prognostische Faktoren und Therapie der akuten lymphatischen Leukämie des Erwachsenen. Schweiz Med Wochenschr 107:1714

Cavalli F (1978) Fortschritte in der Behandlung der akuten Leukämien. Schweiz Med Wochenschr 108:1233

Damashek W (1967) Chronic lymphocytic leukemia- and accumulative disease of immunologically incompetent lymphocytes. Blood 29:566

Ezdinli EZ, Sokal JE, Crosswhite L, Sandberg AA (1970) Philadelphia-chromosome-positive and -negative chronic myelocytic leukemia. Am Intern Med 72:175

Frei E III, Sallan SE (1978) Acute lymphoblastic leukemia: Treatment. Cancer 42:828

Freireich EJ, Keating MJ, Gehan EA, Mc Gredie KB, Bodey GP, Smith T (1978) Therapy of acute myelogenous leukemia. Cancer 42:874

Gee TS, Yu KP, Clarkson BD (1969) Treatment of adult acute leukemia with arabinosyl cytosine and thioguanine. Cancer 23:1019

Gross R, Klein O (1978) Neuere Entwicklungen auf dem Gebiet der zytostatischen Kombinationschemotherapie. Dtsch Aerztebl 75:2121

Gunz FW, Vincent PC (1977) Towards a cure of acute granulocytic leukemia? Leuk Res 1:51

Hirschmann WD (1978) Therapie der akuten Leukämien des Erwachsenen. Dtsch Med Wochenschr 103:144

Huguley CM Jr (1977) Treatment of chronic lymphocytic leukemia. Cancer Treat Rev 4:261

Kaboth W, Theml H (1978) Therapie der chronischen Leukämien im Erwachsenenalter. Klinikarzt 7:811

Karanas A, Silver RT (1969) Characteristics of the terminal phase of chronic granulocytic leukemia. Blood 32:445

Kardinal CC, Bateman JR, Weiner J (1976) Chronic granulocytic leukemia. Arch Intern Med 136:305

Knospe WH, Loeb V, Huguley C Jr (1975) Biweekly chlorambucil of chronic lymphocytic leukemia. Cancer 33:555
Monfardini S, Gee TF, Clarkson B (1973) Survival in chronic myelogenous leukemia: influence of treatment and extent of disease at diagnosis. Cancer 31:492
Rai KR, Sawitsky A, Cronkite EP, Chanana AD, Levy RN, Pasternack BS (1975) Clinical staging of chronic lymphocytic leukemia. Blood 46:219
Spiers ASD (1972) Chemotherapy of acute leukemia. In: Roath S (ed) Acute leukemia. Clinics in haematology I/1. Saunders, London Philadelphia, p 127
Spiers ASD, Baikie AG, Galton DAG et al. (1975) Chronic granulocytic leukemia: effect of elective splenectomy on the course of the disease. Br Med J 1:175
Thomas ED, Flournoy N, Puckner CD, Clift RA, Fefer A, Neiman PE, Storb R (1977) Cure of leukemia by marrow transplantation. Leuk Res 1:67
Wilmanns W (1973) Therapie akuter Leukämien. Muench Med Wochenschr 115:852
Wintrobe MM (1967) Clinical hematology. Lea & Febiger, Philadelphia
Wolk RW, Masse SR, Conklin R, Freireich EJ (1974) The incidence of central nervous system leukemia in adults with acute leukemia. Cancer 33:863
Woodruff R (1978) The management of adult acute lymphoblastic leukemia. Cancer Treat Rev 5:95

2.25 Maligne Lymphome

H. Fritsch und H. Kuttig

Hodgkin-Lymphome

(HL; Synonyma: M. Hodgkin, Lymphogranulomatose)

Ätiologie und Statistik

Die Ätiologie der HL ist noch ungeklärt. Relevante Vorkrankheiten, die zum HL disponieren, sind bisher unbekannt.

Hodgkin-Lymphome machen etwa $^1/_3$ aller malignen Lymphome aus. Sie sind selten in der Kindheit, nehmen aber mit steigendem Lebensalter zu; ein erster Gipfel der Erkrankung wird um das 25., ein zweiter um das 60. Lebensjahr erreicht. Man rechnet mit 20 Neuerkrankungen pro Jahr auf 1 Million Einwohner bei der weißen Bevölkerung Europas und der USA. Unter ca. 5000 neuen Fällen, die jährlich in den USA auftreten, entfallen ca. 3000 auf die klinischen Stadien I und II und ca. 2000 auf die Stadien III und IV. Pro Jahr sterben ca. 3300 Menschen in den USA an der Lymphogranulomatose; in Europa sind 1,5–3,0 männliche und 1,4–2,1 weibliche Todesfälle pro 100000 Einwohner durch die Lymphogranulomatose bedingt.

Von besonderer Bedeutung für die Prognose bzw. für den Behandlungserfolg ist das *Stadium*, in dem die Erkrankung sich bei Therapiebeginn präsentiert, sowie die *histologische Variante*, die im Einzelfall vorliegt. Nach der bekannten *Vierstadieneinteilung* (Symposion von Rye 1965) (Tabelle 1) unter gleichzeitiger Berücksichtigung von Allgemeinsymptomen (A- und B-Formen) ist in den Stadien I A und II A mit echten Heilungen (ca. 22% nach Musshoff u. Boutis 1969) und den höchsten Überlebensraten (60–80% der Patienten erreichen die Fünfjahresgrenze) zu rechnen; im Stadium II B werden nur 20–40% Fünfjahresüberlebensraten registriert. Demgegenüber stehen die prognostisch ungünstigen Stadien III und IV, wo zwar klinische Besserungen zu erzielen sind, die Fünfjahresüberlebensgrenzen jedoch nur in 10–20% bzw. 2–10% erreicht werden. Die Remissionsrate nach der ersten Behandlung wird bei den A-Formen mit 95,5%, bei der B-Form mit 74,3% angegeben. Primär abdominelle Formen scheinen eine schlechtere Prognose zu haben als solche, die im Kopf-Hals-Bereich beginnen.

Bei Beginn der Erkrankung im 3. Dezennium, wo ein erster Häufigkeitsgipfel besteht, scheint die Prognose günstiger zu sein als im höheren Alter.

Auf einer Tagung in Ann Arbor (1971) wurde die Rye-Klassifizierung modifiziert; es werden ebenfalls die 4 Stadien beibehalten, aber durch den jeweiligen Organbefall zunächst zusätzlich charakterisiert (s. Tabelle 1). Auch werden Befunde, die auf rein klinischen Untersuchungsmethoden (z. B. Palpation, Röntgen, nukle-

Tabelle 1. Klinische Stadieneinteilung der Lymphogranulomatose nach den Klassifizierungsvorschlägen der Konferenz von Rye (1966) und von Ann Arbor (1971). In der Ann-Arbor-Klassifikation gelten als „Allgemeinsymptome" (B): Gewichtsabnahme von mehr als 10% des Körpergewichts binnen 6 Monaten, unerklärtes Fieber über 38 °C, Nachtschweiß. Juckreiz gehört in der Rye-Klassifikation ebenfalls in das Stadium B

Stadium		Rye-Klassifikation	Ann-Arbor-Klassifikation
I	A B	Befall einer (I_1) oder zweier (I_2) benachbarter Lymphknotengruppen auf einer Seite des Zwerchfells	Befall einer Lymphknotengruppe (I) oder lokalisierter extralymphatischer Herd (I_E)
II	A B	Befall mehrerer benachbarter oder nicht benachbarter Lymphknotengruppen auf einer Seite des Zwerchfells	Befall mehrerer benachbarter oder nicht benachbarter Lymphknotengruppen auf einer Seite des Zwerchfells (II), oder einzelner extra-lymphatischer Herd und/oder Befall einer oder mehrerer Lymphknotengruppen auf einer Seite des Zwerchfells (II_E); bei infradiaphragmatischer Lokalisation kann die Milz mitbeteiligt sein
III	A B	Befall zweier oder mehrerer Lymphknotengruppen auf beiden Seiten des Zwerchfells unter eventueller Beteiligung der Milz und von Organen des Waldeyer-Rachenrings	Befall mehrerer Lymphknotengruppen auf beiden Seiten des Zwerchfells (III) unter eventueller Beteiligung der Milz (III_S) oder mit lokalisierten lymphatischen Herden (III_E) bzw. der Kombination Milz und extralymphatischer Herde (III_{ES})
IV	A B	Ausbreitung auf die verschiedensten Organe wie Pleura, Lunge, Leber, Nieren, Knochen, Magen-Darm-Trakt	Disseminierter Befall eines oder mehrerer extralymphatischer Organe mit oder ohne gleichzeitiger Lymphknotenbeteiligung

Tabelle 2. Symbole zur Beschreibung der Organmanifestation bei HL nach Empfehlungen der Konferenz von Ann Arbor

Lymphknoten	N
Leber	H
Milz	S
Lungen	L
Knochenmark	M
Pleura	P
Knochen	O
Haut	D

armedizinische Methoden) basieren (clinical staging), von den morphologisch gesicherten unterschieden (pathological staging). Die Klassifikation der HL nach dem TNM-System wird derzeit nicht befürwortet; statt dessen wird die Ann-Arbor-Klassifikation von 1971 international anerkannt.

Zur *klinischen Stadieneinteilung (CS)* werden alle Maßnahmen eingesetzt, die in den Tabellen 6 und 7 aufgeführt sind, mit Ausnahme von Laparotomie, Splenektomie, gezielter Biopsie aus Leber und abdominellen Lymphknoten. Ergänzt

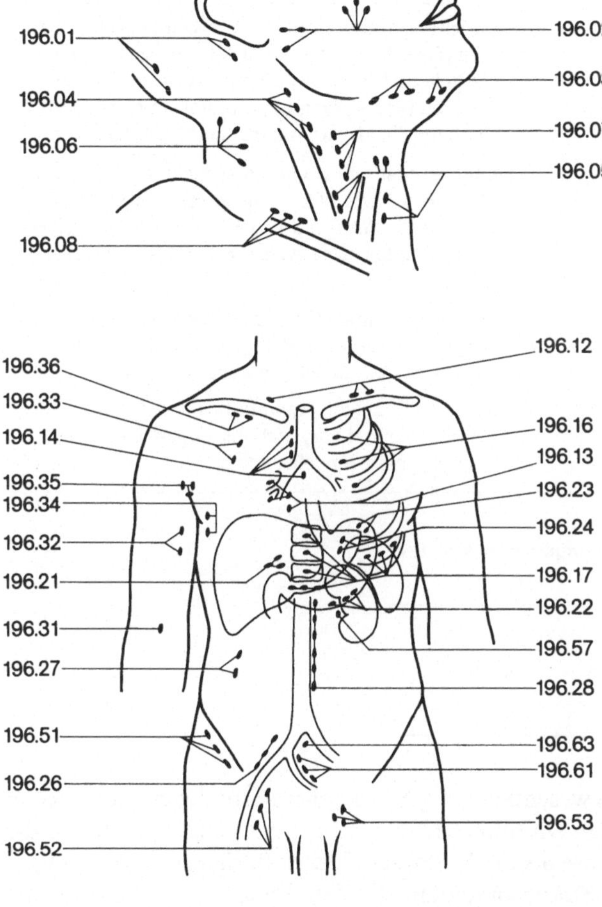

Abb. 1. Tumorlokalisationsschlüssel der Lymphknotenregionen

wird die klinische Stadieneinteilung durch die *pathologisch-anatomische Stadienbestimmung (PS)*, wobei neben der Laparotomie auch andere verdächtige Organbezirke bioptisch zu beurteilen sind (z. B. Pleura, Lunge). Das Biopsieresultat (+ oder −) wird hinter das jeweils untersuchte, mit einem Symbol (Tabelle 2) bezeichnete Organ gesetzt. Die Zahl der befallenen Lymphknotenregionen wird als Index angegeben. Den Tumorlokalisationsschlüssel zeigt Abb. 1.

Einige Beispiele von Stadienbeschreibungen sind in Tabelle 3 dargestellt. Aus dieser Tabelle wird ersichtlich, daß sich aufgrund des PS Stadienverschiebungen zum CS ergeben können; dies wiederum ist für die Wahl der Therapie von hoher Bedeutung.

Die *Prognose* der HL-Lymphome wird neben dem Krankheitsstadium entscheidend vom histologischen Typ der Erkrankung geprägt.

Legt man die histologische Klassifikation von Lukes et al. (1966a) (Tabelle 4) zugrunde, die heute allgemein die Einteilung von Jackson u. Parker (1947) ver-

Tabelle 3. Stadienbeschreibungen für HL aufgrund klinischer und pathoanatomischer Erfassung

Klinische Stadieneinteilung (CS)	Pathoanatomische Stadieneinteilung (PS)	Interpretation
I B_2	$I_{S-H-N-M-}$	Klinisches Stadium I mit Befall zweier benachbarter Lymphknotenregionen und Allgemeinsymptomen. Pathologisches Stadium I mit negativem histologischem Befund nach Laparotomie in Leber, Milz, abdominellen Lymphknoten und Knochenmark
II A_3	$III_{S+N+H-M-}$	Klinisches Stadium II ohne Allgemeinsymptome mit Befall von 3 Lymphknotenregionen. Pathologisches Stadium III mit Befall von Milz und abdominellen Lymphknoten, negative Leber- und Knochenmarkhistologie
III A_S	$IV_{H+M-S+N-}$	Klinisches Stadium III mit Befall der Milz ohne Allgemeinsymptome. Pathologisches Stadium IV mit disseminiertem Befall von Leber und Milz
IV B_{LHM}		Patient in klinischem Stadium IV mit Allgemeinsymptomen und ausgedehnter Organbeteiligung (Lunge, Leber, Knochenmark)

Tabelle 4. Histologische Typen der Lymphogranulomatose nach Lukes et al. (1966a)

Lymphozytenreiche Form
Noduläre Sklerose
Mischzelltyp
Lymphozytenarme Form

drängt hat, so findet man eine wesentlich längere 15-Jahres-Überlebensrate bei den lymphozytenreichen als bei den lymphozytenarmen Formen. Auch hier haben die A-Stadien eine bessere Prognose als die B-Stadien. Unter Berücksichtigung histologischer Kriterien und der Stadieneinteilung fanden Lukes et al. (1966b) die durchschnittlich längsten Überlebenszeiten für lymphozytenreiche Formen im Stadium I.

Die Korrelation klinischer und morphologischer Daten beim HL erlaubt wichtige prognostische Aussagen (Tabelle 5).

Auch die *absolute Zahl der Lymphozyten* im peripheren Blut läßt prognostische Schlüsse zu: Bei Werten unter $1\,000/mm^3$ Blut überlebten nur 12% der Erkrankten 5 Jahre, bei Werten zwischen $1\,000$ und $1\,500/mm^3$ überlebten 26% 5 Jahre und bei Werten über $1\,500/mm^3$ bestand eine Fünfjahresüberlebensrate von 35% (Swan u. Knowelden 1971).

Diagnose

Leitsymptom der Lymphogranulomatose für den Patienten sind unklare Fieberschübe periodischen Charakters, Hautjucken (Frühsymptom in ca. $^1/_5$ der Fälle), Lymphome am Hals (in 75% der Fälle), Schwitzen, Leistungsabfall; auch ein sog.

Tabelle 5. Korrelation klinischer und morphologischer Daten beim M. Hodgkin. (Nach Horton 1977)

	Lympho-zytenreich	Noduläre Sklerose	Gemischte Zellularität	Lympho-zytenarm
Überwiegende Altersgruppe [Jahre]	Alle Altersgruppen	15–25	25–45	Über 40
♂:♀	1,5:1	1:1,5	1,5:1	1,5:1
Ausbreitungsmuster (Lymphknoten)	Oft beschränkt auf eine Lymphknotenregion	Primär supraklavikulär und oberes Mediastinum. Manchmal zöliakal, aber selten iliakal oder inguinal	In der Mehrzahl weit verbreiteter Befall	In der Mehrzahl weit verbreiteter Befall
Extralymphatische Ausbreitung	Extralymphatische Gewebe selten befallen, ausgenommen kontinuierliche Ausbreitung (E-Fälle)	Nicht häufig. Leber manchmal erkrankt, aber nur, wenn Milz befallen	Leber, Knochen und Milz häufig befallen	Befall extralymphatischer Organe charakteristisch
Allgemeinsymptome (Fieber, Gewichtsverlust von über 10%, Nachtschweiß)	Selten	30–40%	40–50%	65–75%
Fünfjahresüberlebensrate [%]	50–60	45–55	15–25	10–20

Alkoholschmerz nach Genuß schon winziger Mengen soll in 0,8% der Fälle auftreten. Andere Symptome, wie Schmerzen, Gewichtsverlust, Atemnot, Kopfschmerzen und Reizhusten, sind nicht selten vorhanden, geben aber keine charakteristischen Hinweise auf die Natur des Leidens.

Für den Arzt sind Symptome wie *Splenomegalie* (40%), *Hepatomegalie* (40–60%) sowie *Lymphome* stets ein ernst zu nehmendes Zeichen, welches den Einsatz aller diagnostischen Möglichkeiten verlangt.

Die *Sicherung der Diagnose* erfolgt durch die Biopsie eines Lymphknotens. Von ausschlaggebender Bedeutung für die Wahl der Therapie und die Prognose der Erkrankung ist jedoch die zuverlässige Erfassung des *Krankheitsstadiums* entsprechend der Klassifikation von Ann Arbor (s. Tabelle 1).

Dies geschieht durch gezielten Einsatz spezieller Untersuchungsverfahren. Neben der klinischen Untersuchung, wobei alle palpablen Lymphknotenstationen, Milz und Leber beurteilt werden, sind die in den Tabellen 6 und 7 dargestellten Laboruntersuchungen notwendig.

Tabelle 6. Obligate Untersuchungen zur Sicherung des Stadiums der Lymphogranulomatose

Röntgendiagnostik	Thorax (a.-p. und seitlich, evtl. Tomogramm) Skelett (BWS, LWS, Becken, proximale Extremitäten), i. v. Urogramm
Lymphographie	Lymphknoten
Sonographie	Leber, Milz, paraaortale Lymphknoten
Szintigraphie	Milz, Leber, evtl. Skelett (u. U. Lymphknoten)
Computertomographie	Bauchraum
Beckenkammbiopsie	Zytologie, feingewebliche Untersuchung
Laparoskopie	Milz, Leber (evtl. gezielte Biopsie)
Laparotomie (nur in den Stadien I–III)	Splenektomie, Lymphknotenbiopsie, gezielte Biopsie aus der Leber (rechter und linker Lappen)

Tabelle 7. Laboruntersuchungen bei HL

BSG	Blut
Vollständiges Blutbild	
Differentialblutbild	
Alkalische Leukozytenphosphatase	
Serumelektrophorese	
Fibrinogen	
Harnsäure	
Serumeisen	
Serumzäruloplasmin	
Quantitative Immunelektrophorese	
Alkalische Phosphatase	
Hydroxyprolinausscheidung/24 h Diazoprobe	Harn

Therapie

Das therapeutische Vorgehen wird im wesentlichen vom *Stadium* der Erkrankung bestimmt. Komplikationen bedingen evtl. ein atypisches Verhalten.

Generell gilt die *Strahlentherapie* mit Herdvernichtungsdosen in den Stadien I und II, evtl. auch im Stadium III A, als Therapie der Wahl; im Stadium III B sollte eine adjuvante Strahlentherapie der *Chemotherapie* folgen. Das inkurable Stadium IV bleibt der Chemotherapie vorbehalten.

Ausnahmen ergeben sich bei isoliertem Organbefall und Kompressionssymptomen.

Stadium I A und B. Die Therapie der Wahl ist die Applikation von Herdvernichtungsdosen von 40–46 Gy in 4 bis 5 Wochen auf die befallene Lymphknotengruppe sowie die Bestrahlung der nicht befallenen Nachbarregionen mit der gleichen Dosis. Aufgrund der Untersuchungen von Musshoff (1972) über die Abhängigkeit der erforderlichen Herdvernichtungsdosis von der histologischen Form der Erkrankung und der dabei zu beobachtenden lokalen Rezidivquote wurden von Musshoff u. Slanina (1974) als Herdvernichtungsdosen empfohlen: für die lymphozytenreiche Form 40 Gy, die noduläre Sklerose und den Mischzelltyp 44 Gy und für die lymphozytenarme Form 46 Gy in 4–5 Wochen.

Die befallene Lymphknotenregion muß großräumig bestrahlt und das Bestrahlungsfeld über die nachweislich befallene Region hinaus lückenlos auf die örtlich limitierte Risikozone ausgedehnt werden (extended field), da die Erkrankung primär begrenzt und auf ihrem klinisch nachweisbaren Ausbreitungsweg über längere Zeit auf das System der großen Lymphknotenregionen beschränkt ist. Die Kenntnis der okkulten Ausbreitungswege ermöglicht es, gefährdete Regionen additiv in die Strahlenbehandlung einzubeziehen.

Die Strahlenbehandlung erfolgt heute meist für die supradiaphragmalen Lymphknotenregionen mit der *Mantelfeldtechnik*, für die infradiaphragmalen Regionen mit einem *umgekehrten Y-Feld* unter Aussparung der Risikoorgane durch Satellitenblenden. Alternativ ist eine Bestrahlung mit additiven Einzelfeldern möglich, welche jedoch nahtlos unter Vermeidung von Dosisspitzen aneinandergesetzt werden müssen. Die bestrahlten Regionen umfassen für den supradiaphragmalen Bereich die Lymphknoten des Halses, der Supra- und Infraklavikulargruben, der Axillen und des Mediastinums, für den infradiaphragmalen Bereich die aortalen, iliakalen und inguinalen Lymphknoten.

Ein chirurgisches Vorgehen bietet keinerlei Vorteile, da eine Nachbestrahlung, selbst bei genügend radikaler Operationstechnik, unbedingt durchgeführt werden muß und die Remissionsdauer derjenigen bei alleiniger Bestrahlung nicht überlegen ist.

Stadium II A und B. Auch in diesem Stadium der Erkrankung kommt heute die Strahlenbehandlung allein in Betracht.

Stadium III A. Durch Anwendung von speziellen Bestrahlungsmethoden ist heute auch in diesem Stadium der Lymphogranulomatose die Strahlentherapie als *total nodale Bestrahlung* die Methode der Wahl, obgleich in der Literatur total nodale Bestrahlung, kombinierte Behandlung oder alleinige Zytostatikatherapie diskutiert werden. Durch die Unterteilung des Stadiums III A in die Untergruppen III A_1 bzw. III A_S (= Befall der Milz mit oder ohne Beteiligung der oberen abdominellen Lymphknotengruppen) und III A_2 bzw III A_n (= Beteiligung der aortalen, iliakalen oder mesenterialen Lymphknoten) ergeben sich prognostische Unterschiede, wobei III A_1 als günstiger anzusehen ist. Demzufolge könnte Stadium III A_2 dem Stadium III B, also als primär einer zusätzlichen Chemotherapie bedürftig, gleichgesetzt werden. Erste Behandlungsergebnisse belegen den Vorteil der kombinierten Radio-/Chemotherapie für Patienten des Stadiums III A_2.

Die Diskussion um den Wert einer adjuvanten *Chemotherapie* nach primärer Strahlenbehandlung in den Stadien I, II A, II B, III A basiert auf der Beobachtung, daß 25–60% aller Patienten dieser Stadien binnen 5 Jahren ein Rezidiv erleiden, da wahrscheinlich okkulte Lymphogranulomatoseherde vorhanden sind. Andererseits konnte festgestellt werden, daß die Rezidivrate um so geringer war, je umfassender die Primärbestrahlung (total nodal irradiation, extended field) durchgeführt worden war. Rezidive sprechen entgegen früherer Anschauung gut auf eine zweite lokale Bestrahlung mit etwa gleicher Dosis an, so daß die Achtjahresüberlebensraten bei nur bestrahlten Patienten ebenso hoch liegen wie bei adjuvant mit dem MOPP-Schema behandelten. Aus Zehnjahresergebnissen der Stanford-Gruppe an 253 Patienten der klinischen Stadien I A bis III B, die zunächst bestrahlt, danach mit 6 Zyklen eines modifizierten MOPP-Programms behandelt wurden oder ohne weitere Therapie blieben, ist zu erkennen, daß die zusätzliche Chemotherapie die Gesamtüberlebensrate nicht entscheidend beeinflußt. Lediglich die rezidivfreien Intervalle der Patienten in den Stadien I A, II A, III A und III B wurden signifikant verlängert, nicht jedoch in den Stadien I B und II B. Auch die Radio-/Chemotherapie-Gruppe der EORTC kam zu ähnlichen Resultaten.

Eine generelle adjuvante Chemotherapie ist daher zur Zeit nicht zu befürworten, zumal die Nebenwirkungen (toxische Organschädigung, Hämoblastose- und Neoplasmaentstehung) nicht abzuschätzen sind.

Eine primär kombinierte radiochemische Behandlung sollte jedoch dann erfolgen, wenn in den Stadien II B und III B durch keines der angewandten Verfahren eine Remission erreicht werden kann (z. B. bei akut fortschreitenden Krankheitsverläufen). Auch bei großen lymphatischen Herden in den Stadien IV A und IV B empfiehlt sich zur primären Chemotherapie die Anwendung der Strahlenbehandlung.

Stadium III B. Chemo- und Strahlentherapie sollten miteinander kombiniert werden. Im allgemeinen wird man sich auf ein Nacheinander der Behandlung festlegen; zunächst 6 Zyklen MOPP (s. Abb. 2), danach adjuvante Bestrahlung des Primärherds. Die Überlebensrate bei kombinierter Behandlung ist wesentlich höher als bei alleiniger Strahlentherapie.

Stadium IV A und B. Die Generalisationsstadien IV A und B, die als inkurabel gelten, werden im wesentlichen der Chemotherapie vorbehalten sein; in bestimmten Fällen wird die Zytostatikatherapie durch Strahlenbehandlung bzw. operative Maßnahmen ergänzt werden müssen.

Inwieweit die Kombination von Chemotherapie und Bestrahlung bessere Ergebnisse als eine alleinige Chemotherapie bringt, ist noch nicht entschieden, wenn auch erste Studien über 95 bzw. 89% komplette Remissionen berichten.

Zytostatikatherapie. Vorbedingung für eine Therapie mit zytostatisch wirkenden Substanzen ist eine ausreichend hohe Leukozytenzahl (mindestens $3\,000–4\,000/$ mm^3). Die Leukozytenzahl dient auch als Richtwert für die Steuerung der Zytostatikamedikation. Bei Leukozytenzahlen von $3\,000/mm^3$ Reduktion von myelotoxischen Medikamenten auf 75% der Dosis, zwischen $2\,000$ und $3\,000/mm^3$ Dosisreduktion auf 50%, bei $2\,000/mm^3$ keine Zytostatikaapplikation.

Das Ziel der zytostatischen Chemotherapie bei HL ist die Induktion einer kompletten Remission und die Erhaltung der Remission. Die höchsten Remissionsraten und die längsten Remissionszeiten lassen sich durch eine Kombination verschiedener Zytostatika mit unterschiedlichen Angriffspunkten im Zellstoffwechsel erzielen. Die heute am meisten angewandte Kombination wurde von De Vita et al. (1970) angegeben (sog. MOPP-Schema; Abb. 2). In 6 Behandlungszyklen von jeweils 14 Tagen mit nachfolgender 14 tägiger Pause werden Vincristin und Mustargen (Stickstofflost) an den Tagen 1 und 8 intravenös appliziert sowohl oral über jeweils 14 Tage Ibenzmethyzin und in den Zyklen 1 und 4 noch Decortin gegeben. Statt Stickstofflost kann auch Endoxan benutzt werden (C-MOPP). Die Remissionsraten einer solchen Therapie werden mit ca. 65% (41–100%) angegeben.

Die Nebenwirkungen dieser Kombinationschemotherapie bestehen in Nausea (meist einen Tag nach der intravenösen Injektion von Endoxan), Parästhesien und

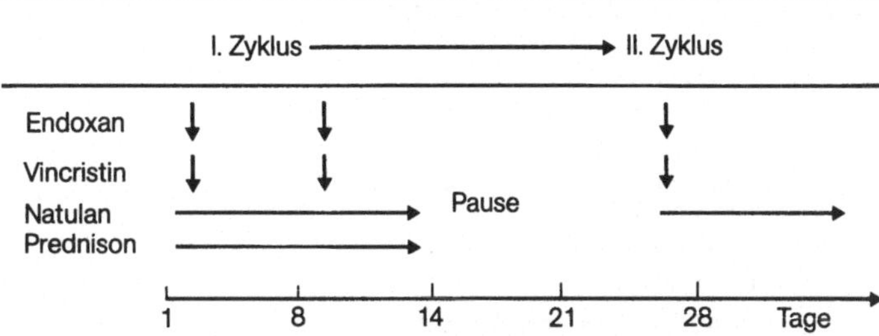

Abb. 2. Modifizierte Kombinationschemotherapie der Lymphogranulomatose (nach De Vita u. Serpick 1970). COPP- bzw. C-MOPP-Schema (Cyclophosphamid, Oncovin, Procarbazin, Prednison). Jeder der 6 aufeinanderfolgenden Zyklen umfaßt 28 Tage. Nur in den Zyklen I und IV wird Prednison gegeben. Dosierung: Endoxan i.v. 650 mg/m^2 KOF, Vincristin i.v. 1,4 mg/m^2 KOF, Natulan oral 100 mg/m^2 KOF, Prednison oral 40 mg/m^2 KOF. Statt Endoxan wird von De Vita Stickstofflost i.v. (6 mg/m^2 KOF) verwandt (MOPP-Schema: Mustargen, Oncovin, Procarbazin, Prednison)

Tabelle 8. ABVD-Schema. (Nach Bonadonna et al. 1975 b)

Präparat	Dosis [mg/m^2 KOF]	Applikationsart und -zeit
Adriblastin	25 i.v.	Tag 1 + 14
Bleomycin	10 i.v.	Tag 1 + 14
Vinblastin	6 i.v.	Tag 1 + 14
DTIC	150 i.v.	Tag 1 − 5

Wiederholung in Abständen von 4 Wochen, insgesamt 6 mal

Reflexverlusten an den unteren Extremitäten (Vincristinneuropathie) sowie teilweise ausgedehntem – reversiblem – Haarausfall (durch Endoxan bedingt).

Bei stärkerer Leukopenie muß die Endoxandosis reduziert werden. In dem Krankengut von De Vita (198 Patienten der Stadien III B und IV) erreichten 80% eine Vollremission; 68% der Patienten mit Vollremission überlebten krankheitsfrei 10 Jahre und länger. Andere Zytostatikakombinationen, die zum Teil durch Austausch einer Substanz im MOPP-Programm erprobt wurden – Ersatz von Vincristin durch Vinblastinsulfat, von Mustargen durch BCNU etc. –, ergaben keine signifikant besseren Ergebnisse bezüglich der Vollremissionen und sind hinsichtlich ihres Langzeiterfolgs noch nicht zu beurteilen.

Die Kombination Adriamycin, Bleomycin, Vinblastin und DTIC (=ABVD-Schema, s. Tabelle 8), die aus Substanzen besteht, welche mit den Zytostatika des MOPP nicht kreuzreagieren, führte beim Vergleich mit MOPP zu etwa gleich vielen Vollremissionen (75%).

Die Dauer der zytostatischen Behandlung sollte nicht starr an den ursprünglich vorgesehenen 6 Zyklen des MOPP-Programms orientiert werden. Etwa $^1/_4$ aller Patienten benötigt mehr als 6, manchmal bis zu 12 Therapiezyklen, um eine komplette Remission zu erreichen. In praxi bedeutet dies, daß energisch bis zur Vollremission behandelt werden muß und nach gründlicher diagnostischer Sicherung des Erfolgs noch 2–3 zusätzliche Chemotherapiezyklen angeschlossen werden sollen.

Eine mögliche Verbesserung des Ergebnisses der Chemotherapie ist von der alternierenden Behandlung mit zwei nicht miteinander kreuzreagierenden Chemo-

Tabelle 9. Therapeutisches Vorgehen bei besonderen Organmanifestationen

Milzbefall	Strahlentherapie
Knochenbefall: herdförmig	Strahlentherapie (40 Gy in 4 Wochen)
diffus	Chemotherapie
Lunge　herdförmig	Strahlentherapie (40 Gy in 4 Wochen)
diffus	Chemotherapie
Leber	Chemotherapie
Pleuraerguß/Aszites	Chemotherapie
Querschnittsyndrom	Neurochirurgische Intervention, evtl. Strahlentherapie

therapieschemata zu erzielen. Die alternierende Behandlung mit 12 Zyklen MOPP plus ABVD führt zu einer höheren Anzahl kompletter Remissionen als mit 12 Zyklen MOPP allein. Nach Santoro et al. (1980) sind mit MOPP plus ABVD 87% komplette Remissionen im Gegensatz zu 63% kompletter Remissionen mit MOPP allein erreicht worden; auch die Gesamtüberlebensrate lag bei der kombiniert behandelten Gruppe höher als bei MOPP allein.

Eine *Erhaltungstherapie* ist nach dem derzeitigen Stand der Erkenntnisse nicht erforderlich, da sie ohne Einfluß auf die Gesamtüberlebenszeit bleibt, wie anhand zahlreicher Studien dokumentiert wurde.

Fieberschübe periodischen Charakters treten in ca. $^1/_5$ der Lymphogranulomatosefälle auf.

Meist wird unter einer adäquaten Therapie des Grundleidens ein Verschwinden des Fiebers erreicht. In hartnäckigen Fällen kann Phenylbutazon (Butazolidin) in Form von 250-mg-Suppositorien oder Indomethazin (Amuno) in Form von 50-mg-Suppositorien gegeben werden.

Relativ häufig beobachtet man in fortgeschrittenen Stadien der Lymphogranulomatose eine erhebliche *Anämie.* Hier sind Blut- bzw. Erythrozytentransfusionen nicht zu umgehen. Ist die Anämie durch einen Hypersplenismus bedingt, kann die Splenektomie eine Besserung bringen. Allerdings wird ein hohes Operationsrisiko bei der Milzexstirpation angegeben, wenn das Organ stark vergrößert ist (Mortalität nach Grace u. Mittelmann 1966: 35%).

Das therapeutische Vorgehen bei besonderen Organmanifestationen zeigt Tabelle 9.

Bedeutung der Chirurgie. Bisher diente die Chirurgie vorwiegend zur Sicherung der Diagnose (Lymphknotenprobeexzision). In speziell gelagerten Fällen, zumeist beim isolierten Organbefall (Gastrointestinaltrakt), war sie die Therapie der Wahl. In den letzten Jahren wird immer häufiger in den Stadien I und II die Laparotomie empfohlen; sie soll zur Sicherung des Stadiums der Erkrankung dienen, die Splenektomie und eine gezielte Biopsie aus der Leber und aus abdominellen Lymphknoten ermöglichen. Auch im Stadium III ist die Splenektomie indiziert, da nur durch die histologische Untersuchung eine Beteiligung der Milz mit Sicherheit erkannt werden kann. Eine Splenektomie muß unter Umständen auch bei Lymphogranulomatosen der Stadien III B und IV durchgeführt werden, wenn eine Leukozytopenie vorliegt, die keine adäquate zytostatische Behandlung erlaubt. Nach der Splenektomie kommt es regelmäßig zum Anstieg der Leukozytenzahl, meist auch der

Tabelle 10. Nachuntersuchungsprogramm bei Hodgkin- und Nicht-Hodgkin-Lymphomen

1. NU nach 3 Monaten	Klinische Untersuchung, Labor[a]
2. NU nach 6 Monaten	Klinische Untersuchung, Labor, Röntgen: Lunge
3. NU nach 9 Monaten	Klinische Untersuchung, Labor
4. NU nach 1 Jahr	Klinische Untersuchung, Labor, Röntgen: Lunge, Lymphknotenszintigraphie
5. NU nach 15 Monaten	Klinische Untersuchung, Labor
6. NU nach 18 Monaten	Klinische Untersuchung, Labor, Röntgen: Lunge
7. NU nach 21 Monaten	Klinische Untersuchung, Labor
8. NU nach 2 Jahren	Klinische Untersuchung, Labor, Röntgen: Lunge, Lymphknotenszintigraphie
7. NU nach 27 Monaten	Klinische Untersuchung, Labor
8. NU nach 30 Monaten	Klinische Untersuchung, Labor, Röntgen: Lunge
9. NU nach 33 Monaten	Klinische Untersuchung, Labor
10. NU nach 3 Jahren	Klinische Untersuchung, Labor, Röntgen: Lunge, Lymphknotenszintigraphie

Weitere Nachuntersuchungen im Abstand von 6 Monaten

[a] BKS, großes Blutbild, Serumelektrophorese, alkalische Leukozytenphosphatase, Harnsäure, Transaminasen

Blutplättchen, so daß unter günstigen Voraussetzungen eine zytostatische Therapie möglich ist. Ferner sollte sie bei leukozytopenischen Fällen, die keine adäquate zytostatische Behandlung erlauben, angewandt werden.

Nachsorge

Nach Erreichen einer Remission sind die Patienten in Abständen von ca. $^1/_4$ Jahr zu überwachen. Hierbei sollten regelmäßig außer der klinischen Untersuchung folgende Laboruntersuchungen durchgeführt werden: BKS, großes Blutbild, Serumelektrophorese, alkalische Leukozytenphosphatase, Harnsäure. In Abständen von 6 Monaten ist eine Röntgenuntersuchung der Lunge vorzunehmen. Lymphknotenszintigraphien sollten in Abständen von ca. 1 Jahr durchgeführt werden (Tabelle 10).

Therapie bei Rezidiven

Lokalrezidive in den Stadien I–III, welche auch nach optimal dosierter Strahlentherapie auftreten, können nochmals erfolgreich mit Dosen von etwa 40 Gy in 4 Wochen beeinflußt werden.

Bei Rezidiven mit *generalisiertem Befall* in den Stadien III B–IV B nach einer zunächst erfolgreichen zytostatischen Kombinationstherapie Wiederbeginn einer solchen Behandlung, evtl. nochmals über 6 Monate. Besteht eine *Knochenmarksinsuffizienz*, kann ein Behandlungsversuch mit dem nur gering myelotoxischen Bleomycin gemacht werden: 15 mg/m^2 KOF 2mal wöchentlich über 4 Wochen sollen nicht überschritten werden (cave Lungenfibrose). Bei Versagen ist mit BCNU ($=$ Bis-β-chloräthylnitrosoharnstoff) in einer Dosis von 100 bzw. 50 mg/m^2 KOF in 4–6 Wochen Abstand bis zu einer Dosis von 1 800 mg/m^2 KOF über 60 Wochen evtl. nochmals ein Erfolg zu erzielen. Auch eine Kombinationschemotherapie mit BCNU vermag nochmals eine Remission herbeizuführen. Brunner et al. (1973)

Tabelle 11. Post-MOPP-Schema. (Nach Osieka et al. 1976)

1. Woche	Adriblastin	100 mg i. v.	Tag 1
	DTIC	250 mg i. v.	Tag 1–5
3. Woche	Bleomycin	15 mg i. v./i. m.	
5. Woche	Bleomycin	15 mg i. v./i. m.	
7. Woche	CCNU	140 mg per os	
9. Woche	Bleomycin	15 mg i. v./i. m.	
11. Woche	Bleomycin	15 mg i. v./i. m.	

Wiederholung des Schemas ab der 13. Woche

empfehlen folgendes Schema: BCNU 80 mg/m^2 KOF alle 8 Wochen, Vincristin 1,4 mg/m^2 KOF 2mal monatlich, Prednison 40 mg/m^2 KOF jeweils über 2 Wochen pro Monat und Natulan 100 mg/m^2 KOF jeweils über 2 Wochen pro Monat. Dieses Behandlungsschema sollte 6 Monate lang durchgeführt werden. An weiteren Zytostatikakombinationen, die nach Versagen der MOPP-Behandlung zu Remissionen führen, haben sich das ABVD-Schema (Bonadonna et al. 1975b) oder das Post-MOPP-Schema (Osieka et al. 1976) bewährt (s. Tabelle 8 und 11).

Invalidisierung, Rehabilitation

Besonders bei jungen Menschen, die bisher eine körperlich anstrengende Arbeit hatten, sollte nach erfolgreicher Behandlung in den Stadien I–IV eine Umschulung durchgeführt werden. In Generalisationsstadien mit progredientem Verlauf ist eine Invalidisierung oft nicht zu vermeiden.

Nicht-Hodgkin-Lymphome (NHL)

Ätiologie und Statistik

Unter dem Begriff der Nicht-Hodgkin-Lymphome (NHL) werden neoplastische Erkrankungen des lymphatischen Systems zusammengefaßt, die sich morphologisch vom Hodgkin-Lymphom unterscheiden. Die *Ätiologie* dieser heterogenen Krankheitsbilder ist ungeklärt. Störungen des Immunsystems scheinen bei der Entstehung mancher dieser Erkrankungen eine Rolle zu spielen (z. B. Auftreten unter immunsuppressiver Behandlung nach Organtransplantation).

NHL machen ca. 2% aller neu diagnostizierten Malignome aus; die jährliche Inzidenz beträgt etwa 9/100000 Einwohner. Meist wird die Erkrankung im höheren Lebensalter diagnostiziert. Frauen sind seltener betroffen als Männer (Verhältnis 1:1,7).

Klassifikation. In der alten deutschen Klassifikation wurden pathoanatomisch 4 Hauptgruppen dieser Lymphome unterschieden: Lymphozytisches und lymphoblastisches Lymphosarkom, Retikulosarkom und follikuläres Lymphoblastom; diese Einteilung wird jedoch den modernen Erkenntnissen nicht mehr gerecht. Obwohl inzwischen neuere Einteilungen vorliegen, ist international keine Nomenklatur allgemein akzeptiert. Tabelle 12 stellt die verschiedenen Klassifizierungen der NHL einander gegenüber.

Tabelle 12. Einteilung der Nicht-Hodgkin-Lymphome (*m.l.* "malignant lymphoma"). (Aus Engelhardt 1978)

Frühere deutsche Klassifikation	Klassifikation nach Rappaport	Kiel-Klassifikation
Chronische lymphatische Leukämie Lymphoide Retikulose Sézary-Syndrom	m.l., Welldifferentiated lymphocytic, diffuse	Lymphome mit niedrigem Malignitätsgrad Chronische lymphatische Leukämie Haarzelleukämie Sézary-Syndrom I-Zonenlymphom
Makroglobulinämie Waldenström	m.l., lymphocytic with dysproteinemia	Lymphoplasmazytoides Lymphom (Immunozytom)
Lymphozytäres Lymphosarkom	m.l., lymphocytic poorly differentiated? intermediate? diffuse (and nodular?)	Zentrozytisches Lymphom
Großfollikuläres Lymphoblastom (Brill-Symmers)	m.l., (well differentiated lymphocytic) (poorly differentiated lymphocytic) (lymphocytic histiocytic) (histiocytic) } nodular or diffuse	Zentroblastisch/ Zentrozytisches Lymphom follikulär follikulär + diffus diffus mit oder ohne Sklerose
Retikulosarkom	m.l., histiocytic, nodular or diffuse undifferentiated	Lymphome mit hohem Malignitätsgrad Zentroblastisches Lymphom
Lymphoblastisches Lymphosarkom und Lymphoblasten (Paraleukoblasten-leukämie)	m.l., undifferentiated Burkitt's lymphoma m.l., poorly differentiated lymphocytic-diffuse? undifferentiated-non-Burkitt	Lymphoblastisches Lymphom Burkitt-Typ "convoluted type" unklassifiziert
Retikulosarkom (Retothelsarkom)	m.l., histiocytic-diffuse	Immunoblastisches Lymphom

Die von Rappaport (1966) getroffene Klassifikation ist weit verbreitet und klinisch gut korreliert. Die NHL werden hierin nach den *Zellarten* („lymphocytic", „histiocytic" und neuerdings „lymphoblastic convoluted"), dem *Reifungsgrad* (gut und schlecht differenziert) und dem *Muster* (noduläre und diffuse Lymphome) unterteilt. Die Gesamtgruppe der nodulären Lymphome hat nach dem klinischen Verlauf eine bessere Prognose als die diffusen; gut differenzierte noduläre und diffuse lymphozytäre, gemischt lymphohistiozytäre noduläre und die schlecht differenzierten nodulär-lymphozytischen Formen der NHL haben eine längere Lebenserwartung als die restlichen Formen. Auf die nodulären Lymphome entfallen 44%, auf die diffusen Lymphome 56% der Fälle (s. Tabelle 13).

Tabelle 13. Einteilung der Nicht-Hodgkin-Lymphome nach Rappaport und ihre Häufigkeit nach Jones. (Aus Fischer u. Fölsch 1975)

Nodulär	%	Diffus	%
Lymphozytär, gut differenziert	1,5	Lymphozytär, gut differenziert	2,5
Lymphozytär, schlecht differenziert	17,0	Lymphozytär, schlecht differenziert	10,8
Gemischt, lymphozytär-histiozytär	18,3	Gemischt, lymphozytär-histiozytär	10,5
Histiozytär	7,2	Histiozytär	28,7
Undifferenziert	–	Undifferenziert	3,5
Noduläre Lymphome	44,0	Diffuse Lymphome	56,0

In den letzten Jahren gewinnt besonders in der BRD die Kiel-Klassifikation nach Lennert (1978) (s. Tabelle 12) zunehmend an Bedeutung. Hier werden die NHL in Anlehnung an die normale Funktion der Lymphozyten eingeteilt in Lymphome von *niedrigem Malignitätsgrad* und Lymphome von *hohem Malignitätsgrad*.

Zu den Lymphomen niedriger Malignität werden gezählt die chronisch lymphatische Leukämie, das lymphoplasmozytoide Lymphom, das zentrozytische Lymphom und das zentroblastische/zentrozytische Lymphom. Als Lymphome mit hohem Malignitätsgrad werden das zentroblastische, das lymphoblastische und das immunoblastische Lymphom angesehen.

Prognose. Die unterschiedliche Malignität der Lymphomformen wird bestimmt durch die verschiedenartige Proliferationsaktivität der malignen Zellen, deren Ausbreitungsmodus und Lokalisation. Für Patienten mit Lymphomen niedriger Malignität beträgt die mittlere Lebenserwartung mehrere Jahre, bei Lymphomen mit hoher Malignität kaum 1 Jahr, wobei auch hier das Stadium der Erkrankung bei Therapiebeginn entscheidend ist.

Stadieneinteilung. Neben der histologischen Klassifizierung der Lymphomformen ist, ähnlich wie bei den HL, für die Wahl der Therapie eine klinische Stadieneinteilung erforderlich. Diese erfolgt derzeit nach den in der Ann-Arbor-Konferenz für das HL festgelegten Richtlinien (s. Tabelle 1). Auch bei der Abklärung der NHL sind die in den Tabellen 6 und 7 angegebenen Untersuchungsmaßnahmen durchzuführen.

Von Musshoff wurde eine Modifikation der Ann-Arbor-Klassifikation der HL für das NHL vorgeschlagen (Tabelle 14). Als Besonderheiten der NHL gelten die häufige extranodale Entwicklung (ca. $^1/_3$ aller Fälle), Befall von Lymphknotenregionen, die bei HL selten betroffen sind (z. B. mesenteriale, okzipitale), häufiger Befall des Waldeyer-Rachenrings, rasche Dissemination und Ausbreitung, Auftreten eines leukämischen Blutbilds, evtl. ZNS-Beteiligung.

Diagnose

Bei der Primärdiagnose wird häufig bereits ein Knochenmarkbefall (ca. 55%!) festgestellt, d. h. die Erkrankung befindet sich im Generalisationsstadium IV; weitere diagnostische Maßnahmen entfallen dann.

Tabelle 14. Stadieneinteilung der Nicht-Hodgkin-Lymphome in Form einer modifizierten Ann-Arbor-Klassifikation. Als Allgemeinsymptome (B-Klassifikation) gelten: Gewichtsverlust von mehr als 10% Körpergewicht binnen 6 Monaten, Fieber über 38,0 °C und Nachtschweiß. (Aus Musshoff u. Schmidt-Vollmer 1975)

Primär nodaler Befall		Primär extranodaler Befall
Befall einer Lymphknotenregion	I	Befall eines extralymphatischen Organs oder Gewebes (I_E)
Befall von 2 benachbarten Lymphknotenregionen ober- oder unterhalb des Zwerchfells (II_1) oder einer Lymphknotenregion mit lokalisiertem Übergang auf ein benachbartes Organ oder Gewebe (II_{1E})	II_1	Befall eines extralymphatischen Organs einschließlich der regionalen Lymphknoten oder eines weiteren benachbarten extralymphatischen Organs ober- oder unterhalb des Zwerchfells (II_{1E})
Befall von 2 nicht benachbarten oder mehr als 2 benachbarten Lymphknotenregionen ober- oder unterhalb des Zwerchfells (II_2): einschließlich eines lokalisierten Befalls eines extralymphatischen Organs oder Gewebes (II_{2E})	II_2	Befall eines extralymphatischen Organs und Lymphknotenbefall, der über die regionalen Lymphknoten hinausgeht und auch einen weiteren lokalisierten Organbefall einschließen kann (II_{2E})
Befall von Lymphknotenregionen ober- und unterhalb des Zwerchfells (III): einschließlich eines lokalisierten Befalls eines extralymphatischen Organs oder Gewebes (III_E) oder der Milz (III_S) oder von beidem (III_{SE})	III	Befall eines extralymphatischen Organs und Lymphknotenbefall ober- und unterhalb des Zwerchfells einschließlich eines weiteren lokalisierten Befalls eines extralymphatischen Organs oder Gewebes (III_E) oder der Milz oder von beidem (III_{SE})
Lymphknotenbefall mit diffusem oder disseminiertem Befall extralymphatischer Organe und Gewebe	IV	Diffuser oder disseminierter Organbefall mit oder ohne Lymphknotenbefall

Leitsymptome der Erkrankung sind lokale oder generalisierte Lymphknotenschwellungen. In etwa 20% der Fälle sind Fieber und Gewichtsverlust als Allgemeinsymptome vorhanden. Spleno- und Hepatomegalie werden häufig beobachtet. Lymphatische Infiltrate im Magen-Darm-Trakt können zu Ileussymptomen führen; Pleuraergüsse und Aszites infolge Lymphbahnkompressionen können entstehen. In manchen Fällen finden sich primär maligne Zellen im peripheren Blut, so daß ein leukämisches Blutbild den Anlaß zur weiteren Diagnostik gibt.

Der Untersuchung des Knochenmarks (Stanzbiopsie) kommt eine große Bedeutung zu, da hierbei bereits ein Stadium IV erkannt werden kann. Bei unauffälligem Knochenmark müssen weitere diagnostische Maßnahmen (Tabelle 6 und 7), insbesondere jedoch lymphangiographische Untersuchungen durchgeführt werden. Der Wert einer Milzexstirpation bei NHL ist umstritten. Eine Laparoskopie sollte auf jeden Fall vorgenommen werden.

Therapie

Als allgemeines Behandlungsprinzip gilt, ähnlich wie bei den HL, daß lokalisierte Formen der NHL einer Strahlenbehandlung, disseminierte Formen einer Chemotherapie zugeführt werden. Dennoch sind wegen der Vielfalt der NHL-Formen, ih-

rer unterschiedlichen Malignität und Strahlensensibilität bei oft nicht exakt erfaß-
barer Ausbreitung der Erkrankung im Einzelfall die Therapieprinzipien weniger
klar als bei HL.

Lymphome von niedrigem Malignitätsgrad (Kiel-Klassifikation). Nach der Kiel-
Klassifikation wird den *lymphozytischen Lymphomen* die chronisch lymphatische
Leukämie zugeordnet. Diese Krankheitsentität wird aus historischen Gründen in
einem eigenen Kapitel (2.24) dargestellt. Ebenfalls in die Gruppe der lymphozytischen Lymphome gehört das Krankheitsbild der Mycosis fungoides, welche identisch mit dem Sézary-Syndrom ist; diese seltenen Erkrankungen (4 Erkrankungs-
fälle/1 Million Einwohner jährlich) gehen von der Haut aus und werden in den entsprechenden Kapiteln besprochen. Die Haarzellenleukämie ist in ihrer Natur als
Lymphom noch umstritten, so daß auf sie an dieser Stelle nicht eingegangen werden soll.

Das *lymphoplasmozytische/lymphoplasmozytoide Lymphom* (LP-Immunozy-
tom; M. Waldenström) wird unter den Paraproteinämien (Beitrag 2.26) besprochen.

Dagegen soll die Therapie des *zentrozytischen Lymphoms* (frühere Nomenklatur: lymphozytisches Lymphosarkom) und des *zentroblastisch-zentrozytischen
Lymphoms* (früher M. Brill-Symmers) hier besprochen werden.

Zentrozytisches Lymphom. In den Stadien I und II gilt die *Strahlentherapie* in einer
Dosis von 25–44 Gy in 3–5 Wochen als Methode der Wahl. Noduläre Lymphome
sind strahlensensibler als diffuse (25 gegenüber 44 Gy Referenzdosis nach Untersuchungen von Cox et al. 1974). Es wird eine lokale und erweiterte Strahlenbehandlung empfohlen, wobei die totale nodale bzw. totale lymphatische Strahlenbehandlung Fünfjahresremissionen bis zu 65% erreicht (Glatstein et al. 1977). Eine
Hochvoltganzkörperbestrahlung (0,1–0,15 Gy 2- bis 3mal pro Woche in Serien bis
zu 1,5 Gy) (Chaffey et al. 1975) soll sogar in den Stadien IV den Resultaten der
Chemotherapie vergleichbar sein. Um einer Therapie mit kurativem Anspruch gerecht zu werden, wird neuerdings gefordert, im Anschluß an die Bestrahlung eine
zytostatische Behandlung mit 6 Zyklen COP, COPP, COMP, COM oder CHOP
durchzuführen (Abb. 2–4, Tabellen 15–17).

Da die Chemotherapie in den Stadien III B und IV in Form einer zytostatischen
Monotherapie, evtl. mit Prednisongabe, oder auch unter COP nur zu ca. 45–50%

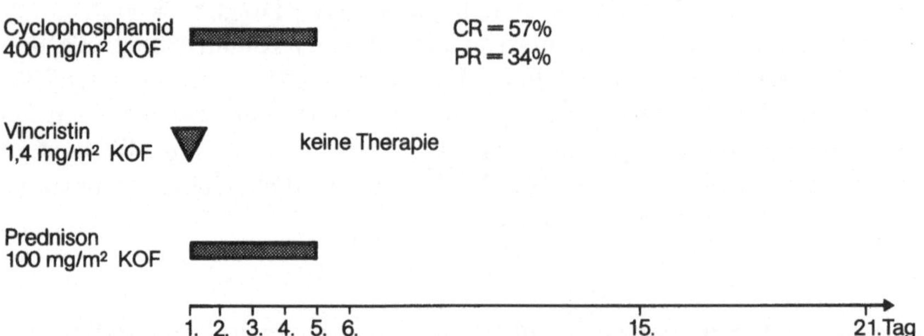

Abb. 3. Kombinationschemotherapiezyklus bei fortgeschrittenem Lymphosarkom. (Nach Bagley et al.
1972)

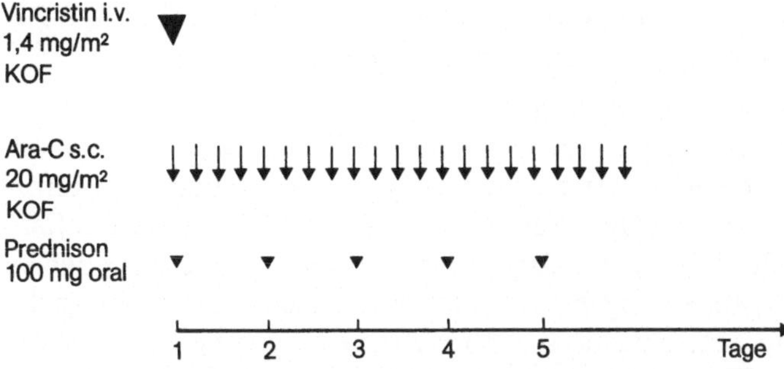

Abb. 4. OAP-Schema zur Behandlung des immunoblastischen Lymphoms (Wiederholung jeden 30. Tag)

Tabelle 15. COMP-Schema zur Behandlung des zentroblastischen Lymphoms. (Nach Moxley et al. 1967)

Präparat	Dosis [mg/m² KOF]	Applikationsart und -zeit	
Cyclophosphamid	600	i.v.	Tag 1+8
Vincristin	1,2	i.v.	Tag 1+8
Methotrexat	30	i.v./i.m.	Tag 1+8
		evtl.	auch 4+11
Prednison	60	oral	Tag 1−14

Tabelle 16. COM-Schema. (Nach Lauria et al. 1975)

Präparat	Dosis [mg/m² KOF]	Applikationsart und -zeit	
Cyclophosphamid	800	4-h-Infusion	Tag 1
Vincristin	2,0	i.v.	Tag 4
Methotrexat	20	i.v.	Tag 3

Wiederholung des Schemas ab Tag 12–15

Tabelle 17. CHOP-Schema. (Nach McKelvey et al. 1976)

Präparat	Dosis	Applikationsart und -zeit	
Cyclophosphamid	750 mg/m²	i.v.	Tag 1
Adriblastin	50 mg/m²	i.v.	Tag 1
Vincristin	1,4 mg/m²	i.v.	Tag 1
Prednison	100 mg	oral	Tag 1–5

Remissionen führt, erscheinen aggressivere Therapieschemata indiziert. Um eine höhere Rate von kompletten Remissionen zu erreichen, wird daher der initiale Einsatz von Zytostatikakombinationen wie COM, COPP, COMP oder CHOP empfohlen. Es sollen 6–10 Zyklen vom jeweiligen Schema zur Remissionsinduktion bzw. bis zur kompletten Remission gegeben werden. Danach wird eine zusätzliche Bestrahlung ursprünglich befallender Lymphknoten empfohlen. Falls eine Erhaltungstherapie, deren Wert noch ungeklärt ist, angeschlossen wird, sollen 2–4 Zyklen des Induktionsprogramms innerhalb von 2 Jahren appliziert werden.

Zentroblastisch-zentrozytisches Lymphom. Es wird empfohlen, bei diesem sehr strahlensensiblen Lymphom die Stadien I–III der Strahlentherapie zuzuführen. Die Bestrahlungstechnik entspricht der beim zentrozytischen Lymphom, die erforderlichen Dosen liegen in einer Größenordnung von 44 Gy in 5 Wochen. Fünfjahresüberlebenszeiten von 35–40% nach erfolgreicher Bestrahlung sind beschrieben.

Aus den bisher vorliegenden Ergebnissen der zytostatischen Behandlung der Stadien III und IV beim zentroblastisch-zentrozytischen Lymphom lassen sich noch keine verbindlichen Therapieempfehlungen ableiten. Ähnlich wie beim zentrozytischen Lymphom werden Kombinationen von Zytostatika (CHOP, COP, COPP) eingesetzt und Remissionen erzielt.

Nachsorge. Ähnlich wie bei der Lymphogranulomatose sollen die Patienten in Abständen von 6–8 Wochen klinisch überwacht werden. Das gleiche gilt für die den klinischen Befund ergänzenden Laboruntersuchungen (s. Tabelle 10).

Therapierichtlinien bei Rezidiven. Bei Rezidiven muß im lokalisierten Stadium eine neuerliche Bestrahlung und bei Ausbildung einer Strahlenresistenz eine Chemotherapie eingeleitet werden. Hierzu stehen Mono- und Kombinationschemotherapie nach den oben dargelegten Richtlinien zur Verfügung.

Invalidisierung und Rehabilitation. In fortgeschrittenen Fällen wird eine Invalidisierung einzuleiten sein. Rehabilitationsmaßnahmen kommen besonders bei jungen Menschen mit regionärer Ausbreitung der Erkrankung in Betracht.

Lymphome von hohem Malignitätsgrad. (Zentroblastisches, lymphoblastisches, immunoblastisches Lymphom; entsprechend Retikulosarkom, lymphoblastisches Lymphosarkom, Retothelsarkom)

Zentroblastisches Lymphom. In den Stadien I und II werden mit der Strahlentherapie durch eine totale lymphatische Bestrahlung 70% Fünfjahresüberlebensraten und 60% Fünfjahresemissionsraten (Glatstein et al. 1977) erreicht. Die Referenzdosis beträgt 60–65 Gy in 40–50 Tagen. Da meist nicht mit Sicherheit entschieden werden kann, ob auch in den Stadien I und II bereits eine Streuung vorliegt, sollte im Anschluß and die Strahlenbehandlung eine zytostatische Polychemotherapie angeschlossen werden (3- bis 4mal CHOP, COPP, COMP, COM).

In den Generalisationsstadien III und IV kommen Zytostatika zur Anwendung. Es herrscht weitgehend Übereinstimmung darüber, daß eine Kombinationschemotherapie durchgeführt werden soll. Verschiedenste Schemata sind mit Erfolg angewandt worden. Im Anschluß an CHOP, COPP, COMP, COM, die alle etwa gleiche Erfolge zeitigen, scheint eine zusätzliche Strahlenbehandlung die Remission zu stabilisieren (Referenzdosis 26–44 Gy). Eine medikamentöse Erhaltungstherapie wird derzeit nicht gefordert.

Immunoblastisches Lymphom. In den Stadien I und II wurde mit der Strahlentherapie durch eine Extended-field-Bestrahlung eine ähnlich hohe Remissionsrate wie beim zentroblastischen Lymphom erzielt. Kompletten Remissionen sollte eine Zytostatikakombinationsbehandlung mit 3–4 Zyklen CHOP, COPP, COMP, COM folgen.

Tabelle 18. Klinische Stadieneinteilung des lymphoblastischen Lymphoms vom Burkitt-Typ. (Nach einem Vorschlag von Ziegler et al. 1978)

Stadium	Tumorausdehnung
A	Einzelner Tumor außerhalb des Abdomens
B	Mehrere Tumoren außerhalb des Abdomens
C	Intraabdominaler Tumor
D	Intraabdominaler Tumor sowie ein oder mehrere Tumoren außerhalb des Abdomens
AR	Stadium C nach operativer Entfernung ("abdominal resection" = AR) von mehr als 90% des Tumorgewebes

In den Stadien III und IV ist eine primäre Behandlung mit aggressiven Zytostatikakombinationen in 6–10 Zyklen indiziert. Wegen der Rezidivneigung beim immunoblastischen Lymphom wird eine Erhaltungstherapie als notwendig erachtet. Hier scheint das OAP-Schema dem COPP-Schema überlegen zu sein (s. Abb. 4), welches monatlich wiederholt wird. Im Stadium IV B wird eine ZNS-Prophylaxe (Methotrexat 10 mg/m^2 KOF 5mal intrathekal, 2mal wöchentlich, während der Schädelbestrahlung mit 24 Gy Referenzdosis in 3,5 Wochen) empfohlen.

Lymphoblastische Lymphome. Diese Krankheitsgruppe, die Lymphome vom T-Zell-, B-Zell- und vom Non-B-/Non-T-Zelltyp umfaßt, zeigt bereits in frühen Krankheitsstadien eine Generalisationsneigung.

Leukämische Verlaufsformen lassen sich klinisch und hämatologisch nicht von akuten Lymphoblastenleukämien bzw. akuten undifferenzierten Leukämien abgrenzen.

Nur in den wenigen Fällen, wo eine lokalisierte Manifestation dieser Lymphome vorliegt, kann eine Strahlenbehandlung (extended field) kurativ wirksam sein.

Die höchsten Remissionsraten in den Stadien I und II konnten jedoch mit einer zytostatischen Kombinationstherapie, evtl. mit lokaler Strahlenbehandlung, beobachtet werden (50–82%). Induktions- und Konsolidierungstherapie sowie Erhaltungstherapie entsprechend den sehr effektiven Behandlungsprotokollen der akuten Lymphoblastenleukämie und der akuten undifferenzierten Leukämie (s. Kap. 2.24).

Bei den in Europa seltenen Lymphomen vom B-Zelltyp (Burkitt-Lymphom), die ebenfalls früh zur Generalisation neigen, wird neben der chirurgischen Therapie (Resektion vorhandener Lymphommassen) eine kombinierte Chemo-/Radiotherapie empfohlen.

Von Ziegler et al. (1978) wurde eine spezielle klinische Stadieneinteilung für das lymphoblastische Lymphom vom Burkitt-Typ vorgeschlagen (s. Tabelle 18).

In allen 4 Stadien dieser Einteilung folgt der operativen Tumorreduktion eine Zytostatikatherapie mit 3 Zyklen COMP, mit ZNS-Prophylaxe, Strahlenbehandlung und anschließender Konsolidierungstherapie mit COMP und eventueller Erhaltungstherapie.

Nachsorge. Eine klinische Überwachung der Patienten in Abständen von 6–8 Wochen mit den ergänzenden Laboruntersuchungen ist durchzuführen (s. Tabelle 10).

Therapierichtlinien bei Rezidiven. Bei Rezidiven ist eine Fortführung der zytostatischen Kombinationsbehandlung angezeigt.

Invalidisierung und Rehabilitation. Bei der Rezidivneigung dieser Lymphomgruppe sind Rehabilitationsmaßnahmen nicht indiziert. Eine Invalidisierung ist einzuleiten.

Literatur

Bagley C Jr, de Vita MT, Berard CW, Canellos GP (1972) Advanced lymphosarcoma: Intensive cyclical combination chemotherapy with Cyclophosphamide, Vincristine and Prednisone. Ann Intern Med 76:227–234

Bonadonna G, Uslenghi C, Zucali R (1975a) Recent trends in the medical treatment of Hodgkin's disease. Eur J Cancer 11:251

Bonadonna G, Zucali R, Monfardini S, De Lena M, Uslenghi C (1975b) Combination chemotherapy of Hodgkin's disease with adriamycin, bleomycin, vinblastine and imidazole carboxamide versus MOPP. Cancer 36:252

Bonadonna G, Zucali R, De Lena M, Valagussa P (1977) Combined chemotherapy (MOPP or ABVD)-radiotherapy approach in advanced Hodgkin's disease. Cancer Treat Rep 61:769

Brücher H (1978) Chemotherapie der malignen Lymphome. Med Welt 29:1563

Brunner KW, Maurice P, Sonntag RW (1973) CCNU (1-(2-Chloroethyl)-3-cyclohexyl-1-nitrosourea) und BCNU (1,3-Bis-(2-chloroethyl)-1-nitrosourea) sowie BCNU-Kombinationen beim Lymphogranuloma Hodgkin Stadium III und IV. In: Stacher A (Hrsg) Leukämien und maligne Lymphome. Urban & Schwarzenberg, München Berlin Wien

Brunner KW, Nagel GA (1976) (Hrsg) Internistische Krebstherapie. Springer, Berlin Heidelberg New York

Carbone PP, Kaplan HS, Musshoff K et al. (1971) Report of the comittee on Hodgkin's disease staging classification. Cancer Res 31:1860–1861

Chaffey JT, Rosenthal DS, Pinkus G, Hellmann A (1975) Advanced lymphosarcoma, treated by total body irradiation. Br J Cancer [Suppl] 11:441

Cox JD, Koehl RH, Turner WM, King FM (1974) Irradiation in the local control of malignant lymphoreticular tumors (non-Hodgkin's malignant lymphoma). Radiology 112:179

De Vita VT, Serpick A, Carbone PP (1970) Combination chemotherapy in the treatment of advanced Hodgkin's disease. Ann Intern Med 73:881

De Vita VT, Simon RM, Hubbard SM et al. (1980) Curability of advanced Hodgkin's disease with chemotherapy: long-term follow-up of MOPP-treated patients at the National Cancer Institute. Ann Intern Med 92:587

Dörken H (1978) Zur Epidemiologie des Morbus Hodgkin. Klinikarzt 7:685

Engelhardt R (1978) Maligne Lymphome. In: Fetzer J, Füllenbach D, Gabel H (Hrsg) Adriamycin Bd 2. Solide Tumoren und Hämoblastosen. Neue Möglichkeiten der Chemotherapie. Round-Table Gespräche Januar 1977 bis November 1977: Kehrer, Freiburg

Fischer W, Fölsch E (1975) Wandlungen der Diagnose und Therapie des Lymphosarcoms und Reticulosarcoms. Dtsch Med Wochenschr 100:630

Fischer J, Preiss J (1978) Staging maligner Lymphome. Klinikarzt 7:708

Gallmeier WM, Bruntsch U (1981) Die Chemotherapie des Morbus Hodgkin. Internist 22:289

Glatstein E, Donaldson SS, Rosenberg SA, Kaplan HS (1977) Combined modality therapy in malignant lymphomas. Cancer Treat Rep 61:1199

Grace JT, Mittelmann A (1966) Surgery in the management of Hodgkin's disease. Cancer 19:351–355

Gross R, Bredenbröcker H, Schmidt CG, Zach J (1981) Klinik und Prognostik des Morbus Hodgkin. Eine Studie anhand von 1200 eigenen Fällen. Internist 22:264

Hartwich G (1978) Chemotherapie der malignen Lymphome. Klinikarzt 7:915

Herman TS, Jones SE (1978) Systematic restaging in patients with Hodgkin's disease: a southwest oncology group study. Cancer 42:1976

Horton J (1977) The lymphomas. In: Horton J, Hill GJ (eds) Clinical oncology. Saunders, Philadelphia

Jackson H, Parker F (1947) Hodgkin's disease and allied disorders. Oxford University Press, New York

Jones SE, Fuks Z, Bull M et al. (1973) Non-Hodgkin's lymphomas. IV. Clinicopathologic correlation in 405 cases. Cancer 31:806

Kaiserling E (1978) Klassifikation der malignen Lymphome. Klinikarzt 7:689

Lauria F, Baccarani M, Fiacchini MG, Tura S (1975) Methotrexate, cyclophosphamide and vincristine (MEV-regimen) for non Hodgkin's lymphomas. Eur J Cancer 11:343

Lennert K (1978) Malignant lymphomas other than Hodgkin's disease. Springer, Berlin Heidelberg New York (Handbuch der speziellen pathologischen Anatomie und Histologie, Bd I/3B)

Luce JK, Frei E III, Gehan EA, Coltman CHA Jr, Talley R, Monto RW (1973) Chemotherapy of Hodgkin's disease. Arch Intern Med 131:391

Lukes RJ, Craver LL, Hall TC, Rappaport H, Rubin P (1966a) Hodgkin's disease, report of Nomenclature Committee. Cancer Res 26:1311

Lukes RJ, Butler JJ, Hicks EB (1966b) Natural history of Hodgkin's disease as related to its pathologic picture. Cancer 10:317–344

McKelvey EM, Gottlieb JA, Wilson HE et al. (1976) Hydroxyldannomycin (Adriamycin) combination chemotherapy in malignant lymphoma. Cancer 38:1484

Moxley JH III, de Vita T, Brace K, Frei E III (1967) Intensive combination chemotherapy and x-irradiation in Hodgkin's disease. Cancer Res 27:1258

Musshoff K (1972) Grundlagen der Strahlentherapie des Morbus Hodgkin. Indikation und Ergebnisse. Z Krebsforsch 78:162

Musshoff K (1978) Die Strahlentherapie der malignen Lymphome. Klinikarzt 7:894

Musshoff K, Boutis L (1969) Die Behandlungsergebnisse der malignen Lymphogranulomatose (Morbus Hodgkin) in Abhängigkeit von individuellen und krankheitsspezifischen Faktoren und der Therapie. Klin Wochenschr 47:93–101

Musshoff K, Slamina J (1974) Die Strahlenbehandlung der Lymphogranulomatose. Internist 15:85

Musshoff K, Schmidt-Vollmer H (1975) Prognosis of non-Hodgkin's lymphomas with special emphasis on the staging classification. Z Krebsforsch 83:323

Osieka R, Bruntsch U, Gallmeier WM, Seeber S, Schmidt CG (1976) Post-MOPP-chemotherapie des M. Hodgkin. Dtsch Med Wochenschr 101:1177

Rappaport H (1966) Tumors of the hematopoietic system. Armed Forces Institute of Pathology, Washington (Atlas of tumor pathology III/8)

Rosenberg SA (1966) Report of the committee on the staging of Hodgkin's disease. Cancer Res 26:1310

Rosenberg SA, Kaplan HS, Brown BW (1979) The role of adjuvant MOPP in the therapy of Hodgkin's disease: an analysis after ten years. In: Jones SE, Salmon SE (eds) Adjuvant therapy of cancer II. Grune & Stratton, New York

Santoro A, Bonadonna G, Bonfante V, Valagussa P (1980) Non cross resistant regimes (MOPP and ABVD) VS MOPP alone in stage IV Hodgkin's disease (HD). Proc Am Soc Clin Oncol 21:470

Stein RS, Golomb HM, Ultmann JE, Wiernik PH, Diggs C, Hellman S, Mauch P (1979) Anatomic substages of stage III Hodgkin's disease (HD): a collaborative study. Proc Am Soc Clin Oncol 20:438

Swan HT, Knowelden J (1971) Prognosis in Hodgkin's disease related to Lymphocyte Count. Br J Haematol 21:343–349

Ziegler JL, Magrath IT, Deisseroth AB et al. (1978) Combined modality treatment of Burkitt's lymphoma. Cancer Treat Rep 62:2031

2.26 Paraproteinämien

P. DRINGS

Diese Krankheitsgruppe ist durch den Nachweis pathologischer Eiweißkörper (Paraproteine) gekennzeichnet. Die Paraproteine sind homogene, den normalen Immunglobulinen in ihrer Struktur ähnelnde Eiweißfraktionen und werden entsprechend den physiologischen Immunglobulinen als γG-, γA-, γM- und γD-Paraproteine bezeichnet. In einzelnen Fällen entsprechen sie isolierten Leichtketten (Bence-Jones-Protein) und Schwerketten (Schwerkettenkrankheit) eines γ-Globulinmoleküls. Nach heute gültiger Lehrmeinung werden diese Paraproteine von jeweils einem Zellklon des lymphoplasmaretikulären System synthetisiert. Waldenström (1970) schlug deshalb den Begriff der „monoklonalen Gammopathie" vor.

Mit verschiedenen Untersuchungsmethoden (Papierelektrophorese, Immunelektrophorese, Immunodiffusion, Stärkegelelektrophorese und Stärkegelimmunoelektrophorese, Bestimmung der Sedimentgeschwindigkeit in der Ultrazentrifuge, Immunfluoreszenztechnik) können die Eiweißkörper differenziert werden.

Die klinisch bedeutenden Paraproteinämien sind das Plasmozytom, die Makroglobulinämie Waldenström, die chronische Kälteagglutininkrankheit und die Schwerkettenkrankheit. Außerdem werden Paraproteine gelegentlich bei anderen hämatologischen Systemerkrankungen und malignen Tumoren oder im Verlauf gutartiger Krankheiten nachgewiesen. Zusätzlich gibt es sog. essentielle Paraproteinämien ohne Krankheitssymptome.

Plasmozytom

Ätiologie und Statistik

Das Plasmozytom ist eine Systemerkrankung, hervorgerufen durch eine maligne Wucherung der Plasmazellen. *Morbiditätsrate* (3/100 000) und Altersverteilung entsprechen der chronischen lymphatischen Leukämie (Waldenström 1970). Die Krankheit ist vor dem 40. Lebensjahr sehr selten. Der Häufigkeitsgipfel liegt jenseits des 60. Lebensjahrs. Das männliche Geschlecht überwiegt gering (60–70%). Es scheint sich jedoch eine Verschiebung zugunsten des weiblichen Geschlechts anzudeuten. Die Ätiologie des Krankheitsbildes ist unklar. Einige Autoren messen einer *Strahlenexposition* eine besonders starke Bedeutung bei. Beobachtungen über familiäre Häufung wurden mitgeteilt. Eine besondere Rassendisposition oder eine auffällige geographische Verteilung existieren nicht.

Die *Prognose* des disseminierten Plasmozytoms ist infaust. Die mittlere Überlebenszeit beträgt, vom Zeitpunkt der Diagnosestellung an gerechnet, nach verschiedenen Statistiken unter zytostatischer Therapie $1^1/_2$–$3^1/_2$ Jahre. Beim solitären Plasmozytom ist die Prognose mit Überlebenszeiten von einigen Jahrzehnten wesentlich günstiger.

Diagnose

Bei schleichendem Krankheitsbeginn sind die Symptome zunächst uncharakteristisch (Gewichtsverlust, Leistungsschwäche, „rheumatische" Schmerzen). Das voll entwickelte Krankheitsbild ist durch eine Anämie, Knochenschmerzen, scharf umschriebene osteolytische Defekte oder eine diffuse Entkalkung des Skeletts, pathologische Frakturen, eine Lebervergrößerung ($^1/_3$ der Fälle), eine Plasmazellvermehrung im Knochenmark, eine maximal beschleunigte Blutkörperchensenkung, eine Proteinurie, eine Hyperproteinämie und den Nachweis von Paraproteinen im Serum und Urin gekennzeichnet. Das Serumkalzium ist in über der Hälfte der Fälle erhöht. Im Gegensatz zu anderen Erkrankungen mit Knochendestruktionen sind die Werte für die alkalische Phosphatase und das anorganische Phosphat im Serum normal. Als Folge der Verdrängung des hämatopoetischen Knochenmarks entwikkelt sich eine Panzytopenie. Selten entsteht sogar ein leukämischer Verlauf (*Plasmazellenleukämie*).

Die verminderte Infektresistenz, eine hämorrhagische Diathese, Paramyloidosen und eine Einschränkung der Nierenfunktion (Plasmozytomniere) belasten die Prognose. Doppelt so häufig wie statistisch zu erwarten wird beim Plasmozytom ein Zweittumor beobachtet. Es gibt Hinweise auf eine höhere Inzidenz von akuten Leukämien bei Patienten mit Plasmozytomen nach verschiedenen zytostatischen Behandlungen. Allerdings sind akute Leukämien auch schon bei unbehandelten Patienten aufgetreten.

Die Diagnose ist gesichert, wenn neben einer Plasmazellvermehrung im Mark und einem Paraprotein im Serum oder Urin noch Knochendefekte nachgewiesen werden. Schwierig kann in der frühen Phase der Krankheit die Abgrenzung zu benignen Paraproteinämien sein. Nach Waldenström (1970) sprechen ein hoher γ-Globulinwert (über 3 g%), ein im Verlauf schnell ansteigender Plasmaglobulinspiegel, eine Anämie (Erythrozyten unter 3 Mill./mm^3) und ein verminderter Serumalbuminwert dann für ein Plasmozytom. Die 1973 von Costa et al. (1973) vorgeschlagenen diagnostischen Kriterien des Plasmozytoms (Tabelle 1) fanden in den letzten Jahren eine allgemeine Anwendung.

Tabelle 1. Diagnostische Kriterien des Plasmozytoms. (Nach Costa et al. 1973)

1. Zytologische oder histologische Kriterien
   a) Im Knochenmark über 10% Plasmazellen
   b) Durch Biopsie nachgewiesenes ossäres oder extraossäres Plasmozytom

2. a) Paraprotein im Serum
   b) Paraprotein im Urin
   c) Röntgenologischer Nachweis von Osteolysen
      Osteoporose bei gleichzeitigem Gehalt des Knochenmarks von über 30% Plasmazellen
   d) Plasmazellen in 2 peripheren Blutausstrichen

Die Diagnose gilt als gesichert, wenn 1a und b gemeinsam vorhanden sind oder eines der unter 1 genannten mit einem der unter 2 aufgeführten Kriterien nachweisbar ist.

Tabelle 2. Stadieneinteilung des Plasmozytoms. (Nach Durie u. Salmon 1975)

Stadium I
(Geschätzte Myelomzellzahl: $<0,6 \times 10^{12}/m^2$ KOF)

1. Hämoglobin über 10%
2. Serumkalzium normal
3. Rö.-Skelett: Normale Knochenstruktur oder nur solitärer Plasmozytomherd
4. Niedrige Paraproteinproduktionsrate
    a) IgG unter 5 g%
    b) IgA unter 3 g%
    c) Im Urin Leichtkettenkomponenten unter 4 g/24 h

Stadium II
(Geschätzte Myelomzellzahl: $0,6 - 1,2 \times 10^{12}/m^2$ KOF)

Befunde im Zwischenbereich zwischen den Stadien I und III

Stadium III
(Geschätzte Myelomzellzahl: $>1,2 \times 10^{12}/m^2$ KOF)

1. Hämoglobin unter 8,5 g%
2. Serumkalzium über 12 mg%
3. Fortgeschrittene Osteolysen
4. Hohe Paraproteinproduktionsrate
    a) IgG-Wert über 7 g%
    b) IgA-Wert über 5 g%
    c) Im Urin Paraproteine über 12 g/24 h

Subklassifikation:

A = Relativ normale Nierenfunktion (Serumkreatininwert unter 2 mg%)
B = Eingeschränkte Nierenfunktion (Serumkreatininwert über 2 mg%)

Tabelle 3. Kriterien des Therapieerfolgs. (Nach Sonntag 1978)

1. Anämie (Hb-Konzentration unter 11 g%)	↑	2 g%	
2. Serumparaprotein	↓	2,5 g%	
3. Proteinurie	↓	50%	
4. Plasmazellgehalt im Knochenmark	↓	20/100	
5. Knochen- oder Weichteiltumoren	↓	50%	
6. Prednisonresistente Hyperkalzämie	↓	2 mg%	
(7.) Schmerz	↓		
(8.) Aktivitätsindex	↓		

Für einen Therapieerfolg müssen mindestens 2 der 6 Kriterien erfüllt werden

---

Aus der klinischen Beobachtung wurden beim Plasmozytom prognostische Faktoren analysiert, zu denen die Nierenfunktion, die Anämie, die Höhe des Paraproteinspiegels im Serum und Urin sowie die Ausdehnung osteolytischer Herde gerechnet werden. Auf dieser Basis erarbeiteten Durie u. Salmon (1975) die Kriterien für 3 klinische Studien (Tabelle 2). Die prognostische Bedeutung dieser Stadien wurde in mehreren klinischen Studien bestätigt.

Zur objektiven Beurteilung des Therapieerfolgs und Vergleichbarkeit der Ergebnisse verschiedener Gruppen wurden Kriterien erarbeitet (Tabelle 3). Sie erwiesen sich in verschiedenen Studien als praktikabel und reproduzierbar.

Tabelle 4. Chemotherapie des Plasmozytoms

---

1. Melphalan und Prednison (Alexanian et al. 1969):

    a) Melphalan   0,25 mg/kg KG am Tag oral 4 Tage lang
       Prednison   2 mg/kg KG am Tag oral 4 Tage lang
    Wiederholung der Therapie nach 6 Wochen

    b) Bei erhöhtem Risiko (Sonntag 1978):
       Melphalan 0,05 – 0,1 mg/kg KG am Tag oral, Dosisanpassung alle 1–2 Wochen
       Prednison 0,4 mg/kg KG am Tag 4 Wochen lang, anschließend halbe Dosis für weitere
       4 Wochen

2. Cyclophosphamid und Prednison (Weisberg et al. 1979):
    Cyclophosphamid 200 mg pro Tag oral 5–7 Tage, anschließend als Dauertherapie
    50–100 mg täglich
    Prednison 0,8 mg pro Tag oral 2 Wochen lang, danach schrittweise Dosisreduktion innerhalb
    von 4–8 Wochen

Mögliche Therapie der 2. Wahl beim Rezidiv (Sonntag 1978):

3. BCNU (4 mg/kg KG i. v.) oder CCNU (2 mg/kg KG oral) alle 6–8 Wochen,
    Prednison, beginnend mit 1,2 mg pro Tag oral,
    schrittweise Dosisreduktion innerhalb von 8 Wochen

4. Adriamycin 1,2–1,5 mg/kg KG i. v. alle 3 Wochen Prednison wie unter 3

Therapie

In der Behandlung des Plasmozytoms steht die *Chemotherapie* im Vordergrund.
Man beginnt in der Regel sofort nach Diagnosesicherung mit der Therapie. Es ist
bei nur diskreten Symptomen ratsam, den Therapiebeginn unter sorgfältiger und
häufiger Kontrolle des Patienten hinauszuzögern, da primär gutartige Verläufe beobachtet wurden (Brunner 1967). Alkylierende Substanzen wie Alkeran und Cyclophosphamid gelten als Zytostatika der 1. Wahl. Als gesichert gilt außerdem die
zytostatische Wirkung des BCNU und CCNU sowie des Prednisons in Kombination mit den Alkylanzien. Es scheint keine Kreuzresistenz zwischen den Nitrosoharnstoffderivaten und dem Melphalan oder Cyclophosphamid zu bestehen. Die
Kombination des Alkylans Melphalan oder Cyclophosphamid mit Prednison gilt
als Standardtherapie. Es werden bei 40–50% der Patienten objektive Remissionen
erreicht. Die mittlere Überlebensdauer der Patienten beträgt durchschnittlich 24
Monate. Nach Einführung dieser Kombination Ende der 60er Jahre wurden zahlreiche Versuche unternommen, die Therapieergebnisse weiter zu verbessern. Es
gibt Hinweise dafür, daß dies durch den Zusatz von Vincristin möglich ist. Alexanian et al. berichteten 1977 über höhere Remissionsraten von 60–70% und mittlere
Überlebensdauern von 36 Monaten bei entsprechend behandelten Patienten. Als
weitere Zytostatika mit nachgewiesener Wirkung sind das Adriamycin, das Hexamethylmelamin und das Cisplatin zu erwähnen.

In Tabelle 4 sind Beispiele für Therapieverfahren der 1. und 2. Wahl dargestellt.

Die Frage, ob von vornherein eine aggressive Chemotherapie mit Kombination
von mehreren Zytostatika durchgeführt werden muß, ist gegenwärtig nicht entschieden. Die sehr guten Ergebnisse mit dem M-2-Protokoll (Abb. 1), bestehend
aus Melphalan, Prednison, Cyclophosphamid, Vincristin und BCNU (Case et al.
1977) können ein derartiges Vorgehen bestätigen. 40 von 46 unbehandelten Patien-

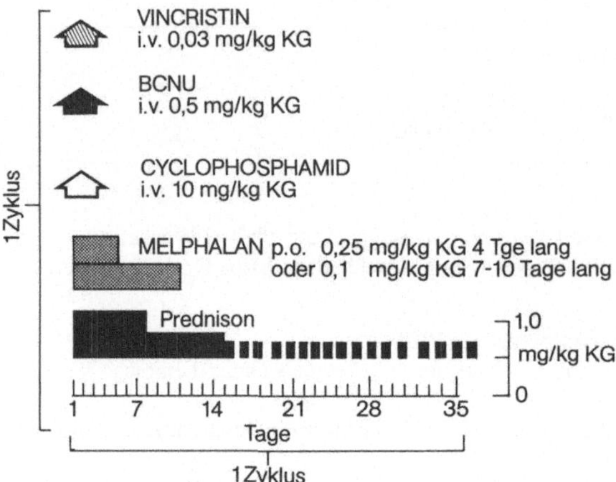

Abb. 1. M-2-Protokoll. Beim Nachweis eines Erfolgs wird die Behandlung fortgesetzt bis zur erneuten Progredienz. (Nach Case et al. 1977)

ten erreichten unter dieser Behandlung eine objektive Remission, die zum Zeitpunkt der Publikation über 20 Monate anhielt. Aus der Gruppe der vorbehandelten Patienten erreichte noch die Hälfte eine objektive Remission. Diese Ergebnisse bedürfen einer Bestätigung durch andere Gruppen, bevor sie als verbindlich anerkannt werden.

In der Chemotherapie von Patienten mit Myelomen ist zu beachten, daß eine Niereninsuffizienz, eine Hyperkalzämie, ein bestehender Infekt sowie eine Knochenmarkinsuffizienz, bewiesen durch eine Leukozytenzahl unter 4000/mm³ oder eine Thrombozytenzahl unter 100000/mm³, ein besonders hohes Risiko bedeuten. Da bei den Patienten schwere toxische Reaktionen zu erwarten sind, wird man die Therapie vorsichtig mit einer niedrigen Dosis beginnen, falls die Komplikationen innerhalb weniger Tage zu beherrschen sind.

Die Frage nach der Notwendigkeit einer Erhaltungstherapie ist beim Plasmozytom noch unbeantwortet. Es besteht die Tendenz, die Behandlung nach einem Jahr, wenn eine Reduktion der Tumormasse um mehr als 75% erreicht wurde, zu beenden. Alexanian et al. (1978) konnten in einer randomisierten Studie keinen Unterschied in der Überlebensdauer zwischen 2 Kollektiven nachweisen, von denen das eine kontinuierlich weiterbehandelt wurde, während das andere nur beim Nachweis eines Rezidivs erneut therapiert wurde.

Die *Strahlentherapie* ist beim solitären Myelom sehr effektiv (Waldenström 1970). In der Regel wird eine Konsolidierung des Knochens und eine Schmerzfreiheit erreicht. Beim disseminierten Plasmozytom sollte die Strahlenbehandlung nur palliativ in Kombination mit der Chemotherapie eingesetzt werden. Die erforderlichen Referenzdosen liegen in einer Größenordnung zwischen 40 und 60 Gy in 5–6 Wochen. Die Strahlentherapie besitzt beim Myelom allerdings nur einen palliativen Wert. Eine Behandlung mit radioaktivem Phosphor und Strontium hat sich nicht durchgesetzt.

Eine *chirurgische Therapie* des Plasmozytoms bleibt Sonderfällen (Laminektomie bei Paraplegie, solitäre Tumoren, pathologische Frakturen) vorbehalten.

Meistens ist eine zusätzliche Strahlentherapie erforderlich. Das extramedulläre Plasmozytom wird in der Regel unter der Diagnose eines Tumors unbekannter Histologie operiert.

Von großer Bedeutung ist eine *supportive Therapie*. Zu ihr gehört die Schmerzbehandlung, mit welcher man die Bettlägerigkeit des Patienten, die wiederum die Hyperkalzämie verstärkt, verhindert. Das Syndrom der Hyperkalzämie, Hyperurikämie, Niereninsuffizienz und Dehydratation bedeutet für den Patienten eine akute Lebensgefahr und muß als onkologischer Notfall bewertet werden. Zur Verhinderung dieser Komplikationen empfiehlt sich eine regelmäßige Flüssigkeitszufuhr von $1^{1}/_{2}$–2 l. Die Patienten neigen außerdem zu Infekten, besonders der oberen Luftwege und der ableitenden Harnwege. Diese Infekte werden gezielt antibiotisch behandelt. In schwierigen Fällen ist bei gleichzeitigem Immunglobulinmangel eine γ-Globulinsubstitution erforderlich. Ein Hyperviskositätssyndrom bedarf der Plasmapherese. Viele Patienten entwickeln im Verlauf der Krankheit eine schwere Anämie. Sie wird, wenn entsprechende Symptome bestehen, mit Erythrozytentransfusionen behandelt.

Nachsorge

Nach erfolgreicher Behandlung wird man mindestens in Abständen von 3 Monaten die Serum- und Urinspiegel der Paraproteine, das Blutbild, die Nierenfunktion und den Serumkaliumspiegel überprüfen. Die Intervalle dieser Untersuchungen müssen jedoch abhängig von den prätherapeutischen Befunden variiert werden. Röntgenuntersuchungen des Skeletts (Schädel, WS, Becken) werden beim asymptomatischen Patienten alle 6 Monate durchgeführt.

Rehabilitation

Rehabilitative Maßnahmen sind wegen des in der Regel höheren Alters der Patienten begrenzt. Wichtig sind orthopädische Hilfen und krankengymnastische Übungsbehandlungen. Anhaltende körperliche Ruhe ist nach Möglichkeit zu vermeiden.

Makroglobulinämie Waldenström

Das 1944 von Waldenström beschriebene, sehr seltene Krankheitsbild hat eine günstigere Prognose als das Plasmozytom. Es wurden Verläufe von einigen Monaten bis zu 15 Jahren nach Diagnosestellung beschrieben. Die Krankheit betrifft besonders Patienten jenseits des 50. Lebensjahrs und Männer häufiger als Frauen.

Das klinische Bild ist durch lokale oder generalisierte Lymphknotenschwellungen, eine Hepatosplenomegalie, neurologische Symptome, Augenhintergrundsveränderungen (Fundus paraproteinaemicus), eine hämorrhagische Diathese und Anämie gekennzeichnet. Im Sternalmark, Lymphknoten- und Milzpunktat dominieren neben Plasma- und Gewebsmastzellen lymphoide Retikulumzellen. Charakteristisch sind eine maximal beschleunigte Blutkörperchensenkung, eine Hyperproteinämie und der Nachweis des γM-Proteins, eines Makroglobulins, im Serum.

Erhöhte Kälteagglutinintiter lassen eine Kälteagglutininkrankheit vermuten. Im Gegensatz zum Plasmozytom sind nur selten osteolytische Herde zu erkennen. Differentialdiagnostisch müssen symptomatische Makroglobulinämien ausgeschlossen werden.

Therapie

Die *Chemotherapie* dominiert. Jedoch verhält man sich, abhängig vom klinischen Befund, hinsichtlich des Behandlungsbeginns abwartend. Alkylierende Substanzen wie Cyclophosphamid oder Chlorambucil (Leukeran), als Dauertherapie appliziert, sind die Mittel der Wahl. Häufig werden Kortikosteroide in niedriger Dosis (10–20 mg) eingesetzt. Die *Strahlentherapie* ist beim lokalisierten Befall des Knochens oder Lymphknotens indiziert. Als unspezifische Maßnahmen sind Bluttransfusionen, eine Infektprophylaxe oder eine Plasmaphorese zu erwähnen.

Auf die Schilderung der seltenen chronischen *Kältegglutininkrankheit* und der 1964 von Franklin et al. beschriebenen *Schwerkettenkrankheit* (heavy-chain-disease) wird verzichtet.

Literatur

Alexanian R, Haut A, Khan AU et al. (1969) Treatment for multiple myeloma. JAMA 208:1960
Alexanian R, Salmon S, Bonnet J, Gehan E, Haut A, Weick J (1977) Combination therapy for multiple myeloma. Cancer 40:2765
Alexanian R, Gehan E, Haut A et al. (1978) Unmaintained remission in multiple myeloma. Blood 51:1005
Brunner KW (1967) Die Therapie des Plasmozytoms. Dtsch Med Wochenschr 92:1505
Case DC, Lee BJ, Clarkson BD (1977) Improved survival times in multiple myeloma treated with melphalan, prednisone, cyclophosphamide, vincristine and BCNU: M-2-Protokoll. Am J Med 63:897
Costa G, Engle RL Jr, Schilling A, Carbone P, Kochwa S, Glidewell O (1973) Melphalan and prednison; an effective combination for the treatment of multiple myeloma. Am J Med 54:589
Durie B, Salmon SE (1975) A clinical staging system for multiple myeloma. Cancer 36:842
Franklin EC, Lowenstein J, Bigelow B, Meltzer M (1964) Heavy chain disease – a new disorder of serum gamma globulin. Am J Med 37:332
Musshoff K, Slanina J (1980) Maligne Systemerkrankungen. In: Scherer E (Hrsg) Strahlentherapie. Radiologische Onkologie. Springer, Berlin Heidelberg New York, S 863
Sonntag W (1978) Prognose und Therapie des multiplen Myeloms. Schweiz Med Wochenschr 108:1247
Waldenström J (1944) Incipient myelomatosis of essential hypergammaglobulinemia with fibrinogenopenia. A new syndrom. Acta Med Scand 117:216
Waldenström J (1970) Diagnosis and treatment of multiple myeloma. Grune & Stratton, New York London
Weisberg J, Alter AA, Nerwabi IA (1979) Management of multiple myeloma. In: Bergwin W, Blum J, Thome DC (eds) Guide to therapeutic oncology. Williams & Wilchens, Baltimore London, p 230

3 Tabellarische Übersicht zur Indikation von Operation, Bestrahlung und Chemotherapie

In Anlehnung an die Tumornomenklatur der UICC
"Illustrierte Tumor-Nomenklatur".
Erläuterungen finden sich im zugehörigen Text des "Speziellen Teils"

Zeichenerklärung

$\emptyset$ nicht zutreffend
– nicht zu empfehlen
+ nur in besonderen Fällen zu empfehlen
+ + zu empfehlen ·
+ + + unbedingt erforderlich
= gleichwertig
N Nachbestrahlung
(Horm) Hormonelle Behandlung

Stadieneinteilung

Stadium I: Operabler Primärtumor *ohne* regionale Metastasen
(Tumorformel $T_1 - T_3 \, N_0 M_0$)
Stadium II: Operable Primärtumoren *mit* regionaler Metastasierung
(Tumorformel $T_1 - T_3 \, N_1 - N_3 M_0$)
Stadium III: Nicht radikal operable Krebserkrankungen
(Tumorformel $T_4 N_0 M_0, \, T_1 - T_4 N_3 M_0, \, T_1 - T_4 N_1 - N_4 M_1$)

Nomenklatur	Stadium I (radikal operabel)			Stadium II (nicht radikal operabel)		
	Op.	Bestr.	Zyt.	Op.	Bestr.	Zyt.

Tumoren des Gehirns, Rückenmarks und der peripheren Nerven (s. Beitrag 2.1)

Nomenklatur	Op.	Bestr.	Zyt.	Op.	Bestr.	Zyt.
Hypophyse						
Chromophobes Adenom						
Diffuses Adenom						
Sinusoidales Adenom	+ + =	+ +	–	+ +	= + +	–
Papilläres Adenom						
Oxyphiles Adenom						
Papilläres Adenom						
Basophiles Adenom	+	= +	–	+	= +	–
Kraniopharyngeom	+ + +	+ + N	–	+ + +	+ + + N	–
Neuroepithel						
Ependymom	+ + +	+ + + N	–	+ + +	+ + + N	–
– epitheliales						
– papilläres						
– zelluläres						
Olfaktoriusneuroepitheliom	+ + +	–	–	+ + +	+	–
Esthesioneuroepitheliom	+ + +	–	–	+ + +	+	–
Bösartiges Ependymom (Ependymom der Großhirnhemisphäre im Jugendalter)	+ + +	+ + + N	–	+ + +	+ + + N	+
Meningen						
Meningeom						
Meningoblastom						
Epitheloides Meningeom						
Meningotheliomatöses Meningeom	+ + +	–	–	+ +	–	–
Psammöses Meningeom				(Wenn eine besondere Proliferations-		
Psammon der Meningen				tendenz nachgewiesen ist)		
Fibroblastisches Meningeom						

Nomenklatur	Stadium I (radikal operabel)			Stadium II (nicht radikal operabel)			Stadium III		
	Op.	Bestr.	Zyt.	Op.	Bestr.	Zyt.	Op.	Bestr.	Zyt.

Tumoren des Gehirns, Rückenmarks und der peripheren Nerven (Fortsetzung)

Nomenklatur	Op.	Bestr.	Zyt.	Op.	Bestr.	Zyt.	Op.	Bestr.	Zyt.
Glia									
Fibrilläres Astrozytom	+++	−	−	+++	−	−			
Protoplasmatisches Astrozytom	+++	+N	−	+++	++N	−			
Malignes Astrozytom	+++	++N	−	+++	+++N	+			
Oliogodendrogliom	+++	++N	−	+++	++N	+			
Multiformes Glioblastom	++	+++	+	+	+++	++			
Spongioblastom	+++	+N	−	++	++N	+			
Paraganglien									
Nichtchromaffisches Paragangliom									
Glomus-caroticum-Tumor									
Adenomatöses nichtchromaffines Paragangliom	+++	−	−	++	+	−			
Angiomatöses nichtchromaffines Paragangliom									
Nervenzellen									
Bösartiges Ganglioneurom	+++	−	−	+++	+	−	+	+	+
Ganglioneuroblastom									
Sympathikogoniom	+++	+	−	+++	+++N	++	+	+	++
Sympathikoblastom	+++	+++N	−	+++	+++N	++	+	+	+++
Medulloblastom	+++	+++N	+++	+	+++N	+++	+	+++	+++
Hirnnerven, periphere Nerven und Nervenscheiden									
Neurofibrosarkom	+++	+	−	++	++N	−	+	+	+
Bösartiges Neurilemmom									
Bösartiges Schwannom	+++	−	−	+++	++N	−	+	+++	+

Tumoren im Hals-Nasen-Ohren-Gebiet (s. Beitrag 2.2 und 2.3)

Ohr

Ohrmuschel									
Spinaliom	+++	−	−	+++	+++N	−	+	+++	+
Basaliom	+++	−	−	+++	+++N	−	∅	∅	∅
Äußerer Gehörgang									
Spinaliom	+++=	+++	−	+++	+++N	−	+	+++	+
Basaliom	+++	+	−	+++	+++N	−	∅	∅	∅
Mittelohr									
Plattenepithelkarzinom	+++	+++N	−	++	+++	−	+	+++	+
Adenokarzinom	+++	+++N	+	++	+++	−	+	+++	+
Zylindrom	+++	−	−	+++	+N	−	+	+	+
Chemodektom, nichtchromaffines Paragangliom	+++	−	−	++	++N	−	−	++	+

Lippe

Plattenepithelkarzinom	+++	++	−	+++	+++N	−	+	+++	+
Basaliom	+++	++	−	+++	+++N	−	∅	∅	∅

Zunge

Zungenkörper									
Plattenepithelkarzinom	+++	+++N	−	+++	+++N	++	+	+++	++
Zungengrund									
Undifferenziertes Karzinom	+	+++	−	+	+++	+	+	+++	++
Transitionalzellkarzinom	+	+++	−	+	+++	+	+	+++	++

Mundhöhle

Plattenepithelkarzinom	+++	+++N	−	++	+++	++	+	+++	++

Oropharynx (Tonsille)

Plattenepithelkarzinom	+++	+++N	−	++	+++	−	+	+++	+
Lymphoepitheliales Karzinom	+	+++	−	+	+++	−	−	+++	++
Transitionalzellkarzinom	+	+++	−	−	+++	−	−	+++	++

Nomenklatur	Stadium I			Stadium II			Stadium III		
	Op.	Bestr.	Zyt.	Op.	Bestr.	Zyt.	Op.	Bestr.	Zyt.
Tumoren im Hals-Nasen-Ohren-Gebiet (Fortsetzung)									
Speicheldrüsen									
Adenokarzinom	+++	+++N	–	+++	+++N	–	+	+++	+
Mukoepidermoides Karzinom	+++	+++N	–	+++	+++N	–	+	+++	+
Zylindrom	+++	–	–	+++	+N	–	+	+	+
Äußere Nase									
Basaliom	+++	++	–	+++=	+++	–	∅	∅	∅
Plattenepithelkarzinom	+++	+N	–	+++	+++N	–	+	+++	+
Spinaliom	+++	+N	–	+++	+++N	–	+	+++	+
Malignes Granulom	+	+	+++	–	+	+++	–	+	+++
Malignes Melanom	+++	+N	–	+++	++N	+	+	+	+
Nasopharynx									
Plattenepithelkarzinom	++	+++	–	++	+++	–	–	+++	+
Transitionalzellkarzinom	+	+++	–	+	+++	–	–	+++	++
Lymphoepithelialer Tumor	+	+++	–	++	+++	+	–	+++	++
Nasennebenhöhlen									
Plattenepithelkarzinom	+++	+++N	–	+++	+++N	–	+	+++	+
Adenokarzinom	+++	+++N	–	+++	+++N	–	+	+++	+
Zylindrom	+++	–	–	+++	+N	–	+	+	+
Undifferenziertes Karzinom	+++	+++N	–	+++	+++N	–	+	+++	+
Malignes Granulom	+	+	+++	–	+	+++	–	+	+++
Larynx									
Stimmband									
Plattenepithelkarzinom und undifferenziertes Karzinom	+++=	+++	–	+++	+++N	–	+	+++	+
Übrige Regionen (supra- und subglottisch)									
Plattenepithelkarzinom und undifferenziertes Karzinom	+++	+++N	–	+++	+++N	–	+	+++	+

Hypopharynx

Plattenepithelkarzinom und undifferenziertes Karzinom	+	+++	–	+	+++	–	–	+++	+

Kiefertumoren (s. Beitrag 2.3)

Plattenepithelkarzinom	+++	++N	–	+++	+++N	–	+	++	+

Schilddrüsentumoren (s. Beitrag 2.4)

Alveoläres Adenokarzinom Follikuläres Adenom Wuchernde Struma Sklerosierendes Adenokarzinom Papilläres Adenokarzinom Riesenzellkarzinom Kleinzelliges Karzinom Onkozytäres Karzinom/ Hürthlezell-Karzinom	+++	+++N	+	+++	+++N	+	++	+++	+

Die Art der Strahlentherapie (Radiojod, perkutane Behandlung) wird im Text erläutert

Nebenschilddrüsentumoren

Trabekuläres Adenom	+++	–	–	+++	+++N	–	++	++	+

Tumoren der Brustdrüse (s. Beitrag 2.5)

Lobuläres Karzinom Kribriformes Karzinom Intrakanalikuläres Karzinom Komedokarzinom Milchgangskarzinom Intraepidermales Karzinom der Mamille (Morbus Paget) Spindelzellkarzinom Karzinosarkom Cystosarcoma phylloides Adenozystisches Karzinom Zylindromatöses Karzinom Medulläres Karzinom mit lymphoidem Stroma Szirrhus	+++	–	–	+++	++N	+adjuv.	+	++	++

Nomenklatur	Stadium I			Stadium II			Stadium III		
	Op.	Bestr.	Zyt.	Op.	Bestr.	Zyt.	Op.	Bestr.	Zyt.

Tumoren von Trachea, Bronchien, Lunge und Mediastinum (s. Beitrag 2.6)

Nomenklatur	Op.	Bestr.	Zyt.	Op.	Bestr.	Zyt.	Op.	Bestr.	Zyt.
Maligne entartetes Bronchusadenom (malignes Karzinoid)	+++	+	+	++	=++	−	+	++	+
Alveolarzellkarzinom Bronchiolarkarzinom	+++	−	−	++	−	−	+	++	+
Kleinzelliges Bronchuskarzinom Haferzellkarzinom	++	+++N	+++	+	++	+++	+	++	+++
Verhornendes Plattenepithelkarzinom Nichtverhornendes Plattenepithelkarzinom	+++	−	−	+++	++N	−	+	++	+
Adenokarzinom	+++	−	−	++	−	−	+	++	++

Tumoren des Ösophagus (s. Beitrag 2.7)

Nomenklatur	Op.	Bestr.	Zyt.	Op.	Bestr.	Zyt.	Op.	Bestr.	Zyt.
Plattenepithelkarzinom	++	+++	−	+	+++	−	−	+++	+
Adenokarzinom	++	+++	−	+	+++	−	−	+++	+
Sarkome	+++	+++N	−	++	+++	+	+	+++	++

Tumoren des Magens, Dünndarms, Kolons, Rektums und Anus (s. Beitrag 2.8 und 2.10)

Nomenklatur	Op.	Bestr.	Zyt.	Op.	Bestr.	Zyt.	Op.	Bestr.	Zyt.
Karzinoid, Argentaffinom	+++	−	−	+++	−	−	+	+	++
Szirrhöses Karzinom des Magens, Linitis plastica Adenokarzinom Medulläres Karzinom	+++	−	−	+++	+	−	+	+	++
Gallertkarzinom des Magens	+++	−	−	+++	+	−	+	+	++
des Kolons	+++	−	−	+++	+	−	++	+	++
des Rektums	+++	+	−	+++	+	−	++	++N	++

Tumoren der Leber, der Gallenwege und des Pankreas (s. Beitrag 2.9)

Leber und intrahepathische Gallenwege

Nomenklatur	Op.	Bestr.	Zyt.	Op.	Bestr.	Zyt.	Op.	Bestr.	Zyt.
Leberzellkarzinom Bösartiges Hepatom	++	−	−	+	−	−	+	−	+
Gallengangskarzinom, bösartiges Karzinom	++	−	−	+	−	−	+	−	+
Embryonales Hepatom	++	+	−	+	−	+	−	−	+

Tumoren der Gallenblase und des Choledochus

Adenokarzinom	+++	–	–	+	–	–	+	+	–
Plattenepithelkarzinom	+++	–	–	+	–	–	+	+	–
Medulläres Karzinom	+++	–	–	+	–	–	+	+	–
Gallertkrebs	+++	–	–	+	–	–	+	+	–
Inselzellkarzinom, bösartiges Insulom	++	–	–	+	–	–	–	+	+
Adenokarzinom	++	–	–	+	–	–	–	+	+
Zylinderzellkarzinom	++	–	–	+	–	–	–	+	+

Tumoren der Nieren und ableitenden Harnwege (s. Beitrag 2.12)

Nierentumoren

Adenokarzinom, papilläres Adenokarzinom, tubuläres Adenokarzinom	+++	+ (ab T3++)	–	+++	+++N	–	+	+	–
Klarzellkarzinom, Hypernephrom	+++	++N	–	+++	+++N	–	+	++	+
Granularzellkarzinom	+++	++N	–	+++	+++N	–	+	++	+
Embryonales Nephrom (Wilms-Tumor), Adenosarkom, Nephroblastom	+++	+++N	++	++	+++N	+++	+	+++	+++

Tumoren der Harnwege
Nierenbecken, Harnleiter, Harnblase, Urachus

Maligne Papillomatose, papilläres Karzinom	+++	+++N	–	++	+++	–	+	++	+
Übergangszellkarzinom	+++	+++N	–	++	+++	–	+	++	+
Adenokarzinom, Epidermoidkarzinom, schleimbildendes Karzinom (möglicherweise vom Urachus ausgehend)	+++	+++N	–	++	+++	–	+	++	+
Plattenepithelkarzinom	+++	+++N	–	++	+++	–	+	++	+
Carcinoma solidum	+++	+++N	–	++	+++	–	+	++	+

Tumoren der männlichen Geschlechtsorgane (s. Beitrag 2.13)

Hodentumoren

Seminom	+++	+++N	–	+++	+++N	–	+	+++	+++
Spermatozytom	+++	+++N	–	+++	+++N	–	+	+++	+++
Embryonales Karzinom, bösartiges Teratoblastom, bösartiger Mischtumor, bösartiges Teratom	+++	–	+	+++	+++N	+++	+	++	+++
Chorionkarzinom, Chorionepitheliom	+++	–	++	+++	+++N	+++	+	++	+++

Nomenklatur	Stadium I			Stadium II			Stadium III		
	Op.	Bestr.	Zyt.	Op.	Bestr.	Zyt.	Op.	Bestr.	Zyt.

Tumoren der männlichen Geschlechtsorgane (Fortsetzung)

Prostatatumoren

Nomenklatur	Op.	Bestr.	Zyt.	Op.	Bestr.	Zyt.	Op.	Bestr.	Zyt.
Differenziertes Adenokarzinom / Anaplastisches Adenokarzinom, anaplastisches kleinzelliges Karzinom / Kribriformes Karzinom	++	+++	+ (Horm)	+	+++	+++ (Horm)	+	++	+++ (Horm)

Penistumoren

Plattenepithelkarzinom / Carcinoma spinocellulare	+++=	+++	−	++	+++	−	+	++	+

Nomenklatur	Stadium nach FIGO											
	I			II			III			IV		
	Op.	Bestr.	Zyt.	Op.	Bestr.	Zyt.	Op.	Bestr.	Zyt.	Op.	Bestr.	Zyt.

Tumoren der Gebärmutter (Zervix und Korpus) (s. Beiträge 2.14–2.16)

Nomenklatur	Op.	Bestr.	Zyt.	Op.	Bestr.	Zyt.	Op.	Bestr.	Zyt.	Op.	Bestr.	Zyt.
Blasenmole	+++	−	−	∅	∅	∅	∅	∅	∅	∅	∅	∅
Invasive Blasenmole	+	+	+++	+	+	+++	+	−	+++	+	−	+++
Chorionkarzinom/ Chorionepitheliom	+	−	+++	+	−	+++	+	−	+++	+	+* *Hirnmet.	+++
Endometriales Sarkom	+++	++	+	+++	+++N	+	+	+	++	+	+	++
Mesodermaler Mischtumor	+++	+++N	−	+++	+++N	−	+	++	+	+	+	++
Botryoides Sarkom	+++	+++N	++	+++	+++N	+++	+	+	+++	+	+	+++
Karzinosarkom	+++	+++N	−	+++	+++N	−	+	++	+	−	+	++
Zervixkarzinom/Plattenepithelkarzinom	+++	−	−	+++ (IIa)	+++ (IIb)	−	−	+++	−	−	++	+
Adenokarzinom	+++	+++N	++ (Horm)	+++	+++N	++	++	+++	+++ (Horm)	−	++	+++

Ovarialtumoren (s. Beitrag 2.18)

Granulosazelltumor/ Granulosazell-karzinom	+++	−	a− b++ c++	+++	+++N	++	+	+	++	+	+	++
Dysgerminom	+++	−	−	+++	+++N	=+++	+	+	++	+	+	++
Pseudomuzinöses Zystadenom	+++	a− b+++N	a− b++ c++	+++	+++N	=+++	+	+	++	+	+	++
Seröses papilläres Zystadenokarzinom / Papilläres Psammo-karzinom	+++	a− b+++N	a− b++ c++	+++	+++N	=+++	+	+	++	+	+	++

Tumoren der Vulva und Vagina (s. Beitrag 2.17)

Plattenepithelkarzinom der Vulva	+++	−	−	+++	++N	−	+++	++	−	+	+++	+
Plattenepithelkarzinom der Vagina	++	+++	−	+	+++	−	+	+++	−	+	++	+

Nomenklatur	Stadium								
	I			II			III		
	Op.	Bestr.	Zyt.	Op.	Bestr.	Zyt.	Op.	Bestr.	Zyt.

Primäre Knochentumoren (s. Beitrag 2.20)

	Op.	Bestr.	Zyt.	Op.	Bestr.	Zyt.	Op.	Bestr.	Zyt.
Bösartiger Riesenzelltumor, bösartiges Osteoklastom	+++	−	−	∅	∅	∅	++	+	+
Osteosarkom / Osteogenes Sarkom, osteoides Osteosarkom, chondroides Osteosarkom, muköses Osteosarkom, fibröses Osteosarkom	+++	++	++	∅	∅	∅	+++	+N	+++
Chondrosarkom, chondroblastisches Sarkom	+++	−	−	∅	∅	∅	+++	+	+
Ewing-Sarkom	++	+++	+++	++	+++	+++	+	++	+++
Gelenke, Sehnenscheiden und Schleimbeutel									
Synovialsarkom, bösartiges Synoviom	+++	−	+	+++	+N	+	+	+	++

Nomenklatur	Stadium I			Stadium II			Stadium III		
	Op.	Bestr.	Zyt.	Op.	Bestr.	Zyt.	Op.	Bestr.	Zyt.
Mesenchymale Tumoren (s. Beitrag 2.21)									
Fibrosarkom	+++	−	−	+++	++N	−	+	+	+
Spindelzellsarkom	+++	+	−	+++	++N	+	+	+	++
Alveoläres Weichteilsarkom	+++	+	−	+++	++N	+	+	+	++
Polymorphzelliges Sarkom	+++	++N	−	+++	++N	+	+	++	++
Rundzelliges Sarkom	+++	++N	−	+++	++N	+	+	++	++
Schleimbildende Gewebe									
Myxosarkom	+++	−	−	+++	+	−	+	+	+
Fettgewebe									
Liposarkom	+++	−	−	+++	+	−	+	+	+
Muskelgewebe									
Leiomyosarkom	+++	−	−	+++	+	+	+	+	++
Sarcoma bothryoides	+++	+++N	++	++	+++N	+++	+	+	+++
Rhabdomyosarkom	+++	++N	++	+++	++N	+++	+	+	+++
Bösartiges gekörntzelliges Myoblastom (malignes Myoblastenmyom)	+++	++N	++	+++	++N	+++	+	+	+++
Gefäße									
Hämorrhagisches Sarkom (Kaposi)	++	+++	−	++	+++	+	+	++	++
Bösartiges Hämangioendotheliom, Hämangiosarkom	+++	++N	−	+++	+++N	+	+	++	++
Bösartiges Hämangioperizytom	+++	++N	−	+++	+++N	+	+	++	++
Bösartiges Lymphangiosarkom	+++	++N	−	+++	+++N	+	+	++	++
Hauttumoren (s. Beitrag 2.22)									
Molluscum sebaceum, Keratoakanthom, Molluscum pseudocarcinomatosum	++=	++	−	∅	∅	∅	∅	∅	∅
Carcinoma in situ, Präkanzerose im engeren Sinne	+++=	+++	∅	∅	∅	∅	∅	∅	∅
Basalzellkarzinom, Basaliom	+++=	+++	−	+++=	+++	−	+	+++	−
Spinobasozelluläres Karzinom	+++=	+++	−	+++	+++N	−	+	+++	+
Schweißdrüsenkarzinom, Syringokarzinom, Hidradenokarzinom	+++=	+++	−	+++	+++N	−	+	+++	+

Talgdrüsenkarzinom	+++=	+++	−	+++	+++N	−	+	+	+
Intradermales Karzinom, extramammärer Morbus Paget	+++=	+++	−	+++	+++N	−	+	+++	+
Epidermoidkarzinom, Plattenepithelkarzinom	+++=	+++	−	+++	+++N	−	+	+++	+

Tumoren des melaninbildenden Gewebes (s. Beitrag 2.23)

Bösartiges Melanom, Melanokarzinom, Melanosarkom, epitheloidzelliges Melanom mit Leukoformen	+++	++ (präop.)	−	+++	++ (präop. +N)	−	+	+	+

Tumoren des blutbildenden Gewebes, des Lymphgewebes und Leukosen (s. Beiträge 2.24–2.26)

Extraossales Plasmozytom, bösartig	++	+++	−	∅	∅	∅	−	+	+++
Bösartiges ossäres Plasmozytom, Plasmazellmyelom, multiples Myelom	++	+++	+	∅	∅	∅	−	+	+++

Bei den Leukämien ist diese Stadieneinteilung nicht möglich

Akute Monozytenleukämie	−	(+	+++
		bei umschriebener	
		Lokalisation)	
Akute Myeloblastenleukämie	−	−	+++
Akute Lymphoblastenleukämie	−	−	+++
Akute Erythroleukämie	−	−	+++

Bei den akuten Leukämien im Kindesalter ist eine prophylaktische Bestrahlung des ZNS indiziert, im Erwachsenenalter nur bei akuter Lymphoblastenleukämie (s. Beitrag 2.11 und 2.24)

Chron. myeloische Leukämie	+	+ (Splenektomie)	+++
Chron. lymphatische Leukämie	+	+ (Splenektomie)	+++
Chron. Monozytenleukämie	−	+	+++

Tumoren des Thymus

Maligne Thymome, lymphoepitheliales Thymom, epitheliales Thymom, spindelzelliges Thymom	+++	+++N	−	+	+++	++	+	++	++
Thymuskarzinom	+++	+++N	−	+	+++	++	+	++	++

Tumoren der Milz

Primäre Milzsarkome	+++	++N	−	+++	+++N	+	+	+	++

Nomenklatur	Stadieneinteilung nach Ann Arbor											
	I			II			III			IV		
	Op.	Bestr.	Zyt.	Op.	Bestr.	Zyt.	Op.	Bestr.	Zyt.	Op.	Bestr.	Zyt.

Maligne Lymphome (s. Beitrag 2.25)

Nomenklatur	Op.	Bestr.	Zyt.	Op.	Bestr.	Zyt.	Op.	Bestr.	Zyt.	Op.	Bestr.	Zyt.
Lymphogranulomatose, M. Hodgkin [a]Explorative Laparotomie	++[a]	+++	–	++[a]	+++	+	++[a]	+++ IIIA	+++ IIIB	–	+	+++
Non-Hodgkin-Lymphome niedrigen Malignitätsgrades												
Haarzelleukämie	∅	∅	∅	∅	∅	∅	∅	∅	∅	+	+ (Splenektomie)	++
Sézary-Syndrom												
Lymphoplasmo-zytoides Lymphom (Immunozytom)	–	+	–	–	+	–	–	+	+	–	+	++
Zentrozytisches Lymphom	+	+++	–	–	+++	–	–	++	+++	–	++	+++
Zentroblastisch-zentrozytisches Lymphom	+	+++	–	–	+++	–	–	+++	+++	–	++	+++
Non-Hodgkin-Lymphome hohen Malignitätsgrades												
Zentroblastisches Lymphom	+	+++	–	+	+++	++	–	++	+,++	–	+	+++
Immunoblastisches Lymphom	+	+++	–	+	+++	++	–	++	+++	–	+	+++
Lymphoblastisches Lymphom	+	+++	+++	–	++	+++	–	++	+++	–	++	+++

Nomenklatur	Stadium I			Stadium II			Stadium III		
	Op.	Bestr.	Zyt.	Op.	Bestr.	Zyt.	Op.	Bestr.	Zyt.
Teratome									
Bösartiges Teratom, maligner Sakrokokzygealtumor	+++	++N	−	+++	++N	+	+	+	++
Karzinosarkom	+++	++N	−	+++	+++N	+	+	+++	++
Entdifferenzierte Formen									
Entdifferenziertes Karzinom (kleinzellig, großzellig, polymorphzellig	+++	++N	−	+++	++N	+	+	++	++
Entdifferenziertes Sarkom	+++	++N	−	+++	++N	+	+	++	++
Kleinzelliges Sarkom oder Karzinom	+++	++N	−	+++	++N	+	+	++	++
Polymorphzelliger maligner Tumor, Sarkom oder Karzinom	+++	++N	−	+++	++N	+	+	++	++
Rundzellentumor, Sarkom oder Karzinom	+++	++N	−	+++	++N	+	+	++	++
Tumoren der Nebennieren									
Rindenkarzinom	+++	+N	−	++	+++N	++	+	++	++

Sachverzeichnis